Uni-Taschenbücher 91

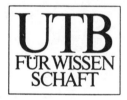

Eine Arbeitsgemeinschaft der Verlage

Wilhelm Fink Verlag München
Gustav Fischer Verlag Stuttgart
Francke Verlag Tübingen
Paul Haupt Verlag Bern und Stuttgart
Dr. Alfred Hüthig Verlag Heidelberg
Leske Verlag + Budrich GmbH Opladen
J. C. B. Mohr (Paul Siebeck) Tübingen
R. v. Decker's & C. F. Müller Verlagsgesellschaft m. b. H. Heidelberg
Quelle & Meyer Heidelberg · Wiesbaden
Ernst Reinhardt Verlag München und Basel
F. K. Schattauer Verlag Stuttgart · New York
Ferdinand Schöningh Verlag Paderborn · München · Wien · Zürich
Eugen Ulmer Verlag Stuttgart
Vandenhoeck & Ruprecht in Göttingen und Zürich

Herzrhythmusstörungen

Diagnostik und Therapie

Von

Priv.-Doz. Dr. G. Trieb, Darmstadt

Prof. Dr. E. Nusser †, Bochum-Wattenscheid

3., völlig neue bearbeitete Auflage

Mit 322 Abbildungen und 52 Tabellen

F. K. Schattauer Verlag   Stuttgart – New York

Priv. Doz. Dr. med. G. TRIEB, geb. 1942 in Darmstadt, Facharzt für Innere Krankheiten und Kardiologie. Langjähriger Oberarzt am Marienhospital Bochum-Wattenscheid. Später in gleicher Funktion am Gollwitzer-Meier-Institut, Bad Oeynhausen (Herzzentrum Bad Oeynhausen) und am Marienhospital Herne (Ruhr-Universität Bochum). Jetzt niedergelassener Kardiologe in Darmstadt mit Belegbetten, einschließlich Herzkatheterlabor, am Alice Hospital Darmstadt. 1984 Habilitation an der Universität Bochum.

Bisher 105 Publikationen, 5 größere Buchbeiträge, 65 wissenschaftliche Vorträge auf dem Gebiet der Inneren Medizin, insbesondere des Herzens und des Kreislaufs.

Prof. Dr. E. NUSSER (1927–1985) beendete 1950 das Medizinstudium an der Universität Erlangen. Anschließend Ausbildung an der Medizinischen Universitätsklinik in Erlangen. 1952/53 am Nuffield Institute for Medical Research, Univ. Oxford/England. Anschließend bis zur Habilitation 1962 an der Medizinischen Universitätsklinik Heidelberg. Ab 1962 Chefarzt der Inneren Abteilung des St.-Marien-Hospitals in Bochum-Wattenscheid.

Schwerpunkt der wissenschaftlichen Arbeit des Autors war die Funktionsdiagnostik des Herzens und des Kreislaufs, sowie die interne Notfallmedizin. Er veröffentlichte 95 Publikationen aus dem Gebiet der Inneren Medizin, insbesondere des Herzens und des Kreislaufs; 5 größere Buchbeiträge.

CIP-Titelaufnahme der Deutschen Bibliothek

Trieb, Günther
Herzrhythmusstörungen : Diagnostik
und Therapie / von G. Trieb ; E. Nusser –
3., völlig neu bearb. Aufl. – Stuttgart ;
New York : Schattauer, 1990
  (UTB für Wissenschaft : Uni-Taschenbücher;91)
  ISBN 3-7945-0944-7
NE: Nusser, Egbert:; UTB für Wissenschaft /
  Uni Taschenbücher

In diesem Buch sind die Stichwörter, die zugleich eingetragene Warenzeichen sind, als solche nicht besonders kenntlich gemacht. Es kann also aus der Bezeichnung der Ware mit dem für diese eingetragenen Warenzeichen nicht geschlossen werden, daß die Bezeichnung ein freier Warenname ist.
Alle Rechte, insbesondere das Recht der Vervielfältigung und Verbreitung sowie der Übersetzung in fremde Sprachen, vorbehalten. Kein Teil dieses Werkes darf in irgendeiner Form (Fotokopie, Mikrofilm oder ein anderes Verfahren) ohne schriftliche Genehmigung des Verlages reproduziert werden.
© 1990 by F. K. Schattauer Verlagsgesellschaft mbH, Lenzhalde 3,
D-7000 Stuttgart 1, Germany
Printed in Germany

Vorwort zur 3. Auflage

Die 3. Auflage wurde vollständig überarbeitet. Wünsche und Anregungen von Kollegen, Studenten und Kritikern wurden wiederum berücksichtigt. Die Therapie der Herzrhythmusstörungen wird wie in der 1. und 2. Auflage in den einzelnen Kapiteln stichwortartig gestreift, in einem Sonderkapitel nochmals ausführlich diskutiert und durch die modernsten Ergebnisse ergänzt. Um eine optimale Darstellung der Herzrhythmusstörungen zu erhalten, wurden, wie in den vorausgegangenen Auflagen, wiederum Schemazeichnungen verwandt. Viele prägnante Original-EKG-Kurven wurden zusätzlich eingefügt. Mehrere Tabellen sollen wiederum zusätzlich eine rasche Übersicht ermöglichen.

Mit Dankbarkeit und Respekt denken wir an Herrn Professor Nusser, der tragischerweise während der Arbeit an der 3. Auflage plötzlich verstarb.

Besonderen Dank schulde ich dem F. K. Schattauer Verlag, insbesondere Herrn Prof. Matis und Herrn Bergemann für ihr Engagement und das verständnisvolle Eingehen auf unsere Wünsche. Beim Schreiben hat uns Frau Schunk wertvolle Hilfe geleistet.

Darmstadt, im Herbst 1989 G. Trieb

Inhalt

Einleitung	1
I. Allgemeine Grundlagen	2
1. Definition	2
2. Anatomische Grundlagen	3
a) Spezifisches Reizbildungs- und Reizleitungssystem des Herzens	3
b) Die Blutversorgung des Herzens	5
3. Elektrophysiologische Grundlagen des EKG	8
a) Das Aktionspotential	8
α) Monophasisches Aktionspotential	8
αα) Die Depolarisation (Phase 0/1)	10
ββ) Die Repolarisation (Phase 2/3)	11
γγ) Die Erholungsphase	13
4. Die Automatie des Herzens	14
5. Die Erregbarkeit	17
6. Die Erregungsleitung	17
7. Spezielle EKG-Ableitungen	19
a) Ösophagusableitungen	21
b) His-Bündel-Ableitungen	21
c) Langzeit-EKG	25
II. Störungen der Herzschlagfolge	28
A. Störung der Erregungsbildung	35
1. Nomotope Erregungsbildungsstörungen	35
a) Sinusbradykardie	37
b) Sinustachykardie	38
c) Sinusarrhythmie	40
α) Respiratorische Sinusarrhythmie	40
β) Regellose Sinusarrhythmie	42
γ) Ventrikulophasische Sinusarrhythmie	43
2. Heterotope Erregungsbildungsstörungen	43
a) Passive Heterotopie	43
α) Passive Heterotopie sekundärer Zentren	46
αα) Ektopes Erregungsbildungszentrum im rechten Vorhof	46
ββ) Ektopes Erregungsbildungszentrum im linken Vorhof	50

Inhalt

β) Passive Heterotopie tertiärer Zentren 56
    αα) Kammerersatzsystolen 56
    ββ) Kammerersatzrhythmen 57
γ) Wandernder Schrittmacher 58
    αα) Wandernder Schrittmacher im Sinusknoten 58
    ββ) Wandernder Schrittmacher zwischen Sinusknoten und AV-Knoten 58
    γγ) Wandernder Schrittmacher im AV-Knoten 60
b) Aktive Heterotopie 61
    α) Fokus-Genese 61
    β) Reentry-(Wiedereintritts-)Mechanismus 65
c) Therapeutische Konsequenzen 76
d) Einteilung der aktiven Heterotopien 77
    α) Extrasystolen 79
        αα) Supraventrikuläre Extrasystolen 82
        ββ) Ventrikuläre Extrasystolen 87
    β) Paroxysmale Tachykardien 102
        αα) Paroxysmale supraventrikuläre Tachykardien 102
        ββ) Paroxysmale ventrikuläre Tachykardien ... 109
    γ) Vorhofflattern 115
    δ) Vorhofflimmern 118
    ε) Kammerflattern 123
    ζ) Kammerflimmern 126
    γ) Sonderformen 127
        αα) Echo-(Umkehr-)Rhythmen 127
        ββ) Idionodale Tachykardien 136
        γγ) Bidirektionale Tachykardie 141
        δδ) Kombinationssystolen 145
        εε) Spannungswechsel (elektrischer Alternans) . 146

B. Störungen der Erregungsleitung (pathophysiologische Bedingungen) 149
  1. Funktionell bedingte Reizleitungsstörungen 150
    a) Physiologische Reizleitungsstörungen im AV-Knoten 150
    b) Aberrierende Leitung 150
        α) Tachykardieabhängiger oder Phase-3-Block (systolischer Block) 152
            αα) Form der aberrierend geleiteten supraventrikulären Schläge 154
            ββ) Ashman-Phänomen 155

γγ) Kupplungsintervall 155
δδ) Kompensatorische Pause 157
β) Bradykardieabhängiger oder Phase-4-Block (diastolischer Block) 157
c) Verborgene Leitung 158
α) Intermittierend auftretender AV-Block 158
β) Kammerarrhythmie bei Vorhofflimmern 160
γ) Sogenannter paradoxer Schenkelblock 161
δ) Funktioneller Schenkelblock infolge verborgener Rückwärtsleitung 161
ε) Störung eines Automatiezentrums 161
d) Supranormale Erregungsleitung 162
2. »Pathologisch« bedingte Reizleitungsstörungen 163
a) Sinuaurikulärer Block (SA-Block) 164
α) SA-Block I. Grades 164
β) SA-Block II. Grades 164
αα) Mobitz Typ 1, Wenckebachsche Periodik des SA-Blocks 164
ββ) Mobitz Typ 2 167
γ) SA-Block III. Grades 168
δ) Vorkommen 169
b) Atriale Blockformen 170
α) Anteriorer (vorderer) Faszikel 170
β) Septaler (mittlerer) Faszikel (Wenckebach) 172
γ) Posteriorer (hinterer) Faszikel (Thorell), sinu-rechtsaurikuläre Bahn 172
δ) Vorkommen 174
c) Intraventrikuläre Blockformen 174
α) Unifaszikuläre Blockierungen 175
αα) Der Rechtsschenkelblock 176
ββ) Der Linksschenkelblock 178
γγ) Der linksanteriore (superiore) Hemiblock .. 181
δδ) Der linksposteriore (inferiore) Hemiblock .. 181
β) Bifaszikuläre Blockierungen 185
αα) Der Linksschenkelblock 186
ββ) Linksschenkelblock + linksanteriorer Hemiblock 186
γγ) Linksschenkelblock + linksposteriorer Hemiblock 186
δδ) Rechtsschenkelblock + linksanteriorer Hemiblock 188

Inhalt

εε) Rechtsschenkelblock + linksposteriorer
   Hemiblock 189
γ) Trifaszikuläre Blockierungen 193
   αα) Block I. Grades 196
   ββ) Block II. Grades 198
   γγ) Block III. Grades 198
δ) Vorkommen 202
d) Der atrioventrikuläre Block (AV-Block) 205
   α) AV-Block I. Grades 207
   β) AV-Block II. Grades 208
      αα) Mobitz Typ 1 (Wenckebachsche Periodik) .. 208
      ββ) Mobitz Typ 2 210
   γ) AV-Block III. Grades oder totaler AV-Block ... 212
   δ) Topographische Einteilungen der AV-Blockierungen 216
   ε) Vorkommen 219
      αα) Prognostische Bedeutung der AV-Blockierungen 220
e) Arborisationsblock 223
f) Diffuser intramyokardialer ventrikulärer Block 224

C. Kombinierte Störungen der Erregungsbildung und
   Erregungsleitung 224
   1. Parasystolie 224
   2. AV-Dissoziation 230
      a) Frequenzbedingte Ursachen einer AV-Dissoziation 232
         α) Nomotope Erregungsbildungs- und Erregungsleitungsstörungen 232
         β) Akzeleration heterotoper Erregungsbildungszentren im AV-Knoten und/oder Ventrikel 234
      b) Blockbedingte AV-Dissoziation 236
   3. Vorhofdissoziation 239
   4. Ventrikeldissoziation 241

Anhang: Präexzitationssyndrome 241
   1. Das WPW-(Wolff-Parkinson-White-)Syndrom 243
      a) EKG-Veränderungen 243
   2. Differentialdiagnose: WPW-Syndrom 251
      a) Differentialdiagnose: WPW-Syndrom – Linksschenkelblock 252
      b) Differentialdiagnose: WPW-Syndrom – Rechtsschenkelblock 253

Inhalt

c) Differentialdiagnose: WPW-Syndrom – Herzinfarkt ... 254
d) Differentialdiagnose: WPW-Syndrom – Kombinationssystole ... 254
3. Das LGL-(Lown-Ganong-Levine-)Syndrom ... 256
4. Präexzitationssyndrom vom Typ Mahaim ... 258
5. Vorkommen der Präexzitationssyndrome ... 258
   a) Wolff-Parkinson-White-(WPW-)Syndrom ... 260
      α) Entstehung der möglichen tachykarden Heterotopien ... 260
         αα) Paroxysmale supraventrikuläre Tachykardie ... 260
         ββ) Pseudoventrikuläre Tachykardie ... 261
         γγ) Vorhofflattern, Vorhofflimmern ... 261
      β) Zusammenfassung ... 262
   b) LGL-Syndrom ... 264
   c) Präexzitationssyndrom vom Typ Mahaim ... 264

D. Methodisches Vorgehen bei der Analyse von Herzrhythmusstörungen ... 267

E. Differentialdiagnose der Bradykardie ... 269
   Methodisches Vorgehen ... 269
      a) Analyse der Vorhoftätigkeit ... 269
      b) Analyse der Vorhof-Kammer-Beziehung ... 269
1. Sinusbradykardie ... 271
2. SA-Block I. Grades ... 271
3. SA-Block II. Grades, Mobitz Typ 2, mit regelmäßigem Überleitungsverhältnis (2:1, 3:1) ... 272
4. AV-Block II. Grades, Mobitz Typ 2, mit regelmäßigem Überleitungsverhältnis (2:1, 3:1, 4:1) ... 273
5. AV-Block III. Grades mit ungestörter Tätigkeit der Vorhöfe ... 274
   a) Ventricular capture beats (subtotaler AV-Block) ... 277
   b) Intermittierender Austrittsblock des Ersatzrhythmus (Block im Block) ... 277
   c) Extrasystolen ... 278
   d) Echosystolen ... 278
   e) Wechselnde Automatiezentren ... 279
6. AV-Block III. Grades bei Vorhofflimmern ... 280
7. AV-Block III. Grades bei Vorhofflattern ... 281
8. Ersatzrhythmen ... 281

F. Differentialdiagnose der Tachykardie 281
  1. Differentialdiagnose supraventrikulärer Tachykardien 282
     a) Methodisches Vorgehen (Kriterien) 282
        α) Analyse der Vorhoftätigkeit 282
        β) Analyse der Vorhof-Kammer-Beziehung 284
           αα) Blockierung der Erregungswelle vom nomotopen und/oder ektopen Automatiezentrum zum angrenzenden Vorhofmyokard nach Art einer Austrittsblockierung 284
           ββ) Blockierung der Erregungswelle im AV-Knoten 285
           γγ) Blockierung der Erregungswelle im ventrikulären RLS 285
     b) Rhythmische supraventrikuläre Tachykardie 289
        α) Sinustachykardie 289
        β) Unifokale Vorhoftachykardie (atriale Tachykardie) 289
        γ) Sogenannte »Knotentachykardie« (AV-junctional-Tachykardien) 292
        δ) Vorhoftachykardie mit Block (AV-Block I. Grades, AV-Block II. Grades, Mobitz Typ 2, mit 2:1-, 3:1-Überleitungsverhältnis, kompletter AV-Block) 295
        ε) Vorhofflattern mit konstantem (2:1-, 3:1- etc.) Überleitungsverhältnis 295
     c) Arrhythmische supraventrikuläre Tachykardien 299
        α) Tachyarrhythmia absoluta bei Vorhofflimmern .. 300
        β) Vorhofflattern mit unregelmäßigem Überleitungsverhältnis 302
        γ) Vorhoftachykardie mit Block und unregelmäßigem Überleitungsverhältnis 303
        δ) Multifokale atriale Tachykardie 307
     d) Supraventrikuläre Tachykardien mit nicht nachweisbaren P-Zacken 308
        α) Differentialdiagnose: Tachyarrhythmia absoluta infolge Vorhofflimmern – supraventrikuläre Tachykardie 310
        β) Differentialdiagnose: Sinustachykardie – paroxysmale Vorhoftachykardie 311
        γ) Differentialdiagnose: Paroxysmale supraventrikuläre Tachykardie – Vorhofflattern 311

δ) Differentialdiagnose: Vorhoftachykardie mit Block – Vorhofflattern 312
e) Ursachen supraventrikulärer Tachykardien mit verbreiterten, verformten (ventrikulär) konfigurierten QRS-Komplexen 313
2. Differentialdiagnose ventrikulärer Tachykardien 316
   a) Methodisches Vorgehen (Kriterien) 316
      α) Verbreiterter und verformter QRS-Komplex ... 316
      β) Normal breiter QRS-Komplex, der sich jedoch formal wie ein bifaszikulärer Block verhält 317
      γ) AV-Blockierung aller Schweregrade (eventuell AV-Dissoziation) 317
      δ) Kammerfrequenz 318
   b) Rhythmische ventrikuläre Tachykardien 319
      α) His-Purkinje-Tachykardie 319
      β) Paroxysmale Kammertachykardie 321
      γ) Kammerflattern 322
   c) Arrhythmische ventrikuläre Tachykardien 322
      α) Chaotische ventrikuläre Tachykardie 322
      β) Repetitive paroxysmale Kammertachykardie ... 322
      γ) Kammerflattern 325
      δ) Kammerflimmern 326
   d) Differentialdiagnose: supraventrikuläre Tachykardien mit »aberrierender Leitung« – ventrikuläre Tachykardien 326
      α) Kriterien zugunsten eines supraventrikulären Reizursprungs 328
      β) Kriterien zugunsten eines ventrikulären Reizursprungs 328

G. Differentialdiagnose der Arrythmie 335
1. Sinusarrhythmie 335
   a) Respiratorische Sinusarrhythmie 336
   b) Regellose Sinusarrhythmie 336
   c) Differentialdiagnose 337
      α) SA-Block II. Grades, Typ 1 (Wenckebachsche Periode des SA-Blocks) 337
      β) SA-Block II. Grades, Typ 2 (mit wechselndem Überleitungsverhältnis) 339
      γ) Sinusstillstand (Sinusarrest) 339
      δ) Sinusextrasystolie 341

ε) Blockierte supraventrikuläre Extrasystolen 342
ς) Supraventrikuläre Parasystolie 343
2. Extrasystolen 344
   a) Supraventrikuläre Extrasystolen 344
      α) Sinusextrasystolen 344
      β) Vorhofextrasystolen 344
      γ) AV-Extrasystolen 345
   b) Differentialdiagnose 346
      α) Supraventrikuläre Parasystolie 346
      β) His-Purkinje-Extrasystolen 346
      γ) Echosystolen 347
   c) Ventrikuläre Extrasystolen 352
   d) Differentialdiagnose 354
      α) Ventrikuläre Parasystolie 356
      β) Supraventrikuläre Extrasystolen mit aberrierender Leitung 356
      γ) AV-Knoten-Extrasystolen mit aberrierender Leitung 356
      δ) Intermittierend auftretendes WPW-Syndrom ... 357
      ε) Verborgene (»concealed«) Bigeminie bzw. 3:1-Extrasystolie 357
   e) Bigeminus 359
   f) Differentialdiagnose 359
      α) SA-Block II. Grades mit konstantem 3:2-(4:3-)Überleitungsverhältnis 359
         αα) SA-Block II. Grades, Typ 1 (Wenckebach) 359
         ββ) SA-Block II. Grades, Mobitz Typ 2 359
      β) AV-Block II. Grades mit konstantem 3:2-(4:3-)Überleitungsverhältnis 361
         αα) AV-Block II. Grades, Mobitz Typ 1 (Wenckebach) 361
         ββ) AV-Block II. Grades, Mobitz Typ 2 361
      γ) Echosystolen 363
      δ) Bidirektionale Tachykardie 363
      ε) Bigeminus durch interponierte Extrasystolen ... 363
3. Ersatzsystolen 364
   a) AV-Ersatzsystolen 365
   b) Ventrikuläre Ersatzsystolen 365
   c) Differentialdiagnose 366
      α) Extrasystolen 366
      β) Parasystolie 366

γ) Echosystolen 366
4. Echosystolen 366
   a) AV-Echo 368
   b) Kammerecho 369
   c) Differentialdiagnose 369

Anhang 372
1. Das Morgagni-Adams-Stokes-Syndrom 372
   a) Hypodyname Form 372
   b) Hyperdyname Form 375
   c) Mischform 376
   d) Therapie 376
      α) Allgemeinmaßnahmen 376
      β) Therapie der hypodynamen Form 376
      γ) Therapie der hyperdynamen Form 378
2. Das Sinusknotensyndrom 379
   a) Klinisches Bild 381
   b) Vorkommen 381
   c) Ätiologie und Pathogenese 383
   d) Verlauf und Prognose 385
   e) Diagnostisches Vorgehen 386
   f) Therapie 393
3. EKG-Veränderungen durch Digitalisglykoside 397

III. Indikation zur Therapie von Rhythmusstörungen 402
A. Allgemeine Gesichtspunkte 402
B. Behandlungsprinzipien 404
   1. Allgemeine Grundlagen 404
   2. Kombinationstherapie 411
C. Spezielle Therapie 413
   1. Therapie der Extrasystolen 413
      a) Funktionelle Extrasystolen 413
      b) Organisch bedingte Extrasystolen 414
   2. Therapie tachykarder Rhythmusstörungen 415
      a) Supraventrikuläre Tachykardien 415
         α) Therapie der Sinustachykardie 415
         β) Therapie paroxysmaler supraventrikulärer Tachykardien 416
         γ) Therapie des Vorhofflatterns 424
         δ) Therapie des Vorhofflimmerns 431
      b) Therapie der ventrikulären Tachykardie 432

3. Therapie bradykarder Rhythmusstörungen 434
   a) Medikamentöse Therapie 434
   b) Elektrotherapie 434
D. Übersicht über die gebräuchlichsten Medikamente bei Herzrhythmusstörungen 439
   1. Pathophysiologische Grundlagen 439
      a) Einteilung nach der elektrophysiologischen Hauptwirkung 440
      b) Einteilung nach der Wirkung auf die verschiedenen Kompartimente des Erregungsleitungssystems 446
   2. Zusammenfassender Überblick 451

IV. Anhang: Maßnahmen beim Herz-Kreislauf-Stillstand 471
A. Sofortmaßnahmen 471
   1. Intrathorakale Herzmassage 471
   2. Extrathorakale Herzmassage 471
      a) Methodisches Vorgehen bei der manuellen Herzmassage 472
      b) Methodisches Vorgehen bei der maschinellen Herzmassage 475
B. Spezielle Maßnahmen bei Störungen der Herzfunktion ... 477
   1. Elektrische Kardioversion (Defibrillation) 477
      a) Interne Kardioversion (Defibrillation) 479
      b) Externe Kardioversion (Defibrillation) 479
   2. Temporäre Elektrostimulation des Herzens 485
      a) Methoden der temporären Elektrostimulation 485
      b) Indikationen der Arten temporärer Elektrostimulation 486
         α) Externe Stimulation 486
         β) Transthorakale Stimulation 486
         γ) Transvenöse Stimulation 486
      c) Arten der Reizelektroden 487
         α) Katheter zur externen Stimulation 487
         β) Katheter zur transthorakalen Stimulation 487
         γ) Katheter zur transvenösen Stimulation 487
      d) Arten der Impulsgeneratoren 488
      e) Methodisches Vorgehen 489
         α) Externe Stimulation 489
         β) Transthorakale Stimulation 489
         γ) Transvenöse Elektrostimulation 493

f) Differentialtherapie mit den Arten der transvenösen Elektrostimulation 500
  α) Transvenöse Vorhofstimulation 500
  β) Transvenöse temporäre Ventrikelstimulation ... 504
  γ) Doppelstimulation 505
3. Assistierte Zirkulation 506
  a) Temporäre Assistsysteme durch Verminderung der Druckarbeit 509
    α) Arterio-arterielle Gegenpulsation 509
    β) Diastolische Augmentation 510
    γ) Diastolische Beinkompression 510
    δ) Intraaortale Ballonpulsation 511
  b) Temporäre Assistsysteme durch Verminderung der Volumenarbeit 512
  c) Temporäre Assistsysteme durch kombinierte Druck- und Volumenentlastung 512
4. Intrakardiale Injektion 513
5. Perikardpunktion 515
6. Aderlaß 516
  a) Blutiger Aderlaß 516
  b) Unblutiger Aderlaß 517

Literaturverzeichnis................................. 518

Sachverzeichnis 536

Einleitung

Unregelmäßigkeiten in der Herzschlagfolge sind ein häufiger Anlaß zur ärztlichen Konsultation. Die Mehrzahl der Betroffenen empfinden Herzrhythmusstörungen als unangenehm und beängstigend. Die Klärung von Art und Ursache der Herzschlagstörungen ist notwendig, da ihnen nicht nur neurovegetative Mechanismen, sondern auch organische Erkrankungen des Herzens zugrunde liegen können.

Rhythmusstörungen des Herzens gewinnen dann besondere Bedeutung, wenn sie das Herzzeitvolumen erheblich vermindern, so daß es zur Mangeldurchblutung zentraler Kreislaufgebiete wie Gehirn und Koronarien kommt. Besonders beim Myokardinfarkt sollte die Häufigkeit bedrohlicher Rhythmusstörungen als Ursache der Mortalität nicht unterschätzt werden.

Das Elektrokardiogramm ist die Methode zur Differenzierung der Herzrhythmusstörungen. Im EKG können Erregungsursprung, Vorhofkammerüberleitungen und deren Zeitwerte ohne wesentlichen Eingriff am Patienten bestimmt werden.

Die Elektrokardiographie ist heute in der Allgemeinpraxis eine weitverbreitete Untersuchungsmethode. Unter dem Aspekt der Praxis werden die Rhythmusstörungen anhand der bipolaren Standardableitungen I–III demonstriert. Falls mit den Standardableitungen keine eindeutige Klärung der Rhythmusstörungen erfolgen kann, empfiehlt es sich, zusätzlich V_1 und aVF zu registrieren. Die Analyse komplexer Rhythmusstörungen wird manchmal nur durch die Registrierung eines Ösophagus- oder intrakardialen EKG (z. B. His-Bündel-EKG) ermöglicht.

In zunehmendem Maße gewinnt das Langzeit-EKG für die Analyse komplexer Rhythmusstörungen an Bedeutung. Mit einem tragbaren Bandspeicher wird über einen längeren Zeitraum (mindestens 10 Stunden) das EKG kontinuierlich aufgezeichnet. Zu einem späteren Zeitpunkt wird an einem Wiedergabegerät mit Trendrekordern und automatischer Zählanlage für Extrasystolen dieses so gewonnene Langzeit-EKG zeitgerafft ausgewertet.

I. Allgemeine Grundlagen

1. Definition

Die klinische Elektrokardiographie zeichnet die an Körperoberflächen abgreifbaren Aktionsspannungen des Herzmuskels auf. Durch eine geeignete Apparatur können die Potentialdifferenzen auf einen Registrierträger aufgezeichnet werden. Das Ergebnis ist das Elektrokardiogramm (EKG) (Abb. 1).

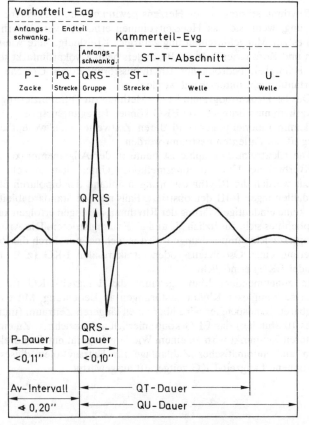

Abb. 1. Schema des Normal-EKG (modifiziert nach FRIESE).

2. Anatomische Grundlagen

a) Spezifisches Reizbildungs- und Reizleitungssystem des Herzens

In der Arbeitsmuskulatur des Herzens lassen sich histologisch Zelltypen unterscheiden, die für die Reizbildung und Erregungslei-

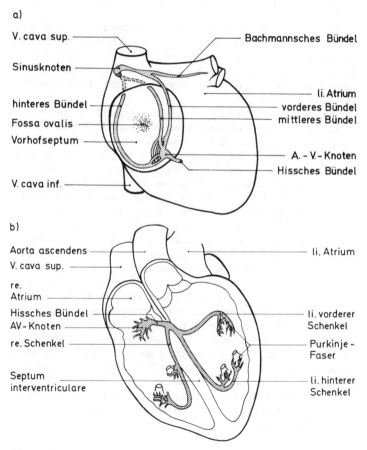

Abb. 2. Schematische Darstellung des Reizbildungs- und Erregungsleitungssystems des Herzens. a) Vorhof-Leitungsbahnen; b) Ventrikuläres Reizleitungssystem.

tung wichtig sind. Dieses sogenannte Reizbildungs- und Erregungsleitungssystem des Herzens unterscheidet sich histologisch von der Arbeitsmuskulatur durch mehr Sarkoplasma und Zellkerne und weniger Myofibrillen.

Eine Häufung derartiger spezifischer Muskelzellen (P-Zellen, Pacemaker-Zellen) findet sich im Sinusknoten. Dieser liegt im rechten Vorhof zwischen der Einmündung der oberen Hohlvene und dem rechten Herzohr.

Vom Sinusknoten gehen Vorhofleitungsbahnen ab. Sie ziehen als internodale Trakte zum AV-Knoten. Die Vorhofleitungsbahnen werden als vorderes Bündel, mittleres Bündel und hinteres Bündel (James-Bündel) bezeichnet. Vom vorderen Bündel zweigt eine interatriale Bahn zum linken Vorhof ab (sog. Bachmannsches Bündel) (Abb. 2a).

Der AV-Knoten ist eine längliche Ansammlung spezifischer Muskelzellen. Er liegt im rechten unteren Anteil des Vorhofseptums neben der Mündung des Koronarsinus. Zwischenzellige Querverbindungen sind im AV-Knoten besonders häufig. Sie sind für seine elektrophysiologische Funktion, wie Verflechtung, Filterung und Elimination ankommender Impulse von Bedeutung. Zusätzlich wurden zwei oder mehrere parallel verlaufende Leitungsbahnen innerhalb des AV-Knotens mit unterschiedlicher Leitungsgeschwindigkeit nachgewiesen. (Längsdissoziation des AV-Knotens, s. S. 127).

Ohne genaue Grenzen geht der AV-Knoten in das Hissche Bündel über, das die einzige Verbindung zwischen Vorhofreizleitungssystem und Ventrikelreizleitungssystem darstellt. Die parallel angeordneten Strukturen des His-Bündels spalten sich nach einem kurzen Verlauf in den linken und rechten Tawara-Schenkel auf. Der linke Tawara-Schenkel verzweigt sich in ein vorderes, oberes Bündel (linksanteriorer Faszikel) und in ein hinteres, unteres Bündel (linksposteriorer Faszikel). Aus den Tawara-Schenkeln gehen netzförmig die Purkinje-Fasern hervor, die sich zu den Zellen des Kammermyokards erstrecken (Abb. 2b). Bei manchen Menschen können vom AV-Knoten, His-Bündel oder von den Tawara-Schenkeln sogenannte paraspezifische Fasern ausgehen. Das Ventrikelmyokard wird dann unter Umgehung dieser Strukturen direkt aktiviert (s. S. 241 ff.: Präexzitationssyndrom).

b) Die Blutversorgung des Herzens

Die Blutversorgung des Herzens erfolgt durch die rechte und linke Koronararterie, die beide aus den Sinus vasalvae aortae entspringen.

Die rechte Koronararterie verläuft in der Atrioventrikularfurche nach vorne kaudal und dann nach hinten. Sie gibt Äste zum Sinusknoten ab, zum Conus pulmonalis, zum rechten Vorhof und zum rechten Ventrikel. Der nach dorsal ziehende Hauptstamm der rechten Koronararterie teilt sich meist in der Gegend der Crux des Herzens in den R. posterior interventricularis und den R. posterolateralis dexter auf. Der R. posterior interventricularis versorgt den größten Teil der Hinterwand der linken Kammer, den hinteren Abschnitt des Kammerseptums, den Bündelstamm und den posterioren Faszikel des linken Tawara-Schenkels. Der posterolaterale Ast der rechten Koronararterie zieht zur diaphragmalen Hinterwand des linken Ventrikels. Seine Länge und Stärke variiert stark, er kann die gesamte diaphragmale Hinterwand des linken Ventrikels versorgen oder ganz fehlen. Seine Seitenäste sind: die AV-Knoten-Arterie und der artrioventrikuläre Ast.

Die linke Koronararterie teilt sich nach einem kurzen Hauptstamm in den R. interventricularis anterior und den R. circumflexus auf. Der R. interventricularis anterior verläuft in Richtung Herzspitze und versorgt die Vorderwand des linken Ventrikels, den anteromedialen Teil des rechten Ventrikels, das Kammerseptum in seinem vorderen und unteren Teil, den rechten Tawara-Schenkel und den linksanterioren Faszikel des linken Tawara-Schenkels. Aus dem R. interventricularis anterior zweigen ein, zwei oder manchmal mehrere Diagonaläste zur Vorderwand des linken Ventrikels ab. Der R. circumflexus verläuft mit seinem Hauptstamm in der Atrioventrikularfurche und versorgt den anterolateralen, den lateralen und den posterolateralen Teil des linken Ventrikels. Auch der linke Vorhof wird vorwiegend vom R. circumflexus versorgt.

Durch die Koronarangiographie ließ sich nachweisen, daß die Anatomie der Koronararterien individuellen Schwankungen unterworfen ist. Der oben beschriebene Versorgungstyp findet sich in etwa 70% der Fälle und wird deshalb als Normalversorgungstyp bezeichnet und von diesem wird der Rechts- und Linksversorgungstyp abgegrenzt (Abb. 3b).

Beim Rechtsversorgungstyp ist der postlaterale Ast der rechten Koronararterie auf Kosten des R. circumflexus der linken Koronararterie stärker entwickelt. Die Hinterwand des linken Ventrikels

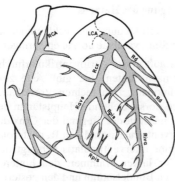

RCA	: rechte Koronararterie
LCA	: linke "
Rd	: R. diagonalis
Riva	: R. interventricularis anterior
Rcx	: R. circumflexus
Ravs	: R. atrioventricularis sin.
Rpi	: R. interventricularis posterior
Rpis	: R. posterolateralis sin.
Rpid	: R. posterolateralis dext.

a) Linksversorgungstyp

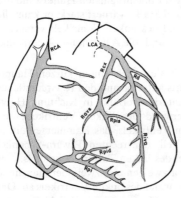
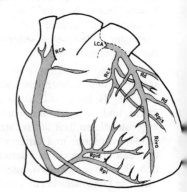

b) ausgeglichener Versorgungstyp   c) Rechtsversorgungstyp

Abb. 3. Schematische Darstellung der koronaren Versorgungstypen.

wird damit vorwiegend von rechts versorgt. Ein Rechtsversorgungstyp findet sich in 15% der Patienten (Abb. 3c).

Beim Linksversorgungstyp entspringt der sonst von rechts kommende R. interventricularis posterior aus dem R. circumflexus. Die linke Koronararterie versorgt somit den gesamten linken Ventrikel, die rechte Koronararterie nur den rechten Ventrikel. Der Linksversorgungstyp wird in 15% der Patienten beobachtet (Abb. 3a).

2. Anatomische Grundlagen

Das Reizbildungs- und Reizleitungssystem des Herzens wird somit wie folgt mit Blut versorgt:

Rechte Koronararterie: Sinusknoten, AV-Knoten, His-Bündel-Stamm, distaler Teil des rechten Tawara-Schenkels, linksposteriorer Faszikel des linken Tawara-Schenkels.

Linke Koronararterie: Proximaler Teil des rechten Tawara-Schenkels, linksanteriorer Faszikel des linken Tawara-Schenkels (Abb. 4).

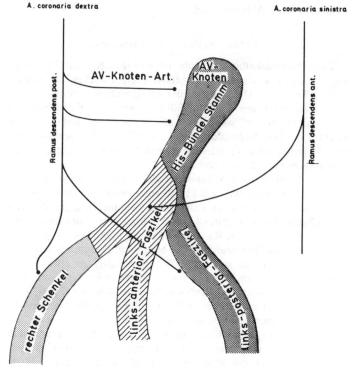

Abb. 4. Die arterielle Blutversorgung des intraventrikulären Reizleitungssystems.

3. Elektrophysiologische Grundlagen des EKG

Für die Herztätigkeit sind drei Grundeigenschaften der Myokardzelle wesentlich:
1. Die Automatie.
2. Die Erregbarkeit.
3. Die Fähigkeit der Erregungsleitung.

Diese elektrophysiologischen Phänomene lassen sich als Aktionspotential der Herzmuskelzelle erfassen.

a) Das Aktionspotential

α) Monophasisches Aktionspotential.
β) Biphasisches Aktionspotential.

α) Monophasisches Aktionspotential

Eine Herzmuskelfaser in Ruhe ist, wie jede Körperzelle, polarisiert, d. h., es besteht eine Potentialdifferenz zwischen Zellinnerem und Zelläußerem. Die während der »elektrischen Diastole« gemessene transmembrane Potentialdifferenz wird als Ruhemembranpotential bezeichnet, wenngleich eine vollständige Ruhe nicht erreicht wird. Die Potentialdifferenz, die während der Depolarisation und Repolarisation (elektrische Systole) registriert wird, ist das transmembrane Aktionspotential.

Beim Einstich einer Mikroelektrode in eine einzelne Myokardfaser wird im Ruhestand ein Membranpotential von etwa -90 mV gemessen, bei negativer Aufladung des Zellinneren gegenüber dem Zelläußeren. Es ist in erster Linie Ausdruck eines vom Zellinneren nach außen gerichteten Kaliumkonzentrationsgefälles bei praktisch selektiver Kaliumpermeabilität der Membran. Kaliumionen (gesamt 3500 mval) befinden sich zu 97% intrazellulär, zu etwa 3% im extrazellulären Raum, was einem transmembranen Diffusionsgefälle für Kalium in einem Verhältnis von innen nach außen (K_i^+/K_e^+) von 30:1 (sogenannter intra- extrazellulärer Kaliumgradient) entspricht. Die Natriumionen befinden sich im gleichen Verhältnis extrazellulär und bauen den gleichen Gradienten in umgekehrter Richtung, d. h. von außen nach innen auf. Trotz dieses entgegengesetzten Natriumgradienten findet ein elektrischer Ausgleich nicht statt, da die Ruhepermeabilität für Natrium außerordentlich gering ist. Der selektive Kaliumfluß durch die Zellmembran nach außen führt zu

3. Elektrophysiologische Grundlagen des EKG

einem Überwiegen negativer Valenzen im Inneren: Chloride, Phosphate, Eiweiße. Durch die spezifischen Eigenschaften der Membranpermeabilität (hoher Membranwiderstand in Ruhe von 1000 Ohm/cm^2) werden die positiven Valenzen auf der Außenseite der Membran von den negativen Valenzen im Inneren der Muskelfaser festgehalten, so daß sich trotz eines elektrischen und eines Konzentrationsgradienten ein Gleichgewicht zwischen Innen- und Außenmembran der ruhenden Muskelfaser einstellt. Die ruhende Muskelfaser ist dadurch polarisiert. Die starke, intrazelluläre Anreicherung von Kalium und seine selektive Permeabilität machen es somit zum Schlüsselion für die elektrophysiologischen Vorgänge am Herzmuskel. Dies spiegelt sich auch darin wider, daß das Kaliumdiffusionspotential bei einer Verteilung von 30:1 eine Potentialdifferenz von 92 mV ergibt, fast den gleichen Wert wie das gemessene Ruhemembranpotential. Das Ruhemembranpotential ist also im wesentlichen ein Kaliumpotential.

Nach seinem Ablauf wird das monophasische Aktionspotential in folgende Phasen unterteilt (Abb. 5):

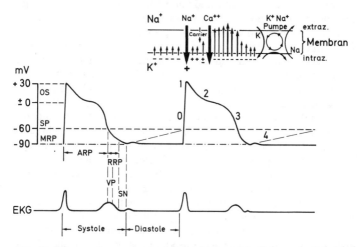

Abb. 5. Schema des monophasischen Aktionspotentials und der dabei auftretenden Ionenverschiebungen. SP: Schwellenpotential; MRP: Membranruhepotential; ARP: absolute Refraktärperiode; RRP: relative Refraktärperiode; VP: vulnerable Phase; SN: supernormale Phase; OS: Overshoot (Überschußpotential)
0–4: Phasen des Aktionspotentials.

αα) Die Depolarisation (Phase 0/1) ⎫
ββ) Die Repolarisation ⎪
   1. Langsame Repolarisation (Phase 2). ⎬ Systole
   2. Schnelle Repolarisation (Phase 3). ⎪
   3. Negatives Nachpotential. ⎭
γγ) Die Erholungsphase: Langsame diastolische ⎫
    Depolarisation (Phase 4).   ⎬ Diastole

αα) Die Depolarisation (Phase 0/1)

Durch einen von außen kommenden Reiz (normalerweise von der benachbarten Zelle ausgehend) wird das Ruhemembranpotential von −90 mV auf etwa −60 mV, das sogenannte Reizschwellenpotential abgebaut. Innerhalb einer tausendstel Sekunde wird der Membranwiderstand auf 50–100 Ohm/cm^2 herabgesetzt. Dadurch wird die Zellmembran plötzlich für die Natriumionen durchlässig, so daß diese explosionsartig, entsprechend ihrem Diffusionsgefälle, passiv in die Zelle einströmen. Diese plötzlich einströmenden positiven Valenzen bauen die negativen Ladungen des Zellinneren ab, die Zelle wird depolarisiert und kurzfristig positiv umgeladen (sogenannte rasche Depolarisation, positiver Potentialüberschuß, »overshoot«). Der positive Überschuß (overshoot) beträgt 5–35 mV. Das Gesamtpotential der Erregung (Aktionspotential) von ungefähr 120 mV setzt sich somit aus dem Ruhemembranpotential und dem Ladungsüberschuß (von −90 mV bis +30 mV) zusammen. Das positive Überschußpotential kommt dem Natriumgleichgewichtspotential nahe, das bei etwa 40 mV liegt. Das Erregungspotential stellt im wesentlichen ein Natriumpotential dar. Je größer das Natriumdiffusionsgefälle (großes Überschußpotential, hohes Ruhemembranpotential), um so schneller ist die Depolarisation und die Leitungsgeschwindigkeit. Optimale Verhältnisse bestehen bei einem Ruhemembranpotential von −90 mV. Ist das Ruhemembranpotential größer als −90 mV, verläuft die Depolarisation und die Erregungsleitung schneller. Ist das Ruhemembranpotential kleiner als −90 mV, wird die Depolarisation und die Erregungsleitung langsamer.

Die durch den explosionsartigen Natriumeinstrom bedingte Depolarisation (Phase 1 des Aktionspotentials) entspricht dem QRS-Komplex im EKG. Je schneller und je mehr Natrium hereinströmt (großes Überschußpotential bei erhöhtem Ruhemembranpotential), desto größer und schmäler ist die QRS-Gruppe. Umgekehrt wird die R-Zacke bei erniedrigtem Erregungsausgangspotential kleiner und breiter.

3. Elektrophysiologische Grundlagen des EKG

ββ) Die Repolarisation (Phase 2/3)

Langsame Repolarisation (Phase 2): Im Anschluß an die schnelle Depolarisation nimmt die Natriumdurchlässigkeit der Membran wieder ab, die Durchlässigkeit der Kaliumionen, deren Ausstrom während der Depolarisation vollständig versiegt war, langsam wieder zu. Die von der Myokardfaser zwischen innen und außen abgeleiteten Potentialdifferenzen gehen in ein Plateau mit leicht abfallendem Schenkel über. Diese Phase 2 des Aktionspotentials entspricht dem Gleichgewichtszustand zwischen Natriumeinstrom und Kaliumausstrom. In dieser Phase der langsamen Repolarisation besteht keine nennenswerte Potentialdifferenz (Plateau). Je früher der Kaliumausstrom den Natriumeinstrom überwiegt, desto kürzer ist das Plateau. In dieser Plateauphase des Aktionspotentials strömen in geringem Maße auch Calcium-Ionen in die Zellen ein, die für die Myokardkontraktion verantwortlich sind (s. auch Slow response, S. 19).

Die Phase 2 (langsame Repolarisation) entspricht der ST-Strecke des EKG.

Schnelle Repolarisation (Phase 3): In der nun folgenden, vergleichsweise schnellen Repolarisation überwiegt zunehmend der Kaliumausstrom, da der Widerstand der Zellmembran für den Natriumeinstrom zunehmend höher wird. Der Kaliumefflux wird so stark, daß das Ruhemembranpotential schnell erreicht wird, das Aktionspotential kehrt zur Nullinie zurück. Diese Phase 3 des Aktionspotentials entspricht der T-Zacke im EKG. Je rascher die Depolarisation zum Ruhemembranpotential zurückgeführt wird, desto größer ist die Amplitude von T.

Negatives Nachpotential: Auf die schnelle Phase der Repolarisation kann ein negatives Nachpotential folgen. Diese Hypopolarisation stellt sich im EKG als U-Welle dar. Depolarisation und Repolarisation bilden die elektrische Systole.

Die Dauer des Aktionspotentials entspricht in etwa der QTU-Zeit im EKG, da die Verzögerung durch die intraventrikuläre Erregungsausbreitung geringfügig ist. Wichtig ist, daß jeder einwärtsgerichtete Strom positiver Ladungsträger eine depolarisierende, also erregende Wirkung hat, während ein Auswärtsstrom die Membran repolarisiert bzw. stabilisiert.

Nach diesem Konzept kann eine Übererregbarkeit der Membran bzw. eine Reizbildungsstörung entweder durch eine Zunahme der nach innen wandernden oder eine Abnahme der nach außen strömenden positiven Ladungsträger verursacht werden. Die rasche Zunahme der Natriumleitfähigkeit der Membran zu Beginn einer Erregung wurde von HODGKIN und HUXLEY (1952) mit Hilfe eines besonderen Natriumtransportsystems erklärt. Die Aktivierung oder Inaktivierung dieses sog. Natrium-Carriers bestimmt die Natriumleitfähigkeit. Diese Natriumleitfähigkeit (GNA) wird mathematisch durch folgende Gleichung beschrieben:

$$GNA = GNA_{max} \times m^3h.$$

In Anlehnung an diese Formel hat VAUGHEN WILLIAMS 1970 dieses abstrakte Modell in veranschaulichter Form dargestellt. Dabei besteht das Natrium-Carrier-System aus einem Kanal (schneller Natriumkanal), der durch 4 hintereinandergeschaltete Tore (3 m-Tore u. 1 h-Tor, s. o. Formel) geschlossen werden kann (Abb. 6):

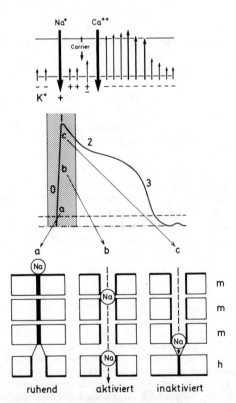

Abb. 6. Modellvorstellung der Depolarisation über den schnellen Na^+-Kanal (Na^+-Carrier-System).

a) *Ruhezustand:*
Die m-Tore sind geschlossen.
Die h-Tore sind geöffnet.
Die Natriumionen können also die Membran nicht passieren. Die Natriumleitfähigkeit ist klein.
b) *Natrium-Carrier aktiviert:*
Eine Depolarisation bewirkt eine rasche Öffnung der m-Tore. Der Kanal wird jetzt für Natrium vollständig durchlässig. Die Natriumleitfähigkeit steigt sehr schnell an.
c) *Natrium-Carrier inaktiviert:*
Eine anhaltende Depolarisation verursacht eine erst verzögert, dann zunehmend einsetzende Schließung der h-Tore. Dadurch wird die Passage für Natrium erneut gesperrt, der Natrium-Carrier wird inaktiviert.

Grundsätzlich kann also die Natriumleitfähigkeit entweder durch ungenügende Öffnung der m-Tore oder durch einen partiellen Verschluß der h-Tore vermindert werden. Dadurch werden die erregenden Einwärtsströme reduziert und eine Stabilisierung der Membran erreicht. Der antiarrhythmische Wirkungsmechanismus von zahlreichen Antiarrhythmika (s. S. 444) wird durch eine teilweise Blockierung der m- oder h-Tore erklärt.

Die Repolarisation des myokardialen Aktionspotentials geschieht durch eine komplizierte Aktivierung von mindestens drei verschiedenen Kaliumkanälen, deren Kinetik noch genauerer Aufklärung bedarf.

γγ) Die Erholungsphase

Mit Beendigung der Repolarisation ist das gleiche transmembrane Gleichgewicht wieder hergestellt, wie es zu Beginn der Depolarisation bestanden hat, doch befinden sich jetzt Kaliumionen vorwiegend extrazellulär und Natriumionen intrazellulär. Die beschriebenen passiven Ionenfluxe würden allmählich zu einer Aufhebung des Natrium-Kalium-Gradienten an der Zellmembran führen. In der Erholungsphase (elektrische Diastole) wird die ursprüngliche Polarisation der Zelle wiederhergestellt. Natrium- und Kaliumionen werden durch aktive Stoffwechselleistungen der Zelle (sog. Natrium-Kalium-Ionenpumpen) gegen ein Konzentrationsgefälle sowohl aus als auch in die Zelle gepumpt. Die alten intra- und extrazellulären Konzentrationsverhältnisse von Natrium und Kalium werden dadurch wiederhergestellt.

Die Erholungsphase findet im EKG in der T-Q-Dauer ihren Ausdruck.

Phase 4: Spontane langsame diastolische Depolarisation. Die spezifischen Schrittmacherzellen des Reizbildungs- und Reizleitungsgewebes sind, im Gegensatz zur Arbeitsmuskulatur des Herzens, zur spontanen rhythmischen Reizbildung befähigt (Automatie).

Diese Fähigkeit beruht auf einer langsamen Depolarisation, welche das Ruhemembranpotential bis zum Reizschwellenpotential (−60 mV) senkt (Phase 4). Die Ursache der langsamen diastolischen Depolarisation wird in einer geringen Zunahme der Natriumionenpermeabilität und in einer Abnahme der Kaliumionenpermeabilität gesehen, was konsekutiv zu einer stetigen Abnahme des Membranruhepotentials führt. Bei Erreichen des Reizschwellenpotentials von −60 mV wird eine neue Erregung ausgeklinkt. Die Anstiegssteilheit dieser langsamen diastolischen Depolarisation nimmt vom Sinusknoten bis zum Purkinje-Fasersystem zunehmend ab. Damit ist die Eigenfrequenz des Sinusknotens unter physiologischen Bedingungen am höchsten, er übernimmt die Schrittmacherfunktion des Herzens. Die Arbeitsmuskulatur hingegen zeigt keine langsame diastolische Depolarisation. Jedoch kann unter bestimmten Bedingungen, wie Akonitinintoxikation, Kaliummangel, Strophanthinintoxikation, Überdehnung des Herzens eine spontane diastolische Depolarisation auftreten. Man spricht von einem Funktionswandel des Arbeitsmyokards.

4. Die Automatie des Herzens

Für die Tätigkeit des Herzens ist eine autonome Reizbildung notwendig. Diese erfolgt in anatomisch abgrenzbaren Strukturen, dem spezifischen Reizbildungs- und Reizleitungssystem des Herzens.

Entsprechend der Automatiefrequenz unterscheidet man Zentren I., II. und III. Ordnung.

Zentrum I. Ordnung (Primäres nomotopes Erregungsbildungszentrum): Der Sinusknoten in unmittelbarer Nähe der Einmündung der V. cava superior, kranial im rechten Vorhof gelegen.

Spontane Eigenfrequenz: 60–100 Schläge/min.

Zentren II. Ordnung (Sekundäre Erregungsbildungszentren): Haubengebiet des AV-Knotens oder das His-Bündel.

Spontane Eigenfrequenz: 45–60 Schläge/min.

Der AV-Knoten (Aschoff-Tawara-Knoten) ist in der kaudalen und posterioren Region des Septum interatriale rechts gelegen. Er setzt sich kaudalwärts in den Stamm des His-Bündels fort. Der AV-Knoten bildet keine Reize. Die vorwiegend labyrinthartig angeordnete Struktur der spezifischen Zelltypen im AV-Knoten ist für die Filterung der sinuatrialen Erregung bedeutsam. Die elektrophysiologische Funktion der AV-Knotenstrukturen ist darin zu sehen, die über die Vorhofleitungsbahnen ankommende Erregungsfront zu einer einheitlichen elektrischen Erregung umzuformen (Isodromie). Dieser Vorgang führt zu einer Verzögerung der Erregungsleitung im AV-Knotengebiet (P-Q-Intervall im EKG). Die so gleichgerichtete Erregungswelle wird über das His-Bündel und das ventrikuläre Reizleitungssystem dem Myokard zugeleitet.

Die früher als AV-Knotenrhythmen beschriebenen Dysrhythmien nehmen nicht im AV-Knoten, sondern vielmehr in dem oberen Teil des His-Bündels (NH-Region des AV-Knotens) oder in den Schrittmacherzellen des unteren rechten oder des unteren linken Vorhofgebietes (AN-Region des AV-Knotens) ihren Ausgang.

Zentren III. Ordnung (Tertiäre Erregungsbildungszentren): Ventrikuläres Reizleitungssystem, Purkinje-Fasersystem. Spontane Eigenfrequenz: 30–40 Schläge/min.

Elektrophysiologisch kann die Eigenfrequenz des Herzens durch folgende Faktoren variiert werden:
Zunahme der Frequenz: Versteilerung der langsamen diastolischen Depolarisation, Erniedrigung des Ruhemembranpotentials, Erhöhung des Reizschwellenpotentials.
Abnahme der Frequenz: Abflachung der langsamen diastolischen Depolarisation, Erhöhung des Ruhemembranpotentials, Erniedrigung des Reizschwellenpotentials.
Die genannten Faktoren können isoliert wirksam werden, meist führen sie aber kombiniert zu einer Veränderung der Herzfrequenz.
Der Vaguswirkstoff Acetylcholin bewirkt eine Frequenzabnahme durch eine Vergrößerung des Ruhemembranpotentials und eine Verzögerung der langsamen diastolischen Depolarisation. Auch ist unter der Wirkung von Acetylcholin die Kaliumpermeabilität erhöht, so daß eine raschere Repolarisation erfolgt: Das Vagus-EKG ist deshalb durch eine Bradykardie und eine hohe T-Zacke gekennzeichnet. Die Sympathikuswirkstoffe beschleunigen die langsame diastolische Depolarisation wahrscheinlich über die Beschleunigung des aktiven Ionentransportes (Ionenpumpen). Gleichzeitig wird unter Adrenalineinfluß die Depolarisation schneller, es entsteht ein größeres Überschußpotential. Das Sympathikus-EKG ist deshalb durch eine Tachykardie und schmale QRS-Komplexe (soweit keine vorbestehende Reizleitungsstörung vorliegt) gekennzeichnet. Gleichzeitig wird dadurch verständlich, daß durch Sympathikomimetika die Automatiebereitschaft ektoper Erregungsbildungszentren gesteigert wird (Abb. 7).

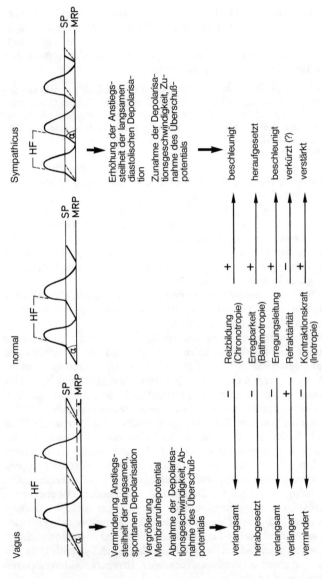

Abb. 7. Vagus- und Sympathikusbeeinflussung der Herztätigkeit.

5. Die Erregbarkeit

Die Erregbarkeit der einzelnen Herzmuskelfasern ist im Ablauf der Erregung nicht einheitlich. Während der Systole, insbesondere in der Phase der schnellen Depolarisation bis zur Repolarisation auf etwa -60 mV (Erreichen des Reizschwellenpotentials), ist die Herzmuskelzelle auch für stärkste Reize unerregbar. Diese Unerregbarkeit wird als absolute Refraktärphase, die nachfolgende Zeit, in der nur besonders starke Reize wirksam sind, als relative Refraktärphase bezeichnet. Mit Beendigung der Repolarisation (Beendigung der sogenannten Refraktärphase) reichen kleine Energiemengen aus, um die Herzmuskelzelle auf dem normalen Wege der Erregungsleitung zu entladen.

Die verschiedenen myokardialen Gewebe besitzen unterschiedliche Refraktärzeiten. Die kürzeste Refraktärzeit zeigt die Vorhofmuskulatur, die längste der AV-Knoten. Unter pathologischen Bedingungen kann sich die Refraktärzeit verlängern und dadurch Erregungsleitungsstörungen verursachen. In dem Zeitabschnitt: Ende der relativen Refraktärzeit bis zur normalen Erregbarkeit läßt sich eine kurze Phase mit übernormaler Erregbarkeit gelegentlich nachweisen. In dieser supernormalen Periode führen auch unterschwellige Reize zur Depolarisation. Dieses Intervall erlangt für die Rhythmusstörungen als vulnerable Phase besondere Bedeutung. Sie fällt in den absteigenden Schenkel der T-Zacke des EKG (Abb. 5)

6. Die Erregungsleitung

Unter Erregungsleitung wird die Fähigkeit insbesondere der spezifischen Herzmuskelzelle verstanden, eine Erregung an andere Muskelzellen weiterzugeben. Im Augenblick der Depolarisation greift die rasche lokale Erregung von einer Zelle auf die benachbarten Zellen über. Übergreifende Erregungspotentiale müssen größer sein als die Reizschwelle der unerregten Zelle. Die notwendige Spannung wird als Schwellenspannung bezeichnet. Grundsätzlich können alle Herzmuskelzellen eine Erregung weiterleiten. Besonders rasch wird die Erregungsleitung im spezifischen Reizleitungssystem durchgeführt. Die größte Leitungsgeschwindigkeit haben die Purkinje-Fasern (5 m/sec), die geringste Leitungsgeschwindigkeit die Fasern des AV-Knotens (0,2 m/sec). Die Leitungsgeschwindigkeit der Arbeitsmuskulatur beträgt 1,3 m/sec. Die langsamste Erregungsleitung und die längste Refraktärzeit des AV-Knotens stellt einen sinnvollen Schutzmechanismus dar. Es wird dadurch verhindert, daß tachykarde Vorhofrhythmen mit zu hoher Frequenz auf die Herzkammern übergeleitet werden (s. S. 146).

Elektrophysiologisch geht zeitlich die Geschwindigkeit der Erregungsleitung mit der Größe des Natriumeinstroms parallel. Größe und Schnelligkeit des Natriumeinstroms hängen ab von der Größe des Ruhemembranpotentials und von der extrazellulären Natriumkonzentration (Vergrößerung des Erregungspotentials, größeres Überschußpotential, s. S. 10). Bestimmend für die Fortleitungsbedingungen ist das Ruhemembranpotential, von dem aus die Erregung startet. Eine Abnahme des Ruhemembranpotentials ist gleichbedeutend mit einer Hypopolarisation der Herzmuskelfaser, das heißt einer Verminderung des Kaliumgradienten K_i^+/K_e^+. Sie kann durch eine Erhöhung der extrazellulären und Erniedrigung der intrazellulären Kaliumkonzentration infolge einer länger dauernden Tachykardie, einer Hypoxie und anderer myokardialer Stoffwechselstörungen bedingt sein. Es kommt zu einer Verminderung der Leistungsbereitschaft der Zelle, die sich in einer Abnahme der Leitungsgeschwindigkeit äußert. Eine Verbreiterung der QRS-Gruppe im EKG ist die Folge (intraventrikuläre Leitungsstörung).

Eine Erhöhung des Ruhemembranpotentials ist gleichbedeutend mit einer Hyperpolarisation der Herzmuskelfaser, d. h. einer Erhöhung des Kaliumgradienten K_i^+/K_e^+. Sie kann durch eine Verminderung der extrazellulären Kaliumkonzentration oder durch eine Erhöhung der intrazellulären Kaliumkonzentration bedingt sein. Die Erregungsleitung wird entsprechend schneller. Bei einer hypertrophierten Muskelfaser kommt hinzu, daß ein großer Faserdurchmesser die Leitungsgeschwindigkeit erhöht.

Die Leitungsgeschwindigkeit ist der Quadratwurzel des Faserdurchmessers proportional. Aus diesen Gründen entspricht der Hypertrophie einer Herzkammer im EKG eine schlanke und große R-Zacke.

Änderungen des Ruhemembranpotentials von Aktion zu Aktion können zu elektrokardiographisch sichtbaren Veränderungen der Erregungsleitung führen. Es entsteht der elektrische Alternans, die R-Zacken werden abwechselnd größer und kleiner, manchmal auch breiter und schmäler (Abb. 8).

Wie oben erwähnt, findet sich eine besonders niedrige Leitungsgeschwindigkeit im Bereich des Sinus- und AV-Knotens. Die Erregungsprozesse dieser Strukturen unterscheiden sich elektrophysiologisch von den Erregungsprozessen des Arbeitsmyokards, der Vorhöfe, der Ventrikel und vom

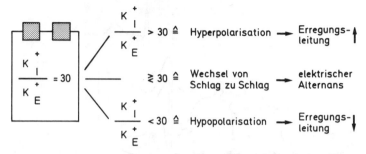

Abb. 8. Bedeutung des transmembranären Kaliumgradienten (K_i^+/K_e^+) für die Erregungsleitung.

ventrikulären Reizleitungssystem. Nach HOFFMANN und CRANEFIELD hat es sich bewährt, die Erregungsform des Sinus- bzw. des AV-Knotens als langsame Erregung oder »slow-response« der schnellen Erregung oder »fast-response« gegenüberzustellen. Bei der »fast-response« beginnt die Erregung mit dem schnellen Natriumeinstrom (Aktivierung des Natrium-Carriers, sog. schneller Natriumkanal).

Die »slow-response« ist dagegen auf einen langsamen Calciumeinstrom zurückzuführen. Sie ist auch bei der schnellen Erregungsform vorhanden, dort jedoch für das Plateau (Phase 2) verantwortlich.

Unter bestimmten Bedingungen (Ischämie, Funktionswandel des Myokards, Dehnung, Elektrolytverschiebungen) kann die schnelle Erregungsform in die langsame Erregungsform übergehen, was für die Pathogenese von Herzrhythmusstörungen und deren Behandlung von Bedeutung ist. Ein solcher Übergang von »fast-response« in eine »slow-response« geschieht dann, wenn eine Depolarisation der Myokardmembran auf −70 bis −50 mV eintritt, eine Depolarisation, wie sie bei allen ernsten Schädigungen des Herzens vorkommen kann. Wird jetzt eine Erregung ausgeklinkt, ist das verbleibende Aktionspotential ein Kalziumpotential mit trägem Anstieg, das nur langsam fortgeleitet wird. Die Leitungsgeschwindigkeit kann auf wenige Zentimeter pro Sekunde absinken. Kommt dann zu dieser Depolarisationsform der Membran noch ein erhöhter Sympatikotonus hinzu, können leicht Bedingungen auftreten, die einen Reentry (s. S. 65) in eng umschriebenen Bezirken ermöglichen. In Abb. 9 sind die Charakteristika der schnellen und langsamen Erregungsform gegenübergestellt (modifiziert nach ANTONI).

7. Spezielle EKG-Ableitungen

Die Indikation zur speziellen EKG-Ableitung ist dann gegeben, wenn eine Herzrhythmusstörung nicht interpretiert werden kann und

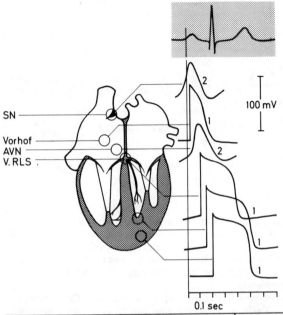

Kompartimente des Aktionspotentials	schnelle Erregung (fast response) (1)	langsame Erregung (slow response) (2)
Vorkommen	Vorhofmyokard Kammermyokard ventrikuläres RLS	Sinusknoten AV-Knoten Funktionswandel des Myokards
Ionenströme	initialer Na^+ Einstrom	initialer Ca^{++} Einstrom
diastolisches Membranpotential	hoch	niedrig
Aufstrich	schnell	langsam
Overshoot	groß	klein
Leitung	schnell	langsam
Automatie	K^+-empfindlich, durch Ca^{++} gehemmt	K^+-unempfindlich, durch Ca^{++} stabilisiert

Abb. 9. Elektrophysiologische Eigenschaften von schneller Erregungsform (fast response) und langsamer Erregungsform (slow response).
Die Aktionspotentialformen in den verschiedenen Anteilen des erregungsbildenden und erregungsleitenden Systems sind mit dargestellt (schwarz). SN = Sinusknoten; AVN = AV-Knoten; V.RLS = ventrikuläres Reizleitungssystem; (1) = schnelle Erregungsform; (2) = langsame Erregungsform.

sich daraus therapeutische Konsequenzen ergeben. So kann insbesondere die Analyse der Vorhoftätigkeit (P-Zacken) bei tachykarden Rhythmusstörungen aus dem konventionellen EKG sehr schwierig, manchmal unmöglich sein. Folgende spezielle EKG-Ableitungen zur Analyse der Herzrhythmusstörungen haben sich bewährt:
a) Ösophagusableitungen.
b) His-Bündel-Elektrogramm (His-EKG).
c) Langzeit-EKG.

a) Ösophagusableitungen

Die Ableitung erfolgt zwischen einer Ösophaguselektrode und der Wilsonschen Sammelelektrode. Bei einer systematischen Untersuchung vom Ösophagus aus werden 7 Ableitungen gewählt. Die Ableitungsreihe beginnt mit einem Punkt, der 28 cm von der Zahnreihe entfernt liegt. HOLZMANN empfiehlt in Anlehnung an die Nomenklatur der Brustwandableitungen folgende Benennungen der Ösophagusableitungen: V_{OE28}, $V_{OE30}-V_{OE40}$. Die Bezeichnung (V) ist darauf zurückzuführen, daß über die Wilsonsche Sammelelektrode abgeleitet wird.

Das Ableitungssystem der Ösophagusableitungen ist in Angleichung an die Brustwandableitungen so gestaltet, daß ein nach abwärts gerichteter Ausschlag entsteht, wenn sich die herznahe Elektrode auf der negativen Seite des Dipols befindet.

Die Bedeutung der Ösophagusableitungen liegt in der günstigen Erfassung des linken Vorhofs und der Hinterwand der linken Kammer. Potentiale am linken Vorhofbereich werden am besten bei einer Katheterlage von 34–38 cm ab Zahnreihe, Potentiale aus dem Kammerbereich bei einer Katheterlage von 38–40 cm ab Zahnreihe erfaßt (Abb. 10).

Da die Einführung der Elektrodensonde von dem Patienten subjektiv unangenehm empfunden wird, werden Ösophagusableitungen nur selten angewandt. Beim frischen Myokardinfarkt sind sie kontraindiziert.

b) His-Bündel-Ableitungen

GIRAUD, PUECH, LATOUR et al. leiteten erstmals 1960 mittels eines intrakardial eingeführten Elektrodenkatheters Potentiale vom His-Bündel ab. Nach tierexperimentellen Voruntersuchungen konnten SCHERLAG et al. eine Technik entwickeln, die es erlaubt, die His-

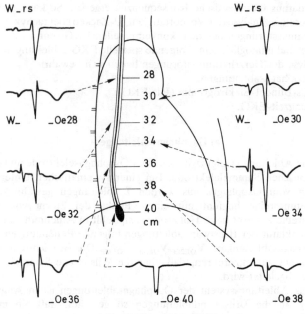

Abb. 10. Ösophagus-EKG.

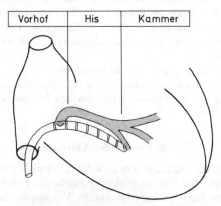

Abb. 11. Katheterlage bei His-Bündel-Ableitung.

Bündel-Potentiale innerhalb des PQ-Intervalls auch beim Menschen relativ leicht abzuleiten. Methodisch wird ein bipolarer Katheter mit zwei bis sechs Ringelektroden transkutan über die V. fermoralis nach der Seldinger-Technik bis in den rechten Ventrikel unter Röntgenkontrolle vorgeschoben. Dann wird der Katheter so weit zurückgezogen, bis die Registrierung der biphasischen oder triphasischen Aktivität des His-Bündels möglich ist. Die Elektroden müssen kurz unterhalb des septalen Segels der Trikuspidalklappe dem Ventrikelseptum anliegen. Gleichzeitig werden herkömmliche Ableitungen registriert, mit deren Hilfe exakt der früheste Beginn des QRS-Komplexes bestimmt werden kann. Die Papiergeschwindigkeit beträgt 100–200 mm/sec (Abb. 11).

Bei simultaner Registrierung des His-Bündel-EKG und des Oberflächen-EKG kann das PQ-Intervall folgendermaßen unterteilt werden (Abb. 12, 13):

PA-Zeit: Intraatriale Leitungszeit: 30–60 msec.
Zeit der Erregungsausbreitung vom Sinusknoten über das spezifische Reizleitungssystem der Vorhöfe bis zu den basalen Vorhofabschnitten.
AH-Zeit: Leitungszeit im AV-Knoten: 80–140 msec.
Zeit der Erregungsausbreitung von den basalen Vorhofabschnitten, Leitung der Erregungsfront über den AV-Knoten bis zum Stamm des Hisschen Bündels.
HV-Zeit: 35–60 msec.
Zeit der Erregungsausbreitung vom Beginn der His-Bündel-Depolarisation und dem Beginn der Ventrikelerregung.

In 15–20% der Fälle gelingt es, im letzten Abschnitt des HV-Intervalls das kleine biphasische Potential des rechten Tawara-Schenkels (rB-Potential) abzuleiten. Dadurch kann die HV-Zeit zusätzlich unterteilt werden.

Das AH-Intervall zeigt eine deutliche Frequenzabhängigkeit, das heißt, es kommt bei steigenden Herzfrequenzen zu einer zunehmenden Verlängerung des AH-Intervalls (physiologischer Blockfunktion des AV-Knotens). Demgegenüber wird die HV-Zeit durch die Herzfrequenz kaum beeinflußt, da der AV-Knoten, bedingt durch seine lange Refraktärzeit, den Übertritt hoher Vorhoffrequenzen auf den Ventrikel verhindert.

In Verbindung mit Stimulationen von Vorhof, His-Bündel und Ventrikel ist durch die His-Bündel-Elektrokardiographie eine Funktionsanalyse des Reizleitungssystems (RLS) möglich.

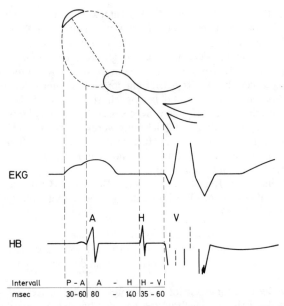

Abb. 12. Schematische Darstellung des simultan registrierten His-Bündel-Elektrokardiogramms (HB) und Oberflächen-Elektrokardiogramms (EKG) in Beziehung zum intrakardialen Erregungsablauf über das Reizleitungssystem. Der PA-Zeit entspricht die Erregungsleitung vom Sinusknoten über die internodalen Bündel (gestrichelte Linien) zu den basalen Vorhofabschnitten. Die AH-Zeit repräsentiert die Überleitung der Erregungsfront durch den AV-Knoten auf den Stamm des Hisschen Bündels. Das HV-Intervall entspricht der Zeit zwischen His-Bündel-Depolarisation und der Ventrikelerregung.

Als wichtigste Indikationen für die His-Bündel-Elektrokardiographie sind zu nennen:
1. Differenzierte Einteilung der AV-Blockierung.
2. Differenzierung unklarer Rhythmusstörungen.
    a) Differentialdiagnose zwischen ventrikulären Extrasystolen und supraventrikulären Extrasystolen mit aberrierender Leitung.
    b) Aberrierende Erregungsausbreitungsstörung bei Vorhofflimmern.
    c) Abgrenzung supraventrikulärer Tachykardien mit Schenkelblock gegenüber ventrikulären Tachykardien.

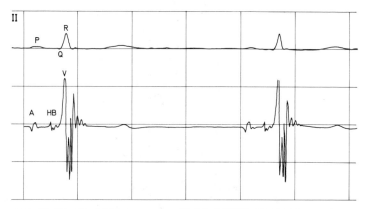

Abb. 13. His-Bündel-Elektrogramm (Original-EKG). PA-, AH-, HV-Intervalle sind eingetragen.

d) Differenzierung der sogenannten AV-Rhythmen.
e) Pseudo-AV-Block.
3. Nachweis paranodaler Erregungsbahnen (WPW-Syndrom, LGL-Syndrom). Differenzierung der Funktionsabläufe beim WPW-Syndrom.
4. Pharmakologische Untersuchung zur Prüfung der Wirkung von Medikamenten auf das RLS.

Soweit die Ergebnisse der His-Bündel-Elektrokardiographie zum Verständnis elektrokardiographischer Befunde im Oberflächen-EKG beitragen, werden sie in den entsprechenden Abschnitten mitbesprochen.

c) Langzeit-EKG

Um ein optimales EKG-Signal zu erhalten, hat sich folgende bipolare Ableitungstechnik bewährt (Abb. 14):

Explorierende Elektrode, 5. ICR in der linken vorderen Axillarlinie (V_5, CB 5).

Bezugselektrode: Manubrium sterni, CM.
Referenzelektrode: Rechte vordere Axillarlinie.

Registriert wird die Ableitung CM zu CB 5, da diese Ableitung meist optimal P-Wellen und QRS-Komplexe in Form und Amplitude

I. Allgemeine Grundlagen

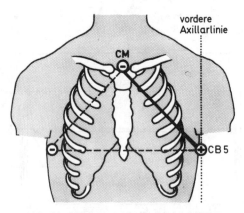

Abb. 14. Ableitungstechnik: Langzeit-EKG.

erfaßt und zusätzlich eine sensitive störunanfällige Ableitung für die Erfassung pathologischer ST-Streckensenkungen darstellt. Das so erhaltene EKG-Signal wird auf einem tragbaren Bandspeicher über 10, 12 oder 24 Stunden kontinuierlich registriert und später zeitgerafft auf einem Wiedergabegerät mit Frequenztrendrekorder und gegebenenfalls automatischer Extrasystolenzähleinheit an einem Oszilloskop analysiert. Rhythmusstörungen können zusätzlich analog ausgeschrieben werden. Ein wichtiger Teil des Langzeit-EKG ist die Erfassung des Tagesablaufs des Patienten. Er wird aufgefordert, anhand eines Protokolls seine Aktivitäten zeitgerecht einzutragen und dabei auftretende Symptome im negativen und positiven Sinne zu vermerken. Dadurch ist es möglich, bei der späteren Auswertung festzustellen, ob den geklagten Beschwerden ein elektrokardiographes Korrelat zuzuordnen ist.

Als wichtigste Indikationen für das Langzeit-EKG sind zu nennen:
1. Diagnose von Arrhythmien:
   a) Extrasystolen
   b) bradykarde Rhythmusstörungen
   c) tachykarde Rhythmusstörungen
   d) Präexzitationssyndrom.

2. Diagnose einer Myokardischämie:
   a) typische Angina pectoris
   b) atypische Angina pectoris
   c) nächtliche Angina pectoris
   d) Prinzmetal-Angina
   e) asymptomatische ischämische EKG-Veränderungen.
3. Überprüfung einer antiarrhythmischen und antianginösen Therapie:
   a) Wirksamkeit eines Medikamentes
   b) Toxizität eines Medikamentes.
4. Überprüfung eines künstlichen Schrittmachers:
   a) intermittierender Schrittmacherausfall
   b) Sensing-Probleme
   c) Schrittmacherrasen
   d) schrittmacherbedingte Arrhythmien.
5. Weitere Indikationen:
   a) Überprüfung von Rhythmusstörungen bei Myokarderkrankungen, z. B. nach Infarkt, Zustand nach Myokarditis etc.
   b) Überprüfung unklarer kardialer Symptome mit Leidensdruck wie: Bewußtseinsstörung, Palpitationen, unklare Herzsensationen.

II. Störungen der Herzschlagfolge

Störungen der Herzschlagfolge basieren auf den elektrophysiologischen Eigenschaften des Herzmuskels, wie spontane rhythmische Reizbildung, Erregbarkeit und Erregungsleitung. Störungen der *Erregungsbildung* (Automatie) führen *stets* zu Rhythmusveränderungen.

Störungen der *Erregungsleitung* führen nicht immer zu Rhythmusstörungen.

Die Erregungsbildung im Sinusknoten (primärer Schrittmacher) wird als *nomotop* bezeichnet.

Nomotope Erregungsbildungsstörungen sind:
Verlangsamte Sinusschlagfolge *(Sinusbradykardie)*,
Gesteigerte Sinusschlagfolge *(Sinustachykardie)*,
Unregelmäßige Sinusschlagfolge *(Sinusarrhythmie)*.

Die Erregungsbildung außerhalb des Sinusknotens wird als *heterotop* oder *ektop* bezeichnet.

Die heterotope oder ektope Erregungsbildung kann ihren Ursprung im Vorhof, im AV-Knoten, in der spezifischen und/oder der Arbeitsmuskulatur der Kammern haben.

Eine heterotope Erregungsbildung kann *passiv* oder *aktiv* eintreten.

Eine passive Heterotopie entsteht immer dann, wenn tiefer gelegene, niederfrequentere Zentren tätig werden. Die passive Heterotopie kann auf zweierlei Art zustande kommen: Entweder kann die Frequenz des Sinusknotens (primärer Schrittmacher) ab- oder ausfallen, oder die Impulse des Sinusknotens erreichen den AV-Knoten nicht rechtzeitig (AV-Überleitungsstörungen). Fällt ein Sinusimpuls zu lange oder völlig aus, dann entspricht die passive Heterotopie einem Ersatzrhythmus. Wird nur ein ausfallender Sinusimpuls durch das tiefere Zentrum ersetzt, so spricht man von einer Ersatzsystole. Übernimmt das sekundäre Zentrum (AV-Knoten) die Schrittmacherfunktion über das Herz, so spricht man von der AV-Knoten-Automatie bzw. dem AV-Knoten-Rhythmus oder dem AV-Knoten-Ersatzschlag.

Versagt der AV-Knoten (Frequenz 45–60/min), so übernimmt ein tertiäres Kammerzentrum die Schrittmacherfunktion. Es entsteht die Kammerautomatie bzw. der Kammerrhythmus oder ein Kammerersatzschlag.

Eine aktive Heterotopie entsteht dann, wenn die heterotope Erregungsbildung zur vorzeitigen Herzerregung führt. Dabei kann die Automatiefrequenz vorübergehend oder dauernd diejenige des Sinusknotens übertreffen. Liegt das heterotope Erregungsbildungszentrum im Vorhof oder im AV-Knoten, so spricht man von einer supraventrikulären Heterotopie; liegt es in den Kammern, von einer ventrikulären Heterotopie.

Übernehmen heterotope Zentren jeweils eine Schrittmacherfunktion nur für einen einzelnen Schlag, so treten sie als Vorhof-, AV-Knoten- oder Kammerextrasystolen auf. Kommt eine längere heterotope Erregungsfolge für die Schrittmacherfunktion zustande, so entstehen heterotope Rhythmen, wie die supraventrikuläre oder ventrikuläre Tachykardie, das Vorhofflattern oder -flimmern, das Kammerflattern oder -flimmern.

Sinkt die Frequenz des Sinusknotens unter die des AV-Knotens ab, so tritt eine frequenzbedingte Vorhof-Kammer-Dissoziation ein. Arbeiten gleichzeitig mehrere Schrittmacher, so entsteht eine Paraarrhythmie.

Faßt man die Möglichkeiten einer gestörten Schlagfolge zusammen, so ergibt sich folgende Einteilung (Abb. 15):

I. Störungen im Bereich der nomotopen Automatie:
  1. Sinusbradykardie
  2. Sinustachykardie
  3. Sinusarrhythmie
     a) respiratorisch
     b) regellos
     c) ventrikulophasisch
  4. Wandernder Schrittmacher im Sinusknoten
  5. Sinusarrest (Sinusstillstand).

II. Heterotope Erregungsbildungsstörung:
  1. Passive heterotope Erregungsbildungsstörungen:
     a) AV-Ersatzsystolen
     b) AV-Ersatzrhythmen
     c) Kammerersatzsystolen
     d) Kammerersatzrhythmen
     e) Wandernder Schrittmacher zwischen Sinusknoten und AV-Knoten.
  2. Aktive heterotope Erregungsbildungsstörungen:
     (1) a) Vorhofextrasystolen
         b) Vorhoftachykardie
         c) Vorhofflattern

30 II. Störungen der Herzschlagfolge

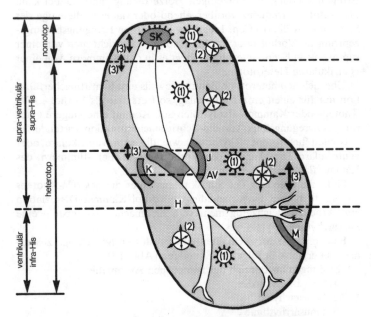

Abb. 15. Einteilung der kardialen Arrhythmien (Schema Teil 1) (Forts. S. 32/33).

II. Störungen der Herzschlagfolge

Bradykardie (1)	Tachykardie (1)	Extra-systolie (1)	Para-systolie (2)	Dissozation	Wandernder Schrittmacher (3)
Sinus-Bradykardie	Sinustachykardie (1) a) paroxysmal b) nicht paroxysmal	Sinus-Extrasystolie	Sinus-Parasystolie		wandernder Schrittmacher im Sinusknoten, i.S. resp. Sinusarrhythmie
Vorhof-Ersatzrhythmus	Vorhoftachykardie a) paroxysmal b) nicht paroxysmal Vorhofflattern Vorhofflimmern	Vorhof-Extrasystolie	Vorhof-Parasystolie	Vorhof-Dissoziation	wandernder Schrittmacher zwischen Sinusknoten, Vorhof AV-Knoten und zurück
AV-Ersatzrhythmus	AV-Knotentachykardie a) paroxysmal b) nicht paroxysmal	AV-Knoten-Extrasystolie	AV-Knoten-Parasystolie	AV-Dissoziation	wandernder Schrittmacher im AV-Knoten
Kammerersatzrhythmus	Kammertachykardie a) paroxysmal b) nicht paroxysmal Kammerflattern Kammerflimmern a) paroxysmal (Torsade de pointes) b) nicht paroxysmal	Kammer-Extrasystolie	Kammer-Parasystolie	Kammer-Dissoziation	

Abb. 15. (Fortsetzung).

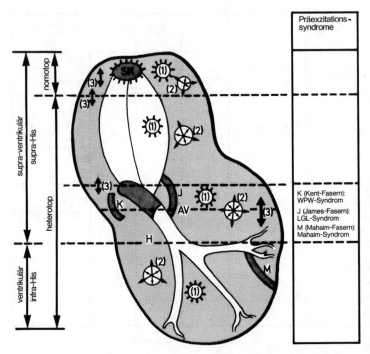

Abb. 15. Einteilung der kardialen Arrhythmien (Schema Teil 2).

II. Störungen der Herzschlagfolge

nomotope Rhythmusstörungen	Vorhof Heterotopien	AV-Heterotopien	hochsitzende ventrikuläre Heterotopien	tiefsitzende ventrikuläre Heterotopien	Topographie des AV-Blocks
Exit Block / SA-Block (1) — 1°, 2° Typ 1 (Wenckebach), 3° Typ 2 (Mobitz)	Intraatrialer Block	Exit Block (1) / Intraatrialer Block			intraatrial AV-Block 1°, 2° / AV-Block supra-His
AV-Block — 1°, 2° Typ 1 (Wenckebach), 3° Typ 2 (Mobitz) (2)	AV-Block (2)	Exit Block (1) / AV-Block (2)			intranodal AV-Block 1°, 2°, 3°
faszikuläre Blockbilder — uni-, bi-, trifasz. 1°, 2° Typ 1 (Wenckebach), 3° Typ 2 (Mobitz) (3)	faszikuläre Blockbilder uni-, bi-, trifasz. (3)	faszikuläre Blockbilder uni-, bi-, trifasz. (3)	faszikuläre Blöcke bifaszikulär (3)	Exit Block (1)	intraventrikulär AV-Block 1°, 2°, 3° / AV-Block infra-His

Abb. 15. (Fortsetzung).

d) Vorhofflimmern
e) Wandernder Schrittmacher im Vorhof
(2) a) AV-Knoten-Extrasystolen
b) AV-Knoten-Tachykardie
α) Paroxysmal
β) Nicht paroxysmal
c) Wandernder Schrittmacher im AV-Knoten
(3) a) Ventrikuläre Extrasystolen
b) Kammertachykardie
α) Paroxysmal
β) Nicht paroxysmal
c) Kammerflattern
d) Kammerflimmern
α) Paroxysmal (Torsade de pointes)
β) Nicht paroxysmal
e) Chaotische Kammertachykardie.
III. Störungen der Erregungsleitung:
1. Funktionelle Ursachen:
a) Physiologische Reizleitungsstörung des AV-Knotens
b) Aberrierende Leitung
c) Verborgene Leitung
d) Supranormale Leitung
2. Pathologisch bedingte Reizleitungsstörungen: Einteilung nach der Lokalisation:
(1) Sinuaurikulärer Block
(2) Atriale Blockformen
(3) Intraventrikulärer Block
a) Unifaszikulär
b) Bifaszikulär
c) Trifaszikulär
(4) Atrio-ventrikulärer Block:
a) Symmetrische Form
b) Asymmetrische Form
(5) Arborisationsblock
(6) Diffuser intraventrikulärer (myokardialer) Block.
Einteilung der Blockformen nach Schweregrad:
a) Block I. Grades
b) Block II. Grades
α) Mobitz Typ 1 (Wenckebach)
β) Mobitz Typ 2
c) Block III. Grades (totaler Block).

IV. Herzrhythmusstörungen infolge kombinierter Störungen der Erregungsbildung und Erregungsleitung:
 1. Die Parasystolie
    a) Vorhof
    b) AV-Knoten
    c) Ventrikulär
    d) Kombiniert
 2. Die AV-Dissoziation:
    a) Komplett
    b) Inkomplett
 3. Vorhof-Dissoziation
 4. Ventrikel-Dissoziation.
V. Ungenügend zu definierende Arrhythmien:
 1. Präexzitationssyndrome:
    a) Wolff-Parkinson-White-Syndrom (WPW)
    b) Lown-Ganong-Levine-Syndrom (LGL)
    c) Präexzitationssyndrom vom Typ Mahaim
    d) Kombinationsformen.

A. Störung der Erregungsbildung

Eine Erregungsbildung ist in den sich spontan depolarisierenden Zellen des myokardialen spezifischen Reizbildungs- und Reizleitungssystems und in geschädigten Herzmuskelzellen (Funktionswandel des Myokards) möglich (s. S. 14).

1. Nomotope Erregungsbildungsstörungen

Normalerweise wird das Herz vom Sinusknoten geführt, die Erregungsbildung tieferer Schrittmacherzellen wird, da sie keine parasystolische Schutzblockierung haben, von der Erregungswelle des Sinusknotens unterdrückt.

Die Erregungsbildung im Sinusknoten (primärer Schrittmacher) wird als nomotop bezeichnet. Seine spontane Eigenfrequenz liegt bei 60–100 Schlägen/min. Nomotope Erregungsbildungsstörungen sind:
a) Eine verlangsamte Sinusschlagfolge (Sinusbradykardie).
b) Eine gesteigerte Sinusschlagfolge (Sinustachykardie).
c) Eine unregelmäßige Sinusschlagfolge (Sinusarrhythmie).

36 II. Störungen der Herzschlagfolge

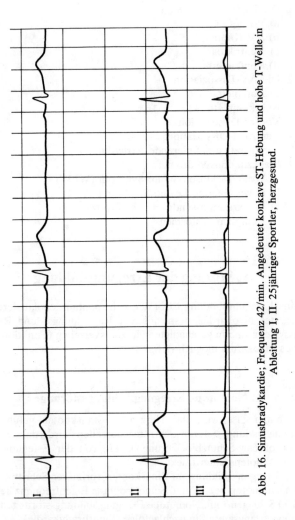

Abb. 16. Sinusbradykardie; Frequenz 42/min. Angedeutet konkave ST-Hebung und hohe T-Welle in Ableitung I, II. 25jähriger Sportler, herzgesund.

a) Sinusbradykardie

Von einer Sinusbradykardie spricht man, wenn die Sinusfrequenz weniger als 60 Schläge/min beträgt. Pathophysiologisch wird ihre Ursache in einer verlangsamten Bildung von Erregungsimpulsen im Sinusknoten gesehen.

EKG: Mit der Bradykardie verlängert sich im EKG die Diastolendauer (TP) und das AV-Intervall (PQ) rückt näher an die obere Normgrenze heran (0,2 sec). Gleichzeitig flacht sich die P-Welle ab. Besonders präkordial tritt eine nach oben konkave ST-Hebung und eine hohe T-Welle (sogenanntes Vagotonie-EKG) auf (Abb. 16).

Vorkommen und klinische Wertigkeit: Eine Sinusbradykardie ist beim Vagotoniker und Hochleistungssportler ein Befund ohne Krankheitswert. Durch vagovasale Manöver wie Bulbusdruck, Valsalva-Preßversuch, Karotissinusdruck als auch in der gegenregulatorischen Phase nach einer intravenösen Injektion von Sympathikomimetika vom Noradrenalin-Typ (Alpha-Rezeptorenstimulatoren) tritt eine Sinusbradykardie auf.

An *Herzkrankheiten,* bei denen eine Sinusbradykardie auftritt, sind zu nennen: Herzinfarkt (besonders Hinterwandinfarkt), die Myokarditis, die Aortenstenose, die Koronarinsuffizienz. Chronischen, hochgradigen Sinusbradykardien liegt meist das Syndrom des kranken Sinusknotens (Sick-sinus-Syndrom, Sinusknotensyndrom) zugrunde.

Folgende *extrakardiale Erkrankungen* können mit einer Sinusbradykardie einhergehen: Typhus abdominalis, Morbus Bang, Virusgrippe (sog. relative Sinusbradykardie in bezug auf die hohen febrilen Temperaturen). Intrakraniale Prozesse, die mit einem erhöhten Hirndruck einhergehen; die Urämie, der schwere Ikterus (Gallensäuren haben das gleiche Zyklophenatren-Grundgerüst wie die Digitalisglykoside – deshalb negativ chronotrope Wirkung), schwere Hungerkrankheiten.

An *Medikamenten,* die zu einer Sinusbradykardie führen, seien genannt: Digitalisglykoside, Beta-Rezeptorenblocker, Kalziumantagonisten, Reserpin, Guanitidin, Chinidin, Diphenylhydantoin, Clonidin (s. S. 379).

Therapiehinweise: Nur selten behandlungsbedürftig. Evtl.: Orciprenalin (Alupent) 3–5 × ½–1 Tbl. (3–5 × 0,01–0,02 g tgl.). Atropin 3 × ½–1 mg tgl.

Itrop. 2 × 15 mg tgl.
Elektrotherapie: Temporäre bzw. permanente Vorhofstimulation oder Ventrikelstimulation.
(Weiteres s. Therapie bradykarder Rhythmusstörungen, S. 419.)

b) Sinustachykardie

EKG: Es finden sich nicht verbreiterte, nicht verformte QRS-Komplexe, denen normal geformte P-Zacken (P_I u. P_{II} nach oben gerichtet) vorausgehen (Abb. 17).
Beim Erwachsenen überschreitet eine Sinustachykardie in Ruhe einen Wert von 180 Schlägen/min meist nicht. Die sehr seltenen paroxysmalen Sinustachykardien zeigen den für die paroxysmale Tachykardie (s. S. 100) typischen Frequenzbereich von 160–220 Schlägen/min. Die Amplituden der normal konfigurierten P-Wellen bei der Sinustachykardie korrelieren mit der Höhe der Frequenz (wandernder Schrittmacher im Sinusknoten s. S. 40: respiratorische Sinusarrhythmie). Bei sehr hoher Sinusfrequenz kann die P-Zacke ein P-pulmonale (Sympathikus-P) vortäuschen. Mit der Frequenzsteigerung verkürzen sich die Zeiten: Die PQ-Zeit ist meist kurz, der Abstand der T-Welle von der nachfolgenden P-Welle ist kurz, P und T können sich überlagern (Superposition). Mit ausgeprägter Tachykardie stellt sich die elektrische Herzachse mehr vertikal (Lageänderung zur Steillage bzw. Rechtstyp). Die ST-Strecke zeigt häufig einen tiefen Abgang mit steigendem Verlauf.

Vorkommen und klinische Wertigkeit:
Erhöhter Sympathikotonus: Vegetative Labilität, Orthostasesyndrom, hyperkinetisches Herzsyndrom, psychische Einflüsse, während körperlicher Arbeit, im Fieber, im Schock (initial).
Toxisch medikamentös: Koffein, Nikotin, Alkohol, Tee, Sympathikomimetika, Vagolytika (Atropin), Neuroleptika (Megaphen), Spasmolytika, evtl. Digitalis, Nitrite.
Myokarderkrankungen: Herzinsuffizienz, Herzinfarkt, Perikarditis, Myokarditis, Endokarditis, Cor pulmonale, Klappenfehler.
Weitere Möglichkeiten: Anämie, Hyperthyreose.
Bei diesen angeführten Möglichkeiten ist der Befund einer Sinustachykardie meist nur Begleitsymptom. Es können zur Sinustachykardie zusätzlich krankheitsbedingte EKG-Veränderungen hinzutreten.

A. Störung der Erregungsbildung

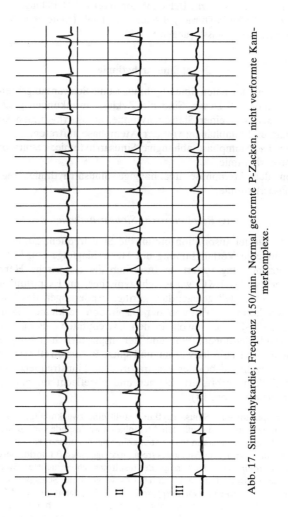

Abb. 17. Sinustachykardie; Frequenz 150/min. Normal geformte P-Zacken, nicht verformte Kammerkomplexe.

Therapiehinweise: Behandlung des Grundleidens, evtl. absetzen auslösender Medikamente, evtl. Einsatz von Betablockern, z. B.: Pindolol (Visken) 5 mg, 3 × 1 tgl., Beloc (Metoprolol) 1–2 × 100 mg. Alprenolol (Aptin-Duriles) 0,2 mg 2 × 1 tgl. (weiteres s. Therapie tachykarder Rhythmusstörungen S. 415).

c) Sinusarrhythmie

Bei einem normalen Sinusrhythmus ist die Schwankungsbreite der PP-Abstände <0,16 sec. Sind die Zyklusschwankungen größer, so spricht man von einer Sinusarrhythmie. Sinusarrhythmien können abhängig und unabhängig von der Atemphase auftreten.

α) Von der Atemphase abhängige Sinusarrhythmie: respiratorische Sinusarrhythmie.

β) Von der Atemphase unabhängige Sinusarrhythmie: regellose Sinusarrhythmie.

α) Respiratorische Sinusarrhythmie

EKG: In der Inspiration nimmt die Sinusfrequenz zu, im Exspirium tritt eine Verlangsamung der Herzschlagfolge ein. Mit dieser Frequenzänderung rotiert im Inspirium die elektrische Herzachse nach rechts, das EKG wird rechtstypischer, im Exspirium wieder nach links, so daß gelegentlich geringe Änderungen des Lagetyps auftreten können. Während der Inspiration verkleinert sich auch häufig die R-Zacke, sowohl in den Extremitäten- als auch in den Brustwandableitungen. Während der inspiratorischen Frequenzzunahme finden sich relativ große und spitze P-Zacken (P-sympathicotonicum) während bei der exspiratorischen Sinusfrequenzabnahme die P-Zacken verbreitert, kleiner und abgeflacht imponieren (P-vagotonicum) (Abb. 18).

Die respiratorische Sinusarrhythmie stellt eine zweckmäßige Anpassung der Hämodynamik an das mit den Atemphasen wechselnde venöse Blutangebot dar. Ihre Ursache kann in der atemabhängigen Volumenschwankung des rechten Vorhofs mit Auslösung des frequenzsteigernden Bainbridge-Reflexes gesehen werden. Nach der Passage der inspiratorisch vermehrten Blutmenge durch die Lungen, kommt es durch das vergrößerte Schlagvolumen zur Reizung der Karotispressorezeptoren mit Pulsverlangsamung (MATTHES, MECHELKE, MEITNER). Die atemabhängige Veränderung der P-Welle wird durch das Konzept eines wandernden Schrittmachers innerhalb des Sinusknotens erklärt. Unter dem Einfluß des Vagus ändert sich sowohl die Entladungsfrequenz der Sinusschrittmacherzellen als auch der Ort der Erregungsbildung.

A. Störung der Erregungsbildung 41

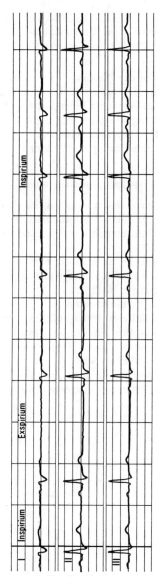

Abb. 18. Respiratorische Arrhythmie: Zunahme der Frequenz im Inspirium, Abnahme im Exspirium.

Es kommt zu einer Unterdrückung der höherfrequenteren Schrittmacherzellen im oberen Teil des Sinusknotens. Die Führung der Vorhöfe wird von den niederfrequenteren Schrittmacherzellen im unteren Teil des Sinusknotens übernommen.

Vorkommen und klinische Wertigkeit: Am ausgeprägtesten ist die respiratorische Arrhythmie bei Jugendlichen und Vagotonikern. Sie fehlt im Alter. Ihr Fehlen kann bei Jugendlichen auf die Möglichkeit einer Myokarderkrankung hinweisen. Ein sog. starrer Sinusrhythmus wird häufig bei der Hyperthyreose gefunden.
Therapiehinweis: Keine Therapie erforderlich.

β) Regellose Sinusarrhythmie

Diese Sinusarrhythmien sind sehr selten. Sie sind pathophysiologisch nicht eindeutig geklärt. Wahrscheinlich liegt eine gestörte Erregungsbildung im Sinusknoten vor. Es besteht keine Beziehung zur Atemphase (Abb. 19).

EKG: Jedem QRS-Komplex geht ein normales Sinus-P voraus. Die TP-Intervalle verändern sich unregelmäßig, die Erregungsform der Vorhöfe und Kammern bleibt gleich. Die Sinusfrequenz kann zwischen 45/min und 100/min schwanken.

Vorkommen und klinische Wertigkeit: Die regellose Sinusarrhythmie ist häufig Ausdruck einer organischen Herzkrankheit. Sie tritt bei der Koronarsklerose, dem Hypertonieherzen, im Verlauf fieberhafter Infekte, im frischen Stadium eines Herzinfarktes (meist Hinterwandinfarkt) sowie im Rahmen einer Myokarditis auf. Eine Digitalisintoxikation sollte immer ausgeschlossen werden. Meist liegt ein Sinusknotensyndrom vor.

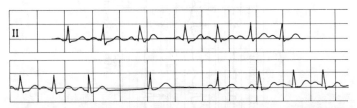

Abb. 19. Regellose Sinusarrhythmie. Es besteht keine Beziehung zur Atemphase. Die Frequenz schwankt zwischen 55/min und 120/min.

A. Störung der Erregungsbildung

γ) *Ventrikulophasische Sinusarrhythmie* (s. S. 236)

Therapievorschlag: Nach Grundleiden.

2. Heterotope Erregungsbildungsstörungen

Die Erregungsbildung außerhalb des Sinusknotens wird als heterotop oder ektop bezeichnet.

Die heterotope oder ektope Erregungsbildung kann ihren Ursprung nehmen:

a) In im Vorhof gelegenen Reizbildungszentren, aus dem AV-Knoten-Bereich (AN- oder NH-Region, der Knoten selbst bildet keine Reize), aus dem His-Bündel (proximal der Bifurkation) (sekundäre Erregungsbildungszentren).

b) Im spezifischen Leitungssystem der Kammern (tertiäre Erregungsbildungszentren).

Eine heterotope Erregungsbildung kann passiv (a) oder aktiv (b) erfolgen.

a) Passive Heterotopie (Abb. 20)

Eine passive Heterotopie ist nur dann möglich, wenn eine Störung der Erregungsbildung oder Erregungsleitung in dem Ausmaß hinzutritt, daß die Impulsfrequenz des ektopen Schrittmachers die des Sinusknotens übertrifft: Eine passive Heterotopie kann auf zweierlei Art zustandekommen: Entweder kann die Frequenz des Sinusknotens (primärer Schrittmacher) ab- oder ausfallen (Sinusarrest), oder die Impulse des Sinusknotens erreichen den Vorhof verlangsamt (sinuatrialer Block), oder es besteht eine Leitungsstörung im atrioventrikulären Überleitungssystem (atrioventrikulärer Block). Wird nur ein ausfallender Sinusimpuls durch das tiefere Zentrum ersetzt, so spricht man von einer Ersatzsystole (escape beat). Fällt ein Sinusimpuls zu lange oder völlig aus, übernehmen die heterotopen Reizbildungszentren die Führung über die Ventrikel als Ersatzrhythmus mit der ihnen eigenen Spontanfrequenz.

Übernimmt das sekundäre Zentrum (AV-Knoten-Bereich) die Schrittmacherfunktion für das Herz, so spricht man von der »AV-Knoten«-Automatie bzw. dem »AV-Knoten«-Ersatzschlag oder dem »AV-Knoten«-Rhythmus. *Die Frequenz eines AV-Knoten-Ersatzrhythmus liegt, entsprechend der Eigenfrequenz des AV-Knotens, zwischen 45–60 Schlägen/min.* Eine sekundäre autonome

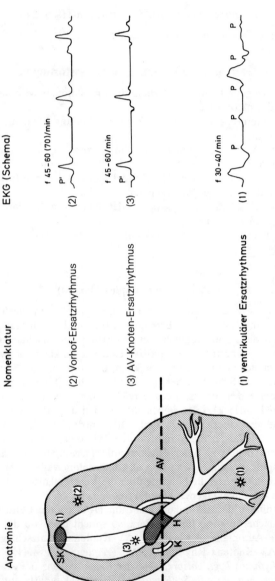

Abb. 20. Passive heterotope Ersatzrhythmen.

Reizbildung kann von folgenden supraventrikulär gelegenen Schrittmacherzellen (Pacemaker-Zellen) ihren Ausgang nehmen:
Rechter Vorhof: Sinusknoten. Rechtsatriales RLS, Schrittmacherzellen im Bereich: Einmündungsstelle der V. cava caudalis, Einmündungsstellen des Sinus coronarius, im Atrioventrikularring.
Linker Vorhof: Einmündungsstellen der Lungenvenen, Septum interatriale, Atrioventrikularring.
AV-Knoten: Übergang AV-Knoten/Vorhof (AN-Region), Übergang AV-Knoten/His-Bündel (NH-Region).
Versagt der AV-Knoten, so übernimmt ein tertiäres Zentrum aus dem ventrikulären RLS und/oder Purkinje-Faser-System die Schrittmacherfunktion. Es entsteht die Kammerautomatie bzw. ein Kammerersatzschlag und/oder ein Kammerersatzrhythmus. Die Frequenz eines tertiären Kammerersatzrhythmus liegt, entsprechend der spontanen Eigenfrequenz des ventrikulären Purkinje-Faser-Systems, zwischen 30–40 Schlägen/min.
Passive heterotope Erregungsbildungsstörungen können somit auftreten als:

α) Passive Heterotopie sekundärer Zentren:

αα) Ektopes Erregungsbildungszentrum im re. Vorhof
    (1) Rechtsatrialer superiorer Vorhofrhythmus
    (2) Rechtsatrialer inferiorer Vorhofrhythmus
       (a) AV-Knoten-Rhythmus
       (b) Sinus-coronarius-Rhythmus
ββ) Ektopes Erregungsbildungszentrum im li. Vorhof
    (1) Linksatrialer superiorer Vorhofrhythmus
       (a) Anteriores Erregungsbildungszentrum
       (b) Posteriores Erregungsbildungszentrum
    (2) Linksatrialer inferiorer Vorhofrhythmus
       (a) Anteriores Erregungsbildungszentrum
       (b) Posteriores Erregungsbildungszentrum

β) Passive Heterotopie tertiärer Zentren:

αα) Kammerersatzsystolen
ββ) Kammerersatzrhythmen

γ) *Wandernder Schrittmacher:*

αα) – im Sinusknoten
ββ) – zwischen Sinus- und AV-Knoten
γγ) – im AV-Knoten

Am häufigsten sind Ersatzrhythmen aus dem AV-Knoten, da die Eigenfrequenz dieses Automatiezentrums nach dem Sinusknoten am höchsten liegt.

α) Passive Heterotopie sekundärer Zentren
αα) Ektopes Erregungsbildungszentrum im rechten Vorhof

(1) Rechtsatrialer superiorer Vorhofrhythmus:

Die Reizbildung erfolgt in Schrittmacherzellen des rechten oberen Vorhofs, meist vom rechtsatrialen Reizleitungssystem ausgehend. Die Richtung des Hauptsummationsvektors der Vorhofdepolarisation zeigt, entsprechend der normalen Vorhofdepolarisation, von rechts hinten oben nach links unten vorn.

EKG: Ableitung II, III, aVF: Positives P, P-Welle häufig gesplittert, doppelgipflig, unregelmäßig gekerbt.
Ableitung V_1, V_2 (V_3): +/– Biphasie von P, häufig gesplittert.
Ableitung V_5, V_6: Positives P, häufig gesplittert, doppelgipflig und gekerbt.
PQ-Zeit: Meist verkürzt (<0,12 sec).

(2) Rechtsatriale inferiore Vorhofrhythmen:
(a) AV-Knoten-Rhythmen.
(b) Sinus-coronarius-Rhythmus.

(a) AV-Knoten-Rhythmen:

Bei der ektopen Erregungsbildung im AV-Knoten werden die Vorhöfe entgegengesetzt der ursprünglichen Erregungsrichtung von unten nach oben erregt (retrograde Erregung), so daß negative P-Wellen entstehen. Diese lassen sich meist gut in Ableitung II, III und aVF nachweisen. Da die vom AV-Knoten ausgehende Erregung die Ventrikel auf dem regelrechten Wege über das His-Bündel via ventrikulärem RLS erreicht, ist QRS nicht verbreitert und T ist konkordant. Der AV-Knoten-Rhythmus kann vom oberen, mittleren oder unteren Knotenabschnitt ausgehen. Die Unterteilung folgt allein den elektrokardiographischen Kennzeichen der den QRS-Gruppen vorausgehenden, in ihnen verborgenen oder nachfolgenden negativen P-Zacken (Abb. 21).

A. Störung der Erregungsbildung

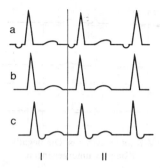

Abb. 21. Schema der AV-Ersatzsystolen und des AV-Ersatzrhythmus. I = AV-Ersatzsystole, I und II = AV Ersatzrhythmus.
a) AV-Ersatzsystole vom oberen Anteil des AV-Knotens, negative P-Welle, PQ kürzer als 0,12 sec;
b) AV-Ersatzsystole vom mittleren Anteil des AV-Knotens, P-Welle im QRS-Komplex untergegangen;
c) AV-Ersatzsystole vom unteren Anteil des AV-Kontens, negative P-Welle folgt dem QRS-Komplex. Gilt gleichsinnig für AV-Ersatzrhythmen (Nomenklatur nach SCHLEPPER: AV-Knotenrhythmus mit a) vorangehender; b) gleichzeitiger; c) nachfolgender Vorhoferregung).

Oberer AV-Knoten-Rhythmus: Die Reizbildung erfolgt im oberen Knotenabschnitt (AN-Region). Sie wird retrograd den Vorhöfen und anterograd dem Ventrikel zugeleitet (Abb. 22).
EKG: Es treten negative P-Wellen mit einem Abstand zum QRS-Komplex von weniger als 0,12 sec in Ableitung II, III, aVF auf. In

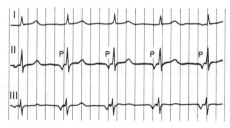

Abb. 22. Oberer AV-Knotenrhythmus. Negative P-Welle, dem QRS-Komplex vorausgehend, in Ableitung II, III. PQ-Zeit kürzer als 0,12 sec.

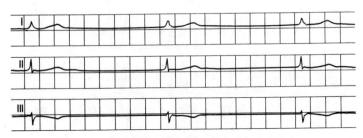

Abb. 23. Mittlerer AV-Knotenrhythmus. Die negative P-Welle ist im QRS-Komplex untergegangen.

den Brustwandableitungen ist P in V_1, V_2 biphasisch bzw. angedeutet negativ, in V_5, V_6 positiv.

Mittlerer AV-Knoten-Rhythmus: Die im mittleren Knotenabschnitt gebildete Erregung wird gleichzeitig retrograd den Vorhöfen und anterograd den Ventrikeln zugeleitet (Abb. 23).

EKG: Die P-Welle ist im QRS-Komplex verborgen und nicht sichtbar. Eine leichte Deformierung des QRS-Komplexes durch die P-Welle ist möglich.

Unterer AV-Knoten-Rhythmus: Der im unteren Knoten gebildete Reiz wird schneller anterograd dem Ventrikel und verzögert retrograd den Vorhöfen zugeleitet (Abb. 24).

EKG: Die negative P-Welle liegt hinter dem QRS-Komplex in der ST-Strecke. Sie läßt sich meist gut in Ableitung II, III, aVF, V_5, V_6 nachweisen.

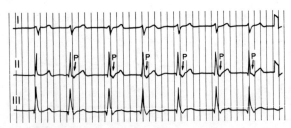

Abb. 24. Unterer AV-Knotenrhythmus. Die negative P-Welle folgt dem QRS-Komplex in Ableitung II, III nach.

(b) Sinus-coronarius-Rhythmus:
Die Reizbildung erfolgt in den Schrittmacherzellen des Sinus coronarius (Abb. 25).

EKG: Es treten negative P-Wellen mit normalem Abstand (also für einen AV-Rhythmus relativ verlängerte PQ-Zeit), zum QRS-Komplex in den Ableitungen II, III, aVF, V_1, V_2 auf.
Neuere Untersuchungen haben gezeigt, daß der AV-Knoten keine Schrittmacherzellen besitzt, sondern daß diese lediglich im Übergang vom AV-Knoten zum angrenzenden unteren Vorhofbereich (AN-Region) einschließlich des Koronarsinusknotens (der entwicklungsgeschichtlich vom linksseitigen Sinusknoten abstammt) am Übergang vom AV-Knoten zum His-Bündel (NH-Region) und im His-Bündel selbst vorkommen. Im angloamerikanischen Schrifttum ist deshalb die Bezeichnung AV-Rhythmus durch »AV-junctional-Rhythmus« ersetzt. Die His-Bündel-Elektrokardiographie hat es wahrscheinlich gemacht, daß der obere AV-Knoten-Rhythmus häufig ein Sinuscoronarius-Rhythmus oder ein linksatrialer Rhythmus ist. Der mittlere und untere AV-Knoten-Rhythmus entsteht meist in der NH-Region oder im His-Bündel. Ob die Vorhofaktionen dem QRS-Komplex vorausgehen, mit ihm zusammenfallen oder ihm folgen, ist weniger durch die anatomische Lage des ektopen Erregungsbildungszentrums als durch das Verhältnis der anterograden zur retrograden Reizleitungszeit bestimmt. So kann das Bild eines oberen Knotenrhythmus mit den den QRS-Komplexen vorausgehenden P-Wellen auch dadurch zustandekommen, daß eine vom distalen Anteil des AV-Knotens ausgehende Erregung bei gleichzeitig bestehender distaler Leitungsverzögerung im ventrikulären RLS die Vorhöfe rückläufig schneller erreicht als das Kammermyokard. Umgekehrt kann das Bild einer unteren Knotenaktion mit dem QRS-Komplex

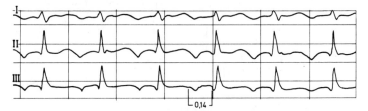

Abb. 25. Sinus-coronarius-Rhythmus: Negative P-Welle, dem QRS-Komplex vorausgehend, in Ableitung II, III. PQ-Zeit länger als 0,12 sec.

folgenden P-Wellen dadurch zustandekommen, daß bei einer Erregungsbildung im oberen AV-Knoten die Vorwärtsleitung rascher erfolgt als die rückläufige Erregungsleitung zu den Vorhöfen.

ββ) Ektopes Erregungsbildungszentrum im linken Vorhof

(1) Linksatrialer superiorer Vorhofrhythmus:
(a) Anteriores Erregungsbildungszentrum:

Die Reizbildung erfolgt in Schrittmacherzellen des oberen linken Vorhofs. Die Richtung des Hauptsummationsvektors der Vorhofdepolarisation zeigt von links oben vorn nach rechts hinten unten (Abb. 26).

EKG: Ableitung (I) II, aVL: Positives P, gegebenenfalls mäßiggradig deformiert. Ableitung V_1–V_6: Negatives P bzw. negatives P ausschließlich in V_5 und V_6. PQ-Zeit: Meist verkürzt ($\leqq 0{,}12$ sec).

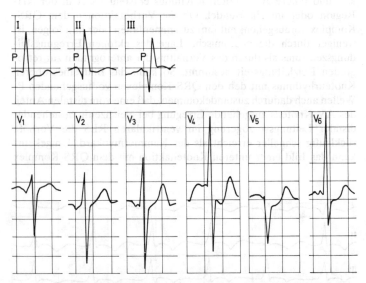

Abb. 26. Linksatrialer anteriorer superiorer Vorhofrhythmus:
Positive P-Zacken in Ableitung I–III.
Negative P-Zacken in Ableitung V_1–V_6.
Bei Schreibung von Ableitung I–III als Sinusrhythmus fehlgedeutet.

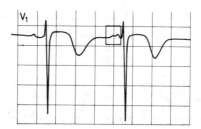

Abb. 27. P-dome-and-dart. Träg positiv beginnendes P mit nachfolgender Spitze (modifiziert nach L. SCHAMROTH). Diese Form der P-Welle weist auf einen linksatrialen Rhythmus hin.

(b) Posteriores Erregungsbildungszentrum:

Die Reizbildung geht wahrscheinlich von Schrittmacherzellen in Nähe der Einmündungsstellen der oberen Lungenvenen aus. Die Richtung des Hauptsummationsvektors der Vorhofdepolarisation zeigt von links oben hinten nach rechts unten vorn.

EKG: Ableitung (I) II, aVL: Positives, mäßiggradig deformiertes P. Ableitung V_1, V_2 (V_3): Dome-and-dart-P-Wellen (initial träg positive P-Welle, die in eine positive Spitze übergeht) (Abb. 27). Ableitung V_5, V_6: Negatives P.

(2) Linksatrialer inferiorer Vorhofrhythmus:

(a) Anteriores Erregungsbildungszentrum:

Die ektope Reizbildung erfolgt in den Schrittmacherzellen des anterioren linken Vorhofs, gegebenenfalls aus dem Bereich des Atrioventrikularringes. Die Richtung des Hauptsummationsvektors der Vorhofdepolarisation zeigt von links unten vorn nach rechts hinten oben, was zu einer retrograden Vorhofdepolarisation führt. Dies spiegelt sich elektrokardiographisch in folgenden P-Wellen-Veränderungen wieder (Abb. 28, 29):

EKG: Ableitung II, III, aVL: Negatives P.
Ableitung V_1–V_6: Negatives P bzw. ausschließlich negatives P in V_6.
PQ-Zeit $\leq 0{,}12$ sec.

(b) Posteriores Erregungsbildungszentrum:

Die von den Schrittmacherzellen an der Einmündungsstelle der inferioren Lungenvenen ausgehende Erregung führt zu einer retro-

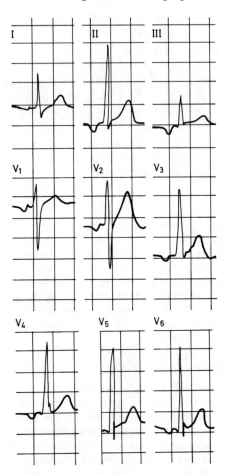

Abb. 28. Linksatrialer anteriorer inferiorer Vorhofrhythmus: Negative P-Zacken in Ableitung I–III. V_1–V_6.

graden Vorhoferregung. Die Richtung des Hauptsummationsvektors der Vorhofdepolarisation zeigt von links unten hinten nach rechts oben vorn (Abb. 30).

EKG: Ableitung II, III, aVL: Negatives P.
Ableitung V_1, V_2: Dome-and-dart-P-Wellen.

A. Störung der Erregungsbildung 53

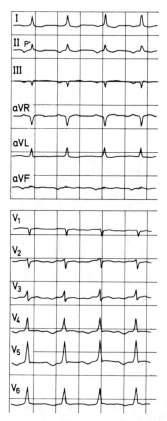

Abb. 29. Linksatrialer anteriorer inferiorer Vorhofrhythmus. Negative P-Zacken in Ableitung (I), II, III, V_1–V_6.

Ableitung V_6: Negative P-Welle.
PQ-Zeit $\geq 0{,}12$ sec.

Die Form der P-Welle (P'-Welle) ektoper Vorhofrhythmen kann entsprechend der normalen P-Welle durch hämodynamische und nervöse Einflüsse variiert werden. Sie kann mit atrialen und ventrikulären Reizleitungsstörungen verknüpft sein. Ist die ventrikuläre Erregungsausbreitung durch Schädigung des RLS verlangsamt, ist

54 II. Störungen der Herzschlagfolge

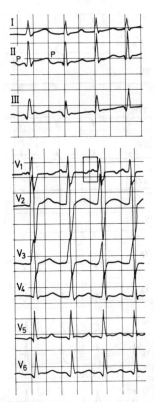

Abb. 30. Linksatrialer posteriorer inferiorer Vorhofrhythmus: Negatives P in II und III, typische »dome and dart«-P-Welle in V_1.

der der ektopen P-Welle folgende QRS-Komplex nicht normal (supraventrikulär) konfiguriert, sondern als Ausdruck der gestörten intraventrikulären Erregungsausbreitung schenkelblockartig deformiert. Wenn eine Vorhofhypertrophie mit oder ohne intraatriale Reizleitungsstörung vorliegt, kann das ektope P überhöht und verbreitert sein.

Beispiel: Tiefes und spitz-negatives P in II, III, aVF, PQ-Zeit $\leq 0{,}12$ sec bei vermehrter rechter Vorhofbelastung.

Superiore, rechtsatriale Vorhofrhythmen und superiore linksatriale Vorhofrhythmen haben ein positives P in Ableitung (I), II und III. Inferiore rechtsatriale Vorhofrhythmen und inferiore linksatriale Vorhofrhythmen gehen mit einem negativen P in Ableitung (I), II, und III einher. Sie werden als Low-atrial-Rhythmen zusammengefaßt. Die weitere Differenzierung gelingt durch die Brustwandableitungen (Schema). Als Merksatz für die Differentialdiagnose der Ortsbestimmung eines ektopen Vorhofrhythmus kann gelten: Eine negative P-Zacke in den Ableitungen II u. III weist auf eine retrograde Vorhoferregung von einem tiefgelegenen Zentrum im rechten oder linken Vorhof hin.

In den Brustwandableitungen tritt die negative P-Zacke in den Ableitungen auf, die den Erregungsursprung erfassen, so bei rechtsatrialen Vorhofrhythmen in den Rechtsherzableitungen $V_1 - V_2$, bei linksatrialen Vorhofrhythmen in den Linksherzableitungen V_5 und V_6.

Ein linksatrialer Vorhofrhythmus ist nur dann bewiesen, wenn in Ableitung V_1 eine sog. »dome and dart«-P-Form, d. h. ein träg positiv beginnendes P mit nachfolgender positiver Spitze nachweisbar ist (Abb. 27).

Einschränkend zur Differentialdiagnose inferiorer Vorhofrhythmen muß gesagt werden, daß die Lage des linken Vorhofs nicht so sehr links, sondern hinter dem rechten Vorhof ist. Unter dieser Voraussetzung sind auch negative P-Zacken in einem inferioren rechtsatrialen Rhythmus in den linkspräkordialen Brustwandableitungen V_5, V_6 zu erwarten.

Negative P-Zacken in Ableitung V_5, V_6 bedeuten dann lediglich, daß die P-Vektoren von diesen Ableitungen weggerichtet sind. Von einigen Autoren wurde deshalb vorgeschlagen, die inferioren rechts- und linksatrialen Vorhofrhythmen als »low-atrial« -Rhythmen zusammenzufassen.

Auch das Heranziehen der PQ-Zeit zur Differentialdiagnose ektoper Vorhofrhythmen, so die Abgrenzung des Sinus-coronarius-Rhythmus vom oberen AV-Knoten-Rhythmus, ist nicht unwidersprochen geblieben. Es wird eingewandt, daß die Dauer der PQ-Zeit nicht nur von der Lage des Erregungsbildungszentrums zum AV-Knoten, sondern im gleichen Ausmaß von der Leitungsgeschwindigkeit der Erregungsleitung abhängt.

Vorkommen und klinische Wertigkeit: Die passiven ektopen Vorhofrhythmen werden gehäuft bei Patienten mit vegetativer Stigmatisation, bei ausgeprägter Vagotonie (Sportler, guter Trainingszustand) beobachtet. Sie sind meist ein Zufallsbefund. Ein Schrittmacherwechsel kann auch durch vagale Maßnahmen wie Karotissinusdruck, Bulbusdruck oder Vasalva-Preßversuch erreicht werden. Organische Herzkrankheiten wie Myokarditis, koronare Herzerkrankung, Erkrankungen die zu einer Überlastung des linken oder rechten Vorhofs führen (kongenitale Vitien, Vorhofseptumdefekt vom Sekundum- und/oder Primumtyp) sollten ausgeschlossen werden. Ein Sinusknotensyndrom ist in Betracht zu ziehen.

Therapiehinweise: Nach Grundleiden.

II. Störungen der Herzschlagfolge

Schema: Differentialdiagnose ektoper Vorhofrhythmen.

		Form der P-Welle		
		Abl. II	Abl. $V_{1,2}$	Abl. $V_{5,6}$
Rechts-atriale Rhythmen	Superior Inferior (AV-Rhythmen)	pos. neg.	neg. neg.	pos. pos.
Links-atriale Rhythmen	Superior anterior Superior posterior	pos. pos.	neg. dome and dart	neg. neg.
	Inferior anterior Inferior posterior	neg. neg.	evtl. neg. dome and dart	neg. neg.

β) Passive Heterotopie tertiärer Zentren

αα) Kammerersatzsystolen

Springt ein tertiäres, ventrikuläres Automatiezentrum bei schwacher sekundärer Automatie für einen Schlag ein, so spricht man von einer Kammerersatzsystole.

EKG: Kammerersatzsystolen zeigen deformierte Kammerkomplexe. Liegt das Tertiärzentrum im linken Ventrikel, so entsteht das Bild eines Rechtsschenkelblocks, liegt es im rechten Ventrikel, das Bild eines Linksschenkelblocks (Weitere Differenzierung s. ventrikuläre Extrasystolen, S. 87) (Abb. 31).

Vorkommen: Bei geschädigten Herzen (entzündlich, toxisch, degenerativ).

Therapievorschlag: Nach Grundleiden.

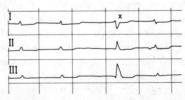

Abb. 31. Kammerersatzsystole, ausgehend vom linken Ventrikel. Sinusrhythmus, Frequenz 75/min; kurzfristig auftretender Sinusarrest von 1600 msec, der durch eine ventrikuläre Ersatzsystole (×) überbrückt wird.

ββ) Kammerersatzrhythmen

Nach Ausfall primärer und sekundärer Zentren übernehmen tertiäre Automatiezentren in den Kammern die Schrittmacherfunktion. Die typische Frequenz dieser Kammerersatzrhythmen liegt um 40/min.

Kammerersatzrhythmen treten nach einer präautomatischen Pause (Zeit bis zum Einsetzen eines Ersatzschlages bzw. eines Ersatzrhythmus) auf. Klinisch äußert sich die präautomatische Pause häufig durch Schwindelerscheinungen mit nachfolgendem plötzlichen Andrang zum Kopf.

EKG: Es treten verbreiterte und deformierte QRS-Komplexe auf (Abb. 32).

Liegt der Ursprung der Heterotopie im Bereich der rechten Kammer, so wird der linke Ventrikel auf myokardialem Wege verspätet aktiviert, und es entsteht das Bild des Linksschenkelblockes. Das Bild des Rechtsschenkelblockes weist auf den Ursprung der Kammerautomatie im linken Ventrikel hin (Weitere Differenzierung s. ventrikuläre Extrasystolen, S. 87).

Liegt das Automatiezentrum in der Arbeitsmuskulatur oder im peripheren Purkinjeschen Fasernetz, so treten Herzfrequenzen um 20/min mit stark verbreitertem und verformtem QRS-Komplex auf (meist instabiler Rhythmus).

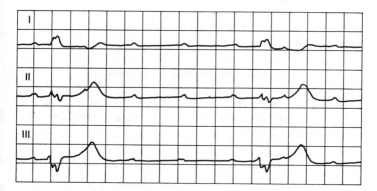

Abb. 32. Kammerersatzrhythmus bei totalem AV-Block. Frequenz der Vorhöfe (Sinusrhythmus) 104/min, Frequenz des Kammerersatzrhythmus 26/min. Ersatzzentrum im rechten Tawara-Schenkel lokalisiert.

Sonderform: Eine Sonderform der Kammerersatzrhythmen ist der Bündelstammersatzrhythmus. Die Ektopie entspringt unterhalb der Aufteilung des Hisschen Bündels. Die Frequenz dieses Kammerersatzrhythmus liegt um 40/min.

EKG: Die QRS-Komplexe sind nur unwesentlich deformiert, da die Erregung weiter der spezifischen Muskulatur folgt. Zusätzlich findet sich eine bifaszikuläre Blockierung in folgenden Kombinationen:
  Inkompletter Linksschenkelblock.
  Inkompletter Rechtsschenkelblock + linksanteriorer Hemiblock.
  Inkompletter Rechtsschenkelblock + linksposteriorer Hemiblock.
  (Weiteres s. S. 87: ventrikuläre Extrasystolen.)

Vorkommen und klinische Wertigkeit: Bei erheblichen organischen Schädigungen des Herzens (Koronare Herzkrankheit, Herzinfarkt, Myokarditis). Bei Digitalisüberdosierung, Überdosierung von Antiarrhythmika.

Therapiehinweise: Nach Grundleiden. Vorsicht mit Digitalis (Möglichkeit des Herzstillstandes).

Eine temporäre bzw. permanente Schrittmachertherapie ist meist nicht zu umgehen.

γ) *Wandernder Schrittmacher*

Ein Wechsel zwischen dem nomotopen Schrittmacher (Sinusknoten) und dem heterotopen Ersatzschrittmacher (z. B. im Vorhof und/ oder im AV-Knoten) kann periodisch erfolgen und führt zum Bilde des wandernden Schrittmachers.

αα) **Wandernder Schrittmacher im Sinusknoten**

Zeigt sich eine Formänderung einer positiven P-Welle von Schlag zu Schlag bei konstantem PQ-Intervall, darf ein wandernder Schrittmacher im Sinusknoten angenommen werden. Häufig liegt eine respiratorische Sinusarrhythmie zugrunde (s. S. 40).

ββ) **Wandernder Schrittmacher zwischen Sinusknoten und AV-Knoten**

Ein Wechsel zwischen dem nomotopen Schrittmacher Sinusknoten und einem heterotopen Ersatzschrittmacher im Vorhof- oder im AV-Knoten-Bereich findet sich nicht selten bei vegetativ labilen Personen. Bei verstärkter Vaguseinwirkung wird der AV-Knoten

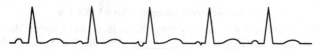

Abb. 33. Schrittmacherwechsel vom Sinusknoten zu einem schnelleren heterotopen Erregungsbildungszentrum im Vorhofbereich.

zum Schrittmacher, bei nachlassender Vaguseinwirkung nimmt der Sinusknoten seine Schrittmacherfunktion wieder auf.

EKG (Abb. 33): Es wechseln anterograde (positive) und je nach Lage des Ersatzschrittmachers, positiv deformierte oder retrograde (negative) P-Wellen. Je weiter das heterotope Automatiezentrum vom Sinusknoten entfernt ist, desto langsamer ist die Frequenz, desto stärker ist die P-Zacke verändert, und um so kürzer wird die PQ-Zeit. Es entsteht ein arrhythmisches Kurvenbild mit wechselnder Formänderung der P-Zacken. Differentialdiagnostisch sind polytope supraventrikuläre Ersatzsystolen abzugrenzen. Bei einem wandernden Schrittmacher zwischen Sinus- und AV-Knoten können auch Vorhofkombinationssystolen auftreten, wenn das heterotope Ersatzzentrum, z. B. im AV-Knoten, zur gleichen Zeit eine Erregungswelle abgibt, so daß der Vorhof zum Teil retrograd und zum Teil anterograd erregt wird. Formkritisch sind diese P-Wellen kleiner als die positiven oder negativen P-Wellen. Auch sind sie nicht selten biphasisch oder isoelektrisch (Abb. 34).

Vorkommen und Therapie: Vegetative Labilität. Eine spezielle Therapie ist nicht erforderlich, da keine wesentlichen hämodynamischen Auswirkungen bestehen. Es sollte eine Behandlung der vegetativen Labilität erfolgen.

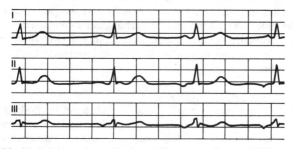

Abb. 34. Schrittmacherwechsel vom Sinus zum oberen AV-Knoten.

γγ) Wandernder Schrittmacher im AV-Knoten

Bei einem AV-Knoten-Ersatzrhythmus (s. S. 46) kann es, da der AV-Knoten im Gegensatz zum ventrikulären RLS auch durch den N. vagus kontrolliert wird, durch vagale, aber auch durch medikamentöse Einflüsse (z. B. Chinidin) dazu kommen, daß eine Form des AV-Rhythmus in eine andere übergeht. Negative, dem QRS-Komplex vorausgehende, nicht nachweisbare oder negative dem QRS-Komplex folgende P-Wellen wechseln miteinander ab.

Therapie: Nach Grundleiden.

Differentialdiagnostisch sind von einem wandernden Schrittmacher abzugrenzen:
(a) Respiratorische Formänderungen der P-Welle
(b) Wechselnde P-Welle nach Extrasystolen
(c) Kombinationssystolen
(d) Herzrhythmusstörungen.

Zu (a) Respiratorische Formänderung der P-Welle:
Tiefe Inspiration führt zu einer Abflachung tiefe Exspiration zu einer Überhöhung normal positiver P-Wellen. Die respiratorische Formänderung der P-Wellen während der Atemphase ist durch ein Wandern des Schrittmachers im Sinusknoten bedingt. Sie darf nicht mit einem wandernden Schrittmacher zwischen Sinus- und AV-Knoten verwechselt werden. Die Differentialdiagnose gelingt durch ein EKG in tiefer In- und Exspiration (s. S. 40: Respiratorische Sinusarrhythmie).

Zu (b) Wechselnde P-Wellen nach Extrasystolen:
In seltenen Fällen zeigt sich nach einer vorausgegangenen Extrasystolie eine Verbreitung und Abflachung der P-Welle der nachfolgenden normalen Vorhofaktion. Dies kann auf eine aberrierende intraatriale Leitungsstörung (s. S. 150: Aberrierende Leitung) zurückzuführen sein.

Zu (c) Vorhoffusionssystolen:
Eine Formänderung der P-Welle wird auch bei Vorhofkombinationssystolen beobachtet. Diese treten gehäuft bei der supraventrikulären Parasystolie (s. S. 224), bei ventrikulärer Parasystolie mit retrograder AV-Leitung sowie bei der inkompletten AV-Dissozia-

tion (atrial capture beats) auf. Formkritisch ist die Amplitude dieser P-Wellen kleiner als die nachweisbaren positiven oder negativen P-Wellen. Auch sind sie nicht selten biphasisch oder isoelektrisch (s. S. 145).

Zu (d) Herzrhythmusstörungen:
Eine Formänderung der P-Welle wird auch bei folgenden Herzrhythmusstörungen beobachtet: supraventrikuläre Extrasystolie, supraventrikuläre Parasystolie, AV-Knoten-Extrasystolie, AV-Knoten-Parasystolie; supraventrikuläre Doppeltachykardie, elektrischer Alternans, Vorhofdissoziation.

Das elektrokardiographische Bild wird durch die jeweilige Rhythmusstörung geprägt. Die Formänderung der P-Welle wird deshalb an entsprechender Stelle mit beschrieben.

b) Aktive Heterotopie

Eine aktive Heterotopie entsteht dann, wenn eine ektope Erregungsbildung zur vorzeitigen Herzerregung führt. Dabei kann eine aktive Heterotopie entweder eine einzige heterotope Erregung oder einen heterotopen Rhythmus hervorrufen, dessen Automatiefrequenz vorübergehend oder dauernd diejenige des Sinusknoten übertrifft. Für eine als aktive Heterotopie in Erscheinung tretende Herzrhythmusstörung werden folgende *Mechanismen* diskutiert (Tab. 1).

α) Fokus-Genese:
– gesteigerte Automatie,
– abnorme Automatie,
– getriggerte Aktivität (frühe und späte diastolische Nachpotentiale, fokale Reexzitation).
– inhomogen verlängerte Repolarisation, Verletzungsstrom.

β) Reentry-Mechanismus:
– Makro-Reentry,
– Mikro-Reentry,
– Reflexion,
– Spätpotentiale.

α) Fokus-Genese

Die Theorie einer abnorm gesteigerten automatischen Erregungsbildung, ausgehend vom sekundären oder tertiären Erregungsbildungszentrum, erklärt eine aktive Heterotopie durch die jeweilige Bildung einer

Tab. 1. Elektrophysiologische Ursachen tachykarder Herzrhythmusstörungen.

- ● Focus – Genese
  - gesteigerte Automatie
  - abnorme Automatie
  - getriggerte Aktivität
    (frühe und späte Nachpotentiale)
  - Verletzungsstrom
- ● Reentry – Genese (Wiedereintritt)
  - Makro-Reentry
  - Mikro-Reentry
  - Reflexion
  - Spätpotentiale

neuen Erregung. Heterotope Tachykardien sind als Aufeinanderfolge von Extrasystolen zu verstehen.

Elektrophysiologisch unterscheiden sich die Schrittmacherzellen des Herzens von den übrigen Herzmuskelfasern durch die spontan einsetzende, langsame diastolische Depolarisation (s. S. 10). Erreicht diese das Reizschwellenpotential, wird eine neue Erregung ausgelöst. Je steiler die diastolische Depolarisation einer Schrittmacherzelle erfolgt, um so schneller wird das Reizschwellenpotential erreicht, um so höher liegt die Entladungsfrequenz des betreffenden Automatiezentrums. Im *Normalfall* trifft dies für den Sinusknoten zu, er ist der primäre (nomotope) Schrittmacher des Herzens. Unter *pathologischen Bedingungen* (z. B. Ausschüttung von Adrenalin und Noradrenalin, lokale Ischämie oder Hypoxie, pH-Veränderungen infolge einer Zunahme des CO_2-Partialdrucks, Abnahme der extrazellulären Konzentration von Calcium oder Kalium, Digitalisintoxikation und vor allem eine Digitaliswirkung bei gleichzeitiger Verarmung des Herzmuskels an Kalium) kann es zu einer Versteilerung der langsamen diastolischen Depolarisation sekundärer und tertiärer Erregungsbildungszentren kommen mit konsekutiver Steigerung ihrer Automatie. Meist tritt gleichzeitig eine Herabsetzung der Automatiefrequenz des Sinusknotens, eine Erniedrigung des Reizschwellenpotentials sowie eine relative Erhöhung des Membranruhepotentials hinzu. Die Kombination der genannten Mechanismen führt zu einem Überspielen des primären Schrittmachers, entweder für eine einzige *heterotope Erregung (Extrasystole),* oder es entsteht ein *heterotoper Rhythmus.* Übergänge zum Reentry-Mechanismus sind fließend.

Folgende Mechanismen der Reizbildung, die von allen Herzzellen ausgehen können, sind auch als Ursache einer aktiven Heterotopie in Betracht zu ziehen (Abb. 34 A):

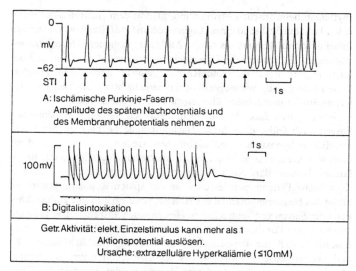

Abb. 34 A. Pathophysiologie getriggerte Aktivität (frühe und späte Potentiale).

a) Frühe und späte diastolische Nachpotentiale, fokale Reexzitation
b) Inhomogen verlängerte Repolarisation.

(a) Frühe und späte diastolische Nachpotentiale:

Die Nachpotentiale (nicht zu verwechseln mit den Spätpotentialen (siehe S. 67) treten meist spätdiastolisch auf, werden aber auch frühdiastolisch beobachtet. Es besteht eine enge Beziehung zur extrazellulären Kaliumkonzentration (< 9 mmol), eine Konzentration, wie sie z. B. bei ischämischen Purkinje-Fasern beobachtet wird. Bei Kalium-Konzentrationen um 9 mmol tritt eine zunehmende Depolarisation der Membran auf, das Schwellenpotential wird nicht mehr erreicht, das Membranpotential kehrt zum diastolischen Ruhepotential zurück, ohne ein Aktionspotential auszulösen. Ein spätes diastolisches kleines Nachpotential wird sichtbar. Bei weiterer Erhöhung der extrazellulären Kalium-Konzentration treten mehrere Membran-Oszillationen auf, die Arrhythmiehäufigkeit nimmt zu. Konzentration über 10 mmol führen zu einer schnellen Abnahme der Potentiale, die Arrhythmiehäufigkeit wird wieder seltener. Diese späten diastolischen Oszillationen bilden die Basis der Phase I-Arrhythmien beim frischen Myokardinfarkt. Mit dem Auftreten der regionalen Ischämie während eines Angina-pectoris-Anfalles bzw. im frischen Infarktstadium kommt es zum Auslösen maligner Herzrhythmusstörungen. Experimentelle Untersuchungen weisen darauf hin, daß der Ursprungsort dieser Heterotopien die regionale Ischämie im His-Purkinje-Fasersystem, vorwiegend der Innenschichten, ist. Die Perpetuierung erfolgt nachfolgend über einen Reentry-Mechanismus.

Neben späten diastolischen Nachpotentialen werden in ischämischen Fasern auch frühe diastolische Nachpotentiale beobachtet. Sie treten ebenfalls in hypoxischen und azidotischen Arealen, aber vorwiegend mit normaler Kalium-Konzentration auf. Sie stellen eine Störung der Repolarisationsphase dar. Nach Naumann D'Alancourt wird das maximale diastolische Plateau nicht erreicht, in der späten Repolarisationsphase bildet das Membranpotential ein Plateau, von dem einzelne Zusatzaktionen oder Salven von ventrikulären Heterotopien ausgehen. Der zelluläre Mechanismus der diastolischen Nachpotentiale ist nicht geklärt. Es wird diskutiert, daß die Permeabilität der Zellmembran ischämisch oder anderweitig geschädigt wird, was zu depolarisierenden Einwärtsströmen (Na^+, Ca^{2+} Ionen) führt. Auch eine Hemmung oder Änderung der Kinetik des repolarisierenden Kalium-Auswärtsstromes wird angenommen.

(b) Inhomogen verlängerte Repolarisation:
Bei pathologischen Zuständen, z. B. ischämischen oder entzündlichen Erkrankungen des Herzens, kann es vorübergehend zu einer inhomogenen verlängerten Repolarisation kommen.

Im Gegensatz zur gleichmäßig verlängerten Repolarisation, z. B. bei der Hypokalzämie, weisen bei der inhomogenen verlängerten Repolarisation einige Myokardareale eine abnorm lange Repolarisationsdauer im Vergleich zur Hauptmasse des Herzens auf.

Dies führt zu erheblichen Potentialdifferenzen und zum Auftreten eines Stromflusses entsprechend eines *Verletzungsstroms (Ausgleichsstrom)*. Es kann sein, daß eine voll repolarisierte Faser von dem Strom der ihr anliegenden Faser, die eine längere Repolarisationsdauer hat, vorzeitig depolarisiert wird und Anlaß zu einer vorzeitigen Erregung des gesamten Herzens gibt.

Der Unterschied zwischen Wiedererregung und Wiedereintritt (Reentry) besteht darin, daß beim Wiedereintritt immer eine Bahn durchlaufen wird. Für das Zustandekommen spielt daher neben der Refraktärzeit auch die Leitungsgeschwindigkeit eine wichtige Rolle. Demgegenüber startet bei der Wiedererregung das Aktionspotential von einer umschriebenen Stelle, die Leitungsgeschwindigkeit hat für die Auslösung keine

A. Störung der Erregungsbildung

entscheidende Bedeutung. Die Übergänge zwischen Wiedererregung und Mikro-Reentry (Wiedereintritt) sind fließend.

β) Reentry-(Wiedereintritts-)Mechanismus

Die Theorie eines Reentry-(Wiedereintritts-)Mechanismus führt eine aktive Heterotopie auf den *nochmaligen (Extrasystole) oder wiederholten Umlauf (heterotoper Rhythmus)* einer vorhergehenden Erregung zurück. *Damit eine kreisende Erregung eintreten kann, müssen folgende Bedingungen erfüllt sein:*

(a) **Myokardareale mit unterschiedlichen Refraktärzeiten und Leitungseigenschaften** müssen vorhanden sein, eine *Erregungsleitung in anterograder und retrograder Richtung muß möglich sein.* Diese Bedingungen werden vom Erregungsleitungssystem erfüllt. Die »parallel« verlaufenden Faszikel des atrialen und ventrikulären ELS haben verschiedene Refraktärzeiten und unterschiedliche Erregungsleitungsgeschwindigkeiten. Eine Erregungsleitung in anterograder und retrograder Richtung ist möglich. Es besteht somit eine *anatomische und funktionelle Dissoziation der Erregungsleitung.* Das gleiche gilt für die akzessorischen Bahnen wie: Kent-Bündel, James-Bündel, Mahaim-Faser. Auch wird diese Bedingung zum Entstehen eines Reentry-Kreises in den myokardialen Stellen erfüllt, in denen die Erregung von einem Gewebe in ein anderes Gewebe mit unterschiedlicher Leitungsgeschwindigkeit übergeht: sinoatriale und atrioventrikuläre Verbindung (AV-Knoten), Übergang von den Purkinje-Fasern auf das Arbeitsmyokard (sog. *periphere Gates).* In den Purkinje-Fasern kommt es insbesondere bei ischämischen und entzündlichen Myokarderkrankungen zu einer Dissoziation der Erregungsleitung.

(b) **Unidirektionaler Block:** Unter unidirektionalem Block wird die *Aufhebung der Leitfähigkeit im spezifischen Gewebe nur in einer Richtung* verstanden. Bei einem *anterograden unidirektionalen Block* ist es der Erregungswelle nur möglich, dieses Myokardareal retrograd, bei einem *retrograden unidirektionalen Block* nur anterograd zu durchlaufen. Ist der unidirektionale Block *unvollständig,* so bewirkt er eine Verzögerung der Erregungsleitung infolge einer von Zelle zu Zelle zunehmenden Minderung des Aktionspotentials *(decremental conduction)* (Abb. 35).

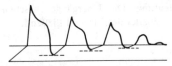

Abb. 35. Decremental conduction (verebbende Erregungsleitung) (nach M. J. GOLDMANN). Der Mechanismus der verebbenden Erregungsleitung kann durch Ionenverschiebungen an geschädigten Zellmembranen erklärt werden. Eine Verminderung der intrazellulären K^+-Ionen-Konzentration infolge Membranschädigung bedingt einen verminderten K^+-Ionen-Efflux aus der Zelle. Dies führt zu einer Verminderung des Membranruhepotentials und dadurch zu einer Abnahme der Anstiegssteilheit und Amplitude der Phase 0. Dies bedingt eine progressive Leitungsverzögerung und führt schließlich zum Block.

(c) **Slow conduction:** Darunter wird eine verzögerte Leitung der Erregungswelle in den übrigen, am Erregungskreis beteiligten Strukturen verstanden. Die Verzögerung ist notwendig, um eine Wiedererregbarkeit des Myokards am Ausgangspunkt durch die gleiche Erregungswelle zu ermöglichen.

Eine **heterotope Tachykardie** entsteht, wenn die Laufzeit der Erregungswelle in der eingeschlagenen Kreisbahn *länger ist als die Refraktärzeit des gemeinsamen Leitungsweges*. Leitungsgeschwindigkeit und Leitungsverzögerung müssen genau aufeinander abgestimmt sein. Prinzipiell muß während einer sich selbst unterhaltenden Kreiserregung eine sog. *»erregbare Lücke«* bestehen bleiben, d. h., die Zeit, die die Erregungswelle benötigt, um die am Reentry beteiligten Strukturen zu durchlaufen, muß länger sein als die Refraktärzeit in jedem einzelnen Teil des Erregungs-Kreises, so daß die Erregungsfront stets auf depolarisierbares Gewebe trifft. Die *Frequenz* der entstehenden heterotopen Tachykardie entspricht der Summe der Laufzeiten der Erregungswelle in den einzelnen, am Reentry beteiligten Strukturen. Ist die Leitungsverzögerung im Erregungskreis im Vergleich zur Leitungsgeschwindigkeit zu groß (es besteht keine erregbare Lücke), wird die Erregung entweder ausgelöscht *(decremental conduction)* oder sie endet mit einer *Extrasystole*.

Ein **Makro-Reentry** liegt vor, wenn sie die Kreiserregung auf einer großen Umlaufbahn bewegt und dabei die Faszikel des atrialen, des ventrikulären ELS mit oder *ohne Einbeziehung der akzessorischen Bahnen* beansprucht. Folgende Möglichkeit von Erregungskreisen in räumlich größeren Bezirken ist topographisch anatomisch möglich: *intraatrial, intraventrikulär, atrioventrikulär*.

A. Störung der Erregungsbildung

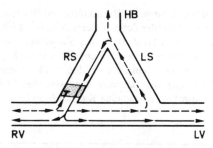

Abb. 36. Entstehungsmechanismus der spontanen ventrikulären Extrasystolen. Hissche Brücke (HB) rechter (RS) und linker Tawara-Schenkel (LS), rechter (RV) und linker Ventrikel (LV). Ein während der relativen Refraktärzeit der rechten Kammer ausgelöster vorzeitiger Stimulationsimpuls kann den rechten Kammerschenkel (RS) nicht retrograd aktivieren, da dieser sich noch in der Phase der absoluten Refraktärzeit befindet. Der Impuls wird langsam durch das Kammerseptum geleitet (unterbrochene Linie) und erreicht den linken Kammerschenkel außerhalb der absoluten Refraktärzeit. Die retrograde Erregungsleitung bis zur Hisschen Brücke wird so lange verzögert, daß der Impuls anschließend anterograd (ausgezogene Linie) über den inzwischen erholten rechten Schenkel die rechte Kammer erneut erregen kann. Die Darstellung erfolgte in Anlehnung an SCHMITT und ERLANGER.

Ein **Mikro-Reentry** liegt vor, wenn sich die Kreiserregung in kleinen, lokal begrenzten Arealen der *peripheren Purkinje-Fasern* abspielt.

Eine Sonderform des Mikro-Reentry stellt die Reflexion dar. Dabei erfolgen infolge elektrotonischer Vorgänge Hin- und Rückleitung der Erregungswelle über den gleichen Leitungsweg (CRANEFIELD, 1975).

1960 wurden von ZUCKERMANN im Oberflächen-EKG eines Patienten mit Ebstein-Anomalie am Ende des QRS-Komplexes **Spätpotentiale** erstmals registriert. In Anlehnung an den Begriff Präexzitationssyndrom nannte er diese Spätpotentiale Post-Exzitation. Zwischenzeitlich wurden solche Potentiale bei Patienten mit akuter Ischämie, im frischen Infarktstadium, bei Patienten mit Vorderwand-Aneurysmen und mit Kardiomyopathien registriert. Diese Potentialschwankungen treten am Ende des QRS-Komplexes während der ST-Strecke bzw. der T-Welle auf (systolische Potentiale). Es wird angenommen, daß die Zusatzdeflexion Ausdruck der verzögerten Erregungsleitung des kranken Myokardareals darstellt. Je später sie in der Systole auftreten, um so erhöhter ist die Vulnerabilität des Kammermyokards. Die Spätpotentiale sind Ausdruck eines extrazellulär fließenden Stromes zwischen ischämischem und gesundem Myokard. Solange die Refraktärperiode im gesunden Myokardareal noch anhält, führt der depolarisierende Strom infolge elektrotonischer Vorgänge zu einer Auslenkung der ST-Strecke, ein Spätpotential tritt auf. Wird das Auftreten des Spätpotentials so verzögert, daß es bei voll repolarisiertem gesundem umliegenden Myokard auftritt, baut sich eine Potentialdifferenz vom kranken zum gesunden Myokard auf, es resultiert eine Extrasystole bzw. eine Kammertachykardie (Abb. 36A).

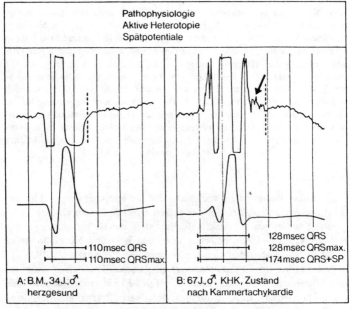

Abb. 36A. Pathophysiologie: Aktive Heterotopie, Spätpotentiale.

Die schematische Darstellung in Abb. 36 verdeutlicht einen Reentry-Kreis. Im Netzwerk des intraventrikulären Purkinje-Faser-Systems findet sich ein Areal einer umschriebenen Leitungsverzögerung. Eine vom Sinusknoten ausgehende Erregungswelle findet diesen Bezirk noch im Zustand der Refraktärität von der vorausgehenden Kammeraktion vor und kann ihn nicht passieren (unidirektionaler Block). Sie breitet sich über andere normal leitende Purkinje-Fasern weiter aus und depolarisiert das gesamte Myokard. Währenddessen erlangt das erkrankte Segment seine Erregbarkeit wieder und kann jetzt auf retrogradem Wege die ursprünglich vom Sinusknoten kommende Erregungswelle langsam passieren lassen (slow conduction). Die so verlangsamte Erregung erreicht den Ausgangspunkt mit einer derartigen Verspätung, daß das schon einmal erregte Leitungsgewebe genügend Zeit hatte, sich zu repolarisieren. Die Erregung kann dann erneut geleitet werden, d.h., es entsteht eine zweite Kammeraktion.

Das Kupplungsintervall der so entstehenden Extrasystole wird bestimmt von den anatomischen Ausdehnungen und den elektrophysiologischen Eigenschaften des Reentry-Kreises.

Auch kann die Erregungswelle, wenn die entsprechenden Bedingungen erfüllt sind, die eingeschlagene Kreisbahn mehrmals durchlaufen. Es resultiert ein tachykarder Kammereigenrhythmus. Die Beendigung eines Reentry-Mechanismus setzt ebenfalls eine Veränderung der Leitungseigenschaften der beteiligten Strukturen voraus. Es muß Ziel der Therapie sein, die sog. erregbare Lücke zu schließen. Prinzipiell kommt es darauf an, die Refraktärzeiten (Erholungszeiten) der beteiligten Bahnen so zu verändern, daß die Erregungswelle einen Abschnitt des Erregungskreises innerhalb seiner absoluten Refraktärperiode vorfindet. Dies kann durch zwei Alternativmöglichkeiten geschehen:

a) Die Refraktärität wird in Teilen des Erregungskreises so verändert, daß aus einem unidirektionalen ein bidirektionaler Block wird und ein Wiedereintritt dadurch verhindert wird.

Verschiedene Pharmaka (Antiarrhythmika) sowie unterschiedliche Stimulationsverfahren, wie Overdriving, zeitlich richtig einfallende Einzel- oder Doppelstimuli, wirken hier entsprechend.

b) Der unidirektionale Block wird durch pharmakologische Maßnahmen vermindert bzw. beseitigt: Substanzen mit positiv dromotoper Wirkung sind in der Lage, eine kreisende Erregung zu unterbrechen, wenn es gelingt, einen Teil des Reentry-Kreises so schnell zu machen, daß die Erregungsfront auf refraktäres Gewebe trifft. Dieser Mechanismus ist bei der paradox erscheinenden Wirkung von Orciprenalin bei Kammertachykardien zu diskutieren; auch findet die gute Wirksamkeit des leitungsverbessernden Xylocain und Diphenylhydantoin in der Behandlung ventrikulärer Tachykardien so ihre Erklärung.

Da sich nicht nur funktionelle sondern auch anatomisch abgrenzbare Strukturen (Präexzitationssyndrom, einige ventrikuläre Tachykardien, z. B. bidirektionale Tachykardien!) in einem Reentry-Kreis nachweisen lassen, ist darin die chirurgische Basis für eine Zerstörung eines Reentry-Kreises gegeben.

Ein Wiedereintritt (Reentry-)Mechanismus wird durch folgende Gegebenheiten begünstigt:

1. Verlängerung der Leitungswege (Dilatation, Narben, ektopische Erregungsbildung),
2. Verkürzung der Refraktärperiode (Hyperkalzämie, O_2-Mangel, Digitalisintoxikation),
3. Verminderung der Leitungsgeschwindigkeit (slow conduction, unidirektionaler Block), (Erniedrigung des Ruhemembranpotentials, Gabe von Antiarrhythmika mit vorwiegender Verlängerung der HV-Zeit).

Zu (1): Eine anatomische Verlängerung der Leitungswege findet sich bei einer Dilatation des Herzens sowie bei Narben. Funktionell werden die Leitungswege länger bei ektopischer Erregungsbildung. Bei der normalen Erregungsausbreitung wird durch das dichte Netz der Purkinje-Fasern bewirkt, daß die Erregungsstrecken im Myokard verhältnismäßig kurz bleiben. Eine ektopisch gebildete Erregung muß dagegen im Myokard, d. h. also im nicht spezifischen Reizleitungssystem eine lange Strecke zurücklegen, ehe sie Anschluß an das schneller leitende Erregungsleitungssystem findet. Die Bedingungen für einen Wiedereintritt sind daher bei ektopisch entstandenen Erregungen in der Regel günstiger.

Zu (2): Eine Verkürzung der Refraktärzeit wird häufig beobachtet. Praktisch jede Art von Schädigung führt auch zu einer Verkürzung der Aktionspotentialdauer und damit zu einer Verkürzung der Refraktärzeit. Im Vorhofmyokard besitzt außerdem der Vagus einen solchen Effekt.

Zu (3): Eine Verminderung der Leitungsgeschwindigkeit (slow conduction, unidirektionaler Block) kann primär vorhanden sein, meist ist sie jedoch funktionell bedingt. Sie tritt bei jeder stärkeren Erniedrigung des Ruhepotentials ein. Als funktionelle Ursachen sind zu nennen: vorzeitig einfallende Extrasystolen, elektrokardiographisch nicht nachweisbare His-Bündel-Extrasystolen, Elektrolytstoffwechselstörungen (Hyperkaliämie), O_2-Mangel, Funktionswandel des Myokards wie: Dehnung, Elektrolytverschiebung, Glykosidvergiftung. Bei Antiarrhythmika mit vorwiegender Verlängerung der HV-Zeit kann es zu einer kritischen Abnahme der Leitungsgeschwindigkeit in einzelnen Myokardarealen kommen, nicht selten ein unerwünschter Nebeneffekt (sog. Chinidin-Synkopen).

Elektrophysiologische Ursache für die Verzögerung oder das Verlöschen der Erregung ist eine zunehmende Minderung der Polarisation der Zellmembran von Zelle zu Zelle, d. h. eine mehr oder weniger stark ausgeprägte Minderung des Ruhemembranpotentials, da dieses für die Fortleitungsbedingungen einer eintreffenden Erregung entscheidend ist. Je niedriger es von einer Erregungswelle vorgefunden wird, um so langsamer wird die Erregung fortgeleitet. Unterschiede des Depolarisationszustandes und konsekutiv damit der Erregungsleitung finden sich maximal am Ende der

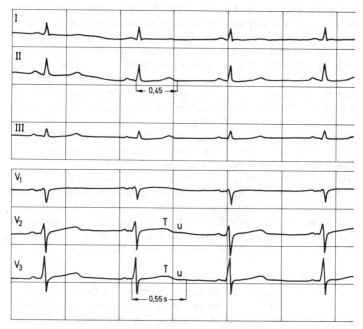

Abb. 37. Syndrom der verlängerten QT(U)-Zeit (inhomogen verlängerte Repolarisation, 34jährige Patientin). Relative QT-Zeit mit 0,45 sec, relative QTU-Zeit mit 0,55 sec deutlich verlängert.

Repolarisation, besonders wenn Areale geschädigter und gesunder Zellen in unmittelbarer Nachbarschaft zueinander liegen (inhomogen verlängerte Repolarisation). In solchen Situationen treten lokale Leitungsverzögerungen auf, die zu großen Potentialdifferenzen benachbarter Zellen und zu einer lokalen Reexzitation (Extrasystole) führen. Solche am Ende der QTU-Zeit einfallende Extrasystolen können aufgrund der zu diesem Zeitpunkt bestehenden Inhomogenität der Repolarisation in einem Teil des Myokards zu einer mehr oder weniger ausgeprägten Verzögerung der Erregungsleitung führen (slow conduction), während in einem anderen Teil die Erregung vollständig versickert (unidirektionaler Block), was die Entstehung von Reentry-Phänomenen fördert.

Der Vorgang, der die ektopische Reizbildung fördert und die Flimmerschwelle senkt (elektrische Instabilität am Ende der Repolarisation) schafft somit die Voraussetzung für das Kreisen einer Erregung. Für die enge Beziehung zwischen ektoper Reizbildung und repetitiver Entladung spricht auch die Beobachtung, daß das Kupplungsintervall von supraventrikulären und/oder ventrikulären Extrasystolen mit demjenigen des Beginns einer supraventrikulären und/oder ventrikulären Tachykardie beim gleichen Patienten übereinstimmt. Ebenso ist in diesem Zusammenhang auffällig, daß das Kupplungsintervall der vorzeitig einfallenden Extrasystole zum vorausgehenden Normalschlag und der RR-Abstand des hieraus resultierenden heterotopen Rhythmus übereinstimmt. Auch erklären diese Gegebenheiten die Lage der vulnerablen Phase, d. h. die Auslösung einer Kammertachykardie nach einer entsprechend zeitlich gebunden einfallenden Extrasystole (R-auf-T-Phänomen) (ventrikuläre Tachykardie der vulnerablen Phase) (Abb. 39).

Schließlich findet die erhöhte Neigung zu Kammertachykardien bei Erkrankungen, die mit verlängertem QTU-Intervall einhergehen, in der elektrischen Instabilität am Ende der Repolarisation (inhomogen verlängerte Repolarisation, gesteigerte ektope Reizbildung, Neigung zu Reentry-Mechanismen) ihre Erklärung (Abb. 37, 38, 39).

Zu nennen sind: Ebstein-Syndrom, Jervell-Lange-Nielsen-Syndrom, Erkrankungen des zentralen Nervensystems, (Subarachnoidalblutungen, zerebrale Tumoren, zerebrale Infarkte, neurologische Eingriffe) kardiotoxische Medikamente (Phenothiazine, Diazepam, trizyklische Antidepressiva) (Abb. 40), Floppy-Valve-Syndrom bei vollständigem oder unvollständigem Marfan-Syndrom, Koronarsklerose mit Herzblock (sog. postsynkopales Bradykardie-Stoffwechsel-

A. Störung der Erregungsbildung 73

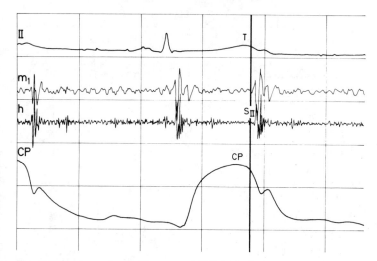

Abb. 38. Syndrom der verlängerten QT(U)-Zeit (inhomogen verlängerte Repolarisation, gleiche Patientin wie Abb. 37). Elektrische Systole länger als die mechanische Systole (Hegglin-Syndrom).

Syndrom), akute Myokardhypoxie, Antiarrhythmika mit vorwiegender Verlängerung der HV-Zeit. (Chinidin-Synkopen). (s. auch Seite 124: Torsade de pointes). Unter Zugrundelegung der dargelegten Pathomechanismen, kann somit eine Reentry-Genese angenommen werden, wenn folgende elektrokardiographische und elektrophysiologische Untersuchungsergebnisse vorliegen:

1. Auslösen oder Beendigung einer paroxysmalen Tachykardie durch streng kopplungsgebundene induzierte oder spontan auftretende supraventrikuläre und/oder ventrikuläre Extrasystolen. Das Kupplungsintervall der Extrasystolen zum vorausgehenden Normalschlag entspricht dem RR-Intervall der resultierenden Tachykardie.
Diese Erregungen müssen nicht immer elektrokardiographisch erkennbar sein. Sie können vom Hisschen Bündel ausgehend antegrad und retrograd blockiert sein oder durch versteckte Leitung die notwendige Refraktäritätsänderung bewirken. Aus

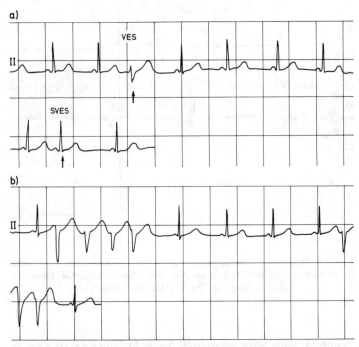

Abb. 39. Syndrom der verlängerten QT(U)-Zeit (inhomogen verlängerte Repolarisation, gleiche Patientin wie Abb. 37). Langzeit-EKG. a) Relativ spät anfallende ventrikuläre Extrasystolen (VES), keine Tachykardieauslösung. b) In die vulnerable Phase (absteigender Schenkel von T- bzw. U-Welle) fallende ventrikuläre Extrasystolen führen zu einer kurzen ventrikulären Tachykardie.

diesem Grund ist daher auch eine Einteilung paroxysmaler Tachykardien in extrasystolische Formen (Typ Gallavardin) und solche ohne Extrasystolen (Typ Bouveret-Hoffmann) nicht mehr gerechtfertigt. Der Einsatz von Schrittmachern bei besonderen Tachykardieformen hat hier seine elektrophysiologische Grundlage.

2. Nicht zeitgerecht einfallende Extrasystolen führen zu einer weniger als kompensatorischen Pause während der Tachykardie.

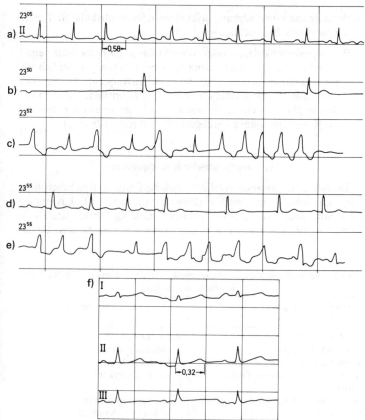

Abb. 40. Instabiler Herzrhythmus infolge Einnahme trizyklischer Antidepressiva (Langzeit-EKG) QTU-Syndrom. a) Sinusrhythmus, Frequenz 75/min. Relative QT-Dauer mit 0,58 sec deutlich außerhalb der Frequenznorm. b) Asystolie (Sinusknotenstillstand) von 9200 msec. Einspringen eines sekundären Ersatzrhythmus aus dem AV-Knotenbereich, Frequenz um 30/min. c) Ventrikuläre Extrasystolen in Bigeminus-Form. Kupplungsintervall von 0,52 sec. Bei einer verlängerten QTU-Dauer von 0,58 sec Einfall in die sog. vulnerable Phase. Auslösung einer kurzfristigen Kammertachykardie. d) SA-Block, Mobitz Typ 1 (Wenckebach); zunehmende Verkürzung des PP-Intervalls bis zum Vorhofausfall. Die entstehende Pause ist kleiner als 2 PP. e) Kurzfristige ventrikuläre Phasen (Erklärung s. c). f) 2 Tage nach Absetzen der trizyklischen Antidepressiva: Normal-EKG: Sinusrhythmus Frequenz 90/min, relative QT-Dauer 0,32 sec.

3. Beendigung einer supraventrikulären oder ventrikulären Tachykardie durch Brustschlag.
4. Bei supraventrikulären oder ventrikulären Tachykardien behält nach erfolgreichem Overdriving, d. h. bei Übernahme der Schrittmacherfunktion bei höherer Stimulationsfrequenz als der der vorliegenden Tachykardien, der externe Schrittmacher auch die Führung über das Herz, wenn seine Frequenz unter die ursprüngliche Kammerfrequenz herabgesetzt wird (underdriving).

c) Therapeutische Konsequenzen

In Tab. 2 ist zusammengefaßt, inwieweit eine aktive heterotope Rhythmusstörung auf eine gesteigerte Automatie (Fokusgenese) oder auf einen Reentry-Mechanismus zurückzuführen ist. Diese Einteilung führt zu wichtigen therapeutischen Konsequenzen, da die

Tab. 2. Pathophysiologie (Fokusgenese, Reentry-Genese) heterotoper Rhythmusstörungen.

Fokusgenese (gesteigerte Automatie)	Reentry-Genese
Sinustachykardie	Paroxysmale:
Vorhoftachykardie	– Sinustachykardie
Vorhoftachykardie mit Block	– Vorhoftachykardie
Idionodale AV-Knoten-Tachykardie	– Knotentachykardie
Idionodale ventrikuläre Tachykardie	a) Echotachykardie
Parasystolie	b) bei LGL-Syndrom
Parasystolische supraventrikuläre	c) bei WPW-Syndrom
Ersatzrhythmen und ventrikuläre	d) bei Mahaim-Syndrom
Tachykardie	
	– Kammertachykardie
	– Kammerflattern (-flimmern) (Torsade de pointes)
	Vorhofflattern
	Vorhofflimmern
	Bidirektionale ventrikuläre Tachykardie
	Kammerflattern
	Kammerflimmern
	Extrasystolen

Wirkungsweise antiarrhythmischer Pharmaka auf die elektrophysiologischen Eigenschaften des Myokards eine mehr oder weniger gezielte Therapie erlauben (s. S. 449).

Beachtung verdient insbesondere die antiarrhythmische Behandlung einer Kammertachykardie. Besteht die Vermutung, daß die Tachykardie infolge einer inhomogen verlängerten Repolarisation ausgelöst, über einen Reentry-Kreis via His-Purkinje-Syndrom unterhalten wird, ist die große Gruppe der Antiarrhythmika mit Vorsicht einzusetzen, welche die Refraktärzeit allgemein und besonders im His-Purkinje-System (HV-Zeit s. S. 446). verlängern. Dies ist besonders der Fall bei Chinidin, Procainamid, Ajmalin, Aprindin, Bretyliumtosylat u. a. Unter Umständen kann durch diese Substanzen infolge weiterer Leitungsverzögerungen eine Kreiserregung unterbrochen werden, so daß eine solche Therapie fälschlich als günstig erscheint, obwohl dabei grundsätzlich die elektrische Fraktionierung des Myokards und damit die Gefahr von Kreiserregungen gesteigert wird. Bei elektrischer Inhomogenität oder Überdosierung können dadurch lebensbedrohliche ventrikuläre Tachykardien ausgelöst werden. Dagegen sind solche Antiarrhythmika zu empfehlen, welche im Bereich des His-Purkinje-Systems die Leitung verbessern oder zumindest unverändert lassen. Zu nennen sind: Diphenylhydantoin, Lidocain, Kaliumzufuhr. Auch scheint Spironolactone in solchen Fällen eine günstige Wirkung zu entfalten.

d) Einteilung der aktiven Heterotopien

Eine aktive Heterotopie kann entweder eine einzige heterotope Erregung (Extrasystole) oder einen heterotopen Rhythmus hervorrufen. Liegt das heterotope Erregungsbildungszentrum im Vorhof oder im AV-Knoten-Bereich, das heißt oberhalb der Bifurkation des Hisschen Bündels, so spricht man von einer supraventrikulären Heterotopie, liegt es distal der Bifurkation des Hisschen Bündels, liegt eine ventrikuläre Heterotopie vor.

Folgende aktive Heterotopien sind zu nennen:
α) Extrasystolen:
  αα) supraventrikulär (Abb. 41).
  ββ) ventrikulär (Abb. 41).
β) Paroxysmale Tachykardien:
  αα) supraventrikulär.
  ββ) ventrikulär.
γ) Vorhofflattern.

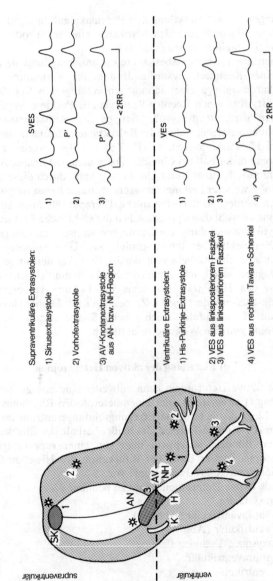

Abb. 41. Einteilung der Extrasystolen.

δ) Vorhofflimmern.
ε) Kammerflattern.
ζ) Kammerflimmern.
η) Sonderformen:
   αα) Echo- (Reziprokal-) Rhythmen.
   ββ) Idionodale Tachykardien.
   γγ) Bidirektionale Tachykardie.
   δδ) Kombinationssystolen.

a) Extrasystolen

Entstehungsmechanismus:

1. *Gesteigerte Automatie:* Mit dieser Hypothese ist die bei monotopen, monomorphen Extrasystolen regelmäßig zu beobachtende fixe Kupplung schwierig zu erklären. Die fixe Kupplung wird dahingehend interpretiert, daß eine über das Herz ablaufende normale Erregung die Reizstelle an der betreffenden Stelle des spezifischen Muskelsystems vorübergehend herabgesetzt, so daß sich das zu bildende Reizmaterial vorzeitig entladen kann. Die fixe Kupplung ist an einen bestimmten wellenförmigen Verlauf der Herabsetzung der Reizschwelle gebunden, die zur betreffenden Zeit einen Tiefpunkt erreicht. Schwankungen im Grad der Herabsetzung der Reizschwelle lassen erklären, weshalb Extrasystolen nur vereinzelt nach jeder Normalerregung oder auch zu Gruppen gehäuft auftreten können. Bei der Annahme, daß sich die Eigenschaften der betreffenden Stelle ändern, ist es verständlich, daß dieselbe Reizbildungsstelle auch Ursprungsort einer selbständigen automatischen Tätigkeit werden kann, wie dies bei der Parasystolie vorkommt (Abb. 42).

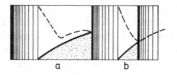

Abb. 42. Schematische Darstellung der Extrasystolen durch einen wellenförmigen Abfall der Reizschwelle (gestrichelte Linie) zur Erklärung der fixen Kupplung. Bei a wenig tief, ohne Effekt; bei b dagegen so tief, daß das Reizmaterial (punktierte Fläche) genügt, um eine Extrasystole auszulösen (mod. nach HOLZMANN).

2. *Reentry-Mechanismus:* Makro-Reentry, Mikro-Reentry (s. S. 65).
3. *Fokale Reexzitation:* (s. S. 63).

Extrasystolen sind vorzeitige Kontraktionen des ganzen Herzens oder eines Abschnittes. Sie stören den ursprünglichen Rhythmus des Herzens. Das extrasystolische Zentrum kann in jedem zur Erregungsbildung fähigen Abschnitt des Myokards (spezifisches Reizbildungs- und Reizleitungsgewebe) sitzen. Extrasystolen können einzeln oder gehäuft, in Gruppen, in Ketten oder Salven (en salve Gallavardin) auftreten.

Entstehen Extrasystolen im gleichen Automatiezentrum, haben sie identische Konfiguration und eine *fixe Kupplung*, das heißt, sie folgen dem vorangehenden Herzschlag in einem konstanten Zeitintervall. Ist das Zeitintervall variabel, so spricht man von *gleitender Kupplung*. Die gleitende Kupplung ist selten. Eine gleitende Kupplung findet man bei Extrasystolen, die in verschiedenen Automatiezentren entstehen. Entsprechend der Lokalisation des heterotopen Automatiezentrums haben diese Extrasystolen eine unterschiedliche Konfiguration. Sie werden als *polytop* und *polymorph* bezeichnet. Differentialdiagnostisch muß stets eine Parasystolie ausgeschlossen werden.

Das Auftreten different geformter Extrasystolen bei konstantem Kupplungsintervall ist auch möglich, wenn der extrasystolische Reiz unterschiedliche Refraktärverhältnisse der intraventrikulären Erregungsausbreitung vorfindet. Man sollte dann von *monotopen, polymorphen Extrasystolen* sprechen.

Weist eine extrasystolisch bedingte Arrhythmie eine konstante Regelmäßigkeit auf, so spricht man von der *Allorhythmie*. Die häufigste Form ist der Bigeminus, Trigeminus, seltener Quadrigeminus. Diese Allorhythmieform wird gehäuft bei der Digitalisintoxikation beobachtet.

Bigeminus: Jedem Normalschlag folgt eine Extrasystole (Abb. 43).
Trigeminus: Jedem Normalschlag folgen zwei Extrasystolen.
Quadrigeminus: Jedem Normalschlag folgen drei Extrasystolen.

Fällt eine Extrasystole nach jedem zweiten oder dritten Normalschlag ein, so spricht man von einer 2:1-, 3:1-Extrasystolie.

Die einer Extrasystole folgende Pause bis zur nächsten Kammeraktion wird als *postextrasystolische Pause* bezeichnet. Diese ist um so länger, je frühzeitiger die vorausgehende Extrasystole aufgetreten ist. Die postextrasystolische Pause kann *kompensatorisch* und *nicht kompensatorisch* sein. Eine kompensatorische Pause liegt dann vor, wenn die Summe der RR-Abstände zweier Normalschläge gleich ist

A. Störung der Erregungsbildung 81

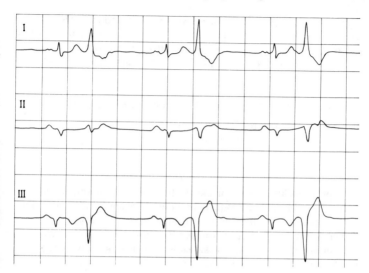

Abb. 43. Ventrikulärer Bigeminus. Jedem Normalschlag folgt eine ventrikuläre Extrasystole.

der Summe der RR-Abstände vor und nach der Extrasystole. Sie ist dadurch bedingt, daß der Grundrhythmus in seiner regelmäßigen Erregungsbildung nicht beeinflußt wird und deshalb seine nächste Erregungswelle zeitgerecht an das umgebende Myokard abgeben kann. Ventrikuläre und tiefsitzende supraventrikuläre Extrasystolen sind meist von einer kompensatorischen Pause gefolgt.

Bei einer nicht kompensatorischen Pause beeinflußt die Extrasystole den Grundrhythmus. Dies ist darauf zurückzuführen, daß der führende Schrittmacher (meist der Sinusknoten) und das übrige Myokard von der extrasystolischen Erregungswelle entladen werden. Nach einer entsprechenden Erholungszeit wird eine neue Periode des Grundrhythmus eingeleitet. Das postextrasystolische Intervall entspricht also der Summe der retrograden Laufzeit der Erregungswelle der Extrasystole bis zum führenden Schrittmacher (meist Sinusknoten) der Erholungszeit des führenden Schrittmachers (meist Sinusknoten) und einer neuen Schrittmacher-(Sinus-)Periode. Dies führt dazu, daß das postextrasystolische RR-Intervall kleiner ist als eine kompensatorische Pause, jedoch länger als das einer normalen

Herzperiode. Supraventrikuläre Extrasystolen sind in der Regel von einer nicht kompensatorischen Pause gefolgt, wobei einzuschränken ist, daß basale Vorhofextrasystolen mit einer entsprechend langen Laufzeit zum Sinusknoten von einer fast kompensatorischen Pause gefolgt sein können.

Nach dem Ursprungsort der Extrasystolen teilt man ein:

αα) Supraventrikuläre Extrasystolen.
ββ) Ventrikuläre Extrasystolen.

αα) Supraventrikuläre Extrasystolen

Supraventrikulär werden alle Extrasystolen genannt, deren Ursprungsort oberhalb der Bifurkation des Hisschen Bündels liegt. Die Kammerkomplexe sind form- und zeitgerecht. Vorhof- und Kammererregung stehen in regelrechter Relation. Nach ihrer Beziehung zur vorausgehenden Kammeraktion lassen sich die supraventrikulären Extrasystolen einteilen in:
a) Die wenig frühzeitig einfallende supraventrikuläre Extrasystole.
b) Die frühzeitig einfallende supraventrikuläre Extrasystole.
c) Die blockierte supraventrikuläre Extrasystole.
d) Die interponierte supraventrikuläre Extrasystole.

Zu (a) Die wenig frühzeitig einfallende supraventrikuläre Extrasystole:
EKG: Bei der wenig frühzeitig einfallenden supraventrikulären Extrasystole ist die extrasystolische P-Welle (P'-Welle) entsprechend der Lokalisation des ektopen Automatiezentrums deformiert positiv, biphasisch und/oder negativ konfiguriert (Abb. 44). Es besteht keine kompensatorische Pause. Eine Ausnahme machen die sogenannten unteren AV-Knoten-Extrasystolen (von der NH-Region oder dem His-Bündel-Stamm ausgehend), deren postextrasystolische Pause meist voll kompensierend ist. Der Sinusknoten konnte seine Reizbildung bereits abschließen, bevor die retrograde Erregungswelle der AV-Extrasystole zu einer Depolarisation des Sinusknotens geführt hat. Bei den AV-Knoten-Extrasystolen wird häufig eine mehr oder weniger ausgeprägte Aberration des QRS-Komplexes beobachtet, ohne daß Anhaltspunkte für eine aberrierende Leitung oder für einen vorbestehenden Block als Erklärung herangezogen werden können. Das gleiche gilt auch für AV-Knoten-Tachykardien, für AV-Knoten-Ersatzsystolen und langsame AV-Ersatzrhythmen.

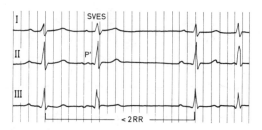

Abb. 44. Wenig frühzeitig einfallende supraventrikuläre Extrasystole (SVES).

SCHERFF et al. haben zur Interpretation folgende Hypothese aufgestellt: Eine vom Sinusknoten kommende Erregungswelle wird normalerweise im Geflecht des AV-Knotens zu einer einheitlichen Erregung umgeformt und gleichgerichtet (Isodromie) an das Hissche Bündel weitergeleitet, was sich in einer entsprechenden Verzögerung der Erregungsleitung (PQ-Intervall im Oberflächen-EKG, AH-Intervall im His-Bündel-EKG) und in einer supraventrikulären Konfiguration der Kammerkomplexe widerspiegelt. Bei einer vom AV-Knoten ausgehenden Erregungswelle fällt diese Gleichrichterfunktion des AV-Überleitungssystems mehr oder weniger stark weg, so daß eine disorganisierte Erregungswelle über das Hissche Bündel an das ventrikuläre RLS und Myokard weitergeleitet wird. Diese Inhomogenität der Erregungsleitung führt dazu, daß Teile des Myokards früher erregt werden als andere. Elektrokardiographisch führt dies zu mehr oder weniger ausgeprägten Verspätungskurven bis zum vollständigen Schenkelblock.

Zu (b) Frühzeitig einfallende supraventrikuläre Extrasystole:
EKG (Abb. 45): Bei einem frühzeitigen Einfall (kurzes Kupplungsintervall) einer supraventrikulären Extrasystole kann die extrasystolische Erregungswelle den Vorhof, das AV-Überleitungssystem oder die Ventrikel noch in deren partiellen Refraktärzeit antreffen. Es kann dann eine deformierte P-Zacke (aberrierende intraatriale Leitung), ein verlängertes PQ-Intervall oder ein nachfolgender deformierter Kammerkomplex (aberrierende ventrikuläre Leitung) auftreten.

Zu (c) Die blockierte supraventrikuläre Extrasystole:
EKG (Abb. 46): Bei einem sehr frühzeitigen Einfall einer supraventrikulären Extrasystole kann das AV-Überleitungssystem oder die Kammermuskulatur noch refraktär sein, so daß die extrasystoli-

84 II. Störungen der Herzschlagfolge

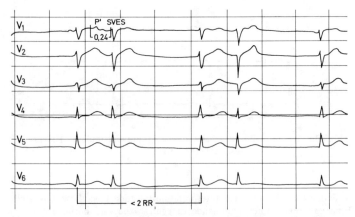

Abb. 45. Frühzeitig einfallende supraventrikuläre Extrasystole (SVES). Verlängerte AV-Überleitung (PQ 0,24 sec) der Extrasystole.

sche Erregungswelle, die ante- und retrograd geleitet wird, nicht auf die Kammern oder die Vorhöfe weitergeleitet werden kann. Bei einer antegraden Leitungsstörung fehlen die QRS-Komplexe, bei retrograder Leitungsstörung die rückläufigen retrograden P-Wellen

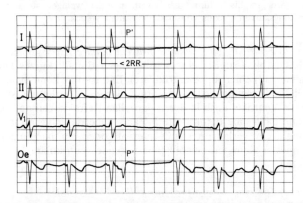

Abb. 46. Blockierte supraventrikuläre Extrasystole. Superposition von P in die T-Zacke des vorangehenden Normalschlages. In den mitregistrierten Ösophagusableitungen wird die ektope Vorhofaktion deutlich.

(bei AV-Extrasystolen). Plötzlich einen Grundrhythmus unterbrechende Pausen, die kleiner als zwei RR-Intervalle sind, sollten immer an blockierte supraventrikuläre Extrasystolen denken lassen.

Zu (d) Interponierte supraventrikuläre Extrasystole:
EKG (Abb. 47): Interponierte supraventrikuläre Extrasystolen sind eine Rarität, ihre Entstehung nur schwer verständlich. Es wird angenommen, daß der Sinusknoten eine Schutzblockierung aufweist, die seine vorzeitige Entladung durch die retrograde extrasystolische Erregungswelle verhindert. Interponierte AV-Extrasystolen aus dem unteren Knotenbereich werden gelegentlich beobachtet (Erklärung: s. interponierte ventrikuläre Extrasystolen, S. 94).

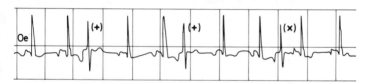

Abb. 47. Wenig frühzeitig einfallende (+) und interponierte supraventrikuläre Extrasystolen (×).

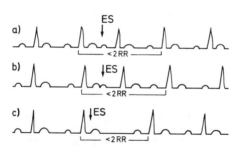

Abb. 48. Schemata der Sinusextrasystolen.
a) Wenig frühzeitig einfallende Sinusextrasystole. Postextrasystolische PP- und RR-Intervall regelrecht. Keine kompensatorische Pause.
b) Frühzeitig einfallende Sinusextrasystole mit sinuatrialer blockierter Vorhoferregung; postextrasystolisch verlängerter RR- und PP-Abstand. In allen Schemata ist die Extrasystole als 3. Schlag eingezeichnet.
c) Sehr frühzeitig einfallende Sinusextrasystole mit sinuatrialer blockierter Vorhoferregung; postextrasystolisch verlängerter RR- und PP-Abstand. In allen Schemata ist die Extrasystole als 3. Schlag eingezeichnet.

Zusammenfassend sind supraventrikuläre Extrasystolen durch folgende Kriterien gekennzeichnet (Abb. 48–54):
1. Normal breiter, nicht deformierter QRS-Komplex.

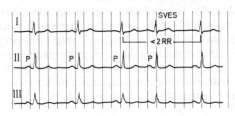

Abb. 49. Sinusextrasystole. Wenig frühzeitig einfallende Sinusextrasystolen.

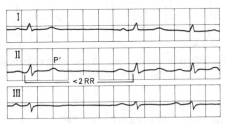

Abb. 50. Relativ sehr frühzeitig einfallende Sinusextrasystole mit sinuaurikulär blockiertem Vorhof.

2. Konstante Beziehung zwischen Vorhof- und Kammer-EKG.
   a) Sinusextrasystole: P-Zacke unverändert.
   b) Vorhofextrasystole: P-Zacke deformiert biphasisch, PQ verkürzt.
   c) AV-Knoten-Extrasystole:
      α) Obere AV-Knoten-Extrasystole: Negative P-Zacken vor dem Kammerkomplex.
      β) Mittlere AV-Knoten-Extrasystole: Negative P-Zacken im QRS-Komplex.
      γ) Untere AV-Knoten-Extrasystole: Negative P-Zacken nach der QRS-Komplex.

A. Störung der Erregungsbildung 87

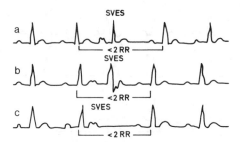

Abb. 51. Schemata der Vorhofextrasystolen.
a) Wenig frühzeitig einfallende Vorhofextrasystole. Postextrasystolisches PP- und RR-Intervall regelrecht, keine kompensatorische Pause.
b) Frühzeitig einfallende Vorhofextrasystole mit verzögerter AV-Überleitung, aberrierender Kammererregung und ohne kompensatorische Pause.
c) Sehr frühzeitig einfallende, AV-blockierte Vorhofextrasystole ohne kompensatorische Pause.
In allen Schemata ist die Vorhofextrasystole als 3. Schlag eingezeichnet.

3. Keine kompensatorische Pause (Ausnahme: untere AV-Knotenextrasystole).
4. Bei gehäuft monotopem Einfall: Fixes Kupplungsintervall.

ββ) Ventrikuläre Extrasystolen

Ventrikulär werden alle Extrasystolen genannt, deren Ursprungsort unterhalb der Bifurkation des Hisschen Bündels liegt. Bezugneh-

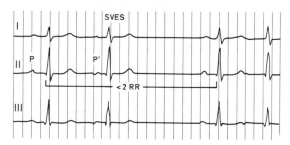

Abb. 52. Wenig frühzeitig einfallende Vorhofextrasystole mit normaler Überleitung und mit nicht kompensatorischer Pause (2. Schlag).

88 II. Störungen der Herzschlagfolge

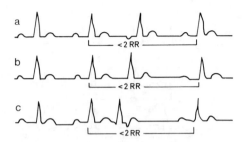

Abb. 53. Schema der Formen von AV-Extrasystolen. a) Obere AV-Knotenextrasystole. b) Mittlere AV-Knotenextrasystole. c) Untere AV-Knotenextrasystole.

mend auf die trifaszikuläre Struktur des RLS können unterschieden werden:

a) Rechtsventrikuläre Extrasystolen (rechter Tawara-Schenkel).
b) Linksventrikuläre Extrasystole.
  α) vom linksanterioren Faszikel ausgehend,

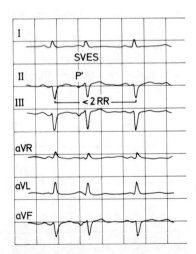

Abb. 54. Obere AV-Extrasystole: Negatives P in Ableitungen II, III, aVF dem QRS-Komplex vorausgehend.

β) vom linksposterioren Faszikel ausgehend.
c) Bündelstamm-Extrasystolen (unterhalb der Aufteilung des Hisschen Bündels ausgehend).

Nach ihrer Lokalisation, ob mehr apikal oder mehr basal gelegen, können unterschieden werden (Abb. 55):
a) Apikale ventrikuläre Extrasystolen.
b) Basale ventrikuläre Extrasystolen.

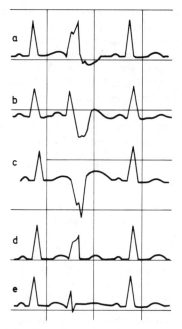

Abb. 55. Schematische Darstellung der einzelnen Formen ventrikulärer Extrasystolen unter dem Aspekt des Ursprungsortes.
    a) Rechtsventrikuläre ES: Bild des Linksschenkelblocks (Abl. I).
    b) Linksventrikuläre ES: Bild des Rechtsschenkelblocks (Abl. I).
 c) Apikaler Ursprungsort: QRS in Abl. I–III, aVF und in den Wilson-Ableitungen negativ.
d) Basaler Ursprungsort: QRS in Abl. I–III, aVF und in den Wilson-Ableitungen positiv.
  e) His-Purkinje-Extrasystole: nur geringe Deformierung von QRS.

Da die ektope Erregungswelle ventrikulärer Extrasystolen von einem tertiären Zentrum des ventrikulären RLS ausgeht, wird ihr elektrokardiographisches Bild durch eine abnorme Form, Dauer und Amplitude der QRS-Gruppe sowie eine sekundäre Veränderung der T-Zacke geprägt. Die Kammern werden nicht in der üblichen Weise sondern auf einem Umweg, zum Teil sogar in falscher Richtung, erregt. Die Eigentümlichkeiten ventrikulärer QRS-Gruppen und T-Zacken sind auf die gleiche Weise zu erklären wie die elektrokardiographischen Bilder, die bei einem normalen EKG dann entstehen, wenn ein Faszikel des His-Bündels blockiert ist. Eine extrasystolische Erregung aus der linken Kammer wird das Bild eines Rechtsschenkelblockes mit entsprechendem Hemiblock und eine extrasystolische Erregung aus der rechten Kammer das eines Linksschenkelblocks nachahmen. Nicht mit einer Verbreiterung der QRS-Gruppe gehen His-Bündelstamm-Extrasystolen einher. Das extrasystolische Automatiezentrum liegt basal kurz hinter der Aufteilung des ventrikulären RLS. Seine Faszikel können also proximal im rechten Tawara-Schenkel, proximal im linksanterioren und/oder im linksposterioren Faszikel lokalisiert sein. Sie treten deshalb als bifaszikulärer Block im folgenden Kombinationsformen in Erscheinung: inkompletter Linksschenkelblock, inkompletter Rechtsschenkelblock mit linksanteriorem Hemiblock, inkompletter Rechtsschenkelblock mit linksposteriorem Hemiblock.

Formkritisch erscheinen die His-Bündel-Extrasystolen schmal, nicht verbreitert, nicht verformt. Sie werden daher häufig als supraventrikulär fehlinterpretiert. Ansonsten erfüllen sie alle Kriterien einer ventrikulären Extrasystole wie: Sie stören den Grund-(Sinus-)Rythmus nicht, sie sind von einer kompensatorischen Pause gefolgt. Früher wurden diese schmal und supraventrikulär erscheinenden Extrasystolen, die jedoch, abgesehen von der Form des QRS-Komplexes, alle Kriterien einer ventrikulären Ektopie erfüllen, dahingehend interpretiert, daß sie entweder hoch im Kammerseptum, etwa gleich weit entfernt von den Purkinje-Fasern entstehen, oder sie wurden als supraventrikulär fehlinterpretiert, etwa aus dem Hisschen Bündel stammend. His-Bündel-Extrasystolen lassen sich mit der trifaszikulären Struktur des ventrikulären RLS erklären. Vergegenwärtigt man sich die anatomischen und die Leitungsverhältnisse im His-Purkinje-System, so wird deutlich, daß der QRS-Komplex des infrabifurkationalen Ursprungs nur geringfügig verbreitert ist. Liegt das ektope Automatiezentrum im rechten Tawara-Schenkel, etwa 3 cm distal von der Bifurkation des Hisschen Bündels entfernt, so wird die linke Kammer um 10–20 msec später erregt als die rechte. Um diesen Betrag verlängert, wird QRS als inkompletter Linksschenkelblock in Erscheinung treten. Die Überlegung trifft für jeden der drei

A. Störung der Erregungsbildung

Faszikel des ventrikulären RLS zu. Daraus wird verständlich, daß eine His-Bündel-Extrasystole die Konfiguration eines bifaszikulären Blockes mit folgenden Kombinationsmöglichkeiten aufweist: inkompletter Linksschenkelblock, inkompletter Rechtsschenkelblock mit linksanteriorem Hemiblock, inkompletter Rechtsschenkelblock mit linksposteriorem Hemiblock. Gleichzeitig wird verständlich, warum ein inkompletter Rechtsschenkelblock isoliert nicht auftreten kann. Hierzu müßten der linksanteriore und der linksposteriore Faszikel des linken Tawara-Schenkels in gleicher Entfernung von der Bifurkation eine Extrasystole abgeben, was sehr unwahrscheinlich ist. Diese Überlegungen werden durch die Untersuchungen von ROSENBAUM belegt, der 34 formkritisch als »supraventrikulär« erscheinende ventrikuläre Extrasystolen untersuchte, dabei folgende Verteilung der bifaszikulären Blockformen fand: kompletter Linksschenkelblock bei 3 Patienten, inkompletter Rechtsschenkelblock mit linksanteriorem Hemiblock bei 10 Patienten, inkompletter Rechtsschenkelblock mit linksposteriorem Hemiblock bei 19 Patienten. Ein inkompletter Rechtsschenkelblock isoliert war in keinem Falle nachweisbar.

Die gleichen Überlegungen gelten für die von tieferen Anteilen des ventrikulären Myokards ausgehenden Extrasystolen. Auch sie können als ein indirekter Beweis für die anatomisch und funktionell trifaszikuläre Natur des ventrikulären RLS mit Fehlen eines gemeinsamen linken Tawara-Schenkels angesehen werden. Entsprechend den His-Bündel-Extrasystolen treten bifaszikuläre Blockbilder auf. Wegen der tiefer liegenden ektopen ventrikulären Automatiezentren treten komplette Blockbilder in der entsprechenden Konfiguration auf: kompletter Linksschenkelblock + linksanteriorem Hemiblock, kompletter Rechtsschenkelblock + linksposteriorem Hemiblock. Das isolierte Auftreten eines kompletten Rechtsschenkelblocks fehlt.

Nach ihrem Einfall in den normalen Herzzyklus können die ventrikulären Extrasystolen differenziert werden (Abb. 56/57):
a) Ventrikuläre Extrasystolen mit kompensatorischer Pause.
b) Interponierte ventrikuläre Extrasystolen.

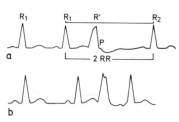

Abb. 56. a) Ventrikuläre Extrasystole mit kompensatorischer Pause, b) interponierte ventrikuläre Extrasystole.

II. Störungen der Herzschlagfolge

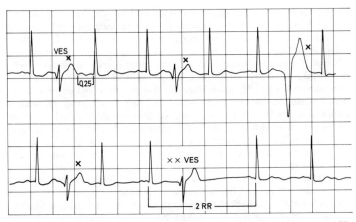

Abb. 57. Interponierte ventrikuläre Extrasystolen (×) mit verlängerter AV-Überleitung des nachfolgenden Normalschlages. PQ-Zeit 0,25 sec. Eine ventrikuläre Extrasystole mit kompensatorischer Pause (Langzeit-EKG) (××).

Zu (a) Ventrikuläre Extrasystolen mit kompensatorischer Pause (Abb. 58/59):

Die vom ektopen ventrikulären Automatiezentrum ausgehende Erregungswelle wird antegrad dem Myokard und retrograd dem AV-Knoten zugeleitet. Dabei kann die retrograde Erregungswelle über die »Barriere« des AV-Knotens die Vorhöfe erreichen. Elektrokardiographisch folgen dann als Zeichen der retrograden Vorhofdepola-

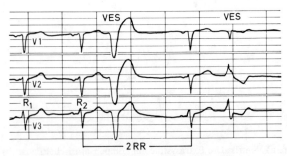

Abb. 58. Polytope ventrikuläre Extrasystolen mit kompensatorischer Pause.

A. Störung der Erregungsbildung

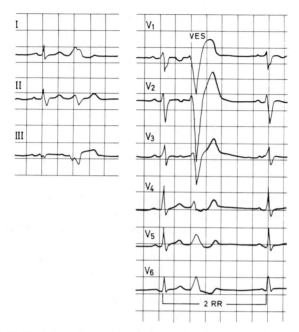

Abb. 59. Rechtsventrikuläre Extrasystole mit kompensatorischer Pause.

risation den ventrikulären Extrasystolen in wenigstens zwei Ableitungen (II, III, aVF) negative P-Wellen. Das normale RP-Intervall beträgt um 0,11 sec. Auch können, bedingt durch die Refraktärverhältnisse des AV-Knotens, retrograde AV-Blockierungen (Synonyma: VA-Blockierungen) der verschiedenen Schweregrade auftreten. Neben einem VA-Block I. Grades (PR >0,11 sec) kommt es zum Auftreten eines VA-Blockes II. Grades, entweder in Form einer Wenckebachschen Periode oder eines Mobitz Typ 2. Kommt es zu einer Interferenz der extrasystolischen Erregungswellen mit der nomotopen Erregungswelle des Sinusknotens am sinoatrialen Übergang, so wird der Sinusknoten nicht gestört. Das postextrasystolische Intervall ist voll kompensierend. Bei weniger kurzem Kupplungsintervall kann es zu einer Interferenz der beiden Erregungswellen auf Vorhofebene kommen. Die extrasystolischen QRS-Komplexe sind dann von biphasisch imponierenden Vorhoffusionssystolen gefolgt.

Da die Automatie des Sinusknotens durch die extrasystolische Erregungswelle ebenfalls nicht gestört wird, besteht auch hier eine kompensatorische Pause. Bei bradykardem Grundrhythmus kann die retrograde extrasystolische Erregungswelle bis zum Sinusknoten fortgeleitet werden. Die Sinusperiode wird unterbrochen. Es entsteht keine kompensatorische Pause. Meist wird die extrasystolische retrograde Erregungswelle nicht den Vorhöfen zugeleitet. Vorhöfe und Kammern schlagen dissoziiert. Es besteht eine AV-Dissoziation (s. S. 231). Formkritisch erscheinen die positiven P-Zacken des langsamer schlagenden Sinusrhythmus ohne fixe Relation vor, innerhalb oder nach dem QRS-Komplex (meist in der ST-Strecke zu finden) der ventrikulären Extrasystolen.

Zu (b) Interponierte ventrikuläre Extrasystolen (Abb. 60):
Bei sehr frühzeitigem Einfall einer Kammerextrasystole, besonders bei gleichzeitig bestehendem langsamem Sinusgrundrhythmus, kann sich die Kammerextrasystole zwischen zwei in normalen Abständen folgende Schläge einschieben, ohne den Grund-(Sinus-) Rhythmus zu stören. Man spricht von einer interponierten Kammerextrasystole. Der postextrasystolische Normalschlag nach einer interponierten ventrikulären Extrasystole zeigt meist ein verlängertes PQ-Intervall, da seine Erregungswelle auf ein noch partiell refraktäres AV-Überleitungssystem trifft. Auch eine Deformierung des QRS-Komplexes im Sinne einer aberrierenden Leitung und eine Störung der Repolarisationsphase mit Senkung von ST und präterminal negativem T wird beobachtet. Selten sind derartige Kammerendteilveränderungen über mehrere Kammerkomplexe beschrieben worden. Ihr Auftreten ist ähnlich wie ein pathologisches Belastungs-EKG zu werten, das heißt, sie sind Ausdruck einer Myokardschädigung (poor man's exercise test).

Interponierte Extrasystolen sind möglich, wenn sie sehr frühzeitig einfallen, so daß das Myokard bis zum nächsten Sinusreiz aus der Refraktärphase herauskommt oder bei supraventrikulären interponierten Extrasystolen, wenn der Sinusknoten schutzblockiert ist, das heißt, wenn seine Reizbildung nicht retrograd zerstört wird.

Zusammenfassend sind ventrikuläre Extrasystolen somit durch folgende Merkmale gekennzeichnet:
1. Verbreiterter und verformter QRS-Komplex (schenkelblockartige Deformierung).

A. Störung der Erregungsbildung

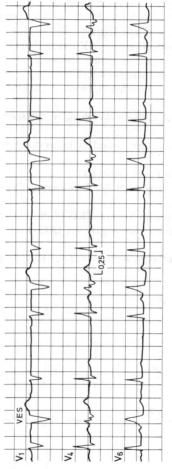

Abb. 60. Interponierte ventrikuläre Extrasystolen. Verlängerte AV-Überleitung des nachfolgenden Normalschlages. PQ 0,25 sec.

Bifaszikulärer Block in folgenden Kombinationen:
a) Kompletter Linksschenkelblock (rechtsventrikuläre Extrasystole)
b) Kompletter Rechtsschenkelblock + linksanteriorer Hemiblock: »Linksposteriore« Extrasystole.
c) Kompletter Rechtsschenkelblock + linksposteriorer Hemiblock: »Linksanteriore« Extrasystole.
2. Normal breiter QRS-Komplex in Kombination mit einem bifaszikulären Block in folgenden Kombinationen:
a) Inkompletter Linksschenkelblock.
b) Inkompletter Rechtsschenkelblock + linksanteriorer Hemiblock.
c) Inkompletter Rechtsschenkelblock + linksposteriorer Hemiblock.
3. Keine Beeinflussung des Grundrhythmus durch die ventrikuläre Extrasystole.
4. Kompensatorische Pause (Abb. 61).
5. Nachweis einer retrograden AV-Blockierung (VA-Block). Meist AV-Dissoziation.
Fehlende Relation zum Vorhof-EKG [P des langsamer schlagenden normalen Sinusrythmus geht im QRS-Komplex (meist ST-Strecke) unter].
6. Bei gehäuft monotopem Auftreten: fixes Kupplungsintervall.

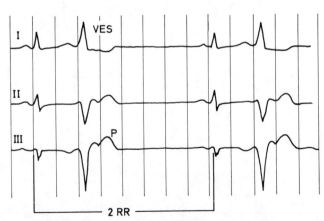

Abb. 61. Rechtsventrikuläre Extrasystolen mit kompensatorischer Pause in Bigeminieform.

Vorkommen: Ventrikuläre und supraventrikuläre Extrasystolen können sowohl bei klinisch gesunden Patienten (Wenckebach: »Unfug des Herzens«) als auch bei organischen Herzerkrankungen auftreten. Auch extrakardiale Ursachen sind zu berücksichtigen.

Übersicht der möglichen Ursachen:
Vegetative Labilität.

Kardiale Erkrankungen: Myokarditis, Perikarditis, Endokarditis, Mitralvitien, Vorhofseptumdefekt, Koronarinsuffizienz, Herzinfarkt, Herzverletzungen.

Extrakardiale Erkrankungen: Fokaltoxikose, Infektion, Hyperthyreose, Elektrounfall.

Abdominalerkrankungen: (z. B. Cholezystopathie, Hiatushernie, Meteorismus, Roemheld-Syndrom).

Störungen im Ionenstoffwechsel, Paraproteinämie.

Tumoren mit Katecholamin- und Serotoninausschüttung.

Herzoperationen, Herzkatheterismus, Angiographie.

Medikamentöse Einwirkung: Überdosierung mit Digitalisglykosiden, Procainamid, Akonitin, Chinidin, Chloroform, Zyklopropan, Barbiturate usw.

Genußmittel: Nikotin, Koffein.

Die **klinische Bedeutung** der Extrasystolen liegt einmal in ihrer unmittelbaren hämodynamischen Auswirkung zum anderen in der Gefahr der Auslösung tachykarder Rhythmusstörungen.

Die hämodynamischen Veränderungen der Extrasystolie beruhen auf der verkürzten diastolischen Füllungszeit sowie auf dem meist abnormen Kontraktionsablauf mit Dissoziation zwischen Kammer- und Vorhofaktion. Bei einer bestimmten Vorzeitigkeit ist der extrasystolische Schlag frustran, das heißt, es erfolgt kein Blutauswurf in die Peripherie. Bei einem fixierten Bigeminus kann es hierdurch zu einer Halbierung der Frequenz im Hinblick auf den peripheren Puls kommen (sogenanntes Pulsdefizit) (therapeutische Anwendung: Gepaarte Stimulation). Personen ohne Herzerkrankungen können solche Rhythmusstörungen meist gut tolerieren. Das Herzzeitvolumen bleibt durch den erhöhten postextrasystolischen Blutauswurf kompensiert. Bei Patienten mit Herzinsuffizienz kann es zur lebensbedrohlichen Herzinsuffizienz kommen. Die Situation wird auch dadurch kritisch, daß der frustrane Schlag Energie verbraucht. Bei Patienten mit Einschränkung der Koronarreserve kann dies Anlaß zu Angina-pectoris-Beschwerden geben.

Die **prognostische Bedeutung** der Extrasystolen ist nicht ohne weiteres an klinischen Zeichen abzulesen, vielmehr muß hierzu eine

Klassifizierung der Rhythmusstörungen und eine Berücksichtigung der klinischen Situation herangezogen werden. Unmittelbar bedeutsam sind vor allem ventrikuläre Extrasystolen. Besonders gefürchtet sind solche ventrikulären Extrasystolen, die in die vulnerable Phase fallen wegen der Gefahr der Auslösung von hämodynamisch kritischen Tachykardien (Ventrikuläre Tachykardie der vulnerablen Phase, Kammerflimmern) (Abb. 62/63).

Diese Erscheinung wird im angelsächsischen Schrifttum als R-auf-T-Phänomen bezeichnet, im deutschsprachigen Raum durch den Vorzeitigkeitsindex definiert (EFFERT). Dabei wurde versucht, eine feste Bindung zwischen dem Zeitpunkt des Einfalls der Extrasystole im Verhältnis zur Länge der normalen Systole aufzustellen. Der sogenannte Vorzeitigkeitsindex berechnet sich aus:

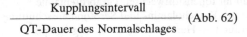

$$\frac{\text{Kupplungsintervall}}{\text{QT-Dauer des Normalschlages}} \quad \text{(Abb. 62)}$$

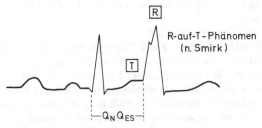

Abb. 62. Schema R-auf-T-Phänomen: Q_N = Q Normalschlag; Q_{ES} = Q Extrasystole.

Ein Vorzeitigkeitsindex unter 1 (0,9–0,5) weist auf eine besondere Gefährdung hin.

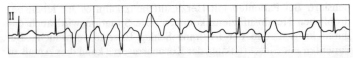

Abb. 63. R-auf-T-Phänomen (Langzeit-EKG). Bei Einfall einer ventrikulären Extrasystole in die sog. vulnerable Phase Auslösung einer kurzfristigen Kammertachykardie.

Auch für supraventrikuläre Extrasystolen existiert eine vulnerable Phase des Vorhofs. Es kann dadurch ein Vorhofflimmern ausgelöst werden.

Die Inkonstanz von Rhythmusstörungen hat zur Folge, daß bei einer einmaligen EKG-Schreibung nur der positive Befund beweisend ist. Zur Beurteilung von Rhythmusstörungen ist deshalb ein Bandspeicher-EKG mit mehrstündiger (8, 12, 24 Stunden) Registrierung erforderlich. Auch eine zusätzliche Belastungsuntersuchung sollte, soweit möglich, durchgeführt werden. Die Tab. 2 gibt eine Klassifizierung tachykarder Rhythmusstörungen wieder, wie sie von Lown u. Mitarb. vorgeschlagen wurde und in modifizierter Form vielfach verwendet wird. Mit dem Schweregrad der Rhythmusstörungen nimmt die Gefährdung, vor allem die Gefahr des plötzlichen Herztodes, zu (sog. Warnarrhythmien).

In einer Analyse von 400 Fällen konnten L. Cobb u. Mitarb. zeigen, daß der plötzliche Herztod nicht identisch ist mit dem akuten Myokardinfarkt. Es handelt sich meist (80%) um Kammerflimmern bei Narbenzuständen infolge koronarer Herzkrankheit mit umschriebenen Dyskinesien und Störungen der Erregungsrückbildung. Die dabei auftretenden ventrikulären Extrasystolen und TU-Abnormitäten sind dabei Ausdruck einer elektrischen Instabilität. Die Gefährdung läßt sich also aus der Klassifizierung nachgewiesener Rhythmusstörungen (s. o.) und dem Nachweis einer elektrischen und mechanischen Inhomogenität abschätzen (s. S. 70).

Beim Herzinfarkt sind dabei in erster Linie nicht die Rhythmusstörungen während der akuten Phase (vorwiegend Automatie-Genese) sondern Rhythmusstörungen der späteren Phase (vorwiegend Reentry-Genese) gemeint. Der Einfluß des vegetativen Nervensystems auf die Erregbarkeitsschwelle ist in solchen Fällen die Grundlage der prophylaktischen Langzeitanwendung von Beta-Rezeptorenblockern (Tab. 3).

Im Schema (S.101) sind die beim Myokardinfarkt in der Früh- und Spätphase auftretenden Rhythmusstörungen in ihrer pathophysiologischen und klinischen Bedeutung zusammengefaßt.

An der Bedeutung von »Warnarrhythmien« beim Herzinfarkt als Vorboten für Kammerflimmern haben neuere Untersuchungen Zweifel aufkommen lassen, da ihnen nicht immer Kammerflimmern folgen muß und andererseits Kammerflimmern ohne vorhergehende »Warnarrhythmien« beobachtet wurde. Gerade das Kammerflimmern in den ersten Stunden des frischen Myokardinfarktes tritt häufig ohne prämonitorische Arrhythmien auf, während beim längeren Verlauf »Warnarrhythmien« zwar oft beobachtet werden, Kam-

Tab. 3. Prospektive Studien mit β-Rezeptorenblockern zur Beeinflussung des plötzlichen Herztodes (MANZ et al., 1981).

Studie	Patienten	Dauer (Monate)	Gesamtmortalität			Plötzliche Todesfälle		
			Placebo	Verum	p	Placebo	Verum	p
Alprenolol 1974	230	24	14	7	ns	11	2	< 0,05
Practolol 1975	3038	3–12	117	94	ns	52	30	< 0,02
Alprenolol 1979	480	12	64	61	ns	–	–	
	(< 65 J.) 282	12	29	13	< 0,01			
Propranolol 1980	720	9	27	28	ns	–	–	
Timolol 1981	1884	12–17	152	98	< 0,001	95	47	< 0,001

Tab. 4. Klassifizierung tachykarder ventrikulärer Rhythmusstörungen nach LOWN (VES = ventrikuläre Extrasystolen) Langzeit-EKG und Ergometrie führen keineswegs immer zu den gleichen Ergebnissen, sondern ergänzen sich. In der diagnostischen Ausbeute scheint das Langzeit-EKG überlegen.

Klassifikation	Bei ambulatorischer Überwachung mittels 24-h-Bandspeicheraufzeichnung	Bei Ergometer-Belastung
0	Keine Arrhythmie	Keine Arrhythmie
1	Isolierte unifokale VES weniger als 30/h oder 1/min	Isolierte unifokale VES weniger als 3/min
2	Isolierte unifokale VES mehr als 30/h oder 1/min	Isolierte unifokale VES mehr als 1/min
3	a) Multiforme VES b) Bigeminus	a) Multiforme VES (Abb.) b) Bigeminus
4	a) gekoppelte VES (Salven) (Couplet) b) ventrikuläre Tachykardie	a) gekoppelte VES (Salven) (Couplet) b) ventrikuläre Tachykardie
5	Frühzeitige VES (entspr. R-auf-T-Phänomen)	Frühzeitige VES (R-auf-T-Phänomen)

A. Störung der Erregungsbildung

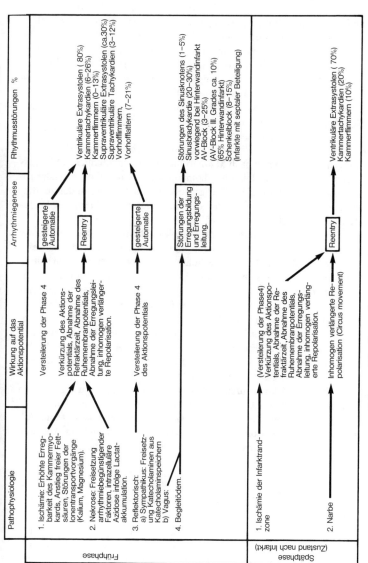

Schema: Rhythmusstörungen beim Myokardinfarkt.

merflimmern dagegen relativ seltener ist. Auch die Bedeutung der Frühzeitigkeit ventrikulärer Extrasystolen (R-auf-T-Phänomen) ist in letzter Zeit in Frage gestellt worden, da nicht selten Kammerflimmern auch von spät einfallenden Extrasystolen ausgelöst wird. In der Spätphase des Myokardinfarktes und bei andersartigen schweren organischen Myokarderkrankungen wird häufig eine elektrische Instabilität beobachtet. Die längste Refraktärzeit haben dann meist die Zellen des peripheren Purkinje-Faser-Systems am Übergang zur Myokardfaser (periphere Gates) (Refraktärzeit oft länger als die des AV-Knotens). Damit kann ein Reentry auch spät in der Diastole erfolgen und zum Kammerflimmern führen.

Aus der Gefahr von Herzrhythmusstörungen beim akuten Myokardinfarkt, in der Spätphase nach Myokardinfarkt, bei entzündlichen Myokarderkrankungen als auch bei Kardiomyopathien geht hervor, daß zur prognostischen Bedeutung der Extrasystolie eine Beziehung zu der zugrundeliegenden myokardialen oder extrakardialen Grundkrankheit hergestellt werden muß.

Als Faustregel kann gelten, daß komplexe Rhythmusstörungen (LOWN 2–4a) dann als prognostisch bedeutsam einzustufen sind, wenn Hinweise vorliegen, daß zusätzlich eine erhöhte Vulnerabilität des Kammermyokards vorliegt. Dies ist bei schwerwiegenden kardialen Grundkrankheiten (Angina pectoris, akuter und chronischer Infarkt, entzündliche Herzkrankheiten, Kardiomyopathien, bedeutsame Vitien) anzunehmen. Diese ektopen Herzrhythmusstörungen sollten anti-arrhythmisch behandelt werden. Andererseits ist es als ein Befund ohne Krankheitswert zu interpretieren, wenn Extrasystolen, auch hochrangige, bis LOWN 4a, bei klinisch herz- und kreislaufgesunden Patienten auftreten, diese evtl. nach Arbeitsbelastung sich reduzieren oder verschwinden.

Bei herz- und kreislaufgesunden Patienten im mittleren bis höheren Lebensalter ist dieser Befund schwerwiegender zu bewerten. Für ventrikuläre Extrasystolen konnten einige Untersucher eine höhere Mortalität infolge akutem Herztod nachweisen. Hypothetisch wurde das Auslösen eines Kammerflimmerns durch die Extrasystolen diskutiert.

β) Paroxysmale Tachykardien

αα) **Paroxysmale supraventrikuläre Tachykardien**

Entstehungsmechanismus:
1. *Gesteigerte Automatie* eines supraventrikulär gelegenen heterotopen Zentrums. Die supraventrikuläre Tachykardie ist als Aufeinanderfolge supraventrikulärer Extrasystolen zu interpretieren.

Folgende supraventrikuläre Tachykardien sind auf eine Automatie-Genese im Vorhof zurückzuführen:
»Normale« Sinustachykardie.
Paroxysmale atriale Tachykardien, bei denen häufig, aber nicht immer Digitalisüberdosierung und/oder Kaliummangel ursächlich sind.

2. *Reentry-Mechanismus:* Makro-Reentry:
   a) Paroxysmale Sinustachykardie: Der Erregungskreis verläuft im sinoatrialen Übergangsgewebe.
   b) Paroxysmale atriale Tachykardie: Der Erregungskreis verläuft im atrialen Reizleitungssystem (?).
   c) Paroxysmale AV-Knotentachykardie oder supraventrikuläre Tachykardie im engeren Sinne: Für diese Tachykardieformen kann nach den Befunden mit intrakardialen Ableitungen und Elektrostimulation als bewiesen gelten, daß es sich hierbei um kreisende Erregungen (s. S. 129 Echotachykardien) handelt.

Folgende Reentry-Kreise sind möglich:
   a) Die Kreisbahn verläuft atrio-ventrikulär unter Einbeziehung des längsdissoziierten AV-Knotens (Echotachykardien).
   b) Die Kreisbahn beansprucht zusätzliche akzessorische Muskelbrücken: Kent-Fasern, James-Fasern, Mahaim-Fasern (s. S. 242 Präexzitationssyndrome).

Als Hinweise, daß einer paroxysmalen supraventrikulären Tachykardie ein Reentry-Mechanismus zugrunde liegt, können gewertet werden:
Eine Vorhoftachykardie wird häufig durch solche Vorhofextrasystolen ausgelöst, die mit einem verlängerten AV-Intervall oder nach langem RR-Intervall übergeleitet werden. Es ist immer ein ganz bestimmtes Kupplungsin-

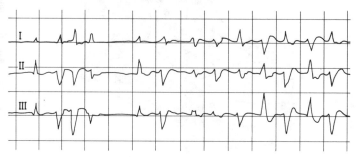

Abb. 64. Polytope, polymorphe ventrikuläre Extrasystolen.

104 II. Störungen der Herzschlagfolge

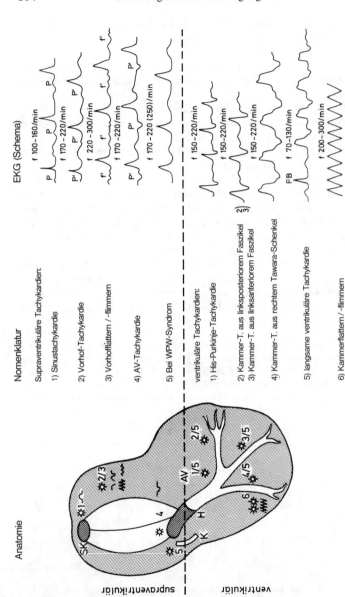

Abb. 65. Einteilung der supraventrikulären und ventrikulären Tachykardien.

tervall der vorausgehenden supraventrikulären Extrasystole, das dem Beginn der repetitiv entstehenden supraventrikulären Tachykardie vorausgeht. Das Kupplungsintervall und der RR-Abstand der entstehenden supraventrikulären Tachykardie stimmen überein. Bei Registrierung längerer EKG-Streifen findet man häufig Vorhofechos bzw. Vorhoffusionsschläge, die den Umkehrmechanismus beweisen. Die supraventrikuläre Tachykardie kann durch zeitgerecht einfallende, einzelne atriale oder ventrikuläre Reize unterbrochen werden. Für einen zugrundeliegenden Reentry-Mechanismus der Vorhoftachykardie spricht schließlich, daß diese meist prompt durch vagomimetische Maßnahmen, die zu einer reflektorischen Störung der AV-Überleitung führen (Karotissinusdruck, andere vagomimetische Maßnahmen) unterbrochen werden kann.

Mit der Reentry-Theorie zur Auflösung und Unterhaltung einer supraventrikulären Tachykardie läßt sich eine pathophysiologische Beziehung zwischen dem Typ Gallavardin und dem Typ Bouveret-Hoffmann herstellen. Die dem Typus Gallavardin vorausgehenden, streng kupplungsgebundenen Extrasystolen führen, einer Bahnung entsprechend, zu einer Leitungsverzögerung im längsdissoziierten AV-Knoten, wodurch der Reentry-Mechanismus zur Unterhaltung der supraventrikulären Tachykardie in Gang kommt. Der plötzliche Beginn und das plötzliche Ende des Typus Bouveret-Hoffmann könnte damit erklärt werden, daß eine vorzeitige AV-Knoten-Extrasystole oder zurückgeleitete His-Bündel-Extrasystole, die elektrokardiographisch nicht zur Darstellung kommen, zu den gleichen elektrophysiologischen Veränderungen im längsdissoziierten AV-Knoten führen.

3. Fokale Reexzitation: Dabei wird folgende Erklärungsweise herangezogen: Die durch Kaliumverarmung bereits erhöhten Nachpotentiale erfahren unter der plötzlichen Einwirkung von adrenergischen Stoffen eine so starke Vergrößerung, daß die Reizschwelle für die Erregung benachbarter Zellen überschritten wird. Plötzliche Unterbrechung einer derart entstandenen supraventrikulären Tachykardie durch eine Vaguserregung wäre mit der Abnahme der Nachpotentiale unter die Reizschwelle der Nachbarzellen zu erklären.

Nach dem Sitz des ektopischen Erregungsursprungs können die paroxysmalen supraventrikulären Tachykardien eingeteilt werden in:
a) Paroxysmale Sinustachykardie (selten),
b) Paroxysmale Vorhoftachykardie,
c) Paroxysmale Knotentachykardie.

Zu (a) Paroxysmale Sinustachykardie:
EKG (Abb. 66): Vorhöfe und Kammern stehen in einer festen zeitlichen Beziehung zueinander. Die P-Zacke ist in Ableitung I, II,

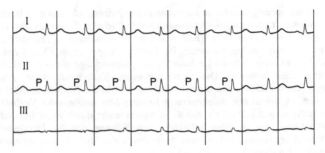

Abb. 66. Bei der paroxysmalen Sinustachykardie ist P unverändert. Sinustachykardie Frequenz 125/min, positives P in Ableitung I, II.

(III), aVF deutlich positiv und entspricht dem P des normofrequenten Normalschlages. Der Kammerkomplex ist in der Regel nicht verformt und nicht verbreitert. Die Frequenz liegt in dem für paroxysmalen Tachykardien typischen Bereich zwischen 160 und 250/min.

Paroxysmale Sinustachykardien können für die Dauer von wenigen Minuten bis zu 20mal pro Tag vorkommen. Ihre hämodynamischen Auswirkungen sind bei einer Frequenz, die selten 160/min überschreitet, gering. Die Patienten fühlen sich aber durch die immer wiederkehrenden Paroxysmen in unterschiedlichem Maße beeinträchtigt.

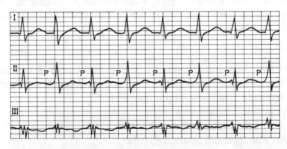

Abb. 67. Bei der paroxysmalen Vorhoftachykardie ist P leicht deformiert und positiv. Paroxysmale supraventrikuläre Tachykardie, Frequenz 150/min.

A. Störung der Erregungsbildung 107

Zu (b) Paroxysmale Vorhoftachykardien:
EKG (Abb. 67): Vorhöfe und Kammern stehen in einer festen Beziehung zueinander. Die P-Zacke ist abgeflacht biphasisch. Der Kammerkomplex ist in der Regel nicht verformt und nicht verbreitert. Die Frequenz liegt in dem für die paroxysmalen Tachykardien typischen Bereich zwischen 160 und 220/min.

Zu (c) Paroxysmale Knotentachykardien:
EKG (Abb. 68/69): Vorhöfe und Kammern stehen in einer festen Beziehung zueinander. Die P-Zacke ist in den Ableitungen II, III, aVF negativ. Wird der Vorhof vor den Kammern erregt, geht die negative P-Zacke dem QRS-Komplex voraus; werden Vorhöfe und Kammern gleichzeitig erregt, ist das negative P im QRS-Komplex versteckt; wird die Kammer vor den Vorhöfen erregt, folgt das negative P dem QRS-Komplex nach. Der Kammerkomplex ist in der Regel nicht verbreitert. Die Frequenz liegt in dem für die paroxysmalen Tachykardien typischen Bereich zwischen 160 und 220/min.

Vorkommen: Die paroxysmalen supraventrikulären Tachykardien kommen meist bei Herzgesunden mit vegetativer Dystonie und bei Jugendlichen, häufiger bei Frauen als bei Männern vor. Als auslösende extrakardiale Ursachen seien erwähnt: Körperliche Anstren-

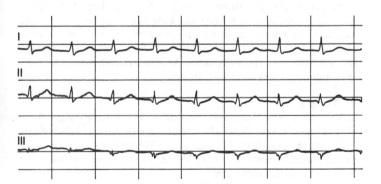

Abb. 68. Bei der paroxysmalen Knotentachykardie findet sich ein negatives P. Obere Knotentachykardie: Negatives P in Ableitung II, III, dem QRS-Komplex vorausgehend. Mittlere Knotentachykardie: Negatives P in Ableitung II, III, im QRS-Komplex versteckt. Untere Knotentachykardie: Negatives P in Ableitung II, III, dem QRS-Komplex folgend.
Knotentachykardie aus dem mittleren AV-Knoten, Frequenz 160/min.

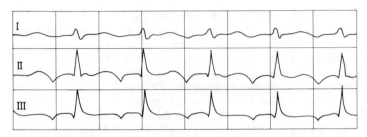

Abb. 69. Sinus-coronarius-Tachykardie. Frequenz 200/min. Negatives P in Ableitung (I) II, III, dem QRS-Komplex vorausgehend. PQ-Zeit 0,14 sec.

gung, Nikotin, Koffein, Gravidität, Klimakterium, Hyperthyreose. Relativ häufiges Auftreten bei Präexzitationssyndrom (s. S. 258). Organische Herzkrankheiten (koronare Herzerkrankung, rheumatische Herzerkrankung) liegen nur selten vor. Von Patienten ohne zugrundeliegende Herzkrankheit werden die supraventrikulären paroxysmalen Tachykardien trotz hoher Frequenzen oft gut vertragen.

Bei organischen Herzleiden bergen sie in sich die Gefahr einer kritischen Verminderung des Herzzeitvolumens mit Durchblutungsstörungen wichtiger Organe (Gehirn, Nieren). Bei sklerotischen Veränderungen am Koronarsystem kann eine Angina pectoris auftreten. Energetisch ungünstige Situationen des Myokards (kurze Diastole) leisten einer Herzinsuffizienz Vorschub. Im Extremfall können Synkopen (hyperdynames Adams-Stokes-Syndrom), Hypotonie oder ein Lungenödem auftreten.

Therapie:
a) Vagusreize wie: Valsalva-Preßversuch; Karotissinusmassage, Auslösung eines Tauchreflexes (Eintauchen des Gesichts in kaltes Wasser für einige Sekunden), Auslösung eines Würgereizes.
b) Sedierung: Luminal 0,2 g i.m., Valium 10 mg i.v. und/oder i.m.
c) Intravenöse Soforttherapie:
   1. Isoptin (Verapamil) 2,5–10 mg langsam i.v.
   2. Gilurytmal (Ajmalin) 30–75 mg langsam i.v.
   3. Betablocker, z. B.
      a) Visken (Pindolol) 0,4–0,6 mg
      b) Aptin (Alprenolol) 0,5–1,0 mg
      c) Trasicor (Oxprenolol) 1–2 mg

A. Störung der Erregungsbildung

4. Rytmonorm (Propafenon) 35–70 mg
5. Amidonal (Aprindin) 80–150 mg langsam i.v.
6. Rythmodul (Disopyramid) max. 150 mg langsam i.v.
7. Digitalispräparate (Kontraindikation: Supraventrikuläre Tachykardie mit AV-Block)

d) Perorale Langzeittherapie (Prophylaxe):
  1. Isoptin (Verapamil) 3 × 80 mg
  2. Betablocker, z. B.
     a) Visken (Pindolol) 3 × 5 mg
     b) Dociton, Doberol 3 × 40 (80) mg
     c) Beloc, Lopresor (Metoprolol) 1–2 × 100 mg
     d) Aptin-Duriles (Alprenolol) 2 × 200 mg
     e) Trasicor (Oxprenolol) 3 × 40 (80) mg
     f) Sotalol (Sotalex) 2 × 80 (160) mg
  3. Chinidin-Duriles (Chinidin bisulfat) 2–4 × 250 mg
  4. Rythmodul (Disopyramid) 3–4 × 100–200 mg
  5. Rytmonorm (Propafenon) 2–3 × 150 mg bis 3 × 300 mg
  6. Amidonal (Aprindin) 2 × 50 mg (*Cave:* Kumulation, Wirkdauer > 24 Std.) (–200 mg).
  7. Tambocor (Flecainid) 2 × 100–150 mg (s. S. 407).
  8. Cordarex (Amiodaron) 1. Woche 800 mg; Erhaltungsdosis 100–200 mg.
  9. Digitalispräparate
     Eine Kombination von 2. + 3., 1. + 2. + 3., 1. + 3. (z. B. Cordichin), 2. + 4.–8. ist bei schwierig einzustellenden supraventrikulären Tachykardien möglich.

e) Elektrotherapie:
  1. Bei schwerer Herzinsuffizienz oder Schock: Kardioversion
  2. Bei Therapieresistenz:
     a) hochfrequente Vorhofstimulation
     b) elektrische Doppelstimulation

ββ) **Paroxysmale ventrikuläre Tachykardien**

Entstehungsmechanismus:

1. *Gesteigerte Automatie* eines ventrikulär gelegenen heterotopen Zentrums. Die ventrikuläre Tachykardie ist als die Aufeinanderfolge ventrikulärer Extrasystolen zu verstehen.
2. *Reentry-Mechanismus:* Makro-Reentry: Die Kreisbahn verläuft intraventrikulär über die Faszikel des ventrikulären RLS. Es entstehen uni- und bifaszikuläre Blockbilder (Abb. 70).

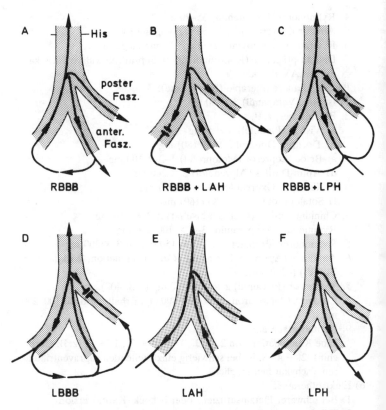

Abb. 70. Schema der möglichen Reentry-Bahnen ventrikulärer Tachykardien. Das formkritisch entstehende elektrokardiographische Bild ist eingetragen. RBBB = Rechtsschenkelblock; LAH = linksanteriorer Hemiblock; LPH = linksposteriorer Hemiblock; LBBB = Linksschenkelblock (nach WELLENS).

Die Lokalisation des unidirektionalen Blockes im ventrikulären RLS bestimmt das formkritische Bild der jeweils auftretenden ventrikulären Tachykardie. Dabei ist es charakteristisch, daß häufig während des Paroxysmus ein Typenwandel der Kammerwellen (sogenannte Stratifizierung des Erregungskreises) eintritt, der auf einen Wechsel des intraventrikulären Erregungskreises hinweist.

Klinische Zeichen, die auf einen Reentry-Mechanismus einer ventrikulären Tachykardie hinweisen:

Häufig wird eine ventrikuläre Tachykardie durch vorzeitig einfallende ventrikuläre Extrasystolen ausgelöst und durch ventrikuläre Extrasystolen beendet. Auslösende ventrikuläre Extrasystolen weisen zu der repetitiv entstehenden ventrikulären Tachykardie beim gleichen Patienten ein fixes Kupplungsintervall auf, das mit dem RR-Abstand der resultierenden Kammertachykardie übereinstimmt. Für einen intraventrikulären Erregungskreis als auslösender Mechanismus einer ventrikulären Tachykardie spricht auch, daß diese durch zeitlich genau definierte, spontane oder schrittmacherinduzierte Extrasystolen unterbrochen werden kann. Weitere Hinweise für den Reentry-Mechanismus einer ventrikulären Tachykardie sind: Stratifizierung des Erregungskreises (s. o.), prompte Unterbrechung durch geringe äußere Reize (z. B. ventrikuläre Tachykardie der vulnerablen Phase), einschließlich der Beendigung eines Paroxysmus durch Brustschlag; Beendigung einer ventrikulären Tachykardie mit einer hohen Stimulationsfrequenz (overdriving) und nachfolgende Führung des Herzens mit Underdriving, das heißt, der externe Schrittmacher behält die Führung über das Herz, wenn seine Frequenz unter die ursprüngliche Kammerfrequenz herabgesetzt wird.

Mit dem Reentry-Mechanismus zur Entstehung einer ventrikulären Tachykardie läßt sich entsprechend den supraventrikulären Tachykardien eine enge Beziehung zwischen Typ Bouveret-Hoffmann und Typ Gallavardin (s. S. 74) herstellen.

3. Fokale Reexzitation (s. S. 63):

EKG (Abb. 71): Verbreiterter ($\geq 0{,}11$ sec), schenkelblockartig verformter QRS-Komplex (sogenannte ventrikulär konfigurierte QRS-Gruppe). Ausnahme: Ventrikuläre Tachykardien, deren ektopes Automatiezentrum kurz hinter der Bifurkation des Hissehen Bündels liegt. Diese zeigen einen normal breiten QRS-Komplex, der jedoch formal mit einem bifaszikulären Block (inkompletter Linksschenkelblock, inkompletter Rechtsschenkelblock und linksanteriorer Hemiblock, inkompletter Rechtsschenkelblock und linsposteriorer Hemiblock) einhergeht. Falls P-Wellen nachweisbar sind, entsprechen diese meist einem langsameren Sinusrhythmus und haben keine Beziehung zu den Kammerkomplexen (komplette AV-Dissoziation). Es sind aber auch retrograde AV-Blockierungen aller Schweregrade nachweisbar. Ventricular capture beats (s. S. 330), atriale und ventrikuläre Kombinationsschläge sind möglich. Die Frequenz liegt in dem für die paroxysmalen Tachykardien typischen Bereich zwischen 150 und 250 Schlägen/min.

Im Gegensatz zu den paroxysmalen supraventrikulären Tachykardien herrscht bei den ventrikulären Tachykardien die extrasystoli-

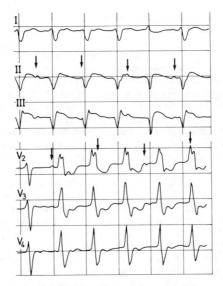

Abb. 71. Ventrikuläre Tachykardie, Frequenz 160/min. Pfeile: P-Wellen; Vorhöfe schlagen unabhängig zu den Kammern, AV-Dissoziation.

sche Form (Typ Gallavardin) vor. Sie beginnt meist mit gehäuften, sich zu Salven steigernden ventrikulären Extrasystolen. Häufig findet sich ein buntes Bild polytoper bzw. polymorpher ventrikulärer Extrasystolen. Die Anfallsdauer des Typs Gallavardin ist meist kurz (Abb. 72).

Vorkommen: Paroxysmale Kammertachykardien kommen meist nur bei geschädigtem Herzen, so bei ischämischen Herzerkrankungen mit oder ohne Infarkt, dem Hypertonieherzen, bei entzündlichen Herzerkrankungen sowie bei schwerer Herzinsuffizienz vor. Auch wird sie bei toxischen Schädigungen des Herzens (Digitalis, Antiarrhythmika, Chloroform, Anästhetika, Adrenalin), bei mechanischen Traumen (Herzoperation, Herzkatheteruntersuchung) sowie beim Elektrounfall beobachtet.

Kammertachykardien beginnen und enden in der Regel ganz plötzlich (anfallsweises Herzjagen, paroxysmale ventrikuläre Tachykardien). Ihre Dauer kann Sekunden bis Minuten, in therapieresistenten Fällen zwischen Tagen und Wochen betragen. Von den

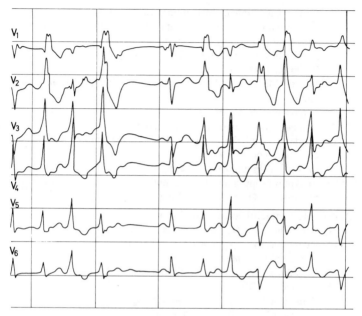

Abb. 72. Chaotische ventrikuläre Tachykardie (alte Bezeichnung: Typ Gallavardin).

paroxysmalen supraventrikulären Tachykardien unterscheiden sie sich durch ihren oft bedrohlichen Charakter und durch ihre meist ernste Prognose. Sie sind häufige Ursache der hyperdynamen Form des Morgagni-Adams-Stokes-Syndroms mit kritischer Abnahme des Herzzeitvolumens. Bei eingeschränkter Koronarreserve treten Angina-pectoris-Beschwerden auf, die sich bis zum Herzinfarkt steigern können.

Therapie
a) Mechanisch: Faustschlag auf die Brust
b) Sedierung: Luminal 0,2 g i.m., Valium 10 mg i.v. und/oder i.m.
c) Intravenöse Soforttherapie:
   1. Xylocain (Lidocain) 100–200 mg als Bolus oder 2–4 mg pro min Infusion

2. Phenhydan (Diphenylhydantoin) 125–250 mg i.v.
3. Gilurytmal (Ajmalin) 30–75 mg (*Cave!* nicht bei Hypotonie)
4. Amidonal (Aprindin) 100–200 mg
5. Rytmonorm (Propafenon) 35–70 (140) mg
6. Rythmodul (Disopyramid) 150 mg i.o.
7. Mexitil (Mexitilen) 100–200 mg als Boden, Tropfinfusion 1–3 mg/min.
8. Tambocor (Flecainid) 1 mg/kg i.v.
9. Remivox (Lorcoanid) 100–200 mg/die i.o.
10. Cordarex (Amiodaron) 500 µg/kg – 450 mg langsam i.v.
11. Ggf. Betablocker:
    a) Visken (Pindolol) 0,4–0,6 mg
    b) Aptin (Alprenolol) 0,5–1,0 mg
    c) Trasicor (Oxprenolol) 1–2 mg

d) Perorale Langzeittherapie (Prophylaxe):
1. Neo-Gilurytmal (Prajmaliumbitartrat) 3–4 × 20 mg
2. Rytmonorm (Propafenon) 2–3 × 300 mg
3. Amidonal (Aprindin) 1–2 × 50 mg
4. Chinidin-Duriles (Chinidin bisulfat) 2–4 × 250 mg
5. Rythmodul (Disopyramid) 3–4 × 100–200 mg
6. Tambocor (Flecainid) 2 × 100–150 mg
7. Mexitil (Mexitilen) 2–3 × 200 mg
8. Xylotocan (Tocoanid) 3–4 × 400 mg
9. Remivox (Lorcoanid) 2–3 × 100 mg
10. Cordarex (Cordaron) 1. Woche 800 mg, Erhaltungsdosis 100–300 (200) mg.
11. Betablocker (insbesondere bei zusätzlicher koronarer Herzkrankheit und Hypertonie geeignet).
    a) Visken (Pindolol) 3 × 5 mg
    b) Aptin-Duriles (Alprenolol) 2 × 200 mg
    c) Sotalex (Sotalol) 1–2 × 80 (160) mg)
    d) Beloc, Lopresor (Metoprolol) 1–2 × 100 mg
    e) Dociton, Doberol 3 × 40 (80) mg
    f) Trasicor (Oxprenolol) 3 × 40 (80) mg
    Kombination: 1–10 + 5 (vorwiegend Sotalex).

e) Elektrotherapie:
1. Kardioversion bzw. Defibrillation 100–400 Wsec
2. Doppelstimulation (nur gekoppelte Stimulation)

f) Prophylaktische Behandlung der ventrikulären Tachykardie, d. h. Behandlung der ventrikulären Extrasystolen:

A. Störung der Erregungsbildung

1. Elektrolytstörung – Substitution
2. Hypoxämie – Sauerstoff
3. Herzinsuffizienz – Digitalis, Diuretika, evtl. Nitropräparate
4. Spezifische antiarrhythmische Therapie (s. o.)

γ) Vorhofflattern

Entstehungsmechanismus:

1. Gesteigerte Automatie: Diese Hypothese führt Vorhofflattern auf eine *hochfrequente Erregungsbildung supraventrikulärer ektoper Erregungsbildungsherde* zurück. Auch die Möglichkeit der hochfrequenten Erregungsbildung in einem monotopen Erregungsherd steht zur Debatte.

2. Reentry-Mechanismus: Makro-Reentry: Die Kreisbahn verläuft intraatrial um die Einmündung der großen Hohlvenen (Abb. 73).

Für die Reentry-Theorie des Vorhofflatterns spricht, daß es durch hochfrequente rasche Vorhofstimulation (overdriving) beendet werden kann, manchmal über eine kurzfristige Phase selbstlimitierenden Vorhofflimmerns, was wiederum auf eine ursächliche kreisende Erregung hinweist.

EKG (Abb. 74–77): Anstelle der P-Wellen treten regelmäßige sogenannte Flatterwellen auf (Sägezahnmuster). Sie können gut in den Ableitungen II, III, aVF sowie in V_1 nachgewiesen werden.

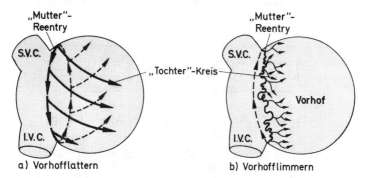

Abb. 73. Modellvorstellung zur Reentry-Theorie von Vorhofflattern (a) und Vorhofflimmern (b). SVC = V. cava superior; IVC = V. cava inferior (modifiziert nach CHUNG).

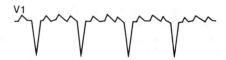

Abb. 74. Schema des Vorhofflatterns mit 3:1-Überleitung.

Die für das Vorhofflattern charakteristischen sägezahnartigen Wellen (sogenannte F-Wellen) entstehen durch die Aufeinanderfolge der positiven P-Welle und der negativen T-Welle des Vorhofs (sogenannte TA-Welle). Die TA-Welle projiziert sich bei normaler Herzfrequenz in dem QRS-Komplex und ist im Oberflächen-EKG nicht erkennbar. Mit zunehmender Vorhoffrequenz tritt sie aus dem QRS-Komplex heraus und nimmt in ihrer Amplitude zu. Bei der dem Vorhofflattern typischen Frequenz zwischen 220 und 350 Schlägen/min erreicht die Amplitude der TA-Welle die der P'-Welle, was zu dem typischen sägezahnartigen Bild der F-(Flatter-)Welle führt. Zu diesem charakteristischen Bild des Vorhofflatterns gibt es fließende Übergänge. Im unteren Frequenzbereich der Vorhoftätigkeit (220–250 Schläge/min) ähnelt es häufig einer Vorhoftachykardie mit Block (P'-Wellen mit isoelektrischen Zwischenstrecken), in hohen Frequenzbereichen (300–400 Schläge/min) bestehen fließende Übergänge zum Vorhofflimmern. Man spricht dann von unreinem Vorhofflimmern und/oder Fibrilloflattern der Vorhöfe.

Beim Vorhofflattern tritt meist eine partielle AV-Blockierung ein. Ist der AV-Block konstant (meist 2:1, 3:1) so ist die Kammeraktion rhythmisch, ist die AV-Blockierung inkonstant, so ist die Kammeraktion arrhythmisch. Bei einer Überleitung der Flatterimpulse auf

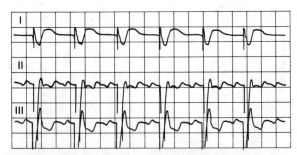

Abb. 75. Vorhofflattern bei Schrittmacherimplantation mit 3:1-Impulssteuerung. Flatterfrequenz 315/min, Kammerfrequenz 105/min.

A. Störung der Erregungsbildung 117

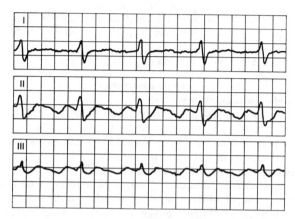

Abb. 76. Vorhofflattern mit konstantem 2:1-Block. Vorhoffrequenz 270/min, Kammerfrequenz 135/min.

die Kammern im Verhältnis 1:1 kommt es zur gefährlichen Beschleunigung der Kammerschlagfolge. Dabei kann klinisch die tachysystolische Form des Adams-Stokes-Syndroms auftreten.

Vorkommen: Vorhofflattern kann paroxysmal (selten), transitorisch und permanent auftreten. Es ist meist Ausdruck einer organischen Herzerkrankung. Ursächlich kommt meist die rheumatische und koronare Herzkrankheit in Frage. Transitorisch paroxysmales Vorhofflattern wird insbesonders beim Sinusknotensyndrom (s.

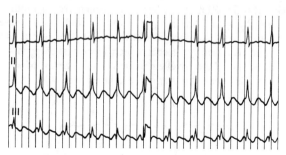

Abb. 77. Vorhofflattern unbekannter Genese mit einer 2:1-Überleitung. Flatterfrequenz 260/min, Kammerfrequenz 130/min.

S. 379) beobachtet. Auch bei Patienten mit Mitralvitien, Hyperthyreose und Präexzitationssyndrom tritt paroxysmales Vorhofflattern auf.
Therapie: Siehe Vorhofflimmern.

δ) *Vorhofflimmern*
Entstehungsmechanismus:
1. *Gesteigerte Automatie* eines supraventrikulären nomotopen Erregungszentrums. Es wird angenommen, daß die Flimmerwellen Ausdruck der Unfähigkeit der Vorhöfe sind, auf eine so schnelle Erregungsfolge in koordinierter Weise zu folgen. Eine andere Hypothese führt Vorhofflimmern, entsprechend dem Vorhofflattern, auf eine hochfrequente Erregungsbildung in multifokalen atrialen Erregungsbildungszentren zurück. Gegen diese Hypothese spricht, daß Vorhofflimmern nicht selten paroxysmal auftritt und es schwer verständlich ist, auf welche Weise zahlreiche Automatiezentren so aufeinander abgestimmt sein sollten, daß sie gleichzeitig zu »feuern« beginnen und die Erregungsbildung gleichzeitig wieder einstellen.

2. *Reentry-Mechanismus:* Mikro-Reentry: Diese Hypothese ist am naheliegendsten. Es wird diskutiert, daß eine Störung im Ablauf der sich nicht auf spezifischen Leitungsbahnen ausbreitenden Erregungswelle vorliegt. Schon repolarisierte Fasern werden von benachbarten noch depolarisierten Fasern durch die bestehenden Potentialdifferenzen neuerlich erregt. Insgesamt wird das Flimmern dadurch unterhalten, daß die ungeordnete Erregungsfront so langsam in einer Richtung »kreist«, daß sie stets wieder auf erregbares Gewebe trifft (Abb. 73).

EKG (Abb. 78–81): Anstelle der P-Wellen treten Flimmer-(f-)Wellen auf, die am besten in V_1 nachweisbar sind. Die Flimmerwellen können grob (besonders bei Mitralvitien) oder fein (besonders bei degenerativen und fortgeschrittenen Herzmuskelerkrankungen) sein. Eingestreute Flatterwellen weisen auf kürzeres, Mikrowellen auf längeres Bestehen der Arrhythmie hin. Nicht selten sind die f-

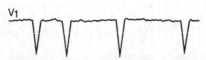

Abb. 78. Schema des Vorhofflimmerns mit inkonstanter Überleitung.

A. Störung der Erregungsbildung

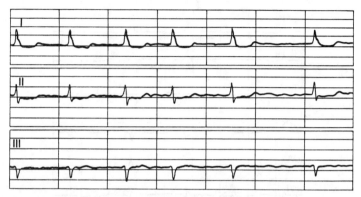

Abb. 79. Schnelle Form der absoluten Arrhythmie bei Vorhofflimmern. Kammerfrequenz um 120/min. Feine und grobe Flimmerwellen (besonders in II und III).

Wellen so klein, daß sie in den üblichen EKG-Ableitungen nur schwer oder gar nicht erkennbar sind. Die supraventrikulär konfigurierten QRS-Komplexe zeigen eine vollständige regellose Schlagfolge (absolute Arrhythmie, irregular regularity). Vorhofflimmerfre-

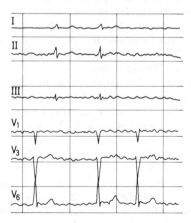

Abb. 80. Arrhythmia absoluta infolge Vorhofflimmern mit inkonstanter Überleitung; Kammerfrequenz zwischen 70 und 50 Schlägen/min. Grobe Flimmerwellen.

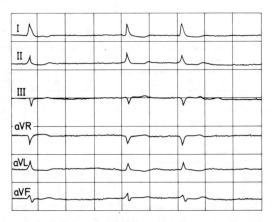

Abb. 81. Arrhythmia absoluta infolge Vorhofflimmern mit inkonstanter Überleitung; Kammerfrequenz zwischen 80 und 50 Schlägen/min. Sehr feine Flimmerwellen.

quenz und Überleitungsbedingungen im AV-Knoten bestimmen die Kammerfrequenz. Die AV-Leitung der Erregungswelle bei Vorhofflimmern beruht auf den Filtereigenschaften des AV-Knotens, wobei die Unregelmäßigkeit der Überleitung durch eine verborgene Leitung bedingt ist (s. S. 160). Die Ventrikelfrequenz des unbehandelten Vorhofflimmerns kann zwischen 40 (Bradyarrhythmia absoluta in Folge Vorhofflimmerns) und 180 Schlägen/min (Tachyarrhythmia absoluta bei Vorhofflimmern) liegen.

Vorkommen: Vorhofflimmern stellt die häufigste Herzrhythmusstörung dar. Man unterscheidet nach Gesichtspunkten der Ätiologie symptomatisches und essentielles, nach der Erscheinungsform intermittierendes und chronisches, nach der Kammerfrequenz tachykardes und bradykardes Vorhofflimmern.

Die Dauer intermittierender Formen kann Bruchteile von Sekunden betragen. Sowohl Streßsituationen mit erhöhtem Sympathikotonus als auch Erholungsphasen mit erhöhtem vagischen Einfluß können ein intermittierendes Vorhofflimmern auslösen. Umgekehrt kann es bei diesen Patienten durch vagale Maßnahmen wie Valsalva-Preßversuch oder durch den Sympathikusreiz einer leichten Belastung verschwinden. Die intermittierende Form kann meist als Übergangsstadium zur Dauerform angesehen werden. Die essentielle paroxysmale Form des Vorhofflimmerns wird selten bei Herzgesunden gefunden. Häufig läßt sich eine koronare Herzkrankheit nachweisen. Ein Präexzitationssyndrom sollte immer ausgeschlossen werden.

Klinisch wird Vorhofflimmern gefunden: Bei Mitralvitien mit stark dilatiertem Vorhof (grobe Flimmerwellen häufig), bei fortgeschrittenen degenerativen Herzerkrankungen mit Herzinsuffizienz (feine Flimmerwellen), bei akutem Herzinfarkt (in 10% der Fälle), während Herzoperationen, nach Elektrotrauma, bei Hyperthyreose, bei Fokaltoxikose, bei hypertensiven Krisen, beim WPW-Syndrom, beim Sinusknotensyndrom (Bradykardie-Tachykardie-Syndrom).

Die klinischen Folgen des Vorhofflimmerns betreffen Störungen des Allgemeinbefindens mit spürbar unregelmäßigem Herzschlag. Es kommt zu einer Minderung der Herzleistung, die bei Mitralstenose als Leistungsknick registriert werden kann. Unter Berücksichtigung hämodynamischer Gesichtspunkte kann sowohl die Tachyarrhythmia absoluta als auch die Bradyarrhythmia absoluta zu Adams-Stokes-Anfällen (hyperdynames und/oder hypodynames Adams-Stokes-Syndrom) führen. Da die Vorhofkontraktion praktisch ausfällt, kommt es beim Vorhofflimmern zu einer Begünstigung der Thrombenbildung in den Vorhöfen, was die Gefahr nachfolgender arterieller Embolien in sich birgt.

Therapie:
a) Intravenöse Soforttherapie (Bremsung der AV-Überleitung zwecks Senkung der Kammerfrequenzen):
1. Rasche Volldigitalisierung:
   Durch Zufuhr von Digitalis wird eine AV-Überleitungshemmung ausgelöst und die Kammerfrequenz auf eine Normfrequenz zurückgeführt. Das gleiche ist, soweit keine Kontraindikationen bestehen, auch durch Betablocker möglich. Gleichzeitig wird der Spielraum für eine ggf. einzuleitende Chinidin-Therapie erweitert, da dieses Medikament in niedriger Dosierung zu einer beschleunigten AV-Überleitung führt mit der Gefahr, beim Vorhofflattern eine 1:1-Überleitung mit kritischer Kammerfrequenz auszulösen.
2. Digitalis + Isoptin (Verapamil): 2,5–10 mg i.v. (Verapamil) oder
3. Digitalis + Betablocker, z. B.:
   a) Visken (Pindolol) 0,4–0,6 mg i.v.
   b) Aptin (Alprenolol) 0,5–1 mg i.v.
   c) Trasicor (Oxprenolol) 1–2 mg i.v.

b) Perorale Therapie (Konversion- und Rezidivprophylaxe):
1. Chinidin-Duriles 2–3 × 250 mg bis 3 × 500 mg bzw. Chinidin purum: zunächst Probedosis von 200 mg, dann die folgenden Tage 2–3 × 100–200 mg (Höchstdosis 2000 mg).
2. Isoptin (Verapamil) 3 × 80 mg
3. Betablocker, z. B. Visken (Pindolol) 3 × 5 mg je nach Grundleiden.

1, 2, 3 meist mit Digitalis-Präparaten kombinieren.

Bei Versagen einer alleinigen Chinidin-Therapie sind folgende Kombinationen möglich:
4. Chinidin + Isoptin (z. B. Cordichin) (+ Digitalis) 2–3 × 250 mg + 3 × 80 mg (Cave Digitalisüberdosierung)
5. Chinidin + Betablocker (z. B. Dociton) (+ Digitalis) 2–3 × 250 mg + 3 × 40 mg
6. Rytmonorm (Propafenon) 2–3 × 150 mg
7. Clinium (Lidoflazin) 2–4 × 60 mg
8. Rythmodul (Disopyramid) 3–4 × 100–200 mg
9. Amidonal (Aprindin) 1–2 × 50 mg
10. Cordarex (Amiodaron) 1. Woche 800 mg, Erhaltungsdosis 200 mg (100–400) (Ultima ratio).

Beachte: Die Chinidin-Therapie sollte langsam ansteigend beginnen. Eine gleichzeitige Marcumar-Therapie ist empfehlenswert. Bei raschem Umschlagen des Vorhofflimmerns bzw. Vorhofflatterns im Sinusrhythmus kann es zum Abreißen evtl. Vorhofthromben kommen (in 2% der Fälle). Auf die sog. Chinidinsynkopen sei hingewiesen (s. S. 364, 414)

c) Elektrotherapie:
1. Kardioversion
2. Hochfrequente Vorhofstimulation (bei Vorhofflattern)
3. Ggf. Ventrikelstimulation.

Cave: Einem Vorhofflimmern und/oder einem Vorhofflattern liegt nicht selten ein Sinusknotensyndrom zugrunde. Eine eingeleitete antiarrhythmische Therapie bzw. eine Kardioversion kann zu einer schwerwiegenden Suppression des Sinusknotens führen. Beim Umschlagen des Vorhofflimmerns bzw. Vorhofflatterns in einen Sinusrhythmus kann es dann zu einer kritisch langen präautomatischen Pause kommen, mit der Gefahr eines adynamen Morgagni-Adams-Stokes-Syndroms. Es empfiehlt sich, bei dem Verdacht auf ein Sinusknotensyndrom die medikamentöse bzw. elektrische Kardioversion unter Schrittmacherschutz vorzunehmen.

A. Störung der Erregungsbildung 123

ε) *Kammerflattern*

Entstehungsmechanismus: Siehe Vorhofflimmern.

EKG (Abb. 82, 83a): Es bestehen fließende Übergänge zur ventrikulären Tachykardie. Nach HOLZMANN wird vom Kammerflattern bei einer Herzfrequenz von 180–250 Schlägen/min gesprochen. Während eines Anfalls von Kammerflattern findet sich meist eine sinkende Herzfrequenz sowie ein mehrfacher Typenwandel der Kammererregung, der auf einen Wechsel der Erregungsbahn hindeutet. Die QRS-Komplexe lassen sich nicht sicher in Anfangs- und Endschwankungen trennen und bestehen nur noch in biphasischen Undulationen. Kammerflattern ist prinzipiell reversibel, geht aber nicht selten in Kammerflimmern über.

Vorkommen: Siehe Kammerflimmern.

Therapie: Siehe Kammerflimmern.

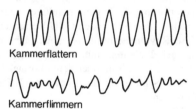

Abb. 82. Schema der Potentialschwankungen bei Kammerflattern und Kammerflimmern.

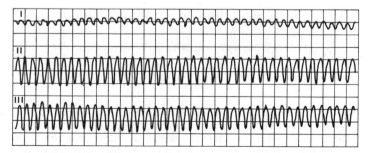

Abb. 83a. Kammerflattern, typische »Haarnadelkurven«, Flatterfrequenz 240/min.

Abzugrenzen vom gewöhnlichen Kammerflattern (-flimmern) ist eine ventrikuläre Rhythmusstörung, die paroxysmales Kammerflattern (-flimmern) oder paroxysmale unkoordinierte Kammertachykardie genannt wird, von französischen Autoren treffend: »*Torsade de pointes*« (Die Kammerkomplexe der Tachykardie scheinen um die elektrische Linie zu tanzen) bezeichnet (Abb. 83 b).

EKG (Abb. 83 b): Undulierende Flatter- und Flimmerwellen, die in ihrer Amplitude und Ausschlagsrichtung ständig wechseln, ohne daß die Rhythmusstörung durch zwischengeschaltete Normalschläge versetzt wird. Die einzelnen Phasen können kurz sein, so daß ein Wechsel des QRS-Komplexes über 10–20 Erregungen vorliegt. Die Tachykardie kann kurz anhalten, bei längeren Bestehen pflegt sie in echtes Kammerflimmern überzugehen.

Vorkommen und Therapie: Das paroxysmale Kammerflattern (-flimmern) (Torsade de pointes) ist elektrophysiologisch auf eine gestörte inhomogene Repolarisation, die in einer sichtbaren oder erst unter Frequenzbelastung nachweisbar werdenden QTU-Verlängerung ihren Ausdruck findet. Diese Rhythmusstörung ist typisch bei der kongenitalen QT-Verlängerung bei Patienten mit Jervell-Lange-Nielsen-Syndrom oder dem Romano-Ward-Syndrom oder deren Formes frustes.

Das angeborene QT-Syndrom zeichnet sich durch EKG-Abnormitäten und synkopale Episoden aus.

Folgende **EKG**-Veränderungen sind charakteristisch:

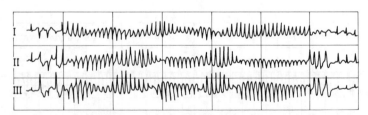

Abb. 83 b. Torsade de pointes (paroxysmales Kammerflattern/-flimmern). Die Rhythmusstörung wird durch Sinusschläge eingeleitet und beendet. Diese Aktionen haben ein verlängertes QT-Intervall. Der Paroxysmus wird durch eine bidirektionale Tachykardie eingeleitet, die Kammerkomplexe des »Kammerflatterns« scheinen um die isoelektrische Linie zu tanzen. (Modifiziert nach M. KRIKLER und P. CURRY).

Die T-Welle ist hoch und breit, bizarr gekerbt, die QT-Verlängerung ist meist ausgeprägt, zeigt Tagesschwankungen und nimmt unter seelischer und körperlicher Belastung zu. Es besteht eine Neigung zu Kammertachykardien (Torsade des pointes). Diese sind meist selbstlimitierend, so daß die meisten Patienten nicht an der 1. Synkope sterben. In der Regel gehen mehrere Synkopen dem irreversiblen Kammerflimmern als Warnsignale voraus.

Sie ist die Rhythmusstörung, die den gefürchteten Chinidin-Synkopen zugrunde liegt. Sie entsteht häufig aus einer vorbestehenden Bradykardie heraus. Nicht selten fallen die die Tachykardie auslösenden Extrasystolen außerhalb der vulnerablen Phase ein. Therapeutisches Ziel muß es sein, die Repolarisation uniformer zu gestalten, was evtl. mit frequenter Schrittmachertherapie möglich ist. Antiarrhythmika, die die Repolarisation verlängern, sind kontraindiziert: Medikamente der Wahl bei symptomatischen Patienten mit angeborenem QT-Syndrom sind Betarezeptoren-Blocker (Senkung der Mortalität von 80% auf 6%). Eine Alternative stellt die linksseitige Stellatektomie dar.

Pathophysiologisch wird das kongenitale QT-Syndrom auf eine asynchrone Sympathikusaktivierung des Herzens infolge Dominanz des linken Ganglion stellatum zurückgeführt.

Ursachen der Torsade de pointes (Übersicht):
1. Bradykarder Grundrhythmus:
   a) SA-Blockierung
   b) höhergradige AV-Blockierungen
2. Elektrolytstoffwechselstörungen:
   a) Hypokaliämie
   b) Hypomagnesiämie
3. Kongenitale QTU-Syndrome:
   a) mit Taubheit (Jervell-Lange-Nielsen-Syndrom)
   b) ohne Taubheit (Romano-Ward-Syndrom)
   c) Formes frustes (QTU-Verlängerung nur unter Frequenzbelastung und/oder dynamischer Belastung auftretend).
4. Medikamente:
   a) Antiarrhythmika: Chinidin, Ajmalin, Prajmalinbitartrat, Amiodaron, Aprindin, Disopyramid, Propafenon.
   b) Koronarmittel: Perhexilin (Pexid), Prenylamin (Segontin).
   c) Psychopharmaka: Phenothiazine, trizyklische Antidepressiva, andere stärkere Tranquillizer.
5. Ischämische Herzkrankheit.
6. Myokarditis.

126 II. Störungen der Herzschlagfolge

ζ) *Kammerflimmern*

Entstehungsmechanismus: Siehe Vorhofflimmern.

EKG (Abb. 84): Es bildet sich ein ungleichförmiges Bild, wobei Kammerkomplexe der Frequenz, der Form, der Amplitude nach nicht mehr eindeutig unterschieden werden können. Die Potentialschwankungen haben Frequenzen um 250–400 Schlägen/min. Ein Auftreten kleiner Oszillationen wird als Absterbeflimmern bezeichnet. Über den klinischen Tod hinaus sind für einige Zeit kleinere Potentialschwankungen registrierbar.

Vorkommen: Kammerflattern und Kammerflimmern werden beobachtet bei koronarer Herzkrankheit, frischem Herzinfarkt, schwerer Herzinsuffizienz, Cor pulmonale, bei Herzoperationen, Elektrounfall, bei toxischen Schädigungen des Herzens (Digitalis, Strophanthin, Chinidin, Chloroform, Anästhetika, Adrenalin, katecholaminausschüttende Tumoren).

Kammerflattern und Kammerflimmern sind häufig Ursache der tachysystolischen Form des Adams-Stokes-Syndroms. Infolge einer nicht mehr koordinierten Herzaktion sind hämodynamisch wirksame Herzkontraktionen nicht mehr möglich. Daraus resultiert ein Abfall des Herzzeitvolumens mit mangelhafter Organdurchblutung (Bewußtseinstrübung). Der sogenannte Sekundenherztod ist möglich. Kammerflimmern wird im Terminalstadium fast aller schwerer Erkrankungen beobachtet.

Therapie:
a) Allgemeinmaßnahmen:
1. Externe Herzmassage (manuell oder maschinell).

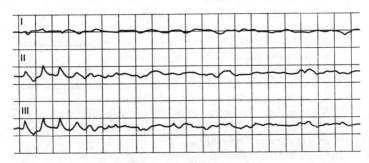

Abb. 84. Kammerflimmern.

A. Störung der Erregungsbildung

2. Künstliche Beatmung:
   Mund zu Mund (Nase)
   Atemmaske mit Beutel oder Balg
   Intubation mit Respiratorbeatmung.
b) Defibrillation (vorrangig):
   200–400 Wsec, ggf. Elektroschock mit steigender Intensität, sog. Seriendefibrillation.
c) Medikamentöse Therapie:
   1. Zur Verbesserung des Effektes der elektrischen Defibrillation 1 mg Alupent intrakardial.
   2. Unterstützende Maßnahmen und Rezidivprophylaxe:
      a) Xylocain 100–200 mg im Bolus 1–4 mg/min im Tropf
         bzw.
         Xylocain 200–500 mg intrakardial.
      b) Gilurytmal initial 50–100 mg i.v. oder 50 mg intrakardial.
      c) Amidonal 100–200 mg i.v.
      d) Rytmonorm 35–70 mg i.v.
      e) Cordarex 500 µg/kg bis 450 mg langsam i.v. (cave Hypotonie)
      f) Rythmodul 150 mg i.v.
      g) Mexitil 100–200 als Bolus mit konsegutiver Tropfinfusion (1–3 mg/min.).
      h) Remivox 100–200 mg/die i.v.
d) Ausgleich der metabolischen Azidose:
   100–200 mval Natriumbicarbonat i.v. oder intrakardial (sog. blinde Pufferung).
e) Stabilisierung des Kreislaufs durch:
   Dopamin 50 mg in 250 ml NaCl-Lösung. 1 Tropfen entspricht 10 µg Dopamin (Guilini) Anfangsdosis 175 µg/min (18 Tropfen).
   Dosis kann bis auf 300 µg (30 Tropfen) gesteigert werden.

η) Sonderformen

αα) Echo- (Umkehr-) Rhythmen

Entstehungsmechanismus:
Makro-Reentry: Echosystolen und Echotachykardien entstehen dadurch, daß die Erregungsumkehr einer Kreiserregung im AV-Knoten erfolgt. Dieses Phänomen wird durch eine Längsdissoziation des AV-Knotens erklärt. Darunter wird die Tatsache verstanden, daß ein Teil der Fasern im AV-Knoten die Erregung leitet, während benachbarte Fasern zu eben dieser Zeit nicht oder verzögert leiten.

128 II. Störungen der Herzschlagfolge

Es besteht eine Dissoziation der Erregungsleitung. Dies gilt für die Erregungsleitung in antegrader und retrograder Richtung.

Folgende Variationen der Erregungsleitung im AV-Knoten werden diskutiert (Abb. 85):

a) Im oberen Teil des AV-Knotens findet sich ein gemeinsamer Leitungsweg (upper common pathway), im unteren Teil des AV-Knotens verlaufen die Leitungsbahnen getrennt (a).

b) Im oberen Teil des AV-Knotens findet sich ein gemeinsamer Leitungsweg (upper common pathway). Dieser teilt sich in der Mitte des AV-Knotens. Im unteren Teil des AV-Knotens fließen

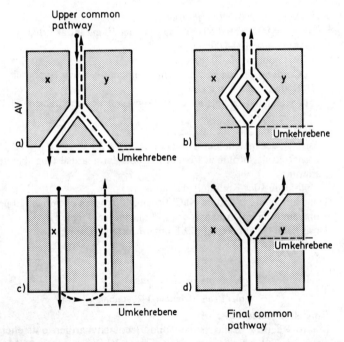

Abb. 85. Schematische Darstellung von Varianten akzessorischer Erregungsleitungsbahnen in der AV-Knotenregion (nach L. SCHAMROTH). AV = AV-Knoten-Region; U = Umkehrebene; A = Vorhofebene; V = Ventrikelebene; x = Primäre Erregungsleitungsbahn; y = Reziproke Erregungsleitungsbahn.

A. Störung der Erregungsbildung 129

die Leitungsbahnen wieder zu einem gemeinsamen Leitungsweg zusammen (lower common pathway) (b).

c) Die Leitungsbahnen verlaufen ohne Beziehung zueinander durch den AV-Knoten. Es besteht keine gemeinsame Leitungsbahn (c).

d) Im oberen Teil des AV-Knotens verlaufen die Leitungsbahnen getrennt. Im unteren Abschnitt des Knotens vereinigen sich die getrennten Leitungswege zu einem gemeinsamen Weg mit Isodromie. Die beiden oberen Bahnen wurden von Mo und MENDEZ als Alpha- und Betabahn, der gemeinsame untere Weg als Final common pathway bezeichnet (d).

Es gibt verschiedene Ansichten darüber, wie die Längsdissoziation erklärt werden soll. Vielleicht stellt sie ein normales physiologisches Phänomen dar. Es scheint sicher zu sein, daß sie allein durch einen erhöhten Vagotonus zustande kommen kann. Klinische Beobachtungen über Umkehrsystolen legen die Vermutung nahe, daß eine Vaguserregung die Leitfähigkeit der Verbindungsbahnen so beeinflußt, daß diese im rechtläufigen und im rückläufigen Sinne verschieden leiten. Eine andere Hypothese sieht die Längsdissoziation als ein pathologisches Phänomen an: Infolge krankhafter Einwirkungen (s. S. 65 Reentry-Phänomen) sind einige Fasern erregbar, während andere noch in der Refrakterität verharren (Inhomogenität). Auch wird diskutiert, daß sie Ausdruck einer Entwicklungsanomalie der Verbindungsbahnen zwischen Vorhof und Kammern ist.

Folgende Herzrhythmusstörungen werden auf einen *Reentry*-Mechanismus im längsdissoziierten AV-Knoten zurückgeführt:
1. Echotachykardien:
   a) Paroxysmale supraventrikuläre Tachykardie. } Paroxysmale supraventrikuläre Tachykardie im engeren Sinne
   b) AV-Knoten-Tachykardie.
2. Echosystolen:
   a) Vorhofecho.
   b) AV-Echo.
   c) Kammer-Echo.

(1) Echotachykardien:
Entstehung und Verlauf: Unter Zugrundelegung der von Mo und MENDEZ postulierten Leitungsbahn im AV-Knoten ergibt sich folgende vermutliche Entstehungsweise der Echotachykardien:

In der Betabahn findet sich ein passagerer unidirektionaler Block (Abb. 86). Eine vom Sinusknoten oder ektopen Zentrum ausgehende Erregungswelle breitet sich über die Alphabahn und das

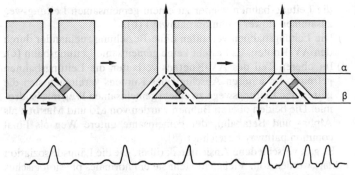

Abb. 86. Auslösung einer supraventrikulären Tachykardie im längsdissoziierten AV-Knoten. Die Erregungsumkehr erfolgt in 2 Umkehrebenen α und β.

ventrikuläre RLS antegrad aus und depolarisiert das Myokard. Währenddessen kommt es zu einer Erholung der passager blockierten Betabahn. Die Erregungswelle tritt bei Erreichen des Final common pathway in diesen retrograd ein und wird verzögert zum Vorhof zurückgeleitet. Ist die Erholungszeit der zusätzlich am Reentry beteiligten Strukturen (Alphabahn, ventrikuläres RLS, Myokard) kürzer als die Laufzeit der retrograden Erregungswelle in der Betabahn, schließt sich der Erregungskreis. Es entsteht eine Echotachykardie, die formkritisch einer supraventrikulären Tachykardie entspricht. Die über die Betabahn retrograd laufende Erregungswelle wird meist, aber nicht unbedingt, den Vorhöfen zugeleitet. Es genügt eine Rückleitung in den AV-Knoten bis zu einer Ebene, in der eine Erregungsumkehr möglich ist. Wird die retrograde Erregungswelle den Vorhöfen zugeleitet, kommt es formkritisch zu dem elektrokardiographischen Bild einer unteren AV-Knoten-Tachykardie. Wird die retrograde Erregungswelle den Vorhöfen nicht zugeleitet, findet die Erregungsumkehr im AV-Knoten selbst statt, entspricht das Bild der auftretenden Echotachykardie einer paroxysmalen supraventrikulären Tachykardie im engeren Sinne.

Vom Reentry beanspruchte Leitungsbahnen und daraus resultierende EKG-Veränderungen:

(a) Paroxysmale supraventrikuläre Tachykardie:
Anterograde Erregungsleitung: Alphabahn des AV-Knotens.

A. Störung der Erregungsbildung

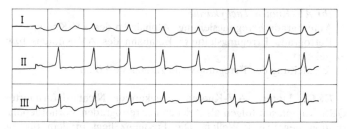

Abb. 87. Paroxysmale supraventrikuläre Tachykardie, Frequenz 165/min
T-Zacken sind nicht erkennbar.

Retrograde Erregungsleitung: Betabahn des AV-Knotens bzw. umgekehrt.
Erregungsumkehr im AV-Knoten selbst, keine Rückleitung zu den Vorhöfen.

EKG: Paroxysmale supraventrikuläre Tachykardie im engeren Sinne: Nicht verbreiterte QRS-Komplexe, P-Zacken sind nicht zu erkennen. Die Frequenz liegt in dem für die paroxysmalen Tachykardien typischen Bereich zwischen 160 und 220 Schlägen/min (Abb. 87).

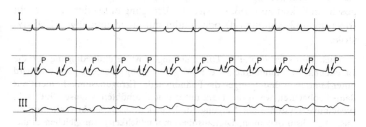

Abb. 88. »Untere« Knotentachykardie, Frequenz 165/min. Negatives P dem QRS-Komplex nachfolgend in Ableitungen II, III.
Beachte: Ein negatives P in Ableitungen II, III weist auf eine retrograde Vorhoferregung hin. a) Negatives P vor dem QRS-Komplex: Der Vorhof wird zeitlich vor der Kammer erregt. b) Negatives P im QRS-Komplex: gleichzeitige Erregung von Vorhof und Kammern. c) Negatives P, dem QRS-Komplex nachfolgend: Der Vorhof wird zeitlich nach der Kammer erregt.

(b) AV-Knoten-Tachykardie:
Anterograde Erregungsleitung: Alphabahn des AV-Knotens.
Retrograde Erregungsleitung: Betabahn des AV-Knotens bzw. umgekehrt.
Rückleitung der Erregungswelle zu den Vorhöfen:

EKG: Untere AV-Knoten-Tachykardie: Nicht deformierten QRS-Komplexen folgen als Zeichen der retrograden Vorhofdepolarisation negative P-Wellen. Die Frequenz liegt in dem für die paroxysmalen Tachykardien typischen Bereich zwischen 160 und 220 Schlägen/min (Abb. 88).

Therapie: Entspricht supraventrikulären Tachykardien (s. S. 109, 416).

(2) Echosystolen:
Echosystolen können durch eine supraventrikuläre, vom AV-Knoten ausgehende und ventrikuläre Erregung (Ersatzschlag oder aktive Heterotopie) ausgelöst werden (Abb. 89). Inwieweit eine Echotachykardie oder nur eine Echosystole entsteht, hängt von den Erholungszeiten der am Reentry beteiligten Strukturen ab. Eine Echotachykardie entsteht, wenn die Laufzeit der Erregungswelle in der eingeschlagenen Kreisbahn länger ist als die Refraktärzeit des gemeinsamen Leitungsweges. Leitungsgeschwindigkeit und Leitungsverzögerung müssen genau aufeinander abgestimmt sein. Ist die Leitungsverzögerung im Erregungskreis im Vergleich zur Leitungsgeschwindigkeit zu groß, so wird die Erregung entweder ausgelöscht (decremental conduction) oder endet mit einer einmaligen Echosystole.

Nach tierexperimentellen Untersuchungen ist Grundbedingung für die Erzeugung des Kammerechos eine Vaguserregung. Dementsprechend wird unter klinischen Bedingungen das Phänomen der Erregungsumkehr meist nur dann beobachtet, wenn das Herz unter einem erhöhten Vaguseinfluß steht (vegetative Dystonie mit Neigung zur Bradykardie, hyperaktiver Karotissinus, Digitalisintoxikation, Digitalisüberempfindlichkeit). Im gleichen Sinne, wenn auch pathologisch oder funktionell bedingt, ist das häufige Auftreten von Echosystolen bei Erkrankungen, die zu einer AV-Leitungsstörung, sei es in antegrader oder retrograder Richtung, führen (rheumatische Karditis, Diphterie, kongenitale Herzerkrankungen, koronare Herzkrankheit) zu sehen. So wird häufig eine ventrikuläre Tachykardie mit retrogradem Wenckebachschem AV-Block durch ein AV-Echo beendet. Das gleiche Phänomen findet sich manchmal auch bei einem unteren AV-Knoten-Rhythmus.

A. Störung der Erregungsbildung

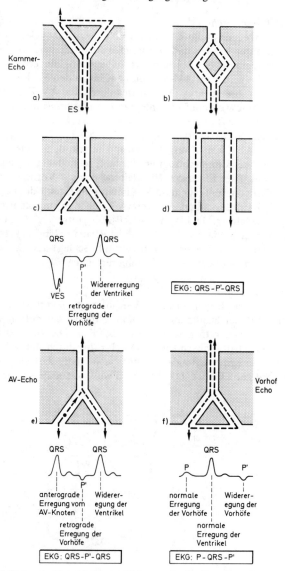

Abb. 89. Schema der Entstehung von Echosystolen im längsdissoziierten AV-Knoten.

(a) Kammerecho:

Die Erregungswelle des im ventrikulären RLS gelegenen Fokus wird in anterograder und retrograder Richtung geleitet: Die antegrade Erregungswelle depolarisiert das Myokard, die retrograde Erregungswelle wird zum AV-Knoten bzw. bis zu den Vorhöfen zurückgeleitet. Während ihres Durchtrittes durch den AV-Knoten springt die Erregungswelle auf die antegrad leitende transnodale Leitungsbahn über, die den Reiz dem Myokard zurückleitet. Das Myokard wird nochmals aktiviert.

EKG (Abb. 90): Zwei QRS-Gruppen, von denen die zweite die übergeleitete Kammererregung darstellt, schließen eine negative P-Zacke ein. (Bei fehlender Rückleitung auf die Vorhöfe, das heißt einer Erregungsumkehr im AV-Knoten selbst, fehlt die negative P-Zacke.) RP-Intervall und PR-Intervall stehen in umgekehrter Beziehung zueinander: Je länger die RP-Zeit (retrograder AV-Block), desto kürzer ist die PR-Zeit. Ferner ist RP um so länger, je früher die nicht übergeleitete Kammererregung (1. Schlag) auf die vorausgehende, normal übergeleitete Kammererregung folgt.

(b) AV-Echo:

Die Erregungswelle des im AV-Knoten gelegenen Automatiezentrums wird gleichzeitig antegrad und retrograd geleitet: antegrad zu dem Myokard, retrograd zu den Vorhöfen. Die retrograde Erregungswelle tritt während ihres Durchtrittes durch den AV-Knoten auf die antegrad leitende Leitungsbahn über, die den Reiz dem Myokard zurückleitet. Das Myokard wird nochmals aktiviert.

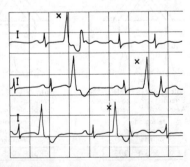

Abb. 90. Intermittierend auftretendes »Kammer-Echo«. × VES mit nachfolgender Echosystole.

A. Störung der Erregungsbildung 135

EKG (Abb. 91): Zwei supraventrikulär konfigurierte QRS-Gruppen, von denen die erste die übergeleitete Kammererregung darstellt, schließen eine negative P-Zacke ein. (Bei fehlender Rückleitung auf die Vorhöfe, das heißt bei einer Erregungsumkehr im AV-Knoten selbst, fehlt die negative P-Zacke.) (Weiteres s. Kammerecho.)

(c) Vorhofecho:
Die Erregungswelle des im Vorhof gelegenen Automatiezentrums wird rechtläufig den Ventrikeln zugeleitet. Während ihres Durchtrittes durch den AV-Knoten tritt die Erregungswelle auf die retrograd leitende transnodale Leitungsbahn über, die den Reiz den Vorhöfen zurückleitet. Die Vorhöfe werden nochmals depolarisiert.

EKG: Die QRS-Gruppe ist von zwei P-Zacken eingeschlossen. Die 2. P-Zacke, die die zurückgeleitete Vorhoferregung darstellt, ist negativ (s. Abb. 89).

Vorkommen: Es ist wahrscheinlich, daß unter den supraventrikulären Tachykardien solche sind, die eine sich selbst unterhaltende Fortsetzung eines repetitiven Echomechanismus zum Ausdruck bringen (»Reziprokal«-Rhythmen). Die klinische Bedeutung dieser als paroxysmale supraventrikuläre Tachykardien in Erscheinung tretenden Rhythmusstörungen liegt darin, daß sie meist bei Herzgesunden mit vegetativer Dystonie vorkommen. Als auslösende Ursache ist häufig ein überschießender Vagotonus anzusehen, der die für ein Echophänomen notwendige Verlangsamung der Erregungsleitung im AV-Knoten zur Geltung bringt. Aber auch ein deutlicher Sympathi-

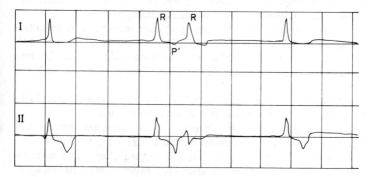

Abb. 91. AV-Echo.

kuseinfluß wie körperliche Belastung, Nikotin, Hyperthyreose, Koffein kann einen Umkehrrhythmus auslösen. Es wird diskutiert, daß dadurch ein zuvor totaler retrograder Block (hochgradige Vaguserregung) in einen partiellen umgewandelt wird. Organische Herzkrankheiten liegen einer Echotachykardie ursächlich selten zugrunde. Von klinisch gesunden Patienten werden die Echotachykardien trotz hoher Frequenzen relativ gut vertragen. Bei organischen Herzleiden bergen sie in sich die Gefahr einer kritischen Verminderung des Herzzeitvolumens mit Durchblutungsstörungen wichtiger Organe (Gehirn, Nieren). Bei sklerotischen Veränderungen am Koronarsystem kann eine Angina pectoris eintreten. Energetisch ungünstige Situationen des Myokards (kurze Diastole) leisten einer Herzinsuffizienz Vorschub. Im extremen Fall können Synkopen (hyperdynames Adams-Stokes-Syndrom), Hypotonie oder ein Lungenödem eintreten.

Das Vorkommen von Echosystolen entspricht dem der Echotachykardie, inwieweit Echosystolen oder eine Echotachykardie entsteht, ist graduell. Ein Kammerecho wird gelegentlich beobachtet, häufig wird eine Kammertachykardie mit retrogradem Wenckebachschem AV-Block mit einem »Kammerecho« beendet. Formkritisch endet die ventrikuläre Tachykardie mit einem normalisierten QRS-Komplex (ventricular capture beats). Vorhofechos und AV-Echos sind selten. Sie werden häufiger bei supraventrikulären Tachykardien beobachtet.

Therapie: Nach Grundleiden.

ββ) **Idionodale Tachykardien** (Abb. 92)

Entstehungsmechanismus: Gesteigerte Automatie sekundärer und/oder tertiärer Erregungsbildungszentren.

Eine idionodale AV-Knoten- und/oder idionodale ventrikuläre Tachykardie liegt vor, wenn die Reizbildungsfrequenz des AV-Knotens oder des ventrikulären Schrittmachers die des Sinusknotens übertrifft, gegebenenfalls überschreitet. Synonyma für diese Herzrhythmusstörungen sind:
a) Idionodale AV-Knoten-Tachykardie: akzelerierter Knotenrhythmus, nicht paroxysmale AV-Knoten-Tachykardie.
b) Idionodale ventrikuläre Tachykardie: akzelerierter ventrikulärer Rhythmus, nicht paroxysmale ventrikuläre Tachykardie.

Die Frequenzen der idionodalen Tachykardie liegen im Frequenzbereich des Sinusknotens (= idionodal) zwischen 60–130 Schlägen/min und nicht in dem für die paroxysmalen Tachykardien typischen

A. Störung der Erregungsbildung

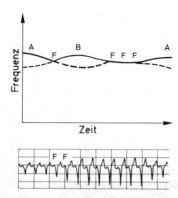

Abb. 92. Idioventrikuläre Tachykardie mit Angleich der Frequenz des ektopen Schrittmachers an die Sinusfrequenz. Übergang mit Kombinationssystolen. A: Sinusfrequenz; B: Frequenz des ektopen Schrittmachers; F: Fusionssystolen.

Frequenzbereich zwischen (160) 180–220 Schlägen/min. Eine Tachykardie im engeren Sinne besteht somit häufig nicht.

Im Unterschied zum AV- und/oder Kammerersatzrhythmus, die als passive Heterotopie auf eine Störung der Impulsbildung (Sinusbradykardie, Sinusarrest) oder eine Erregungsleitungsstörung (SA-Block, AV-Block) zurückzuführen sind, handelt es sich bei den idionodalen Rhythmen um eine aktive Heterotopie mit Beschleunigung des AV-Knotens (= akzelerierter Knotenrhythmus) oder eines ventrikulären Schrittmachers (= akzelerierter ventrikulärer Rhythmus). Auch eine Kombination beider Mechanismen ist möglich, der führende Grundrhythmus (z. B. Sinusrhythmus) kann sich verlangsamen und durch einen akzelerierten Rhythmus überspielt werden (Abb. 93). Der Beginn einer idionodalen Tachykardie ist nie plötzlich, sondern der schnellere AV-Knoten oder ventrikuläre Schrittmacher übernimmt allmählich die Schrittmacherfunktion des Herzens. Dabei treten beim Übergang, das heißt bei Angleichung der Frequenzen beider Schrittmacher, gehäuft Kombinationssystolen auf. Vorübergehend kann es zu einer frequenzbedingten inkompletten oder kompletten AV-Dissoziation kommen, das heißt, die Vorhöfe werden vom Sinusknoten und die Ventrikel vom akzelerierten Rhythmus geführt. In seltenen Fällen sind es auch zwei nodale Automatiezentren, die um die Führung der Kammern wetteifern.

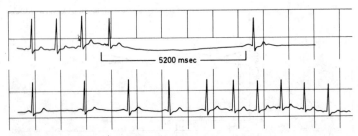

Abb. 93. Idionodale AV-Knoten-Tachykardie (Langzeit-EKG). Negatives P dem QRS-Komplex vorausgehend, Frequenz 90/min. Nach Sistieren der Tachykardie kommt es nach 5200 msec, zu einem Anspringen des Sinusknotens (spontane Sinusknotenerholungszeit) mit zunehmender Frequenzzunahme (Warming-up-Phänomen). Trotz der Frequenzzunahme wird der Sinusrhythmus (Frequenz 54/min) von dem akzelerierten Knotenrhythmus überspielt. Die deutlich verlängerte spontane Sinusknotenerholungszeit und das Warming-up-Phänomen weisen auf ein zusätzlich zur idionodalen AV-Knoten-Tachykardie vorliegendes Sinusknotensyndrom hin.

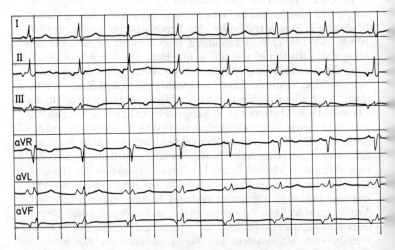

Abb. 94. Idionodale AV-Knoten-Tachykardie. Negative P-Zacken in Ableitung II, III; Frequenz 110/min.

(a) Idionodale AV-Knoten-Tachykardie:

EKG: Der elektrokardiographische Kurvenverlauf entspricht dem der paroxysmalen Knotentachykardien: Nicht verbreiterten, nicht verformten QRS-Gruppen gehen in Ableitung II, III, aVF negative P-Zacken voraus oder sie sind im QRS-Komplex verborgen oder sie folgen der QRS-Gruppe nach. Das PQ-Intervall ist meist <0,12 sec (Abb. 94).

Differentialdiagnostisches Kriterium zu den AV-Knoten-Ersatz-Rhythmen und zu den paroxysmalen Knotentachykardien ist die Frequenz: sie liegt im Frequenzbereich des Sinusknotens zwischen 60 und 130 Schlägen/min und nicht in dem für die AV-Knoten-Ersatzrhythmen typischen Bereich von 45–60 Schlägen/min oder dem für die paroxysmalen Tachykardien typischen Bereich von 160–220 Schlägen/min.

(b) Idionodale ventrikuläre Tachykardie:

EKG: Der elektrokardiographische Befund entspricht dem der Kammertachykardien: verbreiterter (>0,12 sec), schenkelblockartig deformierter QRS-Komplex, normal breiter, jedoch formal einem bifaszikulären Block entsprechendes Verhalten des QRS-Komplexes, retrograde AV-Blockierung aller Schweregrade, häufig AV-Dissoziation (s. S. 114) (Abb. 95).

Differentialdiagnostisches Kriterium zu den ventrikulären Ersatzrhythmen und zu den paroxysmalen ventrikulären Tachykardien ist die Frequenz: sie liegt im Frequenzbereich des Sinusknotens zwischen 60 und 130 Schlägen/min und weder in dem für die ventrikulären Ersatzrhythmen typischen Frequenzbereich zwischen 30 und 40 Schlägen/min noch in dem für die paroxysmalen ventrikulären Tachykardien typischen Frequenzbereich von 160–220 Schlägen/min.

Vorkommen: Die idionodalen Tachykardien sind meist Ausdruck einer Digitalisüberdosierung. Wird die Rhythmusstörung nicht richtig erkannt und, um die Frequenz zu senken, weiter Digitalis gegeben, kann dies zu lebensbedrohlichen Komplikationen führen. Auch beim frischen Myokardinfarkt werden idionodale Tachykardien beobachtet. Sie sind meist benigner Natur und selten behandlungsbedürftig.

Therapie: Im Regelfall genügen medikamentöse Maßnahmen, da diese Tachykardieformen meist keine entscheidende Einwirkung auf das HZV haben (Frequenzen zwischen 60–130/min).

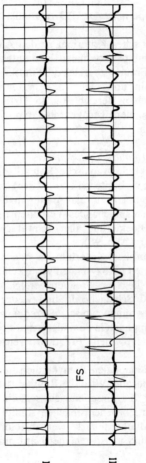

Abb. 95. Idionodale, ventrikuläre Tachykardie. Übergang des Sinusrhythmus in die idioventrikuläre Tachykardie mit Fusionssystolen (FS). Frequenz der Kammertachykardie 130/min.

1. Perorale Therapie:
   a) Neo-Gilurytmal (Prajmaliumbitartrat) 3–4 × 20 mg
   b) Rytmonorm (Propafenon) 2–3 × 300 mg
   c) Amidonal (Aprindin) 1–2 × 50 mg
   d) Chinidin-Duriles (Chinidin bisulfat) 2–4 × 250 mg
   e) Betablocker (vorwiegend Sotalex)
   f) Rythmodul (Disopyramid) 3–4 × 100–200 mg
   g) Kombinationen: a + e, b + e, c + e, d + e
2. Intravenöse Soforttherapie (meist nicht notwendig):
   a) Xylocain 100 mg Bolus, 1–2 mg (4)/min Tropf
   b) Gilurytmal 30–75 mg
   c) Amidonal 100–200 mg
   d) Rytmonorm 35–70 mg
3. Elektrotherapie (meist nicht notwendig):
   a) Ventrikelstimulation (Overdrive-Suppression)
   b) Kardioversion 100–300 Wsec

Beachte: Eine Überdosierung von Antiarrhythmika und Digitalis ist immer auszuschließen. Eine Kardioversion sollte unter Schrittmacherschutz erfolgen.

γγ) Bidirektionale Tachykardie

Die Bezeichnung »bidirektionale« Tachykardie ist rein deskriptiv. Sie bezeichnet Tachykardieformen mit alternierend gegensinniger Ausschlagsrichtung der QRS-Komplexe.

EKG: Kompletter Rechtsschenkelblock, regelmäßig alternierender Wechsel der Richtung der QRS-Ausschläge zwischen einem überdrehten Linkstyp und einem Rechtstyp. Die Frequenz liegt in dem für die paroxysmalen Tachykardien typischen Frequenzbereich (s. S. 102) zwischen 160 und 220 Schlägen/min (Abb. 96). Eine bidirektionale Tachykardie wird auf folgende Entstehungsmechanismen zurückgeführt:
1. Supraventrikuläre Tachykardie mit intermitterendem trifaszikulärem Block.
2. Proximale linksventrikuläre Tachykardie mit alternierendem bifaszikulärem Block im linksanterioren und linksposterioren Faszikel des linken Tawara-Schenkels.
3. Distale linksventrikuläre Tachykardie mit 2:1-Block im linksanterioren und/oder linksposterioren Faszikel des linken Tawara-Schenkels.

Die supraventrikuläre bidirektionale Tachykardie kann hypothetisch auf ein supraventrikuläres Automatiezentrum (Fokusgenese)

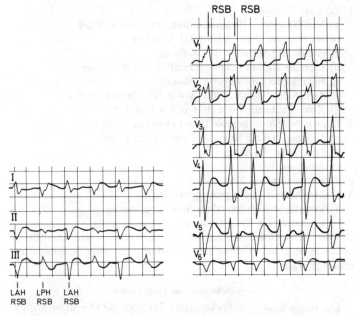

Abb. 96. Bidirektionale Tachykardie. Konstant nachweisbarer Rechtsschenkelblock (RSB). Regelmäßig alternierender Wechsel zwischen überdrehtem Linkstyp entsprechend linksanteriorem Hemiblock (LAH) und überdrehtem Rechtstyp entsprechend linksposteriorem Hemiblock (LPH) Kammerfrequenz 150/min.

sowie auch auf einen supraventrikulären Reentry-Kreis zurückgeführt werden.

Für die ventrikuläre bidirektionale Tachykardie ist ein Reentry-Mechanismus anerkannt.

Zu (1) Supraventrikuläre Tachykardie mit intermittierendem trifaszikulärem Block:

Diese Interpretation mit supraventrikulär gelegenem Automatiezentrum geht auf ROSENBAUM zurück und bezieht sich auf die trifaszikuläre Struktur des ventrikulären RLS: Der rechte Tawara-Schenkel ist ständig blockiert (kompletter Rechtsschenkelblock). Während des supraventrikulären Paroxysmus kommt es zu einer alternierenden Leitungsstörung im vorderen und hinteren Ast des linken Tawara-Schenkels, was den Wechsel zwischen dem Bild eines linksanterioren (überdrehter Linkstyp) und eines linksposterioren Hemiblocks (Rechtstyp) erklärt. Der Abstand zwischen den einzelnen Kammerkomplexen ist meist gleich, kann aber auch bei einer asymmetrischen Leitungsstörung in den beiden linken Faszikeln differieren. Ein supraventrikulärer Mechanismus einer bidirektionalen Tachykardie ist dann bewiesen, wenn es gelingt, während der Tachykardie mittels der His-Bündel-Elektrokardiographie nachzuweisen, daß den Kammerkomplexen ein His-Potential vorausgeht oder wenn nach dem Paroxysmus bei hochfrequenter Vorhofstimulation bzw. bei Vorhofflimmern ein kompletter Rechtsschenkelblock auftritt. Kombinationsschläge dürfen nicht auftreten. Auch spricht für ein supraventrikuläres Automatiezentrum, wenn die bidirektionale Tachykardie über vagale Maßnahmen beeinflußt werden kann.

Zu (2) Proximale linksventrikuläre Tachykardie mit alternierendem bifaszikulärem Block:

Die bidirektionale Tachykardie wird bei dieser Hypothese den ventrikulären Tachykardien zugerechnet. Das ektope Automatiezentrum liegt entweder im proximalen Anteil des linksanterioren und/oder im proximalen Anteil des linksposterioren Faszikels. Zur Erklärung der alternierenden Kammerschläge genügt die Annahme eines alternierenden bifaszikulären Blockes im vorderen und hinteren Ast des linken Tawara-Schenkels. Das Bild eines Rechtsschenkelblockes wird, wie bei jeder anderen linksventrikulären Automatie, stets vorhanden sein. Der Abstand zwischen den alternierenden Schlägen ist meist gleich, Unterschiede lassen sich wie bei dem supraventrikulären Entstehungsmechanismus durch größere Unterschiede in der Leitungsfähigkeit der beiden Subfaszikel des linken Tawara-Schenkels erklären. Für einen ventrikulären Ursprung spricht, wenn während des Paroxysmus Kombinationsschläge auftreten, im His-Bündel-EKG den Tachykardieschlägen kein His-Bündel-Potential vorausgeht und es außerhalb des Tachykardieanfalles bei hochfrequenter Vorhofstimulation nicht zu einer Blockierung der ventrikulären Erregungsleitung kommt.

Zu (3) Distale linksventrikuläre Tachykardie mit 2:1-Block im linksanterioren und/oder linksposterioren Faszikel des linken Tawara-Schenkels:

Bei mehr peripherer Lage im linksventrikulären RLS genügen zur Erklärung der alternierenden Kammerkomplexe die Annahme eines

2:1-Blockes in einem der beiden Äste des linken Tawara-Schenkels. Beim 1. Tachykardieschlag wird die Erregung von dem Ast aus, von welchem sie ihren Ausgang nimmt, das Myokard zuerst erreichen. Die beiden anderen Faszikel des Reizleitungssystems werden im EKG als blockiert erscheinen. Beim 2. Schlag tritt ein Block (2:1-Block) peripher des ektopen Erregungsbildungszentrums ein. Die Erregung verläuft dann zunächst retrograd bis zur Teilungsstelle des linken Tawara-Schenkels, erreicht von dort anterograd den 2. Ast des Myokards. Dies bedingt, daß bei jedem 2., 4. usw. Tachykardieschlag die Erregungsleitung, insbesonders zum linksventrikulären Myokard, eine längere Zeit braucht als bei den ungeraden Tachykardieschlägen. Die Intervalle der derartig ausgelösten bidirektionalen Tachykardie sind deshalb meist unterschiedlich lang, die kurzen und langen Intervalle alternieren jedoch, wie die Richtung der QRS-Gruppe, in einem bestimmten Ryhthmus. Ein peripher in einem Ast des linken Tawara-Schenkels lokalisiertes Automatiezentrum als Ursache einer bidirektionalen Tachykardie kann also dann angenommen werden, wenn die Tachykardie konstant entweder mit dem Bild eines linksanterioren und/oder konstant mit dem Bild eines linksposterioren Hemiblocks eingeleitet wird, wenn das Intervall zwischen 1. und 2., 3. und 4. Kammerkomplex länger ist als das zwischen dem 2. und 3., 4. und 5. Komplex (MERX et al.). Weitere Hinweise für den ventrikulären Ursprung der Entstehung einer bidirektionalen paroxysmalen Tachykardie sind entsprechend der proximalen linksventrikulären bidirektionalen Tachykardie: Kammerfusionsschläge, keine His-Bündel-Erregung vor den Tachykardieschlägen, unblockierte Erregungsleitung bei hochfrequenter Vorhofstimulation.

Vorkommen: Die bidirektionale Tachykardie stellt eine seltene Rhythmusstörung dar. Sie wird meist nur bei schwer geschädigtem Herzen beobachtet. Sie gilt als nahezu pathognomonisch für eine Digitalisintoxikation. Es ist zu bedenken, daß bei schweren Myokardschädigungen diese lebensbedrohliche Tachykardieform auch bei »normaler Digitalisdosierung« ohne Intoxikation oder Überdosierungserscheinungen auftreten kann. Wird dieser kausale Zusammenhang nicht erkannt und die Digitalismedikation bei schwer geschädigtem Myokard mit der Fehldiagnose »Digitalisbigeminie« oder »AV-Knoten-Tachykardie« fortgesetzt, so sind deletäre Folgen (Kammerflimmern) zu erwarten.

Therapie: Siehe S. 401.

A. Störung der Erregungsbildung

δδ) **Kombinationssystolen**

Kombinationssystolen entstehen dadurch, daß ein mehr oder weniger großer Teil der Vorhöfe oder der Kammern von der Erregungswelle zweier Automatiezentren erregt wird. Dabei handelt es sich meist um die Interferenz einer Erregungswelle eines supraventrikulären Erregungsbildungszentrums (meist nomotope Erregungswelle des Sinusknotens) mit der Erregungswelle eines ventrikulären Automatiezentrums. Auch die Interferenz zweier supraventrikulärer (supraventrikuläre Extrasystole und Sinusrhythmus) und zweier ventrikulärer Schrittmacher (ventrikuläre Extrasystole und Kammertachykardie) ist möglich. Treffen sich die beiden Erregungswellen auf Vorhofebene, entsteht ein Vorhofkombinationsschlag (a), liegt ihre Interferenz auf Ventrikelebene entsteht ein ventrikulärer Kombinationsschlag (b). Wenn die zeitliche Beziehung der beiden Konkurrenten so ist, daß die absteigende und die aufsteigende Bahn sich im AV-System treffen und sich dort auslöschen, wird von einer Querdissoziation im AV-Knoten gesprochen.

(a) Vorhof-Kombinationssystole:
EKG: Es kommt zu einer Formänderung der P-Zacke, die Elemente zweier Vorhoferregungen enthält. Die P-Zacke ist deshalb formkritisch meist niederamplitudig und biphasisch.

(b) Ventrikuläre Kombinationssystole:
EKG (Abb. 97/98): Die verbreiterte QRS-Gruppe des tertiären Zentrums wird schmäler, sie erhält eine Form, die zwei Elemente in

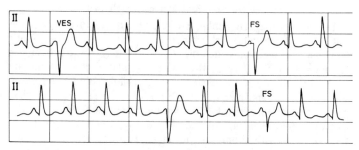

Abb. 97. Interponierte ventrikuläre Extrasystolen. FS: Fusions-(Kombinations-)Systole.
Die Kombinationssystolen liegen in ihrer Form und Zeitverhältnissen zwischen extrasystolischer tertiärer und nomotoper übergeleiteter Erregung.

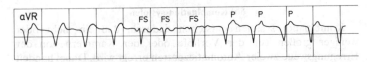

Abb. 98. Kombinations-(Fusions-)Systolen. Ventrikuläre Tachykardie, Frequenz 155/min. Kurzfristiges Auftreten von 3 Kombinationssystolen (sog. inkomplette ventrikuläre Capture beats, s. S. 330).

sich birgt: die elektrokardiographische Form der vom tertiären Zentrum ausgehenden Erregung und die Form der übergeleiteten Erregung.

Die formkritischen Veränderungen des Kammerkomplexes beim WPW- und Mahaim-Syndrom spiegeln eine andere Entstehungsweise einer ventrikulären Kombinationssystole wieder. Durch die akzessorischen Bündel (Kent-Brücke, Mahaim-Fasern) tritt eine Dissoziation der Leitungsgeschwindigkeit der nomotopen Erregungswelle ein. Mehr oder weniger große Anteile des Myokards werden über die akzessorischen Bündel vorzeitig, andere über den normalen Leitungsweg rechtzeitig erregt (s. S. 244).

Vorkommen: Kombinationssystolen werden bei den Arrhythmien gehäuft beobachtet, die dadurch entstehen, daß zwei Automatiezentren gleichzeitig nebeneinander aktiv sind. Zu nennen sind: Parasystolie, inkomplette AV-Dissoziation, Extrasystolie, Kammertachykardie, paroxysmale supraventrikuläre Tachykardie.

Therapie: Meist nicht erforderlich. Ansonsten nach Grundleiden.

εε) Spannungswechsel (elektrischer Alternans)

Ein von Schlag zu Schlag auftretender Spannungswechsel des QRS-Komplexes kennzeichnet den elektrischen Alternans. Häufig läßt sich erkennen, daß auch die P-Zacken alternierend größer und kleiner werden. Das Auftreten eines elektrischen Alternans (Abb. 99/100) wird als Zeichen eines geschädigten oder überbeanspruchten Herzens interpretiert und wird nicht selten im Verlauf paroxysmaler supraventrikulärer Tachykardien beobachtet. Auch ist es nicht selten, daß nach elektrischer Konversion eines Vorhofflatterns zum Sinusrhythmus mit normaler Frequenz ein elektrischer Alternans von P entsteht. Pathogenetisch unklar ist sein häufiges Auftreten bei Perikardergüssen. Der elektrische Alternans besitzt bedingten Krankheitswert und erfordert weitere diagnostische Maßnahmen unter dem Aspekt einer Myokardschädigung.

A. Störung der Erregungsbildung

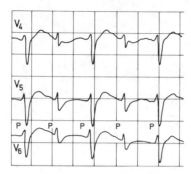

Abb. 99. Elektrischer Alternans.

Bei ausgeprägten Respirationsbewegungen werden synchron mit der Atemexkursion laufende Amplitudenschwankungen der R-Zacke beobachtet, die nicht mit einem elektrischen Alternans verwechselt werden dürfen. Diese Amplitudenschwankungen sind auf Änderungen der elektrischen Herzachse infolge unterschiedlichen Zwerchfellstandes zurückzuführen. Auch die Volumenänderung der Lungen im Atemzyklus sind mit zu berücksichtigen. Mit der Inspiration verkleinert sich die Amplitude des QRS-Komplexes, mit der Exspiration wird sie größer.

Therapie: Nicht erforderlich.

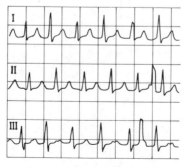

Abb. 100. Elektrischer Alternans.

B. Störungen der Erregungsleitung (pathophysiologische Bedingungen)

Eine Verzögerung oder Unterbrechung der Reizleitung wird als Block bezeichnet. Eine Störung der Reizleitung kann in allen Anteilen des Myokards vorkommen, gehäuft tritt sie jedoch im spezifischen Reizleitungssystem des Herzens auf. Eine Erregungswelle wird nicht nur antegrad (Sinusknoten – Reizleitungssystem der Vorhöfe – AV-Knoten – His-Bündel – ventrikuläres RLS – Purkinje-Faser-System) geleitet, sondern gleichzeitig retrograd. Diese retrograde Leitung gewinnt besondere Bedeutung, wenn die Erregung von einem tiefer gelegenen sekundären oder tertiären Erregungsbildungszentrum ausgeht. Ist gleichzeitig die antegrade und retrograde Ausbreitung einer Erregungswelle blockiert, so liegt ein bidirektionaler Block vor. Ist nur eine Richtung der Erregungsausbreitung blockiert, so spricht man von einem unidirektionalen Block.

Auch der Übertritt eines Erregungsimpulses von einem Erregungsbildungszentrum auf das Reizleitungssystem und/oder auf das umgebende Myokard kann mehr oder weniger stark verzögert erfolgen. Man spricht von einem Austrittsblock (Exit-Block). Diese Exit-Blocks können sowohl beim nomotopen Schrittmacher (Sinusknoten) als auch bei einem heterotopen Erregungsbildungszentrum vorliegen. Der Exit-Block des Sinusknotens ist der SA-Block (Austrittsblockierung des nomotopen Schrittmachers Sinusknoten).

Ein Eintrittsblock (Synonyma: Schutzblockierung, Protection-Block) ist dann anzunehmen, wenn ein bradykarder ektoper Schrittmacher von einer Erregungswelle eines höherfrequenter schlagenden Schrittmachers nicht ausgelöscht wird: Der ektope Schrittmacher ist somit in der Lage, unabhängig vom Grundrhythmus Reize abzugeben. Die Parasystolie (s. S. 224) wird sowohl mit einer Eintrittsblockierung als auch mit einer Austrittsblockierung erklärt.

Eine Reizleitungsstörung kann durch funktionelle und durch organische Ursachen bedingt sein.

1. Funktionell bedingte Reizleitungsstörungen:
 a) Physiologische Reizleitungsstörungen des AV-Knotens.
 b) Aberrierende Leitung.
 c) Verborgene Leitung.
 d) Supranormale Leitung.

2. »Pathologisch« bedingte Reizleitungsstörungen:
   a) Block I. Grades.
   b) Block II. Grades.
      α) Mobitz Typ 1, sogenannte Wenckebachsche Periodik.
      β) Mobitz Typ 2.
   c) Block III. Grades, sogenannter totaler Block.

1. Funktionell bedingte Reizleitungsstörungen

a) Physiologische Reizleitungsstörungen im AV-Knoten

Neuere Untersuchungen haben gezeigt, daß der AV-Knoten keine Schrittmacherzellen besitzt. Die elektrophysiologische Funktion des AV-Knotens ist darin zu sehen, die über die Vorhofleitungsbahnen ankommende Erregungsfront zu einer einheitlichen Erregung umzuformen und die so gleichgerichtete Erregungswelle dem Hisschen Bündel weiterzuleiten. Dies führt zu einer physiologischen Verzögerung der Erregungsleitung im AV-Knoten-Bereich. Neben seiner langsamen Erregungsleitung hat der AV-Knoten die längste Refraktärzeit (Erholungszeit) des ventrikulären RLS. Wegen seiner langen Refraktärzeit kann der AV-Knoten nur eine maximale Frequenz von 160–200 Schlägen/min weiterleiten. Bei höheren Frequenzen, so bei Vorhoftachykardien, kommt es physiologischerweise zum Auftreten von AV-Blockierungen, ohne daß eine Schädigung des AV-Überleitungssystems vorliegt. Dieser physiologische Knotenblock stellt einen wichtigen Schutzmechanismus dar. Damit wird verhindert, daß Vorhofrhythmen mit zu hoher Frequenz übergeleitet werden und eine hämodynamisch kritische hohe Ventrikelfrequenz induzieren. Treten AV-Blockierungen schon bei niedrigeren Vorhoffrequenzen auf, darf eine zusätzlich vorbestehende, organisch bedingte Reizleitungsstörung im AV-Knoten angenommen werden.

b) Aberrierende Leitung (Abb. 101)

Treffen supraventrikuläre Reize auf nur teilweise repolarisierte intraventrikuläre Leitungsbahnen, so können Verbreiterungen und Deformierungen der Kammerkomplexe häufig mit schenkelblockartiger Konfiguration entstehen. Eine derartige intermittierende abnorme intraventrikuläre Erregungsausbreitung bezeichnet man als aberrierende Leitung. Synonyma sind: Unbeständiger Schenkelblock, funktionelle intraventrikuläre Leitungsstörung.

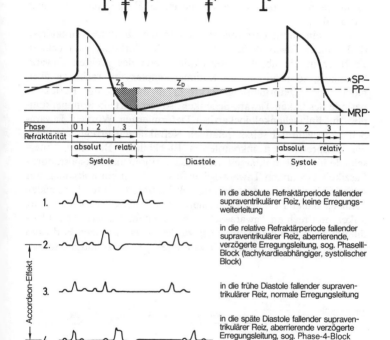

Abb. 101. Elektrophysiologische Entstehung des Phase-3- und Phase-4-Blocks (Weiteres siehe Text). SP: Schwellenpotential; PP: Protektionspotential; MRP: Membranruhepotential; Zs: Zone der systolischen Erregbarkeit; Zd: Zone der diastolischen Erregbarkeit.

α) Tachykardieabhängiger oder Phase-3-Block (systolischer Block)

Eine aberrierende Leitung wird beim Gesunden nur bei erheblicher Vorzeitigkeit von Vorhofextrasystolen und bei Vorhoftachykardien angetroffen. Bei organischer Schädigung des Reizleitungssystems kann es dazu bereits bei normaler Herzfrequenz kommen (Abb. 102).

Trifft ein supraventrikulärer Reiz in die absolute Refraktärperiode beider Tawara-Schenkel, so wird die Vorhofaktion blockiert. Trifft er in die absolute Refraktärperiode des rechten Tawara-Schenkels, so resultiert ein Kammerkomplex mit rechtsschenkelblockartiger Deformierung. Trifft er in die absolute Refraktärperiode des linken Tawara-Schenkels, so resultiert ein Kammerkomplex mit linksschenkelblockartiger Deformierung. Wird ein Tawara-Schenkel während seiner relativen Refraktärzeit erregt, entstehen die entsprechenden inkompletten Blockbilder. Bestehen Unterschiede in der Refraktärzeit des linksanterioren und linksposterioren Faszikels des linken Tawara-Schenkels, so kann ein linksanteriorer oder ein linksposteriorer Hemiblock auftreten. Unter Umständen kann es dabei zu einem Alternieren der Refraktärverhältnisse im linken und rechten Tawara-Schenkel kommen, was sich elektrokardiographisch in einem von Schlag zu Schlag wechselnden Bild eines linksanterioren Hemiblocks (überdrehter Linkstyp) und linksposte-

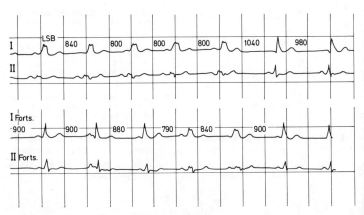

Abb. 102. Frequenzabhängiger Linksschenkelblock. Die Periodendauer (msec) ist eingetragen.

rioren Hemiblocks (überdrehter Rechtstyp) widerspiegelt. Dieses Verhalten kann zum Bild der bidirektionalen Tachykardie führen (s. S. 141).

Häufig ist die Differentialdiagnose zwischen aberrierend geleiteter supraventrikulärer Erregung und ektopischer ventrikulärer Erregung schwierig. Ihre Differenzierung ist jedoch klinisch bedeutsam, da die Kenntnis der Ursache der verbreiterten Kammerkomplexe therapeutische Konsequenzen hat. Eine ventrikuläre Extrasystole bei Vorhofflimmern kann ein erstes Zeichen einer Digitalisintoxikation sein. Die aberrierende Leitung bei Vorhofflimmern jedoch ist Zeichen einer ungenügenden atrioventrikulären Blockierung und erfordert eine zusätzliche Digitalisierung.

Eine eindeutige Differenzierung, ob es sich bei einem verbreiterten QRS-Komplex um eine ventrikuläre Extrasystolie handelt und/oder um eine aberrierend geleitete supraventrikuläre Erregung, ist durch die His-Bündel-Elektrokardiographie möglich. Jedem supraventrikulären Schlag geht ein His-Potential voraus, während dies bei Schlägen ventrikulären Ursprungs fehlt. Da die His-Bündel-Elektro-

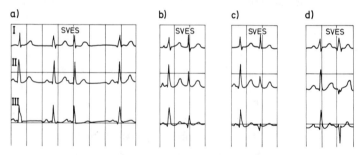

Abb. 103. Supraventrikuläre Extrasystolen, teilweise mit aberrierender, intraventrikulärer Erregungsausbreitung.
a); c) Wenig frühzeitig einfallende supraventrikuläre Extrasystole, Kammerkomplexe nicht verbreitert, d. h. normale, intraventrikuläre Erregungsausbreitung der supraventrikulären Extrasystole.
b) Frühzeitig einfallende supraventrikuläre Extrasystole; S-Zacke in Ableitung I (inkompletter Rechtsschenkelblock), d. h. aberrierende intraventrikuläre Erregungsausbreitung der supraventrikulären Extrasystole.
d) Frühzeitig einfallende supraventrikuläre Extrasystole; überdrehter Linkstyp, entsprechend linksanteriorem Hemiblock, d. h. aberrierende intraventrikuläre Erregungsausbreitung der supraventrikulären Extrasystole.

154   II. Störungen der Herzschlagfolge

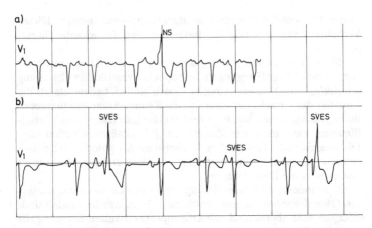

Abb. 104. Ashman-Phänomen. Einem Schlag, der ein langes, erregungsfreies Intervall beschließt, folgt eine supraventrikuläre Extrasystole in kurzem Abstand. Diese kommt in Hinblick auf das lange vorausgehende Intervall zu früh, sie wird aberrierend geleitet, in der typischen QRS-Konfiguration in V_1: rsR'. a) Ashman-Phänomen bei Vorhofflimmern. b) Ashman-Phänomen bei Sinusrhythmus und supraventrikulärer Extrasystole. NS: Normalschlag.

kardiographie für die Routinediagnostik zu aufwendig ist, sollten folgende Kriterien im Oberflächen-EKG, die für eine aberrierende Leitung sprechen, beachtet werden:

αα) **Form der aberrierend geleiteten supraventrikulären Schläge**

Aberrierend geleitete supraventrikuläre Schläge zeigen meist die Form eines inkompletten Rechtsschenkelblocks. In V_1 zeigt sich meist eine triphasische Konfiguration von QRS wie: rsR', rsR', rsr', während ventrikuläre Ektopien mono- und/oder diphasisch konfiguriert sind wie: R, qR, Rs, qr (Abb. 103, 104).

Die Ursache, daß aberrierend geleitete supraventrikuläre Reize meist die Form eines Rechtsschenkelblocks zeigen, liegt darin begründet, daß die Refraktärzeit des rechten Tawara-Schenkels meist länger ist als die des linken. Auch die stärkere Anfälligkeit des rechten Tawara-Schenkels gegenüber organischen Schädigungen dürfte eine Rolle spielen.

B. Störungen der Erregungsleitung

ββ) Ashman-Phänomen

Für alle erregbaren Zellen des Herzens gilt, daß ihre Refraktärzeit (Erholungszeit) um so länger dauert, je länger das vorausgehende erregungsfreie Intervall ist. Folgt dem Schlag, der ein langes erregungsfreies Intervall beschließt, ein Reiz in kurzem Abstand, so wird er meist aberrierend geleitet (Abb. 104).

γγ) Kupplungsintervall

Aberrierend geleitete Schläge zeigen keine konstante Abhängigkeit, kein konstantes Kupplungsintervall zur vorangehenden Kammeraktion, da sie durch einen eigenen supraventrikulären Reiz verursacht sind. Demgegenüber sind ventrikuläre Extrasystolen meist durch ein konstantes Kupplungsintervall ausgezeichnet (s. S. 87) (Abb. 105).

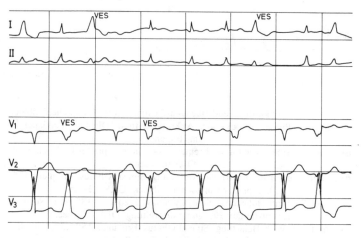

Abb. 105. Arrhythmia absoluta infolge Vorhofflimmern. Ventrikuläre Extrasystolen, teilweise als Bigeminus. Beachte: Aberrierend geleitete supraventrikuläre Schläge zeigen kein konstantes Kupplungsintervall zur vorangehenden Kammeraktion. Monotope ventrikuläre Extrasystolen zeigen demgegenüber ein konstantes Kupplungsintervall.

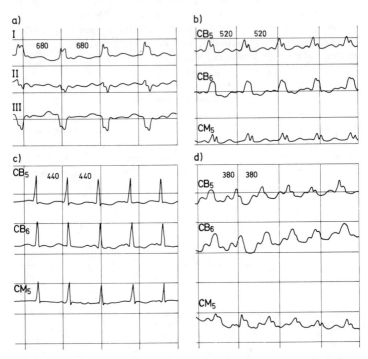

Abb. 106. Bradykardie- und tachykardieabhängiger Linksschenkelblock (Phase-3- – Phase-4-Block) sog. Akkordeoneffekt. Die Periodendauer ist eingetragen.

a) Ruhe-EKG: Sinusrhythmus, Frequenz 89/min, kompletter Linksschenkelblock, QRS 0,14 sec.

b) Ruhephase vor ergometrischer Belastung: Sinusrhythmus, Frequenz 115/min, kompletter Linksschenkelblock, QRS 0,14 sec.

c) 1 min 75-Watt-Belastung: Sinusrhythmus, Frequenz 136/min. Normale intraventrikuläre Erregungsausbreitung, QRS 0,06 sec.

d) 1 min 100-Watt-Belastung: Sinusrhythmus, Frequenz 158/min, kompletter Linksschenkelblock, QRS 0,14 sec.

δδ) Kompensatorische Pause

Schließt sich bei einem Sinusrhythmus einem verbreiterten QRS-Komplex eine kompensatorische Pause an, so spricht dies für eine ventrikuläre Extrasystole und gegen eine aberrierende Leitung. Beim Vorhofflimmern ist die Pause nach einer ventrikulären Extrasystole häufig sehr lang, da der AV-Knoten durch retrograde Aktivierung vorübergehend refraktär sein kann (verborgene Leitung).

β) Bradykardieabhängiger oder Phase-4-Block (diastolischer Block)

Eine QRS-Verbreiterung bei supraventrikulärem Reizursprung kann auch bei spät in die Diastole einfallenden supraventrikulären Extrasystolen beobachtet werden. Wegen des langen Kupplungsintervalles kann dieses Verhalten nicht dadurch erklärt werden, daß der supraventrikuläre Extraschlag noch in die relative Refraktärperiode des vorangehenden Schlages fällt und deshalb aberrierend geleitet wird (sog. paradoxer Schenkelblock). Das spezifische Reizleitungssystem des Herzens ist durch die sog. spontane diastolische Depolarisation (Phase 4) gekennzeichnet, das heißt, es kommt in der Diastole zu einer zunehmenden Verminderung des Ruhemembranpotentials. Das jeweilige von einer Erregungswelle angetroffene örtliche Ruhemembranpotential ist für die Fortleitungsbedingungen entscheidend. Je niedriger es von einer Erregungswelle vorgefunden wird, um so langsamer wird die Erregung weitergeleitet. Tritt ein supraventrikulärer Reiz spätdiastolisch auf, wird er während seiner Erregungsweiterleitung auf ein mehr oder weniger stark spontan schon depolarisiertes Ruhemembranpotential treffen. Er wird verzögert d.h. aberrierend geleitet. Tritt diese Bradykardie-(Phase 4-) abhängige Erregungsleitungsverzögerung eines supraventrikulären Reizes im AV-Knoten auf, zeigt sich dies im EKG als bradykardieabhängiger AV-Block I.–III. Grades, tritt sie im ventrikulären RLS auf, findet sich ein bradykardieabhängiger Schenkel- bzw. Hemiblock.

Nach den Untersuchungen von ROSENBAUM u. Mitarb. sind tachykardieabhängige (Phase 3) und bradykardieabhängige (Phase 4) Blockbildungen keine isoliert auftretenden Varianten, sondern sie grenzen die Zone der normalen Leitfähigkeit nach oben zu hohen Frequenzen und nach unten zu tiefen Frequenzen ab. Man spricht von einem sog. Akkordeoneffekt. (Abb. 106).
Ein solcher Akkordeoneffekt kann auch bei der Parasystolie und beim WPW-Syndrom nachgewiesen werden (ROSENBAUM).

c) Verborgene Leitung

Der Begriff »Verborgene Leitung« sagt aus, daß eine Erregung unterschiedlich weit erregungsleitendes Gewebe durchläuft, wobei die inkomplette Penetration aus dem EKG nicht unmittelbar ersichtlich ist. Sie kann nur an den Auswirkungen auf die nachfolgende Erregungsleitung oder Erregungsbildung vermutet werden. Elektrokardiographische Hinweise auf eine verborgene Leitung sind:

α) Intermittierend auftretender AV-Block

Bei interponierten Vorhof-, His-Bündel- und/oder ventrikulären Extrasystolen findet sich fast regelmäßig eine Verlängerung der postextrasystolischen PQ-Zeit (Abb. 107–110) (s. S. 94). Die extrasystolische Erregungsfront wird antegrad und retrograd geleitet. Die Penetration der Erregungswelle in den AV-Knoten macht diesen für die nachfolgende rechtläufige Erregungsfront relativ refraktär, was sich im Oberflächen-EKG in einem intermittierend auftretenden AV-Block widerspiegelt.

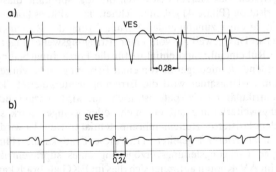

Abb. 107. Intermittierend auftretender AV-Block I. Grades (versteckte Rückwärtsleitung).
a) Eine interponierte ventrikuläre Extrasystole führt zu einer retrograden Penetration ihrer Erregungswelle in den AV-Knoten. Die nachfolgende nomotope Erregungswelle findet den AV-Knoten noch relativ refraktär vor, der Sinusschlag wird mit einem AV-Block I. Grades übergeleitet.
b) Eine interponierte supraventrikuläre Extrasystole wird von einem »relativ zu früh« kommenden Normalschlag gefolgt. Der AV-Knoten befindet sich noch in seiner relativen Refraktärzeit. Der der Extrasystole folgende Normalschlag wird mit einem AV-Block I. Grades verzögert übergeleitet.

B. Störungen der Erregungsleitung 159

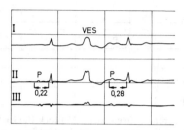

Abb. 108. Interponierte ventrikuläre Extrasystole (VES) mit AV-Block I. Grades des nachfolgenden Normalschlages (versteckte Rückwärtsleitung).

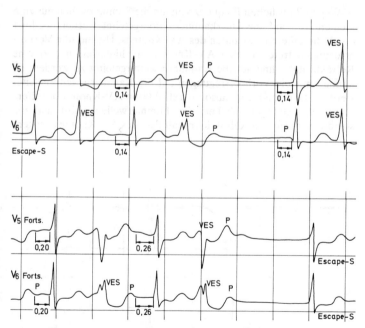

Abb. 109. Intermittierend auftretender AV-Block II. Grades, Mobitz Typ 1 (Wenckebach) infolge versteckter Rückwärtsleitung der Erregungswelle interponierter ventrikulärer Extrasystolen. Die auftretenden Pausen des Wenckebach-Zyklus werden durch AV-Ersatzsystolen überbrückt.

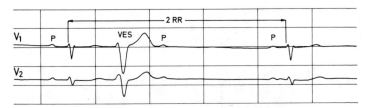

Abb. 110. Intermittierend auftretender AV-Block II. Grades, Mobitz Typ 2 (2:1-Überleitung) infolge versteckter Rückwärtsleitung der Erregungswelle einer interponierten ventrikulären Extrasystole.

β) Kammerarrhythmie bei Vorhofflimmern

Wegen ihrer hohen Frequenz können die Flimmerwellen nur zum kleinen Teil auf die Herzkammern übergeleitet werden, bedingt durch die Filtereigenschaften des AV-Knotens. Die meisten Vorhoferregungen treten in den AV-Knoten ein, hinterlassen dort eine Refraktärität, ohne auf die Kammern weitergeleitet zu werden. Es können nur die Vorhoferregungen auf die Kammern weitergeleitet werden, die einen nicht »absolut« refraktären AV-Knoten antreffen. Durch die Unregelmäßigkeit der Flimmerwellen selbst und die ständig wechselnden Refraktärverhältnisse des AV-Knotens entsteht

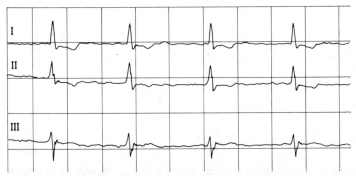

Abb. 111. Kammerarrhythmie bei Vorhofflimmern. Völlig unregelmäßiger Kammerrhythmus, sog. Arrhythmia absoluta infolge Vorhofflimmern mit unregelmäßiger AV-Überleitung. Kammerfrequenz 75/min.

ein völlig unregelmäßiger Kammerrhythmus, der klinisch sich als absolute Arrhythmie widerspiegelt (Abb. 111).

γ) Sogenannter paradoxer Schenkelblock

Eine QRS-Verbreiterung bei supraventrikulärem Reizursprung kann auch nach einem langen RR-Intervall, also bei einem Ersatzschlag oder Ersatzrhythmus vorkommen. Wegen des langen Kupplungsintervalls kann dieser sog. »paradoxe Schenkelblock« nicht durch aberrierende Leitung und auch nicht durch unterschiedliche Refraktärverhältnisse im ventrikulären RLS erklärt werden. Diesem Phänomen liegt ein Zusammentreffen der supraventrikulären Erregung mit einem versteckten ventrikulären Ersatzschlag, meistens aus einem der Purkinje-Faserstämme stammend zugrunde (concealed ventricular escape). PUECH konnte solche Fälle mittels His-Bündel-Elektrokardiographie bestätigen. Eine andere Erklärung ist der Phase-4-Block (s. S. 157).

δ) Funktioneller Schenkelblock infolge verborgener Rückwärtsleitung

Ist ein Faserstamm des ventrikulären RLS während der Kammererregung unidirektional (meist antegrad) blockiert, kann es zu einer versteckten retrograden Rückwärtsleitung der Erregungsfront in diesem Faserstamm kommen. Die retrograde Penetration in dem primär antegrad blockierten Faserstamm des RLS macht diesen für die nachfolgende rechtläufige Erregungsfront relativ refraktär, was zum Auftreten eines inkompletten oder kompletten Blockbildes führt. Solche Zustände prädisponieren zu Reentry-Mechanismen. Eine anfängliche supraventrikuläre Tachykardie kann auf diese Weise in einen ventrikulären Rhythmus übergehen.

ε) Störung eines Automatiezentrums

Eine verborgene Erregungsleitung kann auch die Reizbildung eines Automatiezentrums beeinflussen. Bei einer AV-Dissoziation kann eine supraventrikuläre oder ventrikuläre Erregungswelle bis zum AV-Knoten vordringen. Dadurch wird die Erregungsbildung des sekundären AV-Zentrums gestört, die nachfolgende AV-Knoten-Aktion tritt verzögert auf (sog. Reset). Das gleiche gilt für die Versetzung (Reset) eines tertiären Automatiezentrums (z. B. kompletter AV-Block) durch ventrikuläre Extrasystolen. Die Rhythmusversetzung (Reset) eines Sinusrhythmus oder supraventrikulären ektopen Schrittmachers durch supraventrikuläre Extrasystolen ist in entsprechender Weise zu interpretieren.

d) Supranormale Erregungsleitung

Unter dem Begriff »supranormale Erregungsleitung« versteht man, daß bei einer vorbestehenden Erregungsleitungsstörung, z. B. AV-Block, vereinzelte Vorhoferregungen annähernd oder normal auf die Kammern übergeleitet werden.

Entsprechend der übernormalen Phase der Erregbarkeit (vulnerable Phase) läßt sich auch eine übernormale Phase der Erregungsleitung im Herzzyklus beschreiben. Sie liegt etwas früher als die vulnerable Phase. Ein supraventrikulärer Schlag wird dann beschleunigt geleitet, wenn die P-Zacke des vorausgehenden Schlages mit der U-Welle und/oder dem distalen Schenkel der T-Welle zusammenfällt.

Eine andere Erklärung der supranormalen Erregungsleitung ist das sog. Lückenphänomen (Gap) (MOE, 1965; DURRER, 1968). Dabei handelt es sich um den scheinbar paradoxen Befund, daß mit zunehmender Vorzeitigkeit eines Extrastimulus zunächst eine Blockierung in irgendeinem Abschnitt des Reizleitungssystems auftritt, bei weiterer Verkürzung des Kupplungsintervalls aber wieder übergeleitet wird. Mit Hilfe des Lückenphänomens kann die klinische Beobachtung erklärt werden, warum Vorhofextrasystolen bei einer bestimmten Vorzeitigkeit blockiert werden, während noch vorzeitiger einfallende Vorhofextrasystolen auf die Kammer überleiten. Das Lückenphänomen ist per se kein pathologischer Befund, es wird auch bei Normalpersonen beobachtet. Alle Abschnitte des Reizleitungssystems können ein solches Verhalten zeigen (Gap Typ I–V). Die Voraussetzungen für ein Gap-Phänomen sind gegeben, wenn die absolute Refraktärzeit des Reizleitungssystems in einem distalen Abschnitt länger ist als die relative (funktionelle) Refraktärzeit des proximalen Abschnittes. Hierdurch kommt es bei einem vorzeitigen Stimulus zu einer Blockierung im distalen Abschnitt des Reizleitungssystems. Bei noch kürzeren Kupplungsintervallen wird die Erregung im proximalen Abschnitt so verzögert, daß die Erregung den distalen Abschnitt erst erreicht, wenn die absolute Refraktärzeit dieser Zone überschritten ist. Jetzt ist wieder eine Überleitung möglich.

Bei vorbestehender Leitungsstörung, z. B. AV-Block, zeigt sich dies, daß vereinzelte Vorhoferregungen fast normal auf die Kammern übergeleitet werden. Die Erregungsleitung ist nicht absolut übernormal, sie ist jedoch besser als unter den gegebenen Umständen (AV-Block) zu erwarten gewesen wäre.

Eine supranormale Erregbarkeit und Erregungsleitung über mehrere Schläge bei sonst gestörter Erregungsleitung wurde nach einer Kardioversion, Schrittmacherimpulsen oder einem Ersatzschlag aus dem AV-Knoten oder Ventrikel gefunden (Wedensky-Effekt). Der Mechanismus ist ungeklärt.

2. »Pathologisch« bedingte Reizleitungsstörungen

Nach dem *Ausmaß der Störungen* der Erregungswelle sowohl beim Austritt als auch während der Weiterleitung sind zu unterscheiden:

Block I. Grades:
Kennzeichen: Nur verlangsamte Überleitung.

Block II. Grades oder partieller Block:
α) Mobitz Typ 1 (sogenannte Wenckebachsche Periodik):
Kennzeichen: Zunehmende Leitungsverzögerung bis zum vollständigen Ausfall der Erregungsüberleitung.
β) Mobitz Typ 2:
Kennzeichen: Blockierung der Überleitung in einem bestimmten Verhältnis bei sonst konstanter Leitungszeit.

Block III. Grades, totaler Block:
Kennzeichen: Vollständiger Ausfall der Erregungsüberleitung.

Bei den partiellen Blockierungen (Mobitz Typ 1, Mobitz Typ 2) kann der Grad der Blockierung sehr unterschiedlich sein. Er wird durch das Blockierungsverhältnis beschrieben. Dies gibt die Zahl der supraventrikulären Erregungen im Verhältnis zur Zahl der übergeleiteten Erregungen an, z. B.: 3:1-Blockierung: Von drei Sinusschlägen wird ein Sinusschlag übergeleitet, 3:2-Blockierung: Von drei Sinusschlägen werden zwei übergeleitet.

Bei den Austrittsblockierungen (Exit-Blocks) kann eine Blockierung I. Grades und III. Grades elektrokardiographisch nicht erkannt werden. Aus dem EKG sind nur Blockierungsformen des II. Grades zu erkennen.

Erregungsleitungsstörungen der verschiedenen Schweregrade können in allen Ebenen des RLS vorkommen.

Die im Sinusknoten normalerweise gebildete Erregung gelangt über die Vorhofleitungsbahnen zum AV-Knoten. Dort wird die Erregung umgeformt (Isodromie) und gleichgerichtet an das Hissche Bündel weitergegeben. Dabei kommt es zu einer Verzögerung der Erregungsleitung (AV-Intervall). Vom Hisschen Bündel wird die Erregungswelle an die drei Faszikel des ventrikulären RLS weitergeleitet: rechter Tawara-Schenkel, linker Tawara-Schenkel mit seiner Unterteilung in einen vorderen oberen und einen hinteren unteren Faszikel. In diesen drei Faszikeln breitet sich die Erregung gleichmäßig bis zum Purkinjeschen Endfasernetz aus.

Nach der *Lokalisation der Erregungsleitungsstörung* wird unterschieden:
a) Sinuaurikulärer Block (SA-Block).
b) Atriale Blockformen.
c) Intraventrikuläre Blockformen.
d) Atrioventrikulärer Block (AV-Block).
e) Arborisationsblock.
f) Diffuse intraventrikuläre (myokardiale) Leitungsstörung.

a) Sinuaurikulärer Block (SA-Block) (Abb. 112)

Entsprechend dem Ausmaß der Blockierung beim Austritt der im Sinusknoten gebildeten Erregungswelle wird der sinuaurikuläre Block eingeteilt in:
α) SA-Block I. Grades.
β) SA-Block II. Grades.
  αα) Typ 1, Wenckebachsche Periodik des SA-Blocks.
  ββ) Typ 2, Mobitz Typ 2 des SA-Blocks.
γ) SA-Block III. Grades (totaler SA-Block).

α) SA-Block I. Grades

Die Erregungsleitung vom Sinusknoten zum Vorhof ist verzögert. Das Intervall zwischen Sinus- und Vorhoferregung wird im EKG nicht registriert. Der sogenannte SA-Block I. Grades ist mit dem EKG nicht zu objektivieren.

β) SA-Block II. Grades

αα) **Mobitz Typ 1, Wenckebachsche Periodik des SA-Blocks**

Es besteht eine progressive sinuaurikuläre Leitungsverzögerung bis zum Ausfall der sinuaurikulären Überleitung. (Pathophysiologie: s. S. 208: Wenckebachsche Periodik des AV-Blocks.)

B. Störungen der Erregungsleitung 165

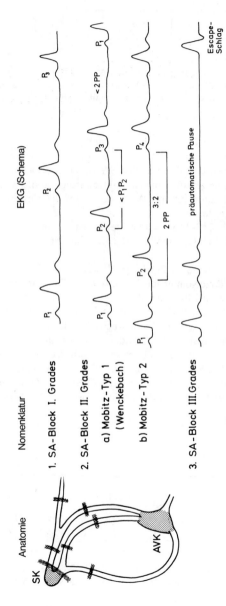

Abb. 112. Einteilung der sinuatrialen Blockierungen.

166   II. Störungen der Herzschlagfolge

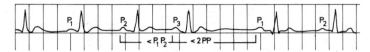

Abb. 113. Schema SA-Block II. Grades, Mobitz Typ 1 (Wenckebach). Die PP-Intervalle werden zunehmend kürzer, bis eine länger andauernde Pause eintritt. Die entstehende Pause ist kürzer als 2 PP-Intervalle.

Diese zunehmende Verzögerung der sinuaurikulären Leitung wird als Wenckebachsche Periode des SA-Blocks bezeichnet. Die progressive Leitungsverzögerung ist elektrokardiographisch nicht direkt erkennbar, sie kann in ihrer Auswirkung auf die Vorhofschlagfolge erschlossen werden.

EKG (Abb. 113-115): Charakteristisch ist eine sichtbare sich wiederholende Unregelmäßigkeit (»regular Irregularität«) der P-Welle.

Bei gleichbleibendem PQ-Intervall werden die PP-Abstände kürzer, bis eine länger dauernde Pause eintritt. Die entstehende Pause ist kürzer als zwei PP-Intervalle.

Das Überleitungsverhältnis des SA-Blocks II. Grades, Typ 1 (Weckebachsche Periode) kann wechseln. Bei einem 3:2-Überleitungsverhältnis entsteht ein Pseudobigeminus, der nicht von einem Sinusbigeminus zu unterscheiden ist. Häufig wird die Wenckebachsche Periode des SA-Blocks mit einer Sinusarrhythmie verwechselt. Durch Registrierung eines langen EKG-Streifens und Beurteilung der charakteristischen PP-Abstände ist eine Differenzierung möglich.

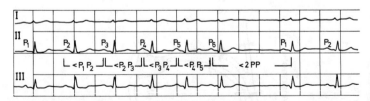

Abb. 114. SA-Block II. Grades, Mobitz Typ 1 (Wenckebach). Zunehmende Verkürzung des PP-Intervalls bis zum Vorhofausfall. 7:6-Überleitung.

B. Störungen der Erregungsleitung 167

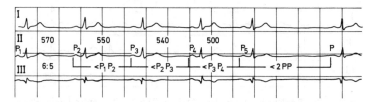

Abb. 115. SA-Block II. Grades, Mobitz Typ 1 (Wenckebach). Zunehmende Verkürzung des PP-Intervalls bis zum Vorhofausfall. 6:5-Überleitung.

ββ) **Mobitz Typ 2**

Es kommt zu intermittierenden Leitungsunterbrechungen zwischen dem Sinusknoten und dem Vorhof. Eine oder mehrere Vorhofaktionen bleiben aus.

EKG (Abb. 116–117): Es treten Pausen der Herzschlagfolge ein, die mindestens die Dauer eines doppelten oder einfachen Vielfachen des PP-Abstandes haben. Häufig sind die langen PP-Intervalle ein wenig kürzer als die Berechnung ergibt. Es wird angenommen, daß der Sinusknoten nach der langen Pause seine Erregungswelle schneller an den Vorhof abgibt.

Auch beim Mobitz Typ 2 des SA-Blocks II. Grades können die Überleitungsverhältnisse wechseln. Ein regelmäßiger 2:1-Block führt zu einem langsamen Sinusrhythmus, der von einer Sinusbradykardie nur schwer abzugrenzen ist. Die Frequenz der Sinusbradykardie liegt zwischen 40 und 60, beim SA-Block zwischen 30 und 40 Schlägen/min.

Nach Atropin zeigt die Sinusbradykardie eine langsam zunehmende Frequenz, der SA-Block eine plötzliche Beschleunigung oder keine Reaktion. Häufig geht das Rhythmusbild beim SA-Block

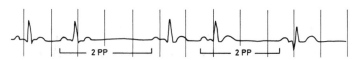

Abb. 116. Schema SA-Block II. Grades, Mobitz Typ 2. Es treten Pausen der Herzschlagfolge ein, die mindestens die Dauer eines doppelten oder einfachen Vielfachen des PP-Abstandes haben.

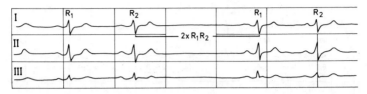

Abb. 117. SA-Block II. Grades, Mobitz Typ 2. Die auftretende Pause entspricht dem doppelten PP-Abstand des Normalintervalles.

II. Grades infolge einfallender Ersatzschläge oder Ersatzrhythmen verloren. Diese gehen meist vom AV-Überleitungssystem aus. Es kann zum vorübergehenden Auftreten einer AV-Dissoziation (s. S. 230) kommen.

γ) SA-Block III. Grades

Hier liegt eine totale Unterbrechung der Erregungswelle vom Sinusknoten zum Vorhofmyokard vor. Es kommt zum Herzstillstand (adyname Form des Adams-Stokes-Syndroms), falls nicht ein sekundäres oder tertiäres Automatiezentrum einspringt.

EKG (Abb. 118–119): Bild des Sinusstillstandes, Auftreten von Ersatzschlägen und/oder Ersatzrhythmen. Das Automatiezentrum ist meist im AV-Überleitungssystem gelegen. Es kann eine vorübergehende AV-Dissoziation auftreten.

Differentialdiagnostisch muß der totale sinuaurikuläre Block vom Sinusstillstand (Sinusarrest) abgegrenzt werden. Letzterer ist nicht durch eine Leitungsstörung, sondern durch eine nomotope Erregungsbildungsstörung hervorgerufen. Ein vorübergehender Sinusarrest wird nicht selten nach einer therapeutischen Kardioversion beobachtet. Besonders lange präautomatische Pausen werden bei

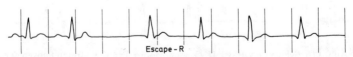

Abb. 118 Schema SA-Block III. Grades. Sinusstillstand mit Auftreten eines AV-Ersatzrhythmus.

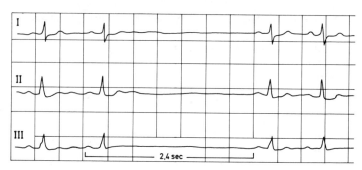

Abb. 119. SA-Block III. Grades. Sinusstillstand mit einer Asystolie von 2400 msec.

vorausgegangener Digitalistherapie sowie im Rahmen des Sinusknotensyndroms beobachtet (s. S. 379).

δ) Vorkommen

SA-Blockierungen werden bei degenerativen und entzündlichen Herzerkrankungen beobachtet. Sie können komplizierend bei einem Myokardinfarkt (Hinterwandinfarkt) oder bei einer Myokarditis hinzutreten. An das Sinusknotensyndrom (s. S. 379) ist zu denken. Die gleichen Veränderungen werden bei einer Digitalis- oder Chinidin-Intoxikation (Antiarrhythmika, die zu einer Suppression der Sinusknotenautomatie führen) sowie im Rahmen einer Hyperkaliämie beobachtet. Nach Absetzen der Medikamente oder nach Ausgleich der Elektrolytstoffwechselstörung erweist sich die Rhythmusstörung meist als voll reversibel.

Therapie: Therapiebedürftig sind nur symptomatische Patienten. Behandlung wie hypodynames Morgagni-Adams-Stokes-Syndrom (s. S. 372).
a) Intravenöse Soforttherapie:
  1. Alupent (Orciprenalin) 0,5 mg i.v.

2. Alupent i.v.-Dauertropf 5–20 Ampullen (0.5 mg) in 500 ml Basislösung, anfangs 1–2 ml/min.
3. Atropin sulfuricum 0,5–1 mg i.v.
4. Itrop 0,5–1 mg i.v.

b) Perorale Therapie:
1. Atropin Sulfuricum 2–4 × 0,25 mg
2. Itrop 2 × 15 mg
3. Alupent (Ocriprenalin) 1–3 × 20 mg
4. Alupent-Depot 1–2 × 80 mg.

c) Elektrotherapie:
1. Temporäre und/oder permanente Vorhofstimulation.
2. Temporäre und/oder permanente Ventrikelstimulation.

Cave: Medikamentöse Maßnahmen zur Beschleunigung des Sinusknotens können beim Vorliegen eines SA-Blockes zu einem paradoxen Pulsfrequenzverhalten führen. So kann sich die Überleitung der beschleunigten Sinusfrequenz von 2:1 auf 3:1 bzw. 4:1 ändern, was konsekutiv zu einer weiteren Abnahme der Kammerfrequenz führt (sog. paradoxer Atropineffekt). Ein SA-Block sollte bei einer *Sinusbradykardie mit Frequenzen um 40/min* angenommen werden.

b) Atriale Blockformen

Blockierungen im Reizleitungssystem der Vorhöfe sind nur bei genauer Kenntnis des atrialen Reizleitungssystems verständlich. Anatomisch lassen sich folgende Vorhofleitungsbahnen abgrenzen:

α) Anteriorer (vorderer) Faszikel.
  αα) Interatriale Bahn (Bachmannsches Bündel).
  ββ) Absteigende Bahn (sogenannte sinukaudale Bahn).
β) Septaler (mittlerer) Faszikel (Wenckebach).
γ) Posteriorer (hinterer) Faszikel (Torell), (sinu-rechtsaurikuläre Bahn).

α) Anteriorer (vorderer) Faszikel

Der Hauptstamm der anterioren internodalen Bahn verläuft in der Vorderwand des rechten Vorhofs an der Einmündungsstelle der V. cava superior vorbei. Danach teilt er sich in eine im rechten Vorhofseptum gelegene absteigende und eine zum linken Vorhof ziehende interatriale Bahn (Bachmannsches Bündel) (Abb. 120).

B. Störungen der Erregungsleitung   171

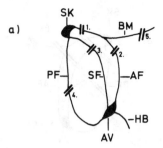

Abb. 120a. Unifaszikuläre atriale Blockformen. Unterbrechungen: 1. Hauptstamm des anterioren Faszikels (A. F.). 2. Deszendierender Teil des anterioren Faszikels. 3. Septaler Faszikel (S. F.). 4. Posteriorer Faszikel (P. F.). 5. Bachmannsches Bündel (linksatriale Bahn) (B. M.).

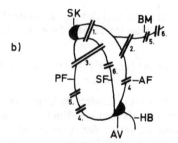

Abb. 120b. Bifaszikuläre atriale Blockformen: Unterbrechung von je zwei Faszikeln des atrialen Reizleitungssystems. (Dazu Kombinationsformen).

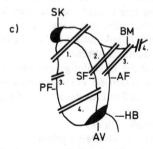

Abb. 120c. Trifaszikuläre atriale Blockformen: Unterbrechung von je drei Faszikeln des atrialen RLS. (Dazu Kombinationsformen).

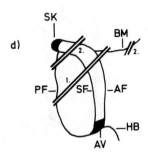

Abb. 120d. Tetrafaszikulärer atrialer Block: Unterbrechung von vier Faszikeln des atrialen RLS.

β) Septaler (mittlerer) Faszikel (Wenckebach)

Der septale (mittlere) Faszikel zieht dorsal an der V. cava cranialis vorbei und gelangt über das interatriale Septum zum AV-Knoten.

γ) Posteriorer (hinterer) Faszikel (Thorell), sinu-rechtsaurikuläre Bahn

Der posteriore (hintere) Faszikel gelangt über den dorsalen Bereich des rechten Vorhofs zum AV-Knoten. Einzelne Fasern des posterioren Faszikels umgehen den proximalen Anteil des AV-Knotens und erreichen ihn erst in seinem distalen Anteil (James-Bündel, paraspezifische Fasern).

Die im Sinusknoten gebildete Erregungswelle greift auf die Vorhöfe über. Sie benutzt dabei als kürzeste Verbindung zum linken Vorhof das Bachmannsche Bündel, zum rechten Vorhof vorwiegend den posterioren Faszikel (sinu-rechtsaurikuläre Bahn) und zum AV-Knoten die absteigende (sinukaudale) Bahn, von der sie sich über das AV-Leitungssystem weiter ausbreitet.

Bezugnehmend auf die Einteilung der intraventrikulären Blockformen (s. S. 174) lassen sich die Vorhofleitungsstörungen, basierend auf der tetrafaszikulären Struktur des atrialen RLS, hypothetisch wie folgt einteilen:

1. Unifaszikulärer atrialer Block:
   Unterbrechung einer Vorhofleitungsbahn (Abb. 120a).
2. Bifaszikulärer atrialer Block:
   Unterbrechung von zwei Vorhofleitungsbahnen (Abb. 120b).

3. Trifaszikulärer atrialer Block:
Unterbrechung von drei atrialen Leitungsbahnen (Abb. 120c).
4. Tetrafaszikulärer atrialer Block:
Unterbrechung aller vier intraatrialen Leitungsbahnen (Abb. 120d).

Auch eine weitere nomenklatorische Unterteilung entsprechend der ventrikulären Blockformen wäre denkbar:
Atrialer Hemiblock: Leitungsstörung im linksatrialen Faszikel (Bachmannsches Bündel) und/oder absteigenden Faszikel (anterioren Bahn).
Atrialer »Schenkelblock«: Leitungsstörung im Hauptstamm der anterioren Bahn, im septalen oder posterioren Faszikel.

Diese topographisch anatomische Einteilung der intraatrialen Blockformen kann deshalb nur hypothetisch sein, da durch das Oberflächen-EKG sich nicht alle möglichen Kombinationsformen der atrialen Reizleitungsstörungen differenzieren lassen. WALDO konnte durch experimentelle Untersuchungen am Hundeherz zeigen, daß nur eine Blockierung des absteigenden Faszikels der anterioren Bahn (sinukaudale Bahn) und eine Blockierung der linksatrialen Bahn (Bachmannsches Bündel) zu elektrokardiographisch faßbaren Ergebnissen führt:
Blockierung der »sinukaudalen« Bahn: Verlängerung der PQ-Zeit.
Blockierung des Bachmannschen Bündels: Negatives P in II, III, $-/+$-Biphase von P in V_1 und V_2.
Dies bedeutet bei EKG-Veränderungen, die auf eine Unterbrechung des Bachmannschen Bündels hinweisen, für die Interpretation des Befundes, daß nicht unterschieden werden kann, ob zusätzlich noch eine Störung der Erregungsleitung im septalen (mittleren) oder posterioren Faszikel isoliert oder kombiniert (also ein bifaszikulärer und/oder trifaszikulärer atrialer Block) vorliegt. Ein zusätzlich nachweisbarer AV-Block I. Grades und/oder höhergradige AV-Blockierung (AV-Block II. Grades, Typ 1, 2) kann in einer Erregungsleitungsstörung der sinukaudalen Bahn seine Erklärung finden, ist dafür aber nicht beweisend, da er in allen Ebenen des RLS auftreten kann (s. S. 205).
Eine Unterbrechung aller intraatrialen Leitungsbahnen führt zu einer totalen Unterbrechung der Erregungsleitung vom Sinusknoten zum AV-Knoten, was sich elektrokardiographisch im Auftreten eines totalen SA-Blocks (SA-Block III. Grades) widerspiegelt.

Ein SA-Block III. Grades kann somit entstehen durch:
1. zentralen SA-Block.
   a) Erregungsbildungsstörung im Sinusknoten.
   b) Sinusknoten-Exit-Block.
2. intraatrialen SA-Block.
   Unterbrechung der Erregungsausbreitung in allen Faszikeln des atrialen RLS.
   (Ein leitfähiger Faszikel reicht aus, die normale Vorhof-AV-Leitung aufrechtzuerhalten.)

Die zentrale und intraatriale Form des SA-Blocks III. Grades sind elektrokardiographisch nicht zu unterscheiden. Es findet sich die asystolische Form des Herzstillstandes. Meist springt ein sekundäres, seltener ein tertiäres Ersatzzentrum ein, so daß eine länger dauernde Asystolie und somit ein adynames Adams-Stokes-Syndrom selten ist.

δ) Vorkommen

Ischämische, entzündliche oder toxische Schädigungen des Myokards können zu einer Alteration des Vorhofreizleitungssystems führen. Auch treten sie bei einer Überlastung der Vorhöfe und bei Vorhoftumoren auf. Bei einem akuten Ereignis mit intermittierend auftretenden P-Wellen-Veränderungen, die auf eine Alteration des Bachmannschen Bündels hinweisen, können diese gegebenenfalls als Zeichen einer Infarzierung im rechten oder linksanterioren Vorhofbereich gewertet werden.

Therapie: Siehe Seite 169: SA-Block.

c) Intraventrikuläre Blockformen

Basierend auf neueren anatomischen Untersuchungen, die eine trifaszikuläre Struktur des ventrikulären RLS nachwiesen, lassen sich folgende Möglichkeiten einer Leitungsstörung unterscheiden:
α) Unifaszikuläre Blockierungen.
β) Bifaszikuläre Blockierungen.
γ) Trifaszikuläre Blockierungen.

Zum Verständnis sind nomenklatorisch noch folgende Begriffe zu definieren:

Hemiblock: Darunter werden Leitungsstörungen im anterioren oder im posterioren Faszikel des linken Tawara-Schenkels verstanden.

Schenkelblock: Darunter wird die Leitungsstörung im rechten Tawara-Schenkel (Rechtsschenkelblock) oder im linken Tawara-

Schenkel (Linksschenkelblock) verstanden. Beim Linksschenkelblock kann die Leitungsstörung den Hauptstamm des linken Schenkels oder die beiden Faszikel gemeinsam betreffen.

Intraventrikuläre Leitungsstörungen können durch eine mehr oder weniger starke Verlangsamung der Reizleitung oder durch eine vollständige Unterbrechung entstehen. Auch eine zunehmende Ermüdung des RLS ist möglich. Entsprechend der allgemeinen Einteilung der Blockierungen des RLS werden die faszikulären Blockformen eingeteilt:

1. Blockierung I. Grades = einfache Leitungsverzögerung ohne Leitungsunterbrechung (inkomplette Blockform).
2. Blockierung II. Grades = intermittierendes Auftreten eines Blockes.
   a) Mobitz Typ 1 (Wenckebach)
   b) Mobitz Typ 2.
3. Blockierungen III. Grades = totale Leitungsunterbrechung.

Häufig ist es schwierig, zu differenzieren, ob ein Block nur auf eine einfache Leitungsverzögerung oder auf eine totale Leitungsunterbrechung zurückzuführen ist. Infolge der schnellen Reizleitung im ventrikulären RLS kommt es bereits bei einer Verzögerung der Reizleitung von 0,2–0,6 sec zu einer Erregung des entsprechenden Versorgungsgebietes über die unspezifische Kammermuskulatur. Eine Leitungsverzögerung von nur wenigen Hundertstel sec ist deshalb schwierig von einer totalen Unterbrechung zu trennen. Eine Leitungsstörung I. Grades als Ursache eines konstant nachweisbaren faszikulären Blocks ist nur sicher, wenn Übergänge zwischen der inkompletten und der kompletten Form der Blockierung beobachtet werden (Abb. 121, 122).

α) Unifaszikuläre Blockierungen

Ein unifaszikulärer Block liegt vor, wenn einer der Schenkel des ventrikulären RLS unterbrochen ist. Demnach sind folgende Formen der unifaszikulären Blockierungen zu unterscheiden:

αα) Der Rechtsschenkelblock (Blockierung im rechten Tawara-Schenkel).

ββ) Der Linksschenkelblock (Blockierung im Hauptstamm des linken Tawara-Schenkels).

γγ) Der linksanteriore (superiore) Hemiblock (Blockierung im linksanterioren Faszikel des linken Tawara-Schenkels).

δδ) Der linksposteriore (inferiore) Hemiblock (Blockierung im linksposterioren Faszikel des linken Tawara-Schenkels).

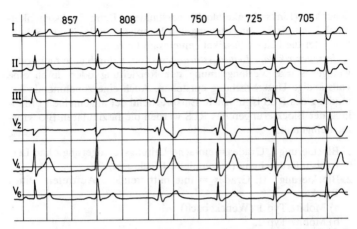

Abb. 121. Intermittierendes Auftreten eines kompletten Rechtsschenkelblockes während ergometrischer Belastung, sog. Phase-3-Block. Die Periodendauer ist mit eingetragen. Mit Zunahme der Frequenz zunehmende rechtsventrikuläre Leitungsverzögerung bis zum Rechtsschenkelblock.

αα) Der Rechtsschenkelblock

Eine Leitungsunterbrechung des rechten Tawara-Schenkels führt zu einer verzögerten Erregung des rechtsventrikulären Myokards (Abb. 123a).

EKG (Abb. 123b–124): QRS $\geq$ 0,11 sec.
GNB: $V_1 \geq$ 0,03 sec.
Senkung von ST mit präterminal negativem T in V_1, V_2.
Breite plumpe S-Zacke in I, II, aVF; V_5, V_6.
R in V_1 M-förmig aufgesplittert.
Meist Rechts- oder Horizontal-Typ.

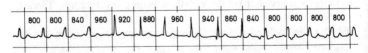

Abb. 122. Intermittierendes Auftreten eines kompletten Linksschenkelblockes (Langzeit-EKG). Sog. Phase-3-Block. Die Periodendauer ist mit eingetragen. Mit Zunahme der Frequenz zunehmende linksventrikuläre Leitungsverzögerung bis zum Linksschenkelblock.

B. Störungen der Erregungsleitung 177

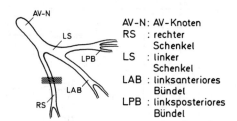

AV-N: AV-Knoten
RS : rechter Schenkel
LS : linker Schenkel
LAB : linksanteriores Bündel
LPB : linksposteriores Bündel

Abb. 123a. Blockierungsschema Rechtsschenkelblock.

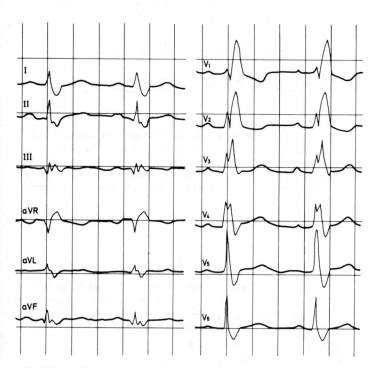

Abb. 123b. Kompletter Rechtsschenkelblock. Breite, plumpe S-Zacke in Ableitung I, II; R in V_1 M-förmig aufgesplittert. GNB: $V_1 \geqq 0{,}03$ sec.

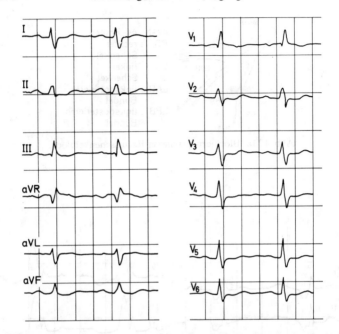

Abb. 124. Kompletter Rechtsschenkelblock (45jähriger Patient mit Vorhofseptumdefekt, Secundum-Typ). Tiefe, breite S-Zacken in Ableitung I, aVL, V_5, V_6; rsR'-Form von QRS in Ableitung V_1; GNB $\geq$ 0,03 sec. Beachte: Der Rechtstyp kann nicht als zusätzlicher linksposteriorer Hemiblock interpretiert werden, da das Krankheitsbild mit einer vermehrten Rechtsbelastung einhergeht.

ββ) **Der Linksschenkelblock**

Blockierung des Hauptstammes des linken Tawara-Schenkels:
Eine Leitungsunterbrechung des linken Tawara-Schenkels vor seiner Aufzweigung führt zu einer verzögerten Erregung der linksventrikulären Myokardanteile (Abb. 125).

EKG (Abb. 126): QRS $\geq$ 0,11 sec.

GNB in V_5, V_6 $\geq$ 0,055 sec.

Hohe, breite, aufgesplitterte R-Zacken (Form des abgebrochenen Zuckerhutes) in Ableitung I, II, aVL, V_5, V_6.

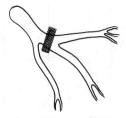

Abb. 125. Blockierungsschema: Unifaszikulärer Linksschenkelblock.

Senkung von ST mit präterminal negativem T in Ableitung I, II, aVL, V_5, V_6.
Tiefes, breites S in III, aVR, aVF, V_1–V_3.
Der Übergang von dem rechtspräkordial stark negativem S zum linkspräkordial vorherrschenden R vollzieht sich meist abrupt in V_4, V_5.
Meist linkstypisches EKG.

Die Verlangsamung der Reizleitung oder eine vollständige Unterbrechung der Reizleitung im rechten oder linken Tawara-Schenkel führt zu einer verzögerten Erregungsausbreitung in den entsprechenden Myokardanteilen. Die verzögerte ventrikuläre Reizausbreitung führt zu einer Verlängerung der Depolarisation. Die QRS-Dauer im EKG ist verlängert. Die Erregungswelle breitet sich in der betroffenen Kammer nicht entlang dem spezifischen Reizleitungssystem, sondern auf muskulärem Wege vom unversehrten kontralateralen Schenkel über die Septum- und parietale Kammermuskulatur aus und wird damit verlangsamt. Da die Reizausbreitung beim Schenkelblock abnorme Wege benutzt, ist die Erregungsrückbildung ebenfalls pathologisch. Es kommt sekundär zu Veränderungen des Kammerendteils (ST-T-Abschnitt).

Der größte QRS-Momentanvektor wird beim Linksschenkelblock in Richtung des verzögert depolarisierten Ventrikels abgelenkt. Der größte QRS-Vektor weicht deshalb beim Linksschenkelblock nach links oben und hinten ab.

Der Rechtsschenkelblock verursacht durch die verzögerte Depolarisation des rechten Ventrikels meist keine Abweichung des größten QRS-Vektors. Nach Beendigung der linksventrikulären Depolarisation überwiegen die verspätet wirksamen rechtsventrikulären Potentiale. Dies bedingt ein Abweichen der terminalen QRS-Vektoren nach rechts unten vorne. Nur der terminale QRS-Anteil ist verzögert und abgelenkt. Der initiale QRS-Anteil entspricht der normalen, im linken Ventrikel erfaßten Reizausbreitung.

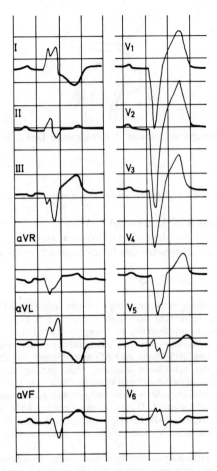

Abb. 126. Kompletter Linksschenkelblock. Zuckerhutform von QRS in I, aVL, V$_5$, V$_6$. GNB in V$_5$, V$_6$ $\geq$ 0,055 sec.

Wegen der Leitungsverzögerung folgen sich die einzelnen Momentanvektoren, sei es über dem linken Ventrikel oder dem rechten Ventrikel, langsamer, bleiben über dem betroffenen Ventrikel länger nachweisbar, wenden sich verspätet von den über den linken oder rechten Ventrikel gelegenen Brustwandableitungen ab.

Dies führt zu einer Verspätung der größten Negativitätsbewegung über dem vom Schenkelblock betroffenen Ventrikel (V_6 oder V_1). Aus diesem Verhalten ergibt sich die Seitenlokalisation. Der Linksschenkelblock führt in V_6 der Rechtsschenkelblock in V_1 zu einer Verspätung der größten Negativitätsbewegung (modifiziert nach SCHAUB).

γγ) Der linksanteriore (superiore) Hemiblock

Bei einer Unterbrechung der Erregungsleitung im linksanterioren Faszikel des linken Tawara-Schenkels wird das linke Myokard über den posterioren Faszikel erregt. Der QRS-Hauptsummationsvektor wird nach links oben abgelenkt. Eine Verbreiterung des QRS-Komplexes tritt nicht auf (Abb. 127).

EKG (Abb. 128): Überdrehter Linkstyp (Winkel $\alpha \geqq -30°$).

V_2, V_3 (V_4): Kleine Q-Zacken.

S-Zacken bis V_6.

Übergangszone nach links verschoben.

Ein linksanteriorer Hemiblock kann als gesichert gelten, wenn der Winkel $\alpha \geqq -60°$ beträgt.

Die Diagnose ist wahrscheinlich bei einem Winkel α zwischen $-40°$ und $-50°$.

Die Diagnose wird unsicher bei einem Winkel α $-30°$.

δδ) Der linksposteriore (inferiore) Hemiblock

Bei einer Unterbrechung der Erregungsleitung im linksposterioren Faszikel wird die linke Herzkammer ausschließlich über das anteriore Bündel erregt. Dies führt zu einer Ablenkung des QRS-Hauptsummationsvektors nach rechts unten. Eine signifikante Verbreiterung des QRS-Komplexes tritt nicht auf (Abb. 129).

EKG (Abb. 130/131): Rechtstyp, Winkel α zwischen $+80$ und $+120°$.

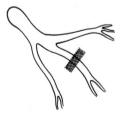

Abb. 127. Blockierungsschema: linksanteriorer Hemiblock.

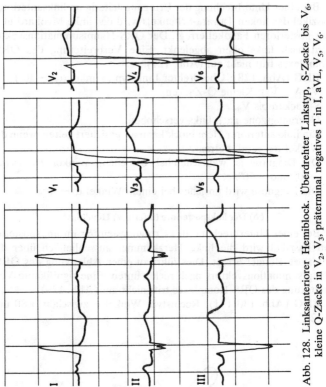

Abb. 128. Linksanteriorer Hemiblock. Überdrehter Linkstyp, S-Zacke bis V_6, kleine Q-Zacke in V_2, V_3, präterminal negatives T in I, aVL, V_5, V_6.

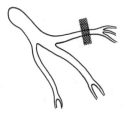

Abb. 129. Blockierungsschema: linksposteriorer Hemiblock.

Kleine Q-Zacken in Ableitung III, aVF, keine QRS-Verbreiterung.

Ein linksposteriorer Hemiblock kann nur diagnostiziert werden, wenn keine Rechtsbelastung, kein Lateralinfarkt und kein Lungenemphysem (Steillage) vorliegt (siehe Abb. 124).

Neben dieser topographisch orientierten Einteilung lassen sich die unifaszikulären Blocks nach dem *Grade der Blockierung* einteilen:
I. Grad: Einfache Leitungsverzögerung ohne Unterbrechung.

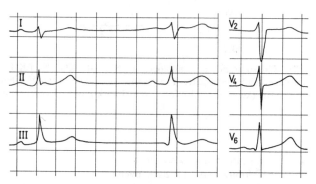

Abb. 130. Linksposteriorer Hemiblock (Rechtstyp). Differentialdiagnostisch in Frage kommende Erkrankungen wie Rechtshypertrophie, Myokardinfarkt (z. B. Lateralinfarkt), Lungenemphysem ausgeschlossen. Außer dem pathologischen Lagetyp kein krankhafter Befund.

184 II. Störungen der Herzschlagfolge

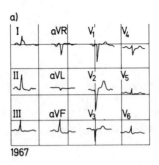

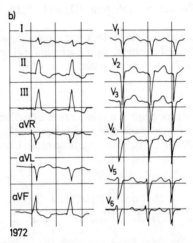

Abb. 131. Linksposteriorer Hemiblock. a) Normal-EKG; b) EKG des gleichen Patienten 5 Jahre später: Typenwandel im Vergleich zum Vor-EKG, jetzt Rechtstyp (kein akutes Ereignis, kein Infarkt, keine Lungenembolie etc.).

II. Grad: Intermittierendes Auftreten.
        α) Mobitz Typ 1 (Wenckebach).
        β) Mobitz Typ 2.
III. Grad: Totaler Leitungsunterbruch.

Am Beispiel der Leitungsstörung im rechten Tawara-Schenkel ergibt sich dann:

I. Grad: Inkompletter Rechtsschenkelblock (Synonyma: Einfache Rechtsverspätung).
II. Grad: Intermittierender Rechtsschenkelblock.
  α) Mobitz Typ 1 des RSB.
  β) Mobitz Typ 2 des RSB.
III. Grad: Kompletter Rechtsschenkelblock.

Für die Diagnose eines *Wenckebach (Mobitz Typ 1)*-Blockes in einem Faszikel des ventrikulären RLS müssen folgende Kriterien (Friedberg, Schamroth) erfüllt sein:
1. Regelmäßiger supraventrikulärer Rhythmus.
2. Gleichbleibende AV-Überleitung.
3. Aufeinanderfolgende QRS-Komplexe zeigen das allmähliche Bild eines Schenkelblockes bzw. eines Hemiblockes (Drehung des QRS-Frontalvektors entsprechend dem Hemiblock).

Der neue Zyklus wird durch normal gestaltete QRS-Komplexe (= periodisch auftretende normal gestaltete QRS-Komplexe) eingeleitet.

Ein *Mobitz-Typ-2-Block* in einem Faszikel des ventrikulären RLS ist durch folgende Kriterien charakterisiert:
1. Regelmäßiger supraventrikulärer Rhythmus.
2. Gleichbleibende AV-Überleitung.
3. Intermittierendes Auftreten eines Schenkelblockes bzw. eines Hemiblockes.
4. Die schenkelblockartig oder im Sinne eines Hemiblocks veränderten QRS-Komplexe lassen den Blockierungsgrad erkennen: zum Beispiel: Jeder 2. Schlag ein Linksschenkelblock: 2:1-Überleitung, jeder 3. Schlag ein Linksschenkelblock: 3:1-Überleitung.

β) Bifaszikuläre Blockierungen

Durch eine kombinierte Leitungsstörung in zwei Faszikeln des ventrikulären RLS entstehen bifaszikuläre Blockformen. Folgende Kombinationen sind möglich:
αα) Der Linksschenkelblock.
ββ) Der Linksschenkelblock + linksanteriorer Hemiblock.
γγ) Der Linksschenkelblock + linksposteriorer Hemiblock.
δδ) Der Rechtsschenkelblock + linksanteriorer Hemiblock.
εε) Der Rechtsschenkelblock + linksposteriorer Hemiblock.

Die Blockierungsgrade können in beiden Faszikeln übereinstimmen (symmetrische Form) oder divergieren (asymmetrische Form).

Letzterer ist am konstanten Nachweis des Hemiblocks möglich (Beispiel: s. prädiffusionaler Linksschenkelblock mit linksanteriorem und/oder linksposteriorem Hemiblock, Seite 188).

αα) Der Linksschenkelblock

Der Linksschenkelblock kann sowohl zu den unifaszikulären als auch zu den bifaszikulären Blockformen gerechnet werden. Im Gegensatz zur prädiffusionalen Unterbrechung, die den unifaszikulären Blockformen zugerechnet wird, liegt bei dem bifaszikulären Linksschenkelblock eine Störung der Erregungsleitung in beiden Faszikeln des linken Tawara-Schenkels vor. Es handelt sich also um die Kombination eines linksanterioren und linksposterioren Hemiblocks. [Weiteres siehe unter (γγ)].

Formanalytisch kann der unifaszikuläre Linksschenkelblock und der bifaszikuläre Linksschenkelblock durch die Standardableitungen des EKG nicht unterschieden werden (Abb. 132).

EKG-Charakteristika: Linksschenkelblock (s. S. 178).

ββ) Linksschenkelblock + linksanteriorer Hemiblock

QRS $\geq$ 0,11 sec.
GNB V_6 $\geq$ 0,055 sec.
Winkel α QRS − 45° (selten).

Formanalytisches Charakteristikum: Kombination eines überdrehten Linkstyps mit einem Linksschenkelblock. Weiteres siehe unter (γγ) (Abb. 133).

γγ) Linksschenkelblock + linksposteriorer Hemiblock

QRS $\geq$ 0,11 sec.
GNB V_6 $\geq$ 0,055 sec.
Winkel α QRS + 90°.

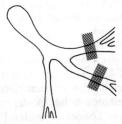

Abb. 132. Blockierungsschema. Bifaszikulärer Linksschenkelblock.

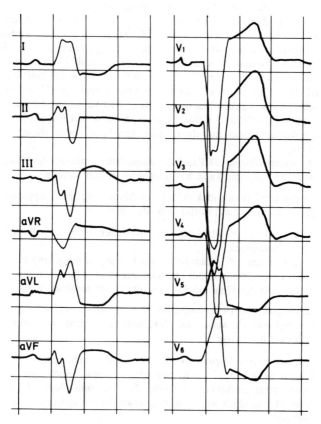

Abb. 133. Linksschenkelblock und linksanteriorer Hemiblock. Formkritisch: Linksschenkelblock mit überdrehtem Linkstyp.
Es findet sich wahrscheinlich eine Leitungsverzögerung im linksanterioren und linksposterioren Faszikel des linken Tawara-Schenkels, entsprechend dem EKG-Bild: Linksschenkelblock. Die Verzögerung der Erregungsleitung im linksanterioren Faszikel überwiegt, zusätzlich Auftreten eines linksanterioren Hemiblocks (überdrehter Linkstyp).

Formanalytisches Charakteristikum: Kombination eines Rechtstyps mit einem kompletten Linksschenkelblock (Rarität, es wurden erst zwei Fälle in der Weltliteratur beschrieben).

Die Kombination: *Kompletter Linksschenkelblock mit einem linksanterioren oder linksposterioren Hemiblock* wurde dahin gedeutet, daß sich eine prädiffusionale Leitungsstörung mit einer postdiffusionalen Leitungsstörung im linken Tawara-Schenkel kombiniert. Es wurde deshalb der Begriff des »prädiffusionalen Linksschenkelblocks mit linksanteriorem und/oder linksposteriorem Hemiblock« geprägt. Einschränkend zu diesem Begriff ist zu sagen, daß sich ein zusätzlich bestehender linksseitiger Hemiblock auf das EKG eines Linksschenkelblocks nur dann auswirken kann, wenn dieser nicht total ist.

Das morphologische EKG-Bild: *Kompletter Linksschenkelblock + überdrehter Linkstyp* kann wie folgt interpretiert werden:

1. Kompletter Linksschenkelblock mit Ablenkung des Hauptsummationsvektors in der Frontalebene auf über $-45°$.

2. Inkompletter (prädiffusionaler) Linksschenkelblock + linksanteriorer Hemiblock.

   Eine zunehmende prädiffusionale Leitungsverzögerung läßt das Bild des Linksschenkelblocks zunehmend stärker hervortreten, während das Bild des Hemiblocks mehr und mehr maskiert wird.

3. Leitungsverzögerung sowohl im linksanterioren und im linksposterioren Faszikel, wobei die Verzögerung in dem linksanterioren Schenkel überwiegt.

4. Linksanteriorer Hemiblock mit zusätzlicher mehr peripherer Leitungsstörung (muraler oder ventrikulärer Fokalblock infolge Unterbrechung peripherer Purkinje-Fasern, zum Beispiel infolge eines Myokardinfarktes, einer Arteriosklerose, extremer Linksdilatation).

   Eine analoge Interpretation gilt für die EKG-Kombination: Linksschenkelblock + linksposteriorer Hemiblock (sogenannter prädiffusionaler Linksschenkelblock mit linksposteriorem Hemiblock).

δδ) Rechtsschenkelblock + linksanteriorer Hemiblock

QRS $\geq$ 0,11 sec.
GNB $\geq$ 0,03 sec.
Winkel α QRS $-30°$.

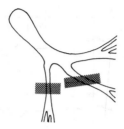

Abb. 134. Blockierungsschema: linksanteriorer Hemiblock und Rechtsschenkelblock.

Formanalytisches Charakteristikum: Kombination eines überdrehten Linkstyps mit komplettem Rechtsschenkelblock. Dieser bifaszikuläre Block tritt am häufigsten auf.

Ursache: Gemeinsame Blutversorgung des rechten Tawara-Schenkels und des linksanterioren Faszikels des linken Tawara-Schenkels durch den R. interventricularis anterior der linken Koronararterie (Abb. 134/135).

εε) **Rechtsschenkelblock + linksposteriorer Hemiblock**

QRS $\geq$ 0,11.
GNB $V_1 \geq 0,03$
Winkel α QRS + 90°.

Formanalytisches Charakteristikum Kombination eines Rechtstyps mit komplettem Rechtsschenkelblock. Früher: Klassischer Rechtsschenkelblock. Dieser bifaszikuläre Block stellt eine seltene Kombination dar.

Ursache: Verschiedene Gefäßversorgung der beteiligten Faszikel. Rechter Tawara-Schenkel: R. interventricularis anterior, linksposteriorer Faszikel: R. interventricularis posterior (Abb. 136/137).

Die *Kombination* eines Rechtsschenkelblocks mit einem Rechtstyp oder überdrehten Rechtstyp macht eine genaue Abklärung erforderlich. Sie kommt vor bei:

1. Rechtsschenkelblock + Rechtshypertrophie.
2. Rechtsschenkelblock + asthenischem Körperbau.
3. Rechtsschenkelblock + linksposteriorem Hemiblock.

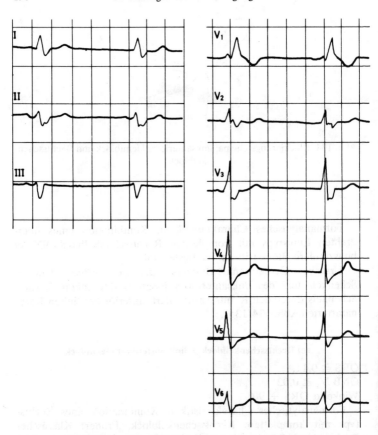

Abb. 135. Bifaszikulärer Block: Rechtsschenkelblock + linksanteriorer Hemiblock. Formkritisch: Rechtsschenkelblock vom Wilson-Typ bei überdrehtem Linkstyp.

Neben dieser topographisch orientierten Einteilung lassen sich die bifaszikulären Blockformen nach dem *Grad der Blockierung in den einzelnen Faszikeln* einteilen. Dies sei am Beispiel des linken Tawara-Schenkels dargestellt:

B. Störungen der Erregungsleitung 191

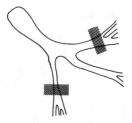

Abb. 136. Blockierungsschema: Klassischer Rechtsschenkelblock; Bifaszikuläre Leitungsstörung: Rechtsschenkelblock + linksposteriorer Hemiblock.

I. Grad: Inkompletter Linksschenkelblock (Synonyma: Linksventrikuläre Leitungsverzögerung).
II. Grad: Intermittierender Linksschenkelblock.
α) Mobitz Typ 1 (Wenckebach)
β) Mobitz Typ 2.
III. Grad: Kompletter Linksschenkelblock.

Für die Diagnose eines Mobitz-Typ-1-(Wenckebach-) oder eines Mobitz-Typ-2-Blockes eines bifaszikulären Blocks gelten die gleichen Überlegungen und Gesetzmäßigkeiten wie bei den unifaszikulären Blockformen. Prinzipiell sind es die allgemeinen Charakteristika der definierten Blockierungsgrade (s. S. 163). Die Blockierungsgrade können in beiden Faszikeln übereinstimmen (symmetrische Form) oder divergieren (asymmetrische Form). Letzteres ist am konstanten Nachweis des Hemiblocks möglich. Beispiel: Prädiffusionaler Linksschenkelblock mit linksanteriorem oder linksposteriorem Hemiblock.

In Abb. 138 ist ein Wenckebachsches Phänomen eines intermittierenden bifaszikulären Linksschenkelblocks dargestellt. Es findet sich ein regelmäßiger supraventrikulärer Rhythmus, die AV-Überleitung bleibt gleich. Der Zyklus wird durch einen Rechtstyp (linksposteriorer Hemiblock) eingeleitet. In den nächsten Schlägen kommt es zu einem Drehen der elektrischen Herzachse in der Frontalebene bis zum überdrehten Linkstyp; formanalytisch entwickelt sich zusätzlich ein kompletter Linksschenkelblock, das heißt, es ist zusätzlich zu einer Ermüdung des primär gut leitfähigen linksanterioren Faszikels des linksventrikulären RLS gekommen. Der diesem Zyklus nachfolgende Schlag zeigt einen Rechtstyp (linksposteriorer Hemiblock), es wird ein neuer Wenckebach-Zyklus eingeleitet.

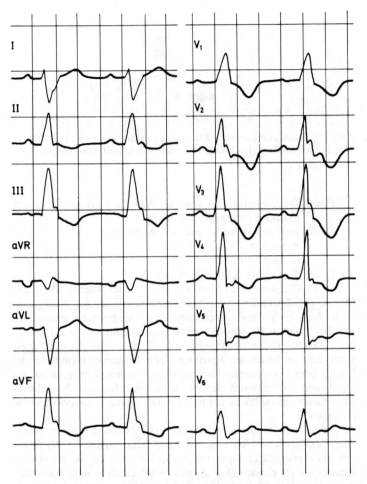

Abb. 137. Bifaszikulärer Block: Rechtsschenkelblock + auf den Rechtsschenkelblock linksposteriorer Hemiblock. Formkritisch: Rechtsschenkelblock vom Wilson-Typ bei Rechtstyp. Sog. »klassischer« Rechtsschenkelblock.

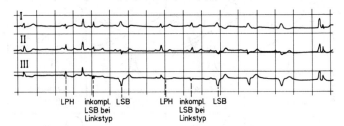

Abb. 138. Wenckebach-Phänomen eines intermittierend auftretenden bifaszikulären Linksschenkelblocks. Regelmäßiger supraventrikulärer Rhythmus, normale AV-Überleitung. Der Zyklus wird durch einen Rechtstyp (linksposteriorer Hemiblock) eingeleitet. Die nächste Aktion zeigt einen inkompletten LSB bei Linkstyp, was auf eine zusätzliche zunehmende Leitungsverzögerung im linksanterioren Faszikel hinweist. Im weiteren Verlauf weitere Vektordrehung in der Frontalebene bis zum Auftreten eines überdrehten Linkstyp mit komplettem LSB. Danach wird mit einem Rechtstyp (linksposteriorer Hemiblock) ein neuer Wenckebach-Zyklus eingeleitet (weiteres s. Text).

γ) Trifaszikuläre Blockierungen (Abb. 139)

Eine Störung der Erregungsausbreitung in allen drei Faszikeln des Hisschen Bündels kann zu allen Formen der AV-Überleitungsstörung führen (AV-Block I.-III. Grades).

Der Faszikel mit dem geringsten Blockierungsgrad bestimmt die Art des AV-Blocks, während die Form der QRS-Komplexe und die Richtung des Hauptsummationsvektors durch die Leitungserschwerung in den anderen Faszikeln bedingt ist. Zu einer Beeinträchtigung der Herzschlagfolge kommt es nur dann, wenn eine Leitungsunterbrechung aller drei Faszikel vorliegt. Bereits ein intakter Faszikel genügt, um die normale Vorhofkammersynchronisation aufrechtzuerhalten.

Neben dieser topographisch orientierten Einteilung lassen sich die trifaszikulären Blockierungen nach dem Grade der Blockierung einteilen. Die Blockierungsgrade können in allen drei Faszikeln übereinstimmen (symmetrische Form) oder divergieren (asymmetrische Form). Daraus ergeben sich folgende Kombinationsmöglichkeiten:

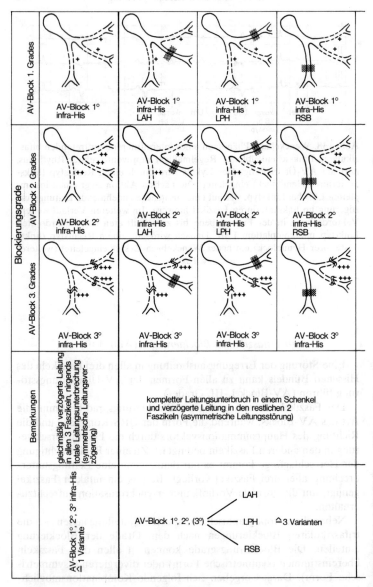

Abb. 139.

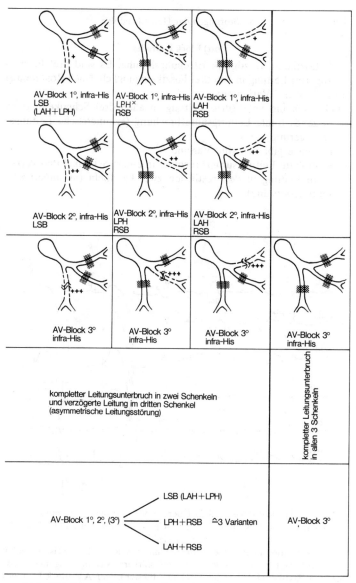

Abb. 139. Schematische Darstellung der trifaszikulären Blockbilder.
▧ Totale Leitungsunterbrechung; + Leitungsstörung 1. Grades; + + Leitungsstörung 2. Grades; + + + Leitungsstörung 3. Grades; × Klassischer Rechtsschenkelblock.

αα) **Block I. Grades**

Trifaszikulär verzögerte Erregungsleitung. Es sind drei Formen verzögerter Leitung in den drei Faszikeln möglich. Nach ROSENBAUM ergeben sich 7 Varianten:
a) Gleichmäßig verzögerte Leitung in allen drei Schenkeln, doch nirgends totale Leitungsunterbrechung (symmetrische Leitungsverzögerung).
Daraus ergibt sich eine Variante.
b) Komplette Leitungsunterbrechung in einem Schenkel und verzögerte Leitung in den restlichen zwei Faszikeln (asymmetrische Leitungsstörung).

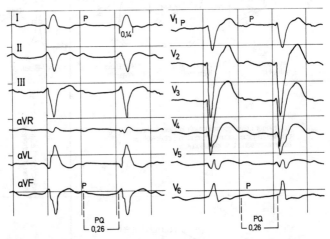

Abb. 140. Trifaszikulärer Block. Überdrehter Linkstyp, Verbreiterung von QRS auf 0,14 sec. Kompletter Linksschenkelblock (LSB). PQ 0,26, AV-Block I. Grades.
Die Kombination überdrehter Linkstyp mit kompletten LSB weist auf einen bifaszikulären Linksschenkelblock hin mit stärkerer Verzögerung im linksanterioren Faszikel (LAH = überdrehter Linkstyp). Der AV-Block I. Grades kann als zusätzlicher Hinweis auf eine Leitungsverzögerung im rechten Tawara-Schenkel gewertet werden. 73jähriger Patient mit adynamem Morgagni-Adams-Stokes-Syndrom.

B. Störungen der Erregungsleitung

Daraus ergeben sich folgende drei Varianten:
aa) Linksanteriorer Hemiblock   ⎱ Leitungsverzögerung
bb) Linksposteriorer Hemiblock   ⎰ in den restlichen
cc) Rechtsschenkelblock   zwei Faszikeln.

c) Komplette Leitungsunterbrechung in zwei Schenkeln und verzögerte Leitung im dritten Schenkel (asymmetrische Leitungsverzögerung).

Daraus ergeben sich folgende drei Varianten:
aa) Linksanteriorer Hemiblock und
    linksposteriorer Hemiblock (kompletter
    Linksschenkelblock) (Abb. 40)
bb) Kompletter Rechtsschenkelblock und   Leitungsverzögerung
    linksanteriorer Hemiblock (Abb. 141,   in dem restlichen
    142)   einen Faszikel.
cc) Kompletter Rechtsschenkelblock und
    linksposteriorer Hemiblock

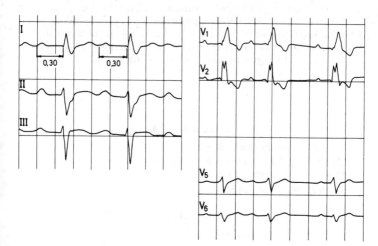

Abb. 141. Trifaszikulärer Block: Linksanteriorer Hemiblock und kompletter Rechtsschenkelblock, AV-Block I. Grades. Der AV-Block I. Grades weist auf eine zusätzliche Leitungsverzögerung im linksposteriorem Faszikel hin. Die kurzfristig auftretende Pause ist als zusätzliche Sinusknotenstörung zu interpretieren. 30jähriger Patient mit Vorhofseptumdefekt, Primum-Typ.

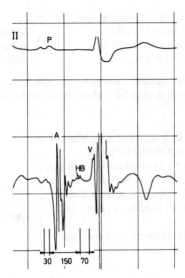

Abb. 142. His-Bündel-EG des Patienten von Abb. 141. PA- und AH-Intervall im Normbereich, HV-Zeit mit 70 msec verlängert. Bei bestehendem RSB und LAH ist somit der AV-Block I. Grades infra-His lokalisiert, d. h., es besteht eine zusätzliche Leitungsverzögerung im linksposterioren Faszikel. Es liegt somit ein trifaszikulärer Block vor.

ββ) **Block II. Grades**

Intermittierendes Auftreten.
a) Mobitz Typ 1 (Wenckebach) (Abb. 143)
b) Mobitz Typ 2 (Abb. 144)
c) Sonderform (Abb. 145).

γγ) **Block III. Grades** (Abb. 146, 147)

Totale Leitungsunterbrechung.

Unter Zugrundelegung der Blockierungsgrade und der daraus sich ableitenden Varianten lassen sich somit folgende Möglichkeiten eines intraventrikulären, trifaszikulären AV-Blocks ableiten.

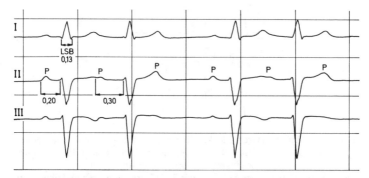

Abb. 143. Trifaszikulärer Block. Überdrehter Linkstyp, Verbreiterung von QRS auf 0,14 sec, entsprechend kompletter Linksschenkelblock. Zunehmende Verzögerung der AV-Überleitung bis zum Kammersystolenausfall, entsprechend AV-Block II. Grades, Typ Wenckebach mit 3:2-Überleitung.
Die Kombination überdrehter Linkstyp mit komplettem LSB weist auf einen bifaszikulären Linksschenkelblock hin, mit stärkerer Verzögerung im linksanterioren Faszikel (LAH = überdrehter Linkstyp). Der AV-Block II. Grades vom Wenckebach-Typ kann als zusätzlicher Hinweis auf eine Leitungsverzögerung im rechten Tawara-Schenkel gewertet werden. Beachte: Ein AV-Block vom Wenckebach-Typ ist häufiger im AV-Knoten lokalisiert, so daß differentialdiagnostisch auch ein bifaszikulärer Linksschenkelblock mit Wenckebachschem AV-Knoten-Block in Betracht zu ziehen ist. Klärung durch His-Elektrogramm: fehlendes H-Potential nach nicht übergeleiteter Vorhofaktion spricht für supra-His-AV-Block und vice versa.

AV-Block I. Grades (sogenannter His-Ventrikel-Block I. Grades).
a) Gleichmäßig verzögerte Leitung in allen drei Faszikeln des ventrikulären RLS, nirgends totale Leitungsunterbrechung (symmetrische Form).
b) Komplette Leitungsunterbrechung in einem Faszikel und gleichmäßig verzögerte Leitung in den restlichen zwei Faszikeln (asymmetrische Form). Beispiel: AV-Block I. Grades, kompletter Rechtsschenkelblock.
c) Komplette Leitungsunterbrechung in zwei Schenkeln und verzögerte Leitung im dritten Schenkel (asymmetrische Form). Beispiel: AV-Block I. Grades + kompletter Rechtsschenkelblock + linksanteriorer Hemiblock.

II. Störungen der Herzschlagfolge

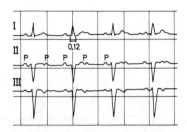

Abb. 144. Trifaszikulärer Block. Überdrehter Linkstyp und inkompletter Linksschenkelblock (QRS 0,12 sec) entsprechend einem bifaszikulären Linksschenkelblock (Erklärung Abb. 143).
Der AV-Block II. Grades Mobitz 2 mit 2:1-Überleitung kann als Hinweis auf eine zusätzliche Leitungsverzögerung im rechten Tawara-Schenkel gewertet werden.
Beachte: Ein AV-Block II. Grades, Mobitz Typ 2, ist meist im ventrikulären Reizleitungssystem, d. h. infra-His lokalisiert.

AV-Block II. Grades.
a) Mobitz Typ 1 (Infra-His).
b) Mobitz Typ 2 (Infra-His) (Abb. 148).
c) Sonderform II. Grades: Alternierende Leitungsstörung. Es findet sich: Kompletter Rechtsschenkelblock mit intermittierendem linksanteriorem und linksposteriorem Hemiblock (s. S. 141: Bidi-

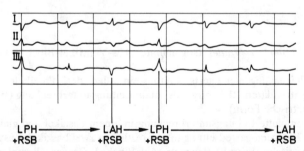

Abb. 145. Sonderform trifaszikulärer Block: Alternierende Leitungsstörung im linksanterioren und linksposterioren Faszikel des linken Tawara-Schenkels mit konstant nachweisbarem Rechtsschenkelblock. Charakteristikum: kompletter Rechtsschenkelblock mit intermittierendem, linksanteriorem Hemiblock (überdrehter Linkstyp) und intermittierend auftretendem linksposteriorem Hemiblock (Rechts-, überdrehter Rechtstyp).

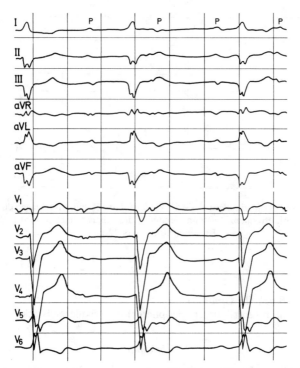

Abb. 146. Trifaszikulärer Block. Kompletter AV-Block, Vorhoffrequenz 64/ min; Frequenz des ventrikulären Ersatzrhythmus um 30/min. Die Linksschenkelblock-Konfiguration des Ersatzrhythmus weist auf einen tief rechtsventrikulär gelegenen Ersatzschrittmacher hin.

rektionale Tachykardie). Bei diesem trifaszikulären Block intermittierenden Charakters bleibt eine AV-Blockierung aus.

EKG (Abb. 145): Charakteristisch ist eine abrupte Vektordrehung von einem Schlag zum anderen, vom überdrehten Linkstyp zum Rechtstyp. Seltener ist ein kontinuierlich fließender Übergang des QRS-Hauptsummationsvektors von einer stark rechtstypischen bis zu einer überdrehten linkstypischen Ausbildung. Typisch ist ein Hin- und Herpendeln des Hauptvektors von QRS zwischen den beiden Extremachsen von überdrehtem Linkstyp und Rechtstyp (s. S. 141: Bidirektionale Tachykardie).

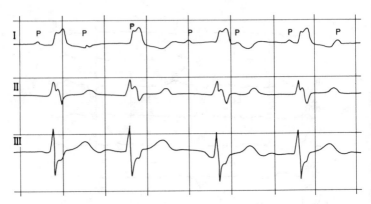

Abb. 147. Trifaszikulärer AV-Block. Vorhof und Kammern schlagen dissoziiert. Vorhoffrequenz 120/min. Frequenz des relativ schnellen ventrikulären Ersatzschrittmachers 72/min.

AV-Block III. Grades.
Totaler intraventrikulärer (peripherer) trifaszikulärer Block.

δ) Vorkommen

Häufigste Ursache der intraventrikulären Blockierung ist die koronare Herzkrankheit (Abb. 149). Eine idiopathische (primäre) isolierte Schädigung des RLS durch einen sklero-degenerativen Umbau wird als »Lenègre«-disease bezeichnet. Im hohen Alter kommt es nicht selten zu einem Übergreifen der Verkalkungen des Klappenringes und des membranösen Kammerseptums auf das RLS, insbesondere auf den rechten Tawara-Schenkel und den linksanterioren Faszikel des linken Tawara-Schenkels (sogenannte Lev's disease). Bei der Lev's disease ist ein bifaszikulärer totaler AV-Block seltener als bei der Lenègre-Krankheit.

Zur **Pathogenese** der Schädigung des RLS geben KLEY, GREWEN und HARMJANZ folgendes stufenweises Fortschreiten an:
a) Isolierte Fibrose im ventrikulären RLS (LENÈGRE, DAVIS, ROSENBAUM).
b) Mit zunehmendem Alter vermehrt auftretende Sklerose des Herzstützgerüstes im klappennahen Bereich.

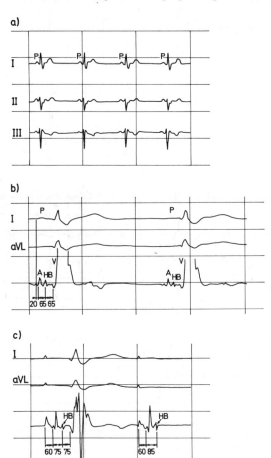

Abb. 148. Intermittierend auftretender trifaszikulärer Block. 68jährige Patientin mit hypodynamem Morgagni-Adams-Stokes-Syndrom.
a) Sinusrhythmus, Frequenz 45/min, bifaszikulärer Block in der Kombination: linksanteriorer Hemiblock (überdrehter Linkstyp) und Rechtsschenkelblock. PQ-Zeit 0,16 sec.
b) His-Bündel-EG in Ruhe der gleichen Patientin: PA- und AH-Zeit im Normbereich. HV-Zeit mit 65 msec verlängert.
c) His-Bündel-EG mit Vorhofstimulation, Stimulationsfrequenz 80/min. Auftreten eines 2:1-AV-Blocks unterhalb des His Bündels (infra-His).

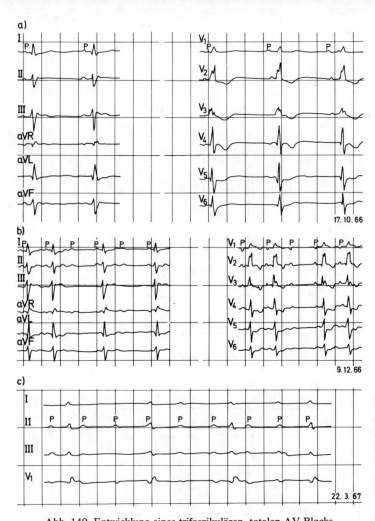

Abb. 149. Entwicklung eines trifaszikulären, totalen AV-Blocks.

a) Sinusbradykardie 48/min: überdrehter Linkstyp (linksanteriorer Hemiblock) und Rechtsschenkelblock, insgesamt bifaszikulärer Block.

b) Sinusrhythmus, linksanteriorer Hemiblock und kompletter Rechtsschenkelblock, jetzt zusätzlich intermittierend auftretender 2:1-AV-Block als Hinweis auf eine zusätzliche Leitungsstörung im linksposterioren Faszikel des ventrikulären RLS. (Intermittierender trifaszikulärer Block).

c) Kompletter AV-Block, wahrscheinlich durch zusätzliche Leitungsunterbrechung im linksposterioren Faszikel. Das Schrittmacherzentrum des tertiären Ersatzzentrums ist im Septum zwischen linksanteriorem und linksposteriorem Faszikel anzunehmen.

c) Koronarsklerose und Kardiomyopathie mit konsekutiver Veränderungen am Reizleitungssystem.

Akute faszikuläre Blockierungen treten als Komplikation des frischen transmuralen Vorderwandinfarktes auf. Sie weisen auf eine zusätzliche Septuminfarzierung hin. Eine prophylaktische Schrittmachertherapie wird angeraten, die Prognose dieser Patienten ist ernst.

Als weitere Ursachen intraventrikulärer Blockierungen, insbesonders eines trifaszikulären Blockes, sind die Myokarditis, die primären Kardiomyopathien, operative Eingriffe am Herzen, Herztumoren zu nennen. In Südamerika ist der Befall des intraventrikulären RLS durch die Chagas-Myokarditis erwähnenswert.

Therapie: Nach Grundleiden. Bei hochgradiger, trifaszikulärer Blockierung meist permanente Schrittmachertherapie.

d) Der atrioventrikuläre Block (AV-Block) (Abb. 150)

Der Begriff »atrioventrikulärer Block« sagt aus, daß eine Erregungsleitungsstörung im atrioventrikulären Reizleitungssystem vorliegt.

Je nach dem Ausmaß der Erregungsüberleitungsstörung kann die Schlagfolge der Ventrikel beeinträchtigt werden. Die Dauer des PQ-Intervalls ist der AV-Leitungsgeschwindigkeit korreliert. Ein im Oberflächen-EKG nachgewiesener atrioventrikulärer Block bringt nur bedingte Hinweise auf seine anatomische Lokalisation. Die atrioventrikuläre Leitungsstörung kann im Verlauf des gesamten RLS, das heißt sowohl im Vorhof, im AV-Knoten, im Hisschen Bündel oder im intraventrikulären Reizleitungssystem lokalisiert sein. Aus dem Oberflächen-EKG sind bedingte Hinweise für die Lokalisation zu gewinnen. Zeigen sich zusätzlich zu den AV-Blockierungen keine faszikulären Blockbilder, so ist es naheliegend, daß die Leitungsstörung proximal dem ventrikulären RLS, das heißt meist im AV-Knoten, gelegen ist. Umgekehrt weisen zusätzliche ventrikuläre Reizleitungsstörungen im Sinne von uni- oder bifaszikulären Blocks auf eine mehr periphere Lage, das heißt distal dem AV-Knoten (sogenannte asymmetrische Form der intraventrikulären Reizleitungsstörungen s. S. 193) hin.

Es ist dabei in Betracht zu ziehen, daß sich eine proximal gelegene Reizleitungsstörung (z. B. AV-Knoten-Block I. Grades) mit einer distal gelegenen vorbestehenden Reizleitungsstörung (z. B. kompletter Linksschenkelblock) kombinieren kann. Beispiel: AV-Knoten-

206 II. Störungen der Herzschlagfolge

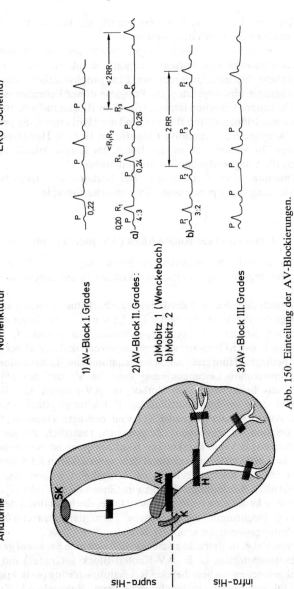

Abb. 150. Einteilung der AV-Blockierungen.

Block I. Grades in Kombination mit komplettem Linksschenkelblock.

Sind Hinweise zu gewinnen, die Rückschlüsse auf den Ort des AV-Blockes ermöglichen, dann sollte man die Diagnose präzisieren: z. B. AV-Knoten-Block bzw. trifaszikulärer ventrikulärer AV-Block. Kann mit dem Oberflächen-EKG die Lage der AV-Blockierung nicht sicher festgestellt werden, sollte lediglich die Diagnose eines AV-Blockes gestellt werden.

Entsprechend den möglichen Blockierungsgraden können die AV-Überleitungsstörungen eingeteilt werden:

α) *AV-Block I. Grades.*
Kennzeichen: PQ-Verlängerung.

β) *AV-Block II. Grades* oder partieller Block:
αα) Mobitz Typ 1, Wenckebachsche Periodik.
Kennzeichen: Progressive Zunahme der AV-Zeit bis zum Kammersystolenausfall.
ββ) Mobitz Typ 2.
Kennzeichen: Keine zunehmende Verzögerung der AV-Leitung, Blockierung der Überleitung in einem bestimmten Verhältnis.

γ) *AV-Block III. Grades* oder totaler AV-Block.

α) AV-Block I. Grades

Die vom Vorhof kommende Erregung wird verzögert auf die Kammern übergeleitet. Durch die verlängerte PQ-Dauer entsteht keine Arrhythmie (Abb. 151).

EKG (Abb. 152): PQ-Dauer und Herzfrequenz stehen in einer direkten Beziehung zueinander. Die folgende Übersicht gibt die Maximalzeiten der PQ-Dauer in Abhängigkeit von der Herzfrequenz wieder (Tab. 5).

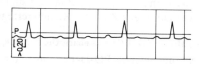

Abb. 151. Schema AV-Block I. Grades.

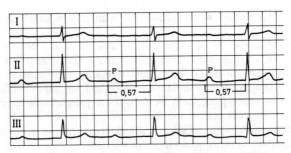

Abb. 152. AV-Überleitungsstörung I. Grades. PQ-Dauer auf 0,57 sec verlängert. Keine Überleitungsausfälle.

Tab. 5. Maximalzeiten der PQ-Dauer in Abhängigkeit von der Herzfrequenz.

 60 Schläge/min: 0,20 sec
 80 Schläge/min: 0,18 sec
100 Schläge/min: 0,16 sec
120 Schläge/min und mehr: 0,14 sec

Werden diese Zeiten überschritten, so liegt ein AV-Block I. Grades vor. Im allgemeinen kann bei Erwachsenen ein sogenannter AV-Block I. Grades dann angenommen werden, wenn die PQ-Zeit 0,20 sec überschreitet. Bei sehr verlängerter PQ-Zeit kann die P-Welle in der T-Welle des vorausgehenden Schlages oder in seiner ST-Strecke liegen.

β) AV-Block II. Grades

Nicht jede supraventrikuläre Erregung wird auf die Kammern übergeleitet. Entsprechend der Überleitungsstörung unterscheidet man einen
αα) Mobitz Typ 1 (Synonym: Wenckebachsche Periodik),
ββ) Mobitz Typ 2.
Das Blockierungsverhältnis gibt die Zahl der supraventrikulären Erregungen im Verhältnis zur Zahl der Kammererregungen an.

αα) Mobitz Typ 1 (Wenckebachsche Periodik)

Die periodisch zunehmende PQ-Dauer führt zum Ausfall einer Überleitung. Pathophysiologisch wird eine zunehmende Ermüdung

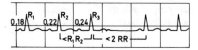

Abb. 153. Schema des AV-Blocks II. Grades. Mobitz 1 (Wenckebachsche Periode des AV-Blocks). Zunehmende Verlängerung der PQ-Zeit bis zum Kammersystolenausfall. Die nachfolgende Pause ist kürzer als 2 RR-Intervalle. Ebenso typisch ist die zunehmende Verkürzung der RR-Abstände. Dies ist dadurch bedingt, daß der Zuwachs der AV-Verlängerung nicht kontinuierlich ist, sondern von Schlag zu Schlag weniger wird (s. Abb. 154).

bzw. Erschöpfung der AV-Überleitung angenommen. Wahrscheinlich ist bei diesem Typ des AV-Blocks die relative Refraktärphase verlängert.

Die Refraktärzeit des AV-Überleitungssystems ist von der Dauer der vorausgegangenen Ruhezeit abhängig. Sie verlängert sich gleichsinnig mit der Länge der Diastole. Hieraus erklärt sich, daß die Verzögerung der Reizleitung bei der Wenckebachschen Periodik nicht gleichmäßig zunimmt, sondern von Schlag zu Schlag geringer wird. Am größten ist sie von der 1. zur 2. Herz-

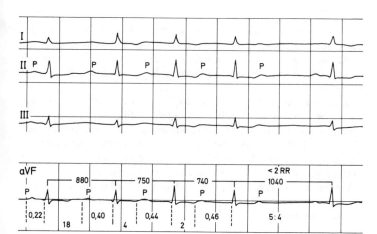

Abb. 154. AV-Block II. Grades, Mobitz Typ 1 (Wenckebachsche Periodik). Progressive Zunahme des AV-Intervalls bis zum Kammersystolenausfall. Zunehmende Verkürzung des RR-Abstandes.

aktion, da die 1. Erregung durch die vorausgegangene Blockierung (Pause) eine besonders lange Refraktärzeit hinterläßt (s. auch Ashman-Phänomen S. 151).

EKG (Abb. 153, 154): Es treten Arrhythmien auf. Die PQ-Dauer verlängert sich zunehmend, bis eine Kammererregung ausfällt. Die anschließende Pause ist kürzer als zwei RR-Intervalle. Der Schlag nach dem Ausfall der Kammererregung zeigt das kürzeste AV-Intervall (PQ-Dauer). Mit zunehmender AV-Leitungsverzögerung (PQ-Dauer) wird der Zuwachs der PQ-Dauer immer kürzer. Die Intervalle der Kammeraktionen zeigen daher eine progressive Verkürzung. Der AV-Block vom Typ der Wenckebachschen Periodik ist also durch die typisch zunehmende Verzögerung der AV-Leitungszeit und durch die progressive Verkürzung der RR-Intervalle bis zum Kammersystolenausfall charakterisiert.

Der Grad der Blockierung kann bei dem AV-Block II. Grades Typ 1 unterschiedlich sein. Es können kurze Perioden mit langen Zyklen wechseln. Ein konstanter 3:2-Wenckebach-AV-Block führt zum Bild des sogenannten Pseudobigeminus, eine konstante 4:3-Überleitung zum Pseudotrigeminus. Bei einer ausschließlichen 2:1-Blockierung ist die Differentialdiagnose zwischen einem Wenckebachschen AV-Block und dem Mobitz-Typ-2-Block nicht möglich. Die Differentialdiagnose gelingt durch Änderung des Blockierungsgrades.

Die Wenckebachsche Periodik kann durch Ersatzsystolen oder auch durch Extrasystolen unterbrochen werden. Häufig zeigt die 2. Aktion einer Wenckebachschen Periode einen funktionellen Schenkelblock (aberrierende Leitung s. S. 150, Ashman-Phänomen s. S. 155).

Eine Wenckebachsche Periode kann auch bei einer Vorhoftachykardie beobachtet werden, bedingt durch die Filter- und Blockfunktion des AV-Knotens (s. S. 146: physiologische AV-Blockierung). Dieses Verhalten des AV-Knotens stellt einen Schutzmechanismus dar, der verhindert, daß tachykarde Vorhofrhythmen mit zu hoher Schlagfolge auf die Herzkammern übergeleitet werden. Treten AV-Leitungsstörungen schon bei niedrigen Vorhoffrequenzen auf ($\leq 140/min$), ist die Annahme eines vorbestehenden pathologischen AV-Blocks berechtigt.

ββ) **Mobitz Typ 2**

Periodische Kammersystolenausfälle ohne zunehmende Verzögerung der AV-Leitungszeit:

B. Störungen der Erregungsleitung 211

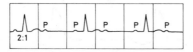

Abb. 155. Schema des AV-Blocks II. Grades, Mobitz Typ 2. 2:1-Überleitungsverhältnis: Von zwei Vorhofaktionen wird nur eine den Kammern zugeleitet.

Der Sinusimpuls führt nur in einem bestimmten Verhältnis zur Kammererregung. Das Blockierungsverhältnis, das heißt das Verhältnis der übergeleiteten zu den blockierten Vorhofaktionen, ist variabel.

Beim AV-Block II. Grades liegt eine pathologische Verlängerung der absoluten Refraktärzeit des AV-Überleitungssystems zugrunde.

EKG (Abb. 155/156): Bei den übergeleiteten Erregungen ist die PQ-Dauer meist konstant. Sie kann regelrechte oder verlängerte Zeitwerte aufweisen. Am häufigsten ist eine Überleitung im Verhältnis 2:1, 3:1. Höhergradige Blockierungen (4:1, 5:1) werden als subtotaler AV-Block bezeichnet. Sie nehmen eine Mittelstellung zwischen dem partiellen und dem kompletten AV-Block ein. Im angloamerikanischen Schrifttum werden sie nicht dem AV-Block II. Grades sondern einer eigenen Gruppe, der der hochgradigen oder fortgeschrittenen AV-Blöcke (highgrade advanced-AV-Block) zugeordnet. Bei der seltenen 4:1-, 5:1- oder 6:1-Überleitung des AV-Blocks II. Grades kann ein adynames Adams-Stokes-Syndrom auftreten. Meist springt ein ventrikulärer Ersatzrhythmus ein.

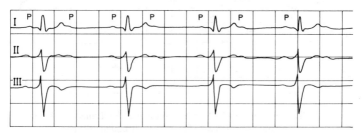

Abb. 156. AV-Block II. Grades, Mobitz Typ 2. 2:1-Überleitungsverhältnis: Es folgt nur jeder zweiten P-Zacke ein Kammerkomplex.

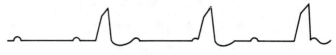

Abb. 157. Schema des AV-Blocks III. Grades.

γ) AV-Block III. Grades oder totaler AV-Block

Die AV-Überleitung ist vollständig unterbrochen. Vorhöfe und Kammern schlagen unabhängig voneinander im eigenen Rhythmus. Die Vorhöfe werden durch den Sinusknoten oder ein ektopes Vorhofzentrum getrieben, während die Ventrikel von einem Ersatzzentrum, das distal der Blockierungsstelle liegt, aktiviert werden (Abb. 157).

Beim plötzlichen Eintritt eines totalen AV-Blocks kommt der präautomatischen Pause (Zeit bis zum Einsetzen des sekundären oder teritären Schrittmacherzentrums) besondere Bedeutung zu, dauert sie besonders lange, so kommt es zum Adams-Stokes-Anfall. Gleiches tritt bei sehr langsamen Ersatzrhythmen auf.

EKG (Abb. 158): Der schnellere Rhythmus der P-Wellen durchwandert den langsameren, ebenfalls meist regelmäßigen Kammerrhythmus. Die P-Zacken können regelrecht (Sinusrhythmus) oder verformt sein (ektoper Vorhofrhythmus, Vorhofflattern, Vorhofflimmern). Sitzt das distal der Blockierung gelegene Automatiezentrum des Ersatzrhythmus im AV-Überleitungssystem oder im Bündel-

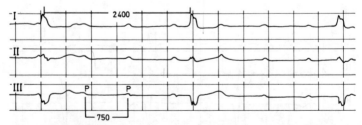

Abb. 158. Totaler AV-Block. Kammerautomatie mit Linksschenkelblockbild. Kammerfrequenz 25/min. Vorhoffrequenz 85/min.
Intraventrikulärer trifaszikulärer totaler (peripherer) AV-Block. Ersatzrhythmus vom rechten Tawara-Schenkel ausgehend.

stamm, sind die QRS-Gruppen nicht wesentlich verbreitert. Bei tieferem Sitz im RLS distal der Bifurkation des Hisschen Bündels entstehen schenkelblockartige Bilder.

Die Schlagfolge der Herzkammern ist meist regelmäßig. Eine Arrhythmie kann durch den Einfall von Vorhof- und/oder Kammerextrasystolen eintreten. Auch Arrhythmien des Ersatzschrittmachers sind möglich (s. S. 275).

Beim Auftreten eines totalen AV-Blocks ist häufig nur die antegrade Leitung unterbrochen, die retrograde Leitung aber erhalten. Kann die Erregungswelle des Ersatzrhythmus retrograd den Vorhöfen zugeleitet werden, was sich elektrokardiographisch als Zeichen der retrograden Vorhofdepolarisation als negative P-Wellen widerspiegelt, kann diese dem QRS-Komplex folgen oder in ihm verborgen sein. Diese negativen P-Wellen findet man dann in mindestens zwei Ableitungen (II, III, aVF). Auch Umkehrsystolen können in derartigen Fällen auftreten. Es liegt also beim totalen AV-Block häufig nur eine antegrade Blockierung (unidirektionaler Block) vor. PUECH hält deshalb die Bezeichnung »totaler AV-Block« nur dann für gerechtfertigt, wenn sowohl eine Blockierung der antegraden als auch der retrograden AV-Leitung besteht (bidirektionaler Block).

Das Stadium der Topographie der Leitungsstörungen hat zu dem Ergebnis geführt, daß Überleitungsverzögerungen aller Grade (I. Grades, II. Grades, Typ Mobitz 1 und 2 und III. Grades) auf allen Ebenen der AV-Überleitung vorkommen. Die Häufigkeitsverteilung der Blockierungsgrade in den verschiedenen Ebenen kann ebenfalls bereits abgesehen werden. Der AV-Block I. Grades sowie der AV-Block II. Grades Mobitz Typ 1 (Wenckebachsche Periodik) sind vorwiegend im AV-Knoten lokalisiert, während der AV-Block II. Grades Mobitz Typ 2 und III. Grades in der überwiegenden Mehrzahl der Fälle auf eine trifaszikuläre intraventrikuläre Reizleitungsstörungen zurückzuführen sind.

Der totale AV-Block kann also auf folgendem Wege zustandekommen (Abb. 159):
1. Durch eine Unterbrechung der Erregungsleitung im AV-Knoten (AV-Knoten-Block);
2. Durch eine komplette Unterbrechung der Erregungsleitung im Hisschen Bündel.

1 und 2 werden als suprabifurkaler (zentraler) totaler AV-Block bezeichnet.

3. Durch eine komplette Unterbrechung der Erregungsleitung in allen drei Schenkeln des Hisschen Bündels, also peripher des Stammes des His-Bündels: intraventrikulärer trifaszikulärer tota-

214   II. Störungen der Herzschlagfolge

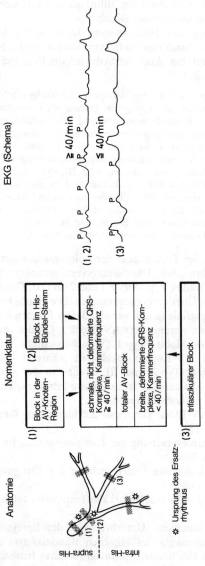

Abb. 159. Lokalisation des totalen AV-Blocks.

ler AV-Block, Synonyma: infrabifurkaler (peripherer) totaler AV-Block.

Diese intraventrikuläre, trifaszikuläre Form des totalen AV-Blockes kann wahrscheinlich gemacht werden:

1. Der totale Block ist intermittierend, das heißt, er verschwindet wieder oder er bildet sich auf einen bifaszikulären Block zurück. Auch das umgekehrte Verhalten ist möglich. Ein bifaszikulärer Block ist anamnestisch bekannt, im weiteren Verlauf tritt ein trifaszikulärer Block auf (siehe Abb. 149).
2. Im Falle eines trifaszikulären kompletten AV-Blockes liegt das ventrikuläre Ersatzzentrum peripherer als beim AV-Knoten-Block. Die vom meist distal im ventrikulären RLS gelegene Automatiezentrum ausgehende Erregungswelle ruft einen verbreiterten, schenkelblockartig deformierten QRS-Komplex hervor (Abb. 160). Die Frequenz des Ersatzrhythmus liegt meist unter 35 Schlägen/min. Sie erweist sich nicht selten als instabil. Dabei gilt die Gesetzmäßigkeit, daß je peripherer ein Ersatzzentrum liegt, um so bradykarder und instabiler ist der Rhythmus. Irreguläre Kammerrhythmen, Systolenausfälle, wechselnde Erregungszentren sowie gehäufte Extrasystolen und intermittierende Tachysystolen sind nicht ungewöhnlich. Das Auftreten eines hypodynamen Morgagni-Adams-Stokes-Syndroms ist häufig.

Bei der suprabifurkalen Form des totalen Blocks (zentraler AV-Block) übernimmt ein Automatiezentrum im AV-Knoten oder im His-Bündel die Schrittmacherfunktion für die Herzkammern. Die QRS-Komplexe sind nicht alteriert, es sei denn bei vorbestehendem Schenkelblock. Die Frequenz des AV-Knoten-Ersatzrhythmus liegt bei 40–60/min, und der Rhythmus ist regelmäßig. Das Auftreten eines Morgagni-Adams-Stokes-Syndroms ist seltener (Abb. 161).

Ein AV-Block II. Grades, Typ 1 (Wenckebach) und ein AV-Block II. Grades, Typ 2 zeigen fließende Übergänge zum totalen atrioventrikulären Block. Während der intermittierend auftretenden Kammersystolenausfälle mit und/oder ohne zunehmende Verzögerung der AV-Überleitungszeit besteht eine kurzfristige »totale« Unterbrechung der Erregungsleitung im atrialen, im AV-Knoten oder im ventrikulären RLS. Liegt einem AV-Block II. Grades eine trifaszikuläre Blockierung zugrunde, so kann er nur auftreten, wenn die Blockierung in einem Faszikel partiell ist. (Intermittierender trifaszikulärer Block). Dieser Faszikel ist für den Grad der Vorhofkammerleitung verantwortlich. Die beiden anderen nicht leitfähigen oder sehr verzögert leitenden Faszikel ergeben bei der Analyse bifaszikuläre Blockbilder (s. S. 196).

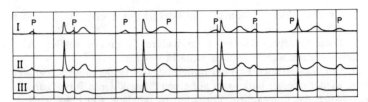

Abb. 160. Suprabifurkaler (zentraler) totaler AV-Block. Vorhoffrequenz 80/min; Kammerfrequenz 50/min. Nebenbefund: elektrischer Alternans, ventrikulophasische Sinusarrhythmie.

δ) Topographische Einteilung der AV-Blockierungen
(gestützt auf Ableitungen vom AV-Überleitungssystem am Menschen)

Zusammenfassend sei die differenzierte topographische Einteilung der AV-Blockierung sowie die Aufschlüsselung der AV-Überleitungsstörungen nach Lokalisation und Grad in Anlehnung an PUECH et al. angeführt (Abb. 162):

1. Sinunodaler Block (Sinus-AV-Knoten-Block): P-A-Block
   Bloc sinusonodal
2. Vorhof-His-Block: A-H-Block:
   Bloc auriculo-hisien

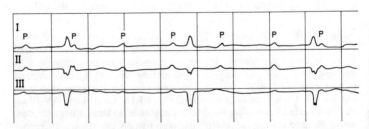

Abb. 161. Infrabifurkaler (peripherer) totaler AV-Block. Synonyma: infrabifurkaler trifaszikulärer totaler AV-Block. Ersatzschrittmacher im rechten Tawara-Schenkel (Linksschenkelblock der Kammerkomplexe). Vorhoffrequenz 75/min, Kammerfrequenz 31/min.

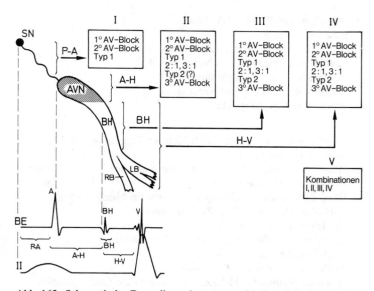

Abb. 162. Schematische Darstellung der topographischen Lokalisation der AV-Überleitungsstörungen, simultane Registrierung der Ableitung II des Oberflächen-EKG und des His-EG (BE). A = Atrium; BH = His-Bündel; V = Ventrikel-Potential; SN = Sinusknoten; AVN = AV-Knoten; PA = Leitungszeit durch den Vorhof; AH = Leitungszeit durch den AV-Knoten; HV = Leitungszeit durch das His-Purkinje-System (modifiziert nach Narula).

Block von Vorhof zu AV-Knoten
Block innerhalb des AV-Knotens
Block zwischen AV-Knoten und Stamm des His-Bündels
Bloc supra-hisien
3. His-Block: H-Block:
Bloc intra-hisien, Bloc trunculaire
Block im oberen Anteil des His-Bündels
Block im mittleren Anteil des His-Bündels: Doppel-H-Komplex (H + H' oder $H_1 + H_2$)
Block im distalen Anteil des His-Bündels, nahe der Bündelbifurkation

4. His-Ventrikel-Block: H-V-Block:
   Bloc infra-hisien
   selten Block im distalsten Anteil des His-Bündels
   meist Block eines oder mehrerer Faszikel
   = uni-, bi- oder trifaszikulärer Block
5. Multilokaler Block (Kombinationen):
   Blocs multiples, Blocs étagés

Blockierungen I. Grades. (P-R-Zeit-Verlängerung >0,20 sec gemäß ASHMAN und HULL):
1. Sinunodaler Block I. Grades (= intra-atrialer Block I. Grades):
   P-A-Zeit > 60 msec.
2. Vorhof-His-Block I. Grades (bloc auriculo-hisien fruste):
   A-H-Zeit 100 msec, P-H-Zeit 140 msec.
3. His-Block I. Grades:
   a) einfache Verlängerung der His-Potentialdauer:
      H-Zeit 20 msec mit H-Splitterung
   b) Doppelung des His-Potentials
   c) Verlängerung der H-V-Zeit mit normalem QRS-Komplex
   d) Verlängerung der H-V-Zeit mit QRS-Verbreiterung
      (= Kombination: His-Block + Schenkelblock; Differentialdiagnose: bilateraler Schenkelblock)
4. His-Ventrikelblock I. Grades: H-V-Zeit 60 msec (= H-V-Zeit-Verlängerung) mit:
   a) bilateralem Schenkelblock oder
   b) bifaszikulärem Block

Blockierung II. Grades:
1. Mobitz-Typ-1-Block = Luciani-Wenckebachsche Periodik = periodisch-progressiver Leitungsblock:
   a) supra-hisisch: periodische Dehnung des A-H-Intervalls
   b) intra-hisisch: periodische Dehnung
      – zwischen zwei His-Komplexen: »bloc intrahisien pur«
      – zwischen H und V mit folgendem normalem QRS-Komplex
      – zwischen H und V mit folgendem verbreitertem QRS-Komplex
   c) infra-hisisch: konstante A-H-Zeit, progressive Dehnung der H-V-Zeit
2. Typ 2: 1-Block:
   a) supra-hisisch

b) intra-hisisch
- zwischen zwei H-Potentialen
- zwischen H und V mit folgendem normalem QRS-Komplex
- zwischen H und V mit folgendem verbreitertem QRS-Komplex

c) infra-hisisch (häufigster)

3. Mobitz-Typ-2-Block = episodischer Block:
   a) A-H-Block
   b) intra-hisisch
   c) infra-hisisch

Blockierungen III. Grades (da, wie die Erfahrung mit His-Bündel-Ableitungen bereits zeigt, meist nur die anterograde Leitung unterbrochen ist, die retrograde Leitung aber oft erhalten ist, hält PUECH die Bezeichnung »totaler AV-Block« nicht in jedem Fall für gerechtfertigt).

ε) Vorkommen

Eine AV-Blockierung aller Schweregrade kann funktionell, entzündlich (Myokarditis) infektiös toxisch, degenerativ (koronare Herzerkrankung) und medikamentös toxisch (Digitalis, Antiarrhythmika) bedingt sein. Eine primär idiopathische Ursache ist in Betracht zu ziehen (LENÈGRE-, LEV's-disease). Eine AV-Blockierung kann akut auftreten, reversibel oder chronisch permanent nachweisbar sein. Für ihre prognostische Beurteilung kommt der Ätiologie, dem Ausmaß und der Lokalisation der atrioventrikulären Leitungsverzögerung Bedeutung zu.

Ein AV-Block I. Grades wird nicht selten bei Herzgesunden angetroffen, so bei Hochleistungssportlern, bei ausgeprägter Vagotonie. Nicht selten ist er Ausdruck einer Myokarderkrankung. Er kommt vor: bei Myokarditis (oft erster Hinweis auf diese Erkrankung), koronarer Herzerkrankung, häufig akut auftretend beim frischen Hinterwandinfarkt (dabei nicht selten »Vorläufer« eines sich entwickelnden zentralen kompletten AV-Blocks, bedingt durch das Infarktbegleitödem, meist reversibel).

Digitalisglykoside und andere Arrhythmika können zu einer Verlängerung der PQ-Zeit führen. Dabei werden die einzelnen Kompartimente der RLS verschieden beeinflußt. Durch die His-Bündel-Elektrokardiographie konnte der Einfluß der Antiarrhythmika in drei Gruppen unterteilt werden (siehe S. 28, 29, 445, Tab. 37):

Gruppe I: Substanzen, die die atrioventrikuläre und intraventrikuläre Leitung nicht meßbar verlängern, im Einzelfall oder bei höherer Dosierung sogar verkürzen. Die Sinusknotenerholungszeit kann erheblich beeinflußt werden.

Gruppe II: Substanzen, die zu einer deutlichen Verlängerung der Erregungsleitung im Bereich des AV-Knotens führen, aber keinen Effekt auf die intraventrikuläre Leitung haben. Die intraatriale Leitung wird meistens verlangsamt. Die Sinusknotenerholungszeit nimmt häufig zu.

Gruppe III: Substanzen, die die Erregungsleitung sowohl im AV-Knoten (AH-Intervall) als auch im His-Purkinje-System (HV-Intervall) und in der Arbeitsmuskulatur verlangsamen. Auch eine Verlangsamung der intraatrialen Leitung (PA-Intervall) kann vorkommen. Der Einfluß auf die verschiedenen Kompartimente des RLS ist in dieser Gruppe unterschiedlich, es überwiegt meist doch eine Verlangsamung im His-Purkinje-System (HV-Zeit).

αα) **Prognostische Bedeutung der AV-Blockierungen** (Tab. 6)

Der AV-Block I. Grades mit zusätzlichem uni- oder bifaszikulären Blockbildern ist schwerwiegender als sein isoliertes Auftreten zu werten (s. S. 174 intraventrikuläre Blockformen). Er birgt in sich therapeutische Konsequenzen. Eine Digitalistherapie oder Therapie

Tab. 6. Verteilungsmuster der AV-Blockierungen auf die einzelnen Kompartimente des Reizleitungssystems. BH = His-Bündel; HPS = His-Purkinje-System.

Fall-zahl	Blockierungs-Grad	Atrium	Lokalisation		
			AV-Knoten (%)	BH (%)	HPS (%)
80	1°	3 (4%)	72 (90)		5 (6)
	2°				
11	– Typ 1	–	9 (82)	1 (9)	1 (9)
16	– Typ 2	–		5 (31)	11 (69)
16	– 2:1, 3:1	–	6 (38)	2 (12)	8 (50)
70	3°	–	10 (14)	10 (14)	50 (72)

(Mod. nach Narula)

mit Antiarrhythmika ist kritisch abzuwägen. Es kann dadurch zum Auftreten eines trifaszikulären (peripheren) totalen AV-Blocks kommen, mit der Gefahr eines adynamen Adams-Stokes-Syndroms. Eine prophylaktische Schrittmachertherapie ist häufig indiziert.

Ein AV-Block II. Grades, Typ 1 (Wenckebach) stellt häufig eine benigne Reizleitungsstörung dar. Er ist fast immer im AV-Überleitungsgewebe lokalisiert und tritt häufig nur vorübergehend in Erscheinung. Bei hochfrequenter Vorhoftachykardie stellt er einen physiologischen Schutzmechanismus dar. Eine Digitalisüberdosierung ist immer auszuschließen.

Ein AV-Block II. Grades, Typ 2 ist ernster zu bewerten. Topographisch anatomisch liegt er meist im ventrikulären RLS, er ist dann als intermittierender trifaszikulärer Block zu interpretieren (s. S. 193). Er ist selten reversibel, er schreitet meist zum totalen AV-Block fort. Digitalisglykoside und funktionelle Einflüsse sind ohne Bedeutung, Überdosierung von Antiarrhythmika mit vorwiegender Verlängerung der HV-Zeit, insbesondere bei vorgeschädigtem RLS, sind in Betracht zu ziehen. Ätiologisch liegt ihm als Ursache häufiger eine koronare Herzerkrankung als eine Myokarditis oder eine primäre Kardiomyopathie zugrunde. Eine isolierte Schädigung des RLS (Lenègre-disease) ist differentialdiagnostisch in Betracht zu ziehen, das gleiche gilt für die Lev's-disease (Verkalkung des Klappenringes mit Übergreifen auf das RLS).

Ein AV-Block III. Grades (totaler AV-Block) kann die gleichen organischen Ursachen haben wie der AV-Block I. oder II. Grades. Nicht selten kommt es zu einer Progredienz eines niedrigeren AV-Blockes bis zur kompletten Leitungsunterbrechung der atrioventrikulären Erregungsleitung. Die zentrale Form des totalen AV-Blocks ist häufiger auf entzündliche als auf degenerative Ursachen zurückzuführen. Wegen des relativ frequenten und stabilen sekundären Ersatzrhythmus, der häufig symptomlos vertragen wird, ist das Auftreten eines hypodynamen Morgagni-Adams-Stokes-Syndroms relativ selten.

Die periphere Form des totalen AV-Blocks ist häufiger auf eine koronare Herzkrankheit zurückzuführen als auf eine Myokarditis. Akut tritt er häufig beim transmuralen Vorderwandinfarkt auf und erweist sich dabei meist als irreversibel. Dies ist auf eine zusätzliche Komplikation des Infarktes mit Septumbeteiligung zurückzuführen. Dies im Gegensatz zum Hinterwandinfarkt, der mehr zur zentralen Form des totalen AV-Blocks neigt. Wegen des relativ bradykarden und instabilen ventrikulären tertiären Ersatzrhythmus kommt es bei der peripheren Form des totalen AV-Blockes gehäuft zum Auftreten eines Adams-Stokes-Syndroms. Er ist nicht selten Ursache eines akuten Herztodes, eine Schrittmachertherapie ist meist indiziert.

Therapie:
AV-Block I. Grades: Nach Grundleiden.
AV-Block II. Grades Typ 1 (Wenckebach): Nach Grundleiden.
AV-Block II. Grades, Typ 2 (Mobitz-Typ 2): Meist nach Grundleiden. Bei symptomatischen Patienten (Schwindel, Synkopen, ggfs. Atemnot, low output) nach den Grundlagen der Therapie bradykar-

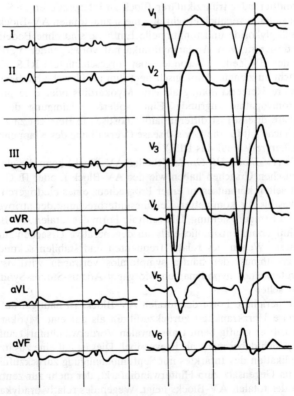

Abb. 163. Arborisationsblock.

der Rhythmusstörungen und des hypodynamen Morgagni-Adams-Stokes-Syndroms (s. S. 376).

AV-Block III. Grades: Nach den Grundlagen der Therapie bradykarder Rhythmusstörungen und des hypodynamen Morgagni-Adams-Stokes-Syndroms (s. S. 376).

e) Arborisationsblock

Beim Arborisationsblock finden sich folgende **EKG**-Kriterien: QRS ≧ 0,12 sec, stark aufgesplittert, Niedervoltage (s. Abb. 163).

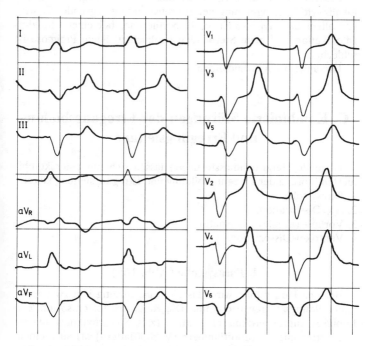

Abb. 164. Diffuse ventrikuläre Leitungsstörung; QRS 0,23 sec, Niedervoltage, diffuse Störung der Erregungsrückbildung.

Häufig läßt sich in den Brustwandableitungen noch eine Gemeinsamkeit mit links- und rechtsschenkelblockartigen Bildern erkennen.

Ursachen: Es handelt sich um eine periphere Leitungsunterbrechung bei schwerer Schädigung des Myokards durch Infarkt oder hochgradige Kardiosklerose. Prognose daher ernst.

Therapie: Nach Grundleiden.

f) Diffuser intramyokardialer ventrikulärer Block

Beim diffusen ventrikulären Block finden sich folgende **EKG**-Kriterien (Abb. 164): QRS-Komplex 0,20 sec, plump verbreitert, biphasische Deformierung ähnlich Schenkelblockbildern aber formal nicht identisch. Keine betont einseitige Verspätung der größten Negativitätsbewegung (S. 168).

Ursache: Dem diffusen ventrikulären Block liegt eine mural lokalisierte Verlangsamung der Reizausbreitung zugrunde. Er wird vor allem bei Hyperkaliämie, Hyperthermie, bei einer Chinidin-Intoxikation und beim Sterbenden beobachtet. Seine Prognose ist schlecht.

Therapie: Nach Grundleiden.

C. Kombinierte Störungen der Erregungsbildung und Erregungsleitung

Folgende Herzrhythmusstörungen lassen sich mit einer kombinierten Störung der Erregungsbildung und Erregungsleitung klären:
1. Parasystolie.
2. AV-Dissoziation.
3. Vorhof- (atriale) Dissoziation.
4. Ventrikel-Dissoziation.

1. Parasystolie (Abb. 165)

Bei der Parasystolie wird das Herz gleichzeitig von zwei Erregungsbildungszentren beeinflußt. Die Kammern folgen sowohl den Impulsen supraventrikulärer Zentren (z.B. Sinusrhythmus, ektope Vorhofrhythmen, Vorhofflimmern, Vorhofflattern) als auch einem meist langsameren Erregungsbildungszentrum in den Kammern. Letzteres ist gegen die vom Sinusknoten kommende Erregung

C. Kombinierte Störungen 225

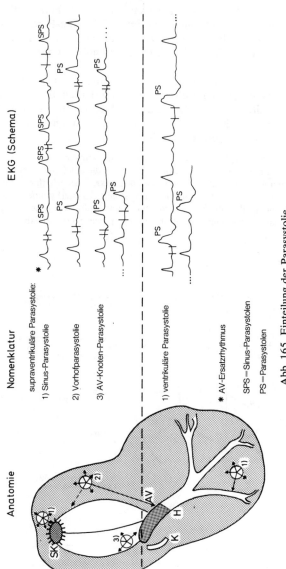

Abb. 165. Einteilung der Parasystolie.

schutzblockiert. In seltenen Fällen kann das zweite Parasystoliezentrum auch im Vorhof- und/oder im AV-Knoten-Bereich liegen (supraventrikuläre Parasystolie). Auch Fälle mit multifokalen Parasystoliezentren (z. B. bei Schrittmacherimplantation) sind beschrieben.

Infolge der Schutzblockierung kann das zweite Zentrum ungestört von supraventrikulären Reizen seinen konstanten Eigenrhythmus aufrechterhalten. Außer der Schutzblockierung (totaler Eintrittsblock) wird bei der Parasystolie zusätzlich ein intermittierender Austrittsblock angenommen (Abb. 166).

Heterotope Erregungsbildungszentren können nur die Führung des Herzens übernehmen, wenn ihre Frequenz höher als die des Grundrhythmus ist. Sie übernehmen die Führung entweder passiv als Ersatzrhythmus mit der ihnen eigenen Spontanfrequenz (Ersatzsystolen, Ersatzrhythmen s. S. 43), oder sie überspielen die übergeordneten Zentren durch Versteilerung der Phase 4 (diastolische Depolarisation) des elektrischen Potentialablaufs. Der

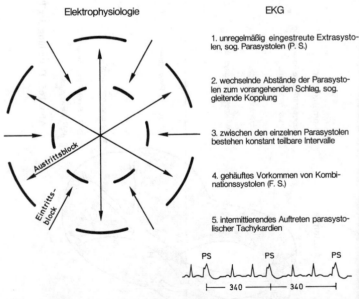

Abb. 166. Elektrophysiologische und elektrokardiographische Kennzeichen der Parasystolie.

letztere Mechanismus eines akzelerierten, spontanen Reizbilders ist für die ventrikuläre Parasystolie verantwortlich. Auf den gleichen Mechanismus, mit der Parasystolie am engsten verwandt, ist der akzelerierte Knotenrhythmus (Frequenz 60–120/min) bzw. der akzelerierte idioventrikuläre Rhythmus (Frequenz 50–100/min) zurückzuführen. Ein konstanter bradykarder, heterotoper Rhythmus kann nur dann ungestört von frequenteren Reizen arbeiten, wenn er durch einen Eintrittsblock geschützt ist. Dadurch wird seine Löschung durch die nomotope Erregungswelle verhindert. Zusätzlich besteht um das bradykard erscheinende Parasystoliezentrum ein partieller Austrittsblock. Kommt es zu einem Wegfall des partiellen Austrittsblocks, so kann der parasystolische Schrittmacher gegebenenfalls die Führung über das Herz übernehmen und dann entsprechend seiner akzelerierten Eigenfrequenz eine parasystolische Tachykardie hervorrufen. Ist der Austrittsblock komplett (Blockierung III. Grades), ist eine Parasystole nicht nachweisbar. In der Mehrzahl der Fälle liegt eine partielle Austrittsblockierung mit einem Blockierungsverhältnis 2:1, 3:1, 4:1, 3:2 etc. vor, was zu einer entsprechenden Reduzierung der Grundfrequenz des parasystolischen Rhythmus führt. Ein partieller parasystolischer Austrittsblock um den parasystolischen Fokus wird auch dann erkenntlich, daß das Parasystoliezentrum nicht immer eine Erregung an das Myokard abgibt, auch wenn diese außerhalb der Refraktärzeit der betreffenden Herzkammern einfällt.

Aus dem Konzept der Schutzblockierung und der Austrittsblockierung eines heterotopen Erregungsbildungszentrum (Parasystoliezentrum) wird verständlich, daß die parasystolische Frequenz meist bradykarder ist als die Grundfrequenz. Das erklärt aber auch die Möglichkeit einer parasystolischen Tachykardie mit einer Frequenz bis 400 Schlägen/min. Lassen sich die Gesetzmäßigkeiten einer ventrikulären Parasystolie und/oder einer Deblockierung im Sinne einer parasystolischen Tachykardie nachweisen, so ist dies beweisend für einen ventrikulären Ursprung der heterotopen Tachykardie (Focus-Genese) (s. S. 329) (Abb. 167).

EKG (Abb. 167, 168): Die Parasystolie ist durch das Auftreten unregelmäßig eingestreuter Extrasystolen (Parasystolen) gekennzeichnet. Liegt das Parasystoliezentrum im Vorhof oder im AV-Knoten-Bereich haben die Parasystolen supraventrikulären Charakter, ist das Parasystoliezentrum in den Ventrikeln gelegen, haben sie ventrikulären Charakter. Einschränkend ist hinzuzufügen, daß supraventrikuläre Parasystolen mit kurzem Kupplungsintervall infolge aberrierender Leitung schenkelblockartig deformiert sein können. Bei einer AV-Knoten-Parasystolie wird häufig auch bei einem langen Kupplungsintervall eine mäßiggradige QRS-Verbreiterung beobachtet (Ursache s. S. 82).

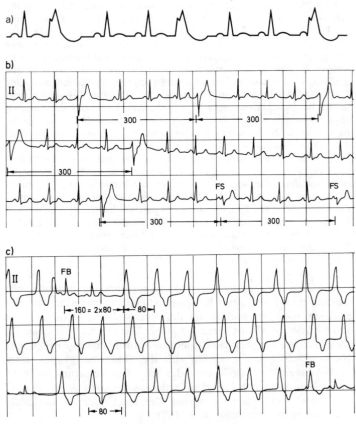

Abb. 167. Formen der Parasystolie.
a) Schema der Parasystolie.
b) Ventrikuläre Parasystolie: Parasystolen (PS) mit gleitender Kupplung; konstant teilbare interektope Intervalle, ventrikuläre Kombinationssystolen (FS), (Langzeit-EKG).
c) Parasystolische ventrikuläre Tachykardie. Die ventrikuläre Kombinationssystole (3. Schlag) und der 1. Schlag der ventrikulären Tachykardie lassen deren parasystolische Genese erkennen: Beide Aktionen zeigen eine unterschiedliche Kupplung zum vorausgehenden Schlag (gleitende Kupplung). Das interektope Intervall ist das einfache Vielfache der Tachykardiefrequenz. Der Fusionsschlag am Ende des Paroxysmus deutet ebenfalls auf eine parasystolische Genese hin.

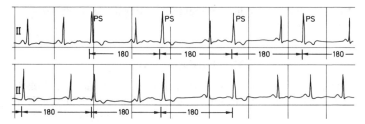

Abb. 168. Supraventrikuläre Parasystolie: gleitende Kupplung der Parasystolen zum vorausgehenden Normalschlag, gleichbleibende interektope Intervalle.

Da das Parasystoliezentrum ungestört zum Grundrhythmus seinen konstanten Eigenrhythmus aufrechterhalten kann, zeigen die auftretenden Extrasystolen (sogenannte Parasystolen) kein konstantes Kupplungsintervall (sogenannte gleitende Kupplung, eine fixe Kupplung würde für Extrasystolen sprechen). Die Parasystolen treten immer dann im EKG auf, wenn eine Erregungswelle des Parasystoliezentrums nicht die Refraktärzeit der Herzkammern trifft. Zwischen den einzelnen Parasystolen bestehen konstant teilbare Intervalle. Die längeren Intervalle entsprechen einem Mehrfachen des kürzesten Intervalls. Es kommt zum gehäuften Auftreten von Kombinationssystolen (Fusionssystolen). Im Falle einer supraventrikulären Parasystolie werden die Vorhöfe gleichzeitig vom Parasystoliezentrum und vom Sinusrhythmus erregt (Vorhoffusionssystole), im Falle einer ventrikulären Parasystolie der Herzkammern gleichzeitig von der Erregungswelle des Grundrhythmus und der Erregungswelle des parasystolischen Zentrums (ventrikuläre Fusionssystole).

Vorkommen: Die Parasystolie tritt selten bei Herzgesunden auf; meist liegt eine fortgeschrittene degenerative und/oder toxisch infektiöse Herzerkrankung zugrunde. Digitalis wirkt manchmal begünstigend.

Therapie: Meistens keine antiarrhythmische Therapie erforderlich, da die Rhythmusstörung selbst ohne kardiale Symptome und Beschwerden einhergeht. Die Behandlung der Grundkrankheit steht im Vordergrund. Liegt eine Herzinsuffizienz vor, kann mit einer Rückbildung der Parasystolie unter Digitalistherapie gerechnet werden. Tritt eine Parasystolie unter der Glykosidwirkung auf, ist die Dosierung zu überprüfen und ggfs. abzusetzen. Bei parasystolischen

Tachykardien gelten die therapeutischen Regeln der Kammertachykardie (s. S. 432).

2. AV-Dissoziation (Abb. 169)

Der Begriff »komplette AV-Dissoziation« sagt aus, daß Vorhöfe und Kammern unabhängig (dissoziiert) voneinander schlagen. Vorhöfe und Kammern werden getrennt von einem eigenen Erregungsbildungszentrum geführt, so daß P-Wellen und QRS-Komplexe im EKG keine konstante Beziehung aufweisen. Die voneinander unabhängige Schlagfolge von Vorhöfen und Ventrikeln kann nur einzelne Herzaktionen (z. B. ventrikuläre Extrasystolen) betreffen, sie kann kurzfristig auftreten oder aber längere Zeit nachweisbar sein.

Eine »inkomplette AV-Dissoziation« liegt vor, wenn es einem Automatiezentrum für einen oder mehrere Schläge gelingt, die Führung über das ganze Herz zu übernehmen. Charakteristisch ist das Auftreten von Capture beats und/oder Kombinationssystolen im EKG. Von ventrikulären Capture beats spricht man, wenn eine Vorhoferregung über das AV-System die Kammern depolarisiert, bevor das ventrikuläre Erregungsbildungszentrum einspringen konnte. Von atrialen Capture beats spricht man, wenn der Vorhof retrograd über das AV-System depolarisiert wurde, bevor das supraventrikuläre Erregungsbildungszentrum einspringen konnte. Ventrikuläre Capture beats werden bei der inkompletten AV-Dissoziation häufiger beobachtet als atriale Capture beats. Dies ist dadurch bedingt, daß die retrograde AV-Leitung einer Erregungswelle langsamer ist als die antegrade Erregungsleitung. Elektrokardiographisches Kennzeichen von Capture beats sind normal geformte QRS-Komplexe mit konstantem P-Q- und/oder Q-P-Intervall. Bei einem kurzen Kupplungsintervall kann ein Capture beat infolge aberrierender Leitung schenkelblockartig deformiert sein. Atriale und/oder ventrikuläre Capture beats mit Fusion beruhen auf dem gleichen Vorgang. Dabei ist ein mehr oder weniger großer Teil der Kammern und/oder Vorhöfe vom eigenen Erregungsbildungszentrum teilweise schon erregt worden, so daß intermittierende QRS-Formen entstehen.

Synonyma für den Begriff »inkomplette AV-Dissoziation« sind: Interferenzdissoziation, AV-Dissoziation mit Interferenz, AV-Dissoziation mit Capture beats. Für eine AV-Dissoziation kommen verschiedene Mechanismen in Frage. Es kann zwischen frequenzbe-

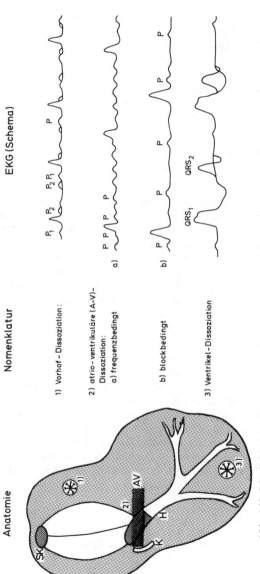

Abb. 169. Möglichkeiten des getrennten (dissoziierten) Schlagens von Vorhöfen und/oder Ventrikeln.

dingten und blockbedingten Ursachen (totaler AV-Block) unterschieden werden. Die Ursachen sind anzugeben.
a) Frequenzbedingte Ursachen einer AV-Dissoziation:
  α) Nomotope Erregungsbildungs- und Erregungsleitungsstörung.
  β) Akzeleration ektoper Erregungsbildungszentren im AV-Knoten und/oder ventrikulären RLS.
b) Blockbedingte Ursachen einer AV-Dissoziation:
komplexer AV-Block.

a) Frequenzbedingte Ursachen einer AV-Dissoziation

α) Nomotope Erregungsbildungs- und Erregungsleitungsstörungen

Sinkt die Frequenz des Sinusknotens, sei es durch eine verlangsamte Impulsbildung (Sinusbradykardie, Sinusarrest), sei es durch eine verzögerte Erregungsleitung vom Sinusknoten zum Vorhof (SA-Block) temporär oder für längere Zeit ab, dann kann ein sekundäres Erregungsbildungszentrum im AV-Knoten-Bereich und/oder ein tertiäres Erregungsbildungszentrum aus dem ventrikulären RLS als Ersatzschrittmacher der Kammern in Aktion treten, während die Vorhöfe weiter einem langsameren Vorhofrhythmus folgen. Der Vorhofrhythmus kann rhythmisch (Sinusbradykardie) und/oder arrhythmisch (Vorhofflimmern, Vorhofflattern) sein.

Eine Sonderform der frequenzbedingten Ursachen einer AV-Dissoziation stellt die sogenannte einfache AV-Dissoziation dar. Sie ist durch einen geringfügigen und kurz dauernden Abfall der Sinusfrequenz gegen jene des AV-Knotens gekennzeichnet. Der AV-Knoten wird dann für die Kammern zum Ersatzschrittmacher. Die Vorhöfe schlagen entsprechend dem langsameren Sinusrhythmus. Wird die Sinusfrequenz wieder schneller als die des AV-Knotens, so tritt wieder normaler Sinusrhythmus ein.

EKG: Es besteht zwischen P und QRS keine feste Relation. Die positiven P-Wellen wandern durch den QRS-Komplex hindurch und

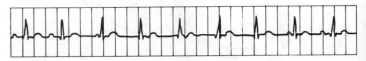

Abb. 170. Schema der einfachen AV-Dissoziation.

C. Kombinierte Störungen 233

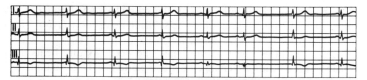

Abb. 171. Einfache AV-Frequenzdissoziation. Die Sinusfrequenz liegt um 66/min, die Eigenfrequenz des AV-Knotens um 55/min. Durch Verlangsamung der primären Sinustätigkeit kommt die sekundäre atrioventrikuläre Erregungsbildung immer wieder in Führung.

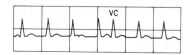

Abb. 172. Schema der inkompletten AV-Dissoziation (sog. Interferenzdissoziation). VC = Ventricular capture beats.

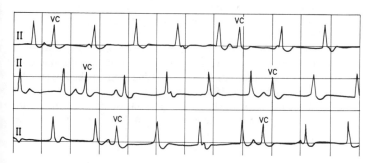

Abb. 173. Inkomplette AV-Dissoziation: Vorhöfe und Kammern schlagen dissoziiert. Frequenz der Vorhöfe 85/min, Frequenz des die Kammern führenden sekundären AV-Ersatzrhythmus 93/min. Einige Sinusschläge werden den Kammern zugeleitet (VC = ventricular capture beats). Dies führt zu einem »reset« des AV-Rhythmus. Dadurch imponieren die übergeleiteten Schläge als vorzeitig einfallende Herzaktionen.

zeigen eine niedrigere Frequenz als der schnellere AV-Ersatzrhythmus. Die QRS-Komplexe sind meist nicht deformiert (Abb. 170, 171).

Beim Nachweis von Capture beats und/oder Capture beats mit Fusion liegt definitionsgemäß eine inkomplette AV-Dissoziation vor (Abb. 172, 173).

β) Akzeleration heterotoper Erregungsbildungszentren im AV-Knoten und/oder Ventrikel

Eine AV-Dissoziation tritt auch bei AV-Knoten- und Kammertachykardien ohne retrograde Vorhofleitung auf. Die Vorhöfe folgen einem normalen Sinusrhythmus (und/oder Vorhofflimmern, Vorhofflattern) während die Kammern durch die akzelerierten AV-Knoten- und/oder akzelerierten Kammerrhythmen geführt werden.

EKG (Abb. 174, 175): Es findet sich eine paroxysmale Tachykardie mit supraventrikulärem und/oder ventrikulärem Charakter. Häufig ist es schwierig, manchmal unmöglich, während des Paroxysmus unabhängig schlagende Vorhof-P-Wellen zu erkennen. In diesen Fällen können hämodynamische und auskultatorische Phänomene, die aus der wechselnden Zuordnung von Vorhof- und Kammertätigkeit resultieren, zur Diagnostik herangezogen werden. Hierzu zählen die intermittierenden Riesenwellen im Jugularvenenpuls (immer dann, wenn sich die Vorhöfe gegen die geschlossenen AV-Klappen kontrahieren), die wechselnde Lautheit des I. Herztones mit intermittierenden Kanonenschlägen und die sogenannten multiplen Herztöne oder Clicking sounds.

Der Nachweis von Capture beats und/oder Kombinationssystolen ist ebenfalls ein wichtiger Hinweis, sie weisen darauf hin, daß eine inkomplette AV-Dissoziation vorliegt. Eine frequenzbedingte AV-Dissoziation kann auch dadurch hervorgerufen sein, daß Vorhöfe und Kammern von zwei Schrittmachern kontrolliert werden, die im AV-Überleitungsgewebe lokalisiert sind. In diesem Fall werden die

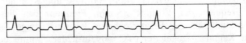

Abb. 174. Schema frequenzbedingte AV-Dissoziation (Akzeleration heterotoper Erregungsbildungszentren).

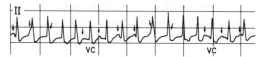

Abb. 175. Frequenzbedingte AV-Dissoziation infolge Akzeleration heterotoper Erregungsbildungszentren: ventrikuläre Tachykardie, Kammerfrequenz 150/min. Die Vorhöfe (Pfeil nach unten) schlagen mit einer Frequenz von 135/min dissoziiert dazu. Es liegt eine Doppeltachykardie vor: Sinustachykardie mit Führung der Vorhöfe, ventrikuläre Tachykardie mit Führung der Ventrikel. Die »ventricular capture beats« (VC) weisen auf die Verknüpfung beider Rhythmen hin: inkomplette AV-Dissoziation.

Vorhöfe retrograd aktiviert, so daß elektrokardiographisch in regelmäßiger Aufeinanderfolge unabhängig schlagende, negative Vorhof-P-Wellen erscheinen. Werden die Vorhöfe zwischenzeitlich noch durch den Sinusknoten aktiviert, kann ein Dreifachrhythmus entstehen. In diesem Falle können Vorhofkombinationsschläge beobachtet werden, die sich zwischen die antegraden Sinus- und retrograden AV-Knoten-Impulse einfügen.

Die beiden im AV-Knotengewebe lokalisierten Zentren, die gegeneinander schutzblockiert sind, können zur Tachykardie Anlaß geben. Unter hämodynamischem Aspekt, der vorwiegend das HZV in den Mittelpunkt stellt, wird der Teil des AV-Knotens wichtig, der die Ventrikelschlagfolge kontrolliert. Steigt die Impulsfrequenz dieses AV-Schrittmachers an, so kommt es zur AV-Knoten-Tachykardie. Nimmt an der Frequenzsteigerung auch der AV-Knoten-Schrittmacher teil, der die Vorhofschlagfolge retrograd kontrolliert, so kommt es gleichzeitig zur Vorhoftachykardie. In diesen Fällen kann man von einer sogenannten AV-Knoten-Doppeltachykardie sprechen. Liegt gleichzeitig eine Vorhoftachykardie und eine AV-Knoten-Tachykardie ohne Verknüpfung der Vorhofkammererregung vor, spricht man von einer supraventrikulären Doppeltachykardie.

Supraventrikuläre Doppeltachykardien gibt es in folgenden Formen:

1. Sinustachykardie mit gleichzeitiger AV-Tachykardie.
2. Vorhoftachykardie mit gleichzeitiger AV-Tachykardie.
3. Vorhofflimmern mit gleichzeitiger AV-Tachykardie.

4. Vorhofflattern mit gleichzeitiger AV-Tachykardie.
5. Knoten-Doppeltachykardie (Querdissoziation im AV-Knoten, das obere Zentrum aktiviert die Vorhöfe, das untere die Kammern).

b) Blockbedingte AV-Dissoziation (Abb. 176, 177)

Auch der komplette AV-Block kann definitionsgemäß zur AV-Dissoziation gerechnet werden. Als Folge der Blockierung werden Vorhöfe und Kammern unabhängig voneinander von zwei verschiedenen Erregungsbildungszentren geführt. Die Vorhöfe folgen meist einem Sinusrhythmus, in seltenen Fällen besteht Vorhofflimmern oder Vorhofflattern. Die Kammern folgen einem AV-Knoten- und/oder einem ventrikulären Ersatzrhythmus.

Gewisse, wenn auch nicht so enge Beziehungen wie bei erhaltener AV-Leitung scheinen auch bei der AV-Dissoziation zwischen der Vorhof- und Kammertätigkeit zu bestehen. So sind die PP-Intervalle, die eine Kammererregung einschließen, kürzer als diejenigen, die zwischen zwei Kammerschlägen liegen (Erlanger-Blackman-Phänomen). Es kommt zu einer kammersystolisch gesteuerten Sinusarrhythmie (ventrikulophasische Sinusarrhythmie) (HOLZMANN, 1960).

Ferner ist bei der einfachen AV-Dissoziation als auch bei der blockbedingten AV-Dissoziation häufig festzustellen, daß die Frequenz der Vorhoftätigkeit und die Frequenz der Ventrikeltätigkeit nahe beieinander liegen oder in einem einfachen Zahlenverhältnis zueinander stehen. Es ließ sich nachweisen, daß der Ventrikelrhythmus relativ konstant ist, während der Vorhofrhythmus in dem Sinne variiert, daß der Sinusrhythmus sich immer wieder auf den Kammerrhythmus einstellt (Synchronisation des Vorhofrhythmus auf den Ventrikelrhythmus, mutueller Magnetismus). Für diese Form der AV-Dissoziation wurde der Begriff: isorhythmische und/oder AV-Dissoziation mit Synchronisation geprägt.

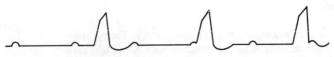

Abb. 176. Schema blockbedingte AV-Dissoziation (kompletter AV-Block).

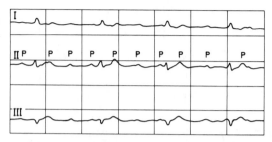

Abb. 177. Blockbedingte AV-Dissoziation, kompletter AV-Block. Vorhoffrequenz 75/min, Kammerfrequenz 25/min. Beim kompletten AV-Block schlagen Vorhof und Kammern unabhängig voreinander, es liegt somit per definitionem eine komplette AV-Dissoziation vor.

EKG (Abb. 178, 179): Es erscheinen die P-Wellen dauernd entweder kurz vor oder im oder nach dem QRS-Komplex, ohne durch die ST-Strecke hindurchzuwandern. Capture beats mit oder ohne Fusion können somit nicht auftreten.

Zusammenfassend läßt sich sagen, daß die AV-Dissoziation auf die verschiedensten Grundmechanismen, wie dargestellt, zurückgeführt werden kann. Eine Zusammenfassung ergeben die Tab. 7 und 8.

Vorkommen: Die einfache AV-Dissoziation wird selten bei Herzerkrankungen gefunden. Sie tritt meist bei ausgeprägter Vagotonie (Sportler, konstitutionell), bei Karotissinusdruck, bei intrakraniellem Druckanstieg, nach Atropin, Adrenalin-, Digitalis-, Reserpin- und Guanidin-Therapie auf.

Liegt der Sinusfrequenzverlangsamung ein Sinusarrest und/oder ein SA-Block zugrunde, so hat der Nachweis einer AV-Dissoziation immer Krankheitswert. Sie kommt dann bei folgenden organischen

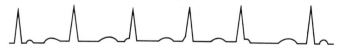

Abb. 178. Schema der kompletten AV-Dissoziation. Längerdauernde Dissoziation der Vorhof- und Kammererregungen.

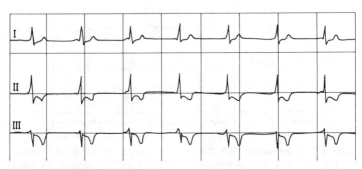

Abb. 179. Isorhythmische AV-Dissoziation. Vorhöfe und Kammern schlagen über längere Zeit mit der gleichen Frequenz disoziiert: Frequenz der Vorhöfe 82/min, Frequenz des AV-Schrittmachers 81/min. Typisches Hinaus- und Hereinwandern der P-Zacke in den QRS-Komplex.

Herzerkrankungen gehäuft vor: frischer Hinterwandinfarkt, akute Myokarditis, Digitalisintoxikation, Sinusknotensyndrom.

Formen, die auf eine primäre Beschleunigung heterotope Erregungsbildungszentren zurückzuführen sind, weisen auf organisch bedingte Herzerkrankungen hin. Eine Digitalisüberdosierung sollte immer in Betracht gezogen werden.

Ursachen der blockbedingten AV-Dissoziation: s. S. 205: Totaler AV-Block.

Therapie: Nach Grundleiden.

Tab. 7. Nomotope Erregungsbildungs- oder Erregungsleitungsstörungen als Ursache einer AV-Dissoziation.

Sinusbradykardie und/oder Sinusarrhythmie	Sinusarrest	SA-Block
1. Sinusbradykardie mit AV-Knoten-Ersatzrhythmus	1. Sinusarrest mit AV-Knoten-Ersatzrhythmus	1. SA-Block mit AV-Knoten-Ersatzrhythmus
2. Sinusbradykardie mit ventrikulärem Ersatzrhythmus	2. Sinusarrest mit ventrikulärem Ersatzrhythmus	2. SA-Block mit ventrikulärem Ersatzrhythmus

C. Kombinierte Störungen 239

Tab. 8. Akzeleration ektoper Erregungsbildungszentren im AV-Knoten oder im ventrikulären RLS als Ursache einer AV-Dissoziation.

AV-Knoten-Tachykardie	Kammertachykardie und/oder Kammerflattern
1. Sinusrhythmus mit AV-Knoten Tachykardie	1. Sinusrhythmus mit Kammertachykardie
2. Vorhofflimmern mit AV-Knoten-Tachykardie	2. Vorhofflimmern mit Kammertachykardie
3. Vorhofflattern mit AV-Knoten-Tachykardie	3. Vorhofflattern mit Kammertachykardie
4. Vorhof-Tachykardie mit AV-Knoten-Tachykardie	4. Vorhof-Tachykardie mit Kammertachykardie
5. AV-Knoten-Doppeltachykardie	5. AV-Knoten-Tachykardie mit Kammertachykardie

3. Vorhofdissoziation (Abb. 169)

Entsprechend der atrioventrikulären Dissoziation ist auch eine atriale Dissoziation bekannt, bei der beide Vorhöfe von einem eigenen Erregungsbildungszentrum kontrolliert werden. Eine Verknüpfung ihrer Rhythmen besteht nicht. Der rechte Vorhof folgt meist dem Sinusrhythmus (Basisrhythmus), seltener findet sich ein Vorhofflimmern, ein Vorhofflattern, ein AV-Knoten-Rhythmus und/oder eine AV-Knoten-Tachykardie. Der linke Vorhof wird meist durch einen ektopen Vorhofrhythmus geführt. Auch hier ist in seltenen Fällen Vorhofflimmern oder Vorhofflattern möglich. Die Erregungswelle des Basisrhythmus wird den Ventrikeln zugeleitet

Tab. 9. Blockbedingte Ursachen einer AV-Dissoziation.

Kompletter AV-Block (bzw. High advanced AV-Block)
1. Sinusrhythmus mit AV-Knoten-Ersatzrhythmus
2. Sinusrhythmus mit Kammer-Ersatzrhythmus
3. Vorhofflimmern mit AV-Knoten-Ersatzrhythmus
4. Vorhofflattern mit Kammer-Ersatzrhythmus
5. Supraventrikuläre Tachykardie mit AV-Knoten-Ersatzrhythmus
6. Supraventrikuläre Tachykardie mit Kammer-Ersatzrhythmus

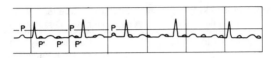

Abb. 180. Schema Vorhof-Dissoziation.

und übernimmt die Führung über das ganze Herz, während die Erregungswelle des dissoziiert dazu schlagenden kontralateralen Vorhofs auf diesen Vorhof und/oder auf ein umschriebenes Areal beschränkt bleibt.

EKG (Abb. 180, 181): Es findet sich meist ein normaler Sinusrhythmus, in den schmale, spitze und bizarre P-Wellen eingestreut sind. Die Konfiguration dieser ektopen P-Wellen spiegelt die Depolarisation eines meist nur kleinen Vorhofbereiches wider. Die Sinus-P-Wellen und die ektopen P-Wellen haben keine Beziehung zueinander. Das PP- und/oder RR-Intervall des Sinusrhythmus ist regelmäßig. Das PP-Intervall des durch ein ektopes Zentrum dissoziiert schlagenden kontralateralen Vorhofs ist meist nicht ganz regelmäßig. Manchmal beobachtet man, daß das P des Sinusrhythmus breiter imponiert. Dieses ist durch eine Superposition der Sinus-P-Welle durch die ektope P-Welle bedingt. Diese P-Welle ist kein atrialer Fusionsschlag, da bei der atrialen Dissoziation keine Verknüpfung der beiden Vorhofrhythmen besteht (Abb. 182).

Vorkommen: Elektrokardiographischer Befund nach Herztransplantation, das Auftreten einer Vorhofdissoziation wird ansonsten nur bei fortgeschrittenen degenerativen, infektiös-toxischen und

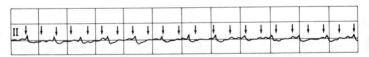

Abb. 181. Vorhof-Dissoziation. Der Grundrhythmus ist eine Sinustachykardie, Frequenz 150/min. In diesen Rhythmus sind kleine, bizarre P-Wellen eingestreut (Pfeil), Frequenz 220/min. Sinus-P-Wellen und die kleinen ektopen P-Wellen haben keine Beziehung zueinander. Die ektopen P-Wellen spiegeln die Erregung des dissoziiert zum Grundrhythmus schlagenden kontralateralen Vorhofs oder Vorhofteiles wider (phylogenetische Betrachtungsweise: primär Anlage von 2 Sinusknoten).

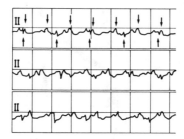

Abb. 182. Simultan registrierte EKG-Streifen von zwei verschiedenen Patienten. Die Pfeile kennzeichnen die zwei »Paare« von P, QRS und T der beiden Patienten. Diese Ableitung ähnelt einer Vorhofdissoziation (modifiziert nach CHUNG).

ischämischen Herzerkrankungen sowie bei einer schweren Digitalisintoxikation gefunden. Ihr Auftreten hat eine schlechte Prognose.
Therapie: Nach Grundleiden.

4. Ventrikeldissoziation (Abb. 169)

Auch ein dissoziiertes Schlagen der beiden Ventrikel ist beschrieben. Diese schwere Rhythmusstörung des Herzens tritt nur als agonales Rhythmusbild in Erscheinung.

Anhang: Präexzitationssyndrome

Die Erregungsausbreitung im Herzen erfährt im Bereich des AV-Knotens als »physiologischer Block« eine Verzögerung, die elektrokardiographisch als Vorhofkammerintervall, der PQ-Dauer, sichtbar wird. Gelingt es der Erregung, diese Verzögerung an der Vorhof-Kammer-Grenze zu umgehen, zum Beispiel auf dem Weg einer akzessorischen Überbrückung, schließt sich der Erregungsbeginn des Kammermyokards frühzeitiger an die Vorhofaktion an.

Im konventionellen EKG kann entweder das Bild der kurzen PQ-Dauer oder das Bild der Antesystolie resultieren.

Pathophysiologisch kann als Ursache der Präexzitationssyndrome eine anormale muskuläre Verbindung zwischen Vorhöfen und Herz-

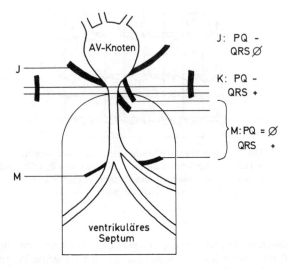

nach Wellens 1971

Abb. 183 a. Schematische Darstellung der verschiedenen paraspezifischen Leitungsbahnen. K = Kent-Palladino-Bündel; J = James-Fasern; M = Mahaim-Fasern.

kammern angenommen werden. Der AV-Knoten wird dabei umgangen, ein Teil des Kammermyokards deshalb vorzeitig erregt (Kombinationssystole). Folgende paraspezifische Bahnen können unterschieden werden (Abb. 183 a):

1. Kent-Palladinosches Bündel: WPW (Wolff-Parkinson-White)-Syndrom.
   a) *Kent-Bündel:* linker Vorhof – linke Kammer.
      Typ A des WPW-Syndroms, »Sternal positives« WPW-Syndrom nach HOLZMANN.
      EKG: Delta-Welle, kurze PQ-Dauer.
   b) *Kent-Bündel:* rechter Vorhof – rechte Kammer.
      Typ B des WPW-Syndroms, »Sternal negatives« WPW-Syndrom nach HOLZMANN.
      EKG: Delta-Welle, kurze PQ-Dauer.
2. *Mahaim-Bündel:* Präexzitations-Syndrom vom Mahaim-Typ.
   EKG: Delta-Welle, normale PQ-Dauer.

C. Kombinierte Störungen – Anhang: Präexzitationssyndrome 243

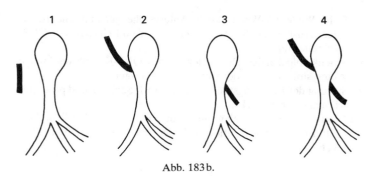

Abb. 183 b.

3. *James-Bündel:* LGL (Lown-Ganong-Levine)-Syndrom.
EKG: Verkürzte PQ-Zeit, keine Antesystolie.

Mit den konventionellen EKG-Ableitungen lassen sich zusammenfassend folgende drei Formen des Präexzitationssyndroms unterscheiden:
1. WPW (Wolff-Parkinson-White-)Syndrom.
2. LGL (Lown-Ganong-Levine-)Syndrom.
3. Präexzitationssyndrom Typ Mahaim.
4. Kombinationsformen (Abb. 183 b).

Eine umfassende Diagnostik ist durch das His-Bündel-EG einschließlich Vorhofstimulation möglich (Abb. 183 c).

1. Das WPW-(Wolff-Parkinson-White-)Syndrom

(vgl. Abb. 184)

a) EKG-Veränderungen

Charakteristisches Formkriterium für das WPW (Wolff-Parkinson-White)-Syndrom ist die Verkürzung von PQ mit einem sich der P-Zacke anschließenden langsam ansteigenden Teil von QRS (Delta-Welle) (Abb. 184).

Folgende **EKG**-Veränderungen lassen an ein WPW-Syndrom denken:
a) PQ-Dauer 0,12 sec zugunsten einer Verbreiterung des QRS-Komplexes infolge Antesystolie.

b) Delta-Welle (Δ-Welle) auch Antesystolie genannt. Sie ist als träger Anstieg der R-Zacke nachweisbar und Ursache der QRS-Verbreiterung.
c) Schenkelblockartige Deformierung des QRS-Komplexes infolge Antesystolie (mehr oder weniger stark ausgeprägt).
d) Störung der Erregungsrückbildung mit ST-Senkung und präterminal negativer T-Zacke.
e) Neigung zu paroxysmalen supraventrikulären Tachykardien. Zwei Drittel der »WPW«-Patienten leiden unter anfallsweisem Herzjagen.

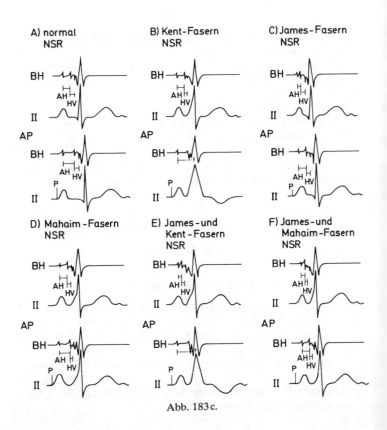

Abb. 183 c.

C. Kombinierte Störungen – Anhang: Präexzitationssyndrome

Das elektrokardiographische Leitsymptom des WPW-Syndroms ist neben der Verkürzung der PQ-Dauer bei normal geformter P-Zacke die Antesystolie. Als Ursache des WPW-Syndroms wird eine akzessorische Muskelbrücke (sogenanntes Kent-Palladinosches Bündel) zwischen linkem Vorhof und linker Kammer und/oder zwischen rechtem Vorhof und rechter Kammer diskutiert.

◀ Abb. 183c. Veränderungen des His-Bündel-EG der verschiedenen Typen von Präexzitationssyndrom während Sinusrhythmus (NSR) und Vorhofstimulation (A.P.).

A) Normale AV-Überleitung: unter Vorhofstimulation typische Verlängerung des AH-Intervalls (physiologische Blockfunktion des AV-Knotens), HV-Zeit bleibt konstant.

B) WPW-Syndrom (Leitung über Kent-Bündel): Während NSR geht das His-Potential (BH) dem QRS-Komplex kurz voraus oder tritt simultan mit dem QRS-Komplex auf (Verbreiterung von QRS infolge Δ-Welle). Unter Vorhofstimulation bewegt sich das BH in den QRS-Komplex hinein, der QRS-Komplex wird breiter. Physiologische Zunahme der AH-Zeit (partielle Umgehung des AV-Knotens durch das Kent-Bündel.

C) LGL-Syndrom: Leitung über James-Fasern (totale Umgehung des AV-Knotens). Während NSR kurzes AH-Intervall, unter AP nur mäßiggradige Verlängerung. Der normale QRS-Komplex und das HV-Intervall bleiben unverändert.

D) Mahaim-Syndrom: Während NSR kurze HV-Zeit. Verbreiterung von QRS infolge Δ-Welle. Die AH-Zeit ist normal. Unter A.P. Verlängerung der AH-Zeit, die HV-Zeit und die Form des QRS-Komplexes bleiben unverändert (siehe Unterschied zu B).

E) Kombination WPW- und LGL-Syndrom (Kent- und James-Fasern). Während NSR normaler (vorwiegende Leitung über James Fasern) oder infolge Δ-Welle verbreiterter QRS-Komplex (vorwiegende Leitung über Kent-Fasern). Unter A.P., soweit nicht vorhanden, ggf. Auftreten einer Δ-Welle mit zunehmender Verkürzung des HV-Intervalles und Eintreten des His-Bündels in den QRS-Komplex. Die AH-Zeit verlängert sich nur mäßiggradig.

F) Kombination LGL- und Mahaim-Syndrom: Ähnlich C (James-Fasern), unter Einschluß einer Δ-Welle (Mahaim-Fasern).

Beachte: a) James-Fasern inserieren direkt am His-Bündel, so daß der AV-Knoten komplett umgangen wird. Unter A.P. deshalb keine physiologische Zunahme der AH-Zeit.

b) Kent-Fasern inserieren am linken oder rechten Herzen (nicht am His-Bündel!), d.h., der AV-Knoten wird nur partiell umgangen. Das His-Bündel-Potential wird über die normale AV-Leitung erregt. Unter A.P. kommt es deshalb zu einer physiologischen Zunahme der AH-Zeit (modifiziert nach O. NARULA).

246 II. Störungen der Herzschlagfolge

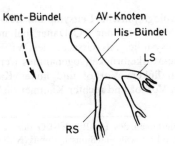

kurzes P-R, Delta-Welle,
verbreitert QRS

Abb. 184.

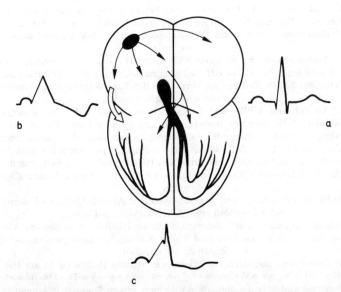

Abb. 185. Schematische Darstellung eines WPW-Schlages als Kombinationssystole (nach C. H. BÜCHNER, B. NUBER, W. DRÄGERT und K. BURKHARDT).

C. Kombinierte Störungen – Anhang: Präexzitationssyndrome 247

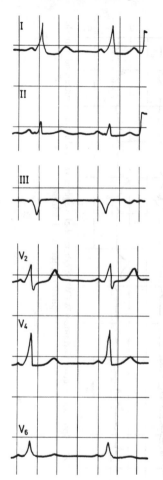

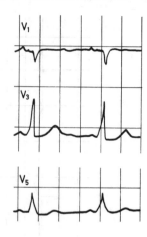

Abb. 186. Rudimentäres WPW-Syndrom. Verkürzte PQ-Dauer, keine ausgeprägte Verformung von QRS, kein eindeutig schenkelblockartiges Bild. Δ-Wellen in I, II, V_2–V_6 (Typ B des WPW-Syndroms).

Dadurch erfährt die Erregungsausbreitung im atrioventrikulären Überleitungssystem keine Verzögerung, so daß sich der Erregungsbeginn des Kammermyokards unmittelbar an die Vorhofaktion anschließt. Im EKG resultiert der Befund der Antesystolie (HOLZMANN), der Präexzitation (ÖHNELL) oder Erregungsverfrühung (LEPESCHKIN).

248 II. Störungen der Herzschlagfolge

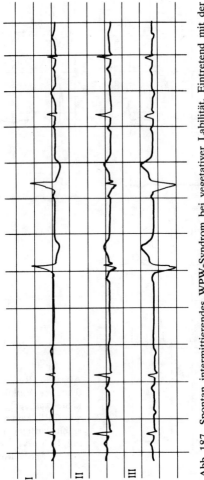

Abb. 187. Spontan intermittierendes WPW-Syndrom bei vegetativer Labilität. Eintretend mit der exspiratorischen Bradykardie.

Das WPW-Syndrom kann als ventrikuläre Kombinationssystole aufgefaßt werden, da sich Anteile einer rechtläufigen und einer vorzeitigen Aktivierung der Kammern addieren. Vom Ausmaß der antesystolischen erfaßten Myokardanteile hängt es ab, inwieweit die Vorerregung das EKG mit ihrem Charakteristiken zu prägen vermag (Abb. 185). Dabei entspricht es der allgemeinen Erfahrung, daß die QRS-Gruppe um so stärker von der Norm abweicht, je größer die Δ-Welle ist.

Die Antesystolie kann diskret ausgeprägt sein. Man spricht dann vom sogenannten rudimentären WPW-Syndrom (Abb. 186). Ein WPW-Syndrom kann weiterhin spontan intermittierend (Abb. 187), aber auch regelmäßig alternierend beobachtet werden (Abb. 188). Durch Spontanatmung (sogenannter Concertina-Effekt) (Abb. 189), beim Valsalva-Versuch, bei der Steh- und Arbeitsbelastung, infolge vagovasaler Reflexe (z. B. Bulbusdruck, Karotissinusdruck), kann die Antesystole blockiert werden oder sie tritt erst in Erscheinung. Alle Maßnahmen zur Provokation oder Ausschaltung des typischen WPW-Befundes demonstrieren, wie labil die antesystolische Erregungsleitung sein kann.

Je nachdem, ob eine frühzeitige Depolarisation des Kammermyokards mehr rechtsventrikulär oder mehr linksventrikulär eintritt, ist das elektrokardiographische Bild der Kammerkomplexe beim WPW-Syndrom geprägt. Es entstehen dadurch linksschenkel- oder rechtsschenkelblockartige Bilder.

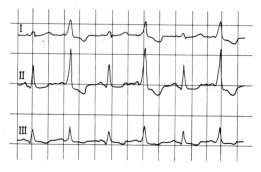

Abb. 188. Alternierendes WPW-Syndrom. Deutliche Antesystolie und Verbreiterung des QRS-Komplexes mit Abweichung des Kammerendteiles.

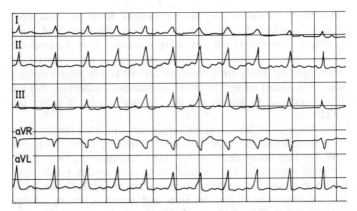

Abb. 189. »Handharmonika-Phänomen« (Concertina-Effekt) bei WPW-Syndrom. Bei orthostatischer Belastung typisches Auftreten eines WPW-Syndroms für mehrere Schläge mit spontaner Rückbildung.

Aufgrund des Verhaltens der Antesystolie in den Brustwandableitungen V_1, V_2 lassen sich zwei Typen voneinander abgrenzen:

Typ A: Positive Antesystolie in V_1, V_2; der QRS-Komplex zeigt häufig eine R- bzw. rsR-Form (Abb. 190a).

Typ B: Negative Antesystolie in V_1, V_2; der Kammerkomplex ist oft »QS«-konfiguriert (Abb. 190b).

HOLZMANN spricht beim Typ A vom »sternal positiven« und beim Typ B vom »sternal negativen« WPW-Syndrom.

In den linkspräkordialen Ableitungen ist die Delta-Welle sowohl beim Typ A als auch beim Typ B positiv. Der QRS-Komplex ähnelt beim Typ A dem Rechtsschenkelblock oder der Rechtshypertrophie, beim Typ B dem Linksschenkelblock oder der Linkshypertrophie.

Die einseitige Zuordnung des WPW-Syndroms Typ A zu linksseitigen und des WPW-Syndroms Typ B zu rechtsseitigen akzessorischen Bündeln wird der Vielfalt der elektrokardiographischen Varianten nicht gerecht. BOUVRAIN et al. konnten folgende Möglichkeiten der Insertation der paranodalen Erregungsbahnen beim WPW-Syndrom nachweisen: rechtsventrikuläre anteriore, rechtsventrikuläre posteriore Präexzitation; linksventrikuläre posteriore und linksventrikuläre laterale Präexzitation. Die Morphologie des QRS-Komplexes hängt von der Lokalisation der akzessorischen Bahn ab. Der Hauptvektor von QRS in der Frontalebene, der im wesentlichen von der Präexzitation bestimmt wird, ist um so linkstypischer, je weiter posterior die paranodale Erregungsbahn liegt. Hinzu kommt, daß bei normaler nomotoper Erregungs-

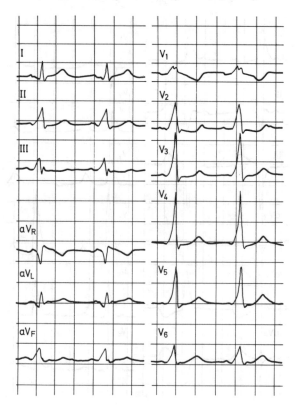

Abb. 190a. WPW-Syndrom, Typ A, sternal positiver Typ nach HOLZMANN.

bildung die Erregung länger braucht, um eine linksseitige akzessorische Bahn zu erreichen als eine rechtsseitige. Dadurch ist erklärt, daß das Ausmaß der Präexzitation bei rechtsventrikulärer Insertion größer als bei linksventrikulärer Insertion ist, da bei der längeren Erregungsleitung zu linksseitigen Bündeln die ventrikuläre Erregung mit einem großen Anteil schon auf rechtsläufigem Weg über das AV-Leitungssystem erfolgt ist.

2. Differentialdiagnose: WPW-Syndrom

Das WPW-Syndrom ist gegenüber folgenden elektrokardiographisch ähnlichen Bildern abzugrenzen:

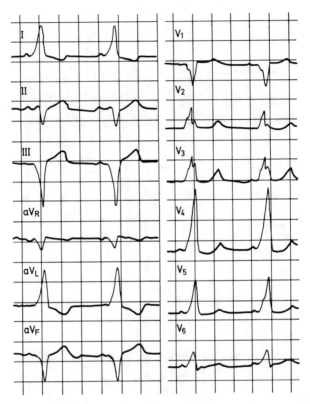

Abb. 190b. WPW-Syndrom, Typ B, sternal negativer Typ nach Holzmann.

a) WPW-Syndrom – Linksschenkelblock.
b) WPW-Syndrom – Rechtsschenkelblock.
c) WPW-Syndrom – Herzinfarkt.
d) WPW-Syndrom – Kombinationssystolen.

a) Differentialdiagnose: WPW-Syndrom – Linksschenkelblock

Die Deformierung des QRS-Komplexes beim WPW-Syndrom einerseits und beim Linksschenkelblock andererseits hat elektrokardiographisch Gemeinsamkeiten. Das WPW-Syndrom ist an der

Antesystolie zu erkennen. Formal steigt beim Linksschenkelblock QRS steil an und zeigt in Ableitung I meist die Form des »abgebrochenen Zuckerhutes« (FRIESE). Demgegenüber weist der QRS-Komplex beim WPW-Syndrom häufiger einen spitzen Gipfel auf (Abb. 191).

Beim Versuch einer Deutung der linksschenkelblockartigen Verformung von QRS ist anzunehmen, daß es wie beim Linksschenkelblock zur diskordanten Erregung zuerst der rechten und dann der linken Kammer kommt, das heißt, daß eine rechtsventrikuläre Antesystolie (Muskelbrücke rechter Vorhof – rechter Ventrikel) vorliegt. Die rechtläufige atrioventrikuläre Überleitung wird dadurch mehr oder weniger zurückgedrängt.

b) Differentialdiagnose: WPW-Syndrom – Rechtsschenkelblock

Die Ableitung V_1, V_2 erinnern beim Typ A des WPW-Syndroms an einen Rechtsschenkelblock. Die Differentialdiagnose gelingt durch das Vorhandensein einer Antesystolie in diesen bzw. zusätzlichen anderen Ableitungen.

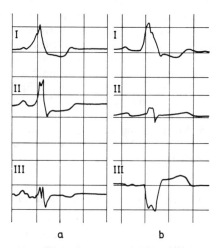

Abb. 191. Gegenüberstellung des Kurvenbildes des WPW-Syndroms (a) und des Linksschenkelblocks (b). Beachte: Antesystolie bei WPW-Syndrom, abgebrochener Zuckerhut bei Linksschenkelblock in Ableitung I (mod. nach FRIESE).

Der Versuch einer Deutung einer »rechtsschenkelblockartigen« Verformung von QRS entspricht der Deutung der linksschenkelblockartigen Verformung von QRS. Es ist anzunehmen, daß es entsprechend dem Rechtsschenkel-(Wilson-)Block zuerst die linke, dann verspätet, die rechte Kammer erregt wird, das heißt, daß eine linksventrikuläre Antesystolie (Muskelbrücke: linker Vorhof – linker Ventrikel) vorliegt.

c) Differentialdiagnose: WPW-Syndrom – Herzinfarkt

Negative Delta-Wellen in den Ableitungen II, III, aVF können formkritisch an infarkttypische Q-Zacken erinnern und zur Fehldiagnose: alter Hinterwandinfarkt führen (Abb. 192). Negative Delta-Wellen in den Ableitungen V_1, V_2 (Typ B, sternal negatives WPW-Syndrom nach HOLZMANN) können Anlaß zur elektrokardiographischen Fehldiagnose: anteroseptaler Infarkt sein.

Die Differentialdiagnose gelingt durch die Gesamtbeurteilung des EKG mit dem Nachweis positiver Delta-Wellen in anderen Ableitungen. Umgekehrt kann ein Infarktgeschehen durch die Formkriterien eines WPW-Syndroms maskiert werden.

Bestehen Zweifel an der Diagnose: WPW-Syndrom, hat sich zur Differenzierung der Ajmalin-Test bewährt: Unter Gabe bis zu 100 mg Ajmalin langsam i.v. gelingt es, beim Vorliegen eines WPW-Syndroms die elektrokardiographischen Kriterien zum Verschwinden zu bringen (Blockierung der paranodalen Erregungsleitung durch Ajmalin). Das Testergebnis ist als positiv anzusehen, wenn es gelingt, die Präexzitation (Antesystolie) auszuschalten. Es ist beim Ajmalin-Test zu beachten, daß nicht selten zu Beginn die Delta-Welle unter Ajmalin zunimmt, bevor sie zum Verschwinden kommt. Da Ajmalin zusätzlich zu einer Verzögerung der Erregungsleitung führt, kann eine Verlängerung von PQ über 0,20 sec sowie eine Deformierung von P und QRS und konsekutiv dazu eine Senkung der ST-Strecke beobachtet werden.

d) Differentialdiagnose: WPW-Syndrom – Kombinationssystole

Ein WPW-Schlag stellt eine Sonderform der Entstehung einer ventrikulären Kombinationssystole dar, es mischen sich die Erregungsfront der rechtläufigen über den AV-Knoten geleiteten Erregung mit der Erregungsfront der über die akzessorische Bahnen laufenden Erregung. Differentialdiagnostische Schwierigkeiten können sich gegenüber ventrikulären Kombinationssystolen ergeben, die

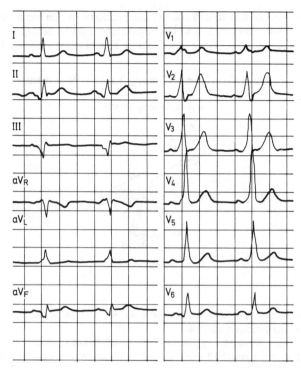

Abb. 192. WPW-Syndrom mit negativen Δ-Wellen in II, III, aVF. Differentialdiagnose: Hinterwandinfarkt. Entscheidung zugunsten eines WPW-Syndroms, Typ A, durch den Nachweis der Antesystolie in den Ableitungen V_2–V_6. Cave: WPW-Syndrom kann Infarktveränderungen verdecken.

dadurch entstehen, daß die Kammern zum Teil in normaler Weise über das AV-System und zum Teil von einer Kammerextrasystole aktiviert werden. Gemeinsam ist beiden Arten von Kombinationssystolen die kurze PQ-Zeit. Differentialdiagnostisch fehlt, entsprechend ihrem anderen Entstehungsmechanismus, den ventrikulären Kombinationssystolen die den WPW-Kombinationssystolen typische Delta-Welle. Differentialdiagnostisch ist ratsam, einen langen EKG-Streifen zu schreiben. Während bei den WPW-Kombinationssystolen die abnormen QRS-Komplexe in der Regel unverändert bleiben, finden sich bei den ventrikulären Kombinationssystolen meist wechselnde EKG-Formen. Des weiteren geht einem WPW-Schlag eine P-Zacke voraus, die bei einer ventrikulären Kombinationssystole fehlt.

3. Das LGL (Lown-Ganong-Levine-)Syndrom

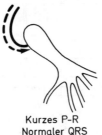

James Bypass-Bündel

Kurzes P-R
Normaler QRS

Abb. 193.

LOWN, GANONG und LEVINE beschrieben 1952 eine Sonderform des Präexzitationssyndroms.

Folgende Veränderungen im **EKG** lassen daran denken:
1. PQ-Zeit kürzer 0,12 sec, normal konfigurierter, schmaler QRS-Komplex (keine Antesystolie) (Abb. 193).
2. Neigung zu supraventrikulären Tachykardien.
3. Relativ kurze HV-Zeit im His-Bündel-EKG.

Für die Erklärung der verkürzten PQ-Zeit werden folgende Hypothesen diskutiert (Abb. 194):
1. Paranodale Erregungsleitung durch den sogenannten posterioren internodalen Trakt (James-Bündel).
2. Ein anatomisch kleiner AV-Knoten.
3. Eine beschleunigte Erregungsleitung in einem anatomisch normalen AV-Knoten durch schneller leitende intranodale Bahnen.
4. Eine isorhythmische Dissoziation zwischen Vorhöfen und Ventrikel.
5. Eine verlängerte sinuatriale Leitung bei unveränderter sinuventrikulärer Leitung.
6. Paraspezifische im Septum gelegene Erregungsleitungsfasern vom AV-Knoten zu den Ventrikeln (Mahaimsche Fasern).

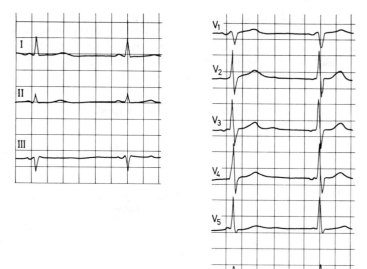

Abb. 194. LGL-Syndrom: PQ 0,10 sec, QRS 0,07 sec.

Nach den Erstbeschreibern wird die Häufigkeit des Lown-Ganong-Levine-Syndroms mit 11% der Patienten mit verkürztem PQ-Intervall angegeben. Die bisher vorliegenden Ergebnisse der His-Bündel-Elektrokardiographie beim Lown-Ganong-Levine-Syndrom sind unterschiedlich. MENDEL berichtet über eine normale AH-Zeit und verkürzte HV-Zeit in Ruhe und verlängerter AH-Zeit unter Vorhofstimulation bei drei untersuchten Patienten. CASTELLANOS beschreibt bei drei Patienten in Ruhe und während Vorhofstimulation verkürzte AH-Zeiten. Die Befunde von MENDEL sprechen elektrophysiologisch für eine AV-Leitung über die Mahaim-Fasern oder für eine akzelerierte Erregungsleitung im His-Bündel, während die Ergebnisse von CASTELLANOS mit einer Erregungsleitung über das James-Bündel und/oder einem kleinen AV-Knoten in Einklang zu bringen sind.

Differentialdiagnostisch sind zum Lown-Ganong-Levine-Syndrom ektopische Vorhofrhythmen auszuschließen. Diese können ebenfalls in einzelnen Fällen zu einer kurzen PQ-Zeit und normalen

QRS-Komplexen führen. Die Abgrenzung ist durch das His-Bündel-EKG möglich, da die AH-Zeit bei einem ektopen Vorhofzentrum normal ist. Prinzipiell ist ein »Hyperthyreose-EKG«, das häufig ebenfalls mit einer frequenzentsprechenden Verkürzung der PQ-Zeit einhergeht, nicht dem LGL-Syndrom zuzuordnen.

4. Präexzitationssyndrom vom Typ Mahaim

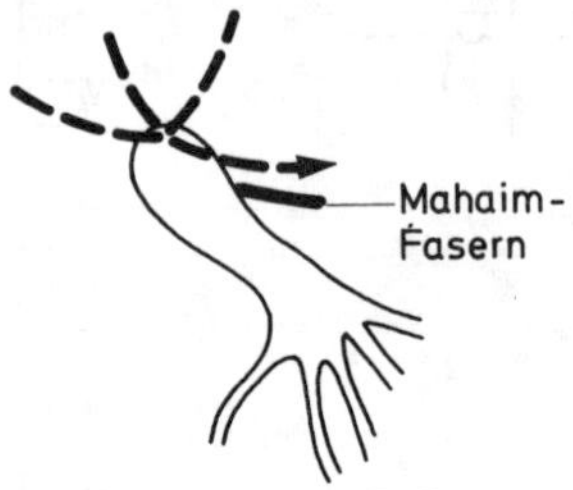

Inter-nodale Fasern

Mahaim-Fasern

Normales oder langes P-R, Delta-Welle, verbreiterter QRS

Abb. 195.

Ursache dieses Präexzitationssyndroms sind paraspezifische Fasern, die nach der Zone der physiologischen Verzögerung (AV-Knoten) vom His-Bündel abgehen (sogenannte Mahaim-Fasern) und Anschluß an die Kammermuskulatur gewinnen. Dadurch kommt es im Oberflächenkardiogramm zu folgenden **EKG**-Veränderungen (Abb. 195):
a) PQ-Zeit normal.
b) Verbreiterung des QRS-Komplexes infolge Antesystolie (Abb. 196).

In der His-Bündel-Elektrokardiographie findet sich ein normales AH-Intervall, das bei frequenter Vorhofstimulation die typische frequenzabhängige Verlängerung zeigt.

5. Vorkommen der Präexzitationssyndrome

Dem EKG-Befund Präexzitationssyndrom kommt unmittelbar kein eindeutiger Krankheitswert zu. Auch bei Hochleistungssportlern lassen sich Präexzitationssyndrome nachweisen. Ob neben der

C. Kombinierte Störungen – Anhang: Präexzitationssyndrome 259

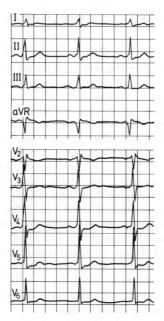

Abb. 196. Präexzitationssyndrom vom Typ Mahaim. PQ 0,14 sec, QRS mit 0,13 sec infolge Antesystolie in allen Ableitungen verbreitert.

angeborenen Form der Präexzitationssyndrome auch erworbene Formen infolge myokardialer Erkrankungen auftreten können, ist nicht eindeutig geklärt. Es ist denkbar, daß durch erworbene, morphologisch nur schwer faßbare Myokardschäden diskrete atrioventrikuläre Kontakte entstehen und so eine Präexzitation der Herzkammern hervorrufen können.

Der Krankheitswert der Präexzitationssyndrome besteht ausschließlich im Auftreten einer paroxysmalen Tachykardie, die sich bis zur tachosystolischen Form des Adam-Stokes-Syndroms steigern können. Als Ursache dieser paroxysmal auftretenden supraventrikulären Tachykardien gilt ein Reentry-Mechanismus als gesichert. Den Verlauf der Erregungskreise stellt man sich für die einzelnen Präexzitationssyndrome wie folgt vor:

a) Wolff-Parkinson-White-(WPW-)Syndrom

α) Entstehung der möglichen tachykarden Heterotopien

Beim WPW-Syndrom bestehen parallele Erregungsleitungsbahnen mit unterschiedlichen Leitungsgeschwindigkeiten (Kent-Bündel/ AV-Knoten). Diese Bahnen können eine Erregungswelle sowohl in antegrader als auch retrograder Richtung leiten. Kommt es zu besonderen Bedingungen (zum Beispiel atriale oder ventrikuläre Extrasystolen, Elektrolytstoffwechselstörungen, Hypoxämie s. S. 65) kann diese Leitungsgeschwindigkeitsdifferenz so groß werden, daß ein unidirektionaler Block, zum Beispiel im akzessorischen Kent-Bündel, entsteht, bei gleichzeitiger Erregungsverlängerung der anderen, am Reentry beteiligten Strukturen. Damit sind die Voraussetzungen zum Ingangkommen einer kreisenden Erregung erfüllt, wobei das AV-Bündel in der einen und das Bypass-Bündel in der entgegengesetzten Richtung durchlaufen wird. Der Umkehrkreis wird über die Vorhof- und die Kammermuskulatur geschlossen.

Folgende tachykarden Herzrhythmusstörungen werden beim WPW-Syndrom beobachtet:

αα) Paroxysmale supraventrikuläre Tachykardien.
ββ) Pseudoventrikuläre Tachykardien.
γγ) Vorhofflimmern, Vorhofflattern.

αα) Paroxysmale supraventrikuläre Tachykardie

Folgender Entstehungsmechanismus ist wahrscheinlich: Eine im Sinusknoten ausgehende Erregungswelle breitet sich über den AV-Knoten, das His-Purkinje-System aus und depolarisiert das gesamte Myokard. Währenddessen kommt es zu einer Erholung der passageren Leitungsblockierung im Kent-Bündel, so daß die Erregungswelle nunmehr auf retrogradem Wege in dieses eintritt. Ist die Erholungszeit der auf normalem Wege depolarisierten Myokardanteile kürzer als die über das Kent-Bündel laufende retrograde Erregungswelle, so kann der AV-Knoten das His-Purkinje-System erneut antegrad durchlaufen werden. Der Erregungskreis schließt sich, es entsteht eine supraventrikuläre Tachykardie. Formkritisch läßt sich diese nicht von einer paroxysmalen supraventrikulären Tachykardie bei Patienten ohne Präexzitation unterscheiden. Das gleiche Bild einer paroxysmalen supraventrikulären Tachykardie entsteht, wenn statt des Kent-Bündels die Bahnen des längsdissoziierten AV-Knotens vom Erregungskreis beansprucht werden (Abb. 197).

C. Kombinierte Störungen – Anhang: Präexzitationssyndrome   261

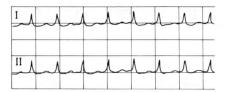

Abb. 197. Paroxysmale supraventrikuläre Tachykardie, Frequenz 180/min. Keine P-Zacken nachweisbar. Normal konfigurierter QRS-Komplex.

ββ) **Pseudoventrikuläre Tachykardie**

Wird im Erregungskreis die akzessorische Leitungsbahn anterograd und der AV-Knoten retrograd durchlaufen, entspricht der QRS-Komplex der entstehenden Tachykardie, dem Vollbild der Präexzitation, es entsteht ein einer ventrikulären Tachykardie ähnliches Bild (Abb. 198).

γγ) **Vorhofflattern, Vorhofflimmern**

Bei 10% der Patienten mit WPW-Syndrom kommt es zusammen mit der »pseudoventrikulären« Tachykardie zum Auftreten eines

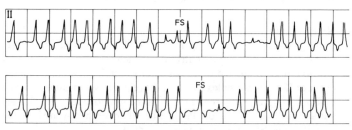

Abb. 198. Pseudoventrikuläre Tachykardie bei WPW-Syndrom.
Arrhythmia absoluta infolge Vorhofflimmern mit inkonstanter Überleitung. Kammerfrequenz 180/min. Die verbreiterten Kammerkomplexe zeigen die typische Antesystolie. Die normal konfigurierten Kammerkomplexe weisen auf die konkurrierende anterograde Erregung hin. (FS = Fusionssystolen). Beachte: Vorhofflimmern mit einer Kammerfrequenz höher als 160 (170)/ min sollten immer an ein Präexzitationssyndrom denken lassen. Normalerweise wird der Ventrikel durch die Blockfunktion des AV-Knotens vor solch hohen Frequenzen geschützt. Durch eine paraspezifische Bahn wird diese physiologische Schutzfunktion des AV-Knotens umgangen.

Vorhofflatterns oder Vorhofflimmerns (Abb. 198). Das Vorhofflattern und/oder das Vorhofflimmern werden wahrscheinlich durch supraventrikuläre Extrasystolen oder durch frühzeitige retrograd geleitete ventrikuläre Extrasystolen, die während der vulnerablen Phase der Vorhöfe eintreffen, induziert. Da das akzessorische Nebenbündel anatomisch und funktionell eine Fortsetzung des Arbeitsmyokards des Herzens darstellt und nicht aus spezifischem Reizleitungsgewebe besteht, fehlt der Siebeffekt des AV-Knotens. Die hochfrequenten Erregungen des Vorhofflimmerns und/oder Vorhofflatterns werden entsprechend ihrer Frequenz via Bypass, und damit nicht verzögert, von den Vorhöfen den Ventrikeln zugeleitet. Elektrokardiographisch entsteht das Bild eines Vorhofflatterns mit 1:1-Überleitung oder einer hochgradigen Tachyarrhythmia absoluta mit deutlich deformierten Kammerkomplexen. WPW-Fälle, bei denen trotz Auftretens eines Vorhofflimmerns keine besonders schnelle Kammerschlagfolge besteht, lassen sich durch eine relativ lange Refraktärzeit ihres akzessorischen Bündels erklären.

β) Zusammenfassung

Von Reentry beanspruchte Leitungsbahnen und daraus resultierende EKG-Veränderungen beim WPW-Syndrom (Abb. 199):

a) *Antegrade Erregungsleitung: AV-Knoten.*
Retrograde Erregungsleitung: Kent-Bündel (Abb. 199a/2).
EKG: Paroxysmale supraventrikuläre Tachykardie:
Vorhöfe und Kammern stehen in einer festen Beziehung zueinander, der Kammerkomplex ist in der Regel nicht verformt und nicht verbreitert. Bei vorgeschädigtem Herzen und/oder sehr lange andauernden Paroxysmen kann eine aberrierende ventrikuläre Erregungsausbreitungsstörung hinzutreten.

b) *Antegrade Erregungsleitung: Kent-Bündel.*
Retrograde Erregungsleitung: AV-Knoten (Abb. 199a/1).
EKG: Pseudoventrikuläre supraventrikuläre Tachykardie, gegebenenfalls mit Vorhofflimmern oder Vorhofflattern. Hochgradige Deformierung der Kammerkomplexe, die an Delta-Wellen erinnern, auffallende Unregelmäßigkeit der Kammeraktionen (Vorhofflimmern), deutlicher Wechsel der QRS-Morphologie durch unterschiedlich starke Erregungsleitung über das AV- bzw. das

C. Kombinierte Störungen – Anhang: Präexzitationssyndrome 263

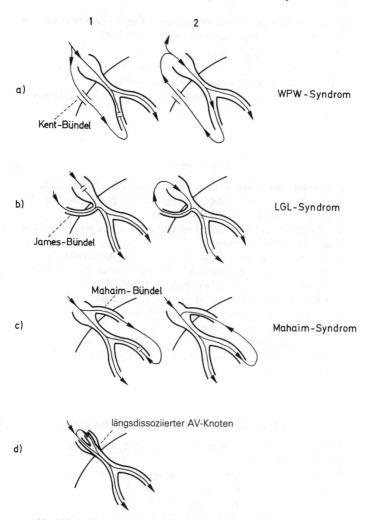

Abb. 199. Schema der Reentry-Bahnen bei Präexzitationssyndromen.

Kent-Bündel (Kombinationssystolen). Die Kammerfrequenz ist für eine Kammertachykardie ungewöhnlich hoch.
c) *Antegrade Erregungsleitung: AV-Knoten.*
Retrograde Erregungsleitung: AV-Knoten (bzw. umgekehrt).
(AV-Knoten-Längsdissoziation) (Abb. 199 d).
EKG: Paroxysmale supraventrikuläre Tachykardie. Formkriterien s. oben.

b) LGL-Syndrom

1. Entstehung der möglichen tachykarden Rhythmusstörungen: Makro-Reentry mit Einbeziehung des längsdissoziierten AV-Knotens (weiteres s. WPW-Syndrom).
2. Vom Reentry beanspruchte Leitungsbahnen und daraus resultierende EKG-Veränderungen:
   a) *Antegrade Erregungsleitung: AV-Knoten* (Abb. 199 b/2).
   Retrograde Erregungsleitung: Paraspezifische Fasern (James-Bündel) (bzw. umgekehrt) (vgl. Abb. 199 b/1).
   EKG: Paroxysmale supraventrikuläre Tachykardie.
   b) *Antegrade Erregungsleitung: AV-Knoten.*
   Retrograde Erregungsleitung: AV-Knoten.
   (bzw. umgekehrt, AV-Knoten-Längsdissoziation).
   EKG: Paroxysmale supraventrikuläre Tachykardie
   (vgl. Abb. 199 d).

c) Präexzitationssyndrom vom Typ Mahaim

1. Entstehung der möglichen tachykarden Rhythmusstörungen: (s. WPW-Syndrom).
2. Vom Reentry beanspruchte Leitungsbahnen und daraus resultierende EKG-Veränderungen:
   a) *Antegrade Erregungsleitung: AV-Knoten.*
   Retrograde Erregungsleitung: Mahaim-Fasern
   (vgl. Abb. 199 c/2).
   EKG: Paroxysmale supraventrikuläre Tachykardie.
   b) *Antegrade Erregungsleitung: Mahaim-Fasern.*
   Retrograde Erregungsleitung: AV-Knoten (vgl. Abb. 199 c/1).
   EKG: Pseudoventrikuläre Tachykardie.

Vorkommen: Die bei den Präexzitationssyndromen auftretenden tachykarden Herzrhythmusstörungen sind benigne, können aber infolge sehr hoher Ventrikelfrequenz zu einem kritischen Abfall der Herzleistung mit Auslösen eines tachysystolischen Adams-Stokes-Syndrom führen. Bei zusätzlich bestehender organischer Herzerkrankung wie Kardiosklerose oder rheumatisches Vitien kann es zur Ausbildung eines Lungenödems oder eines kardiogenen Schocks kommen. Beim WPW-Syndrom kann in seltenen Fällen bei sehr schneller Leitung über das Kent-Bündel ein Kammerflimmern mit Sekundenherztod ausgelöst werden.

Therapie: Ein Präexzitationssyndrom ist nur dann behandlungsbedürftig, wenn es mit paroxysmalen Tachykardien einhergeht. Die Dringlichkeit der Behandlung richtet sich nach dem Schweregrad und der Häufigkeit der Anfälle. Treten nur selten tachykarde Anfälle auf, so ist eine Dauertherapie nicht indiziert. Im allgemeinen können mit Medikamenten, die die intraventrikuläre Erregungsleitung blokkieren auch sehr wirksam akzessorische Bahnen blockiert werden.

a) Intravenöse Soforttherapie:
1. Gilurytmal (Ajmalin) 30–100 mg
2. Rytmonorm (Propafenon) 35–70 mg
3. Amidonal (Aprindin) 100–200 mg
4. Rythmodul (Disopyramid) max. 150 mg.
5. Tambocor (Flecainid) 1 mg/kg i.v. (s. S. 407)
6. Cordarex (Cordaron) 500 µg/kg – 450 µg/kg – 450 mg i.v.

Gelingt es nicht, durch diese Medikamente die kreisende Erregung zwischen Vorhöfen und Kammern zu unterbrechen, kann zusätzlich ein Medikament verordnet werden, das im AV-Knoten blockierend wirkt.

1. Isoptin (Verapamil) 2,5–5 mg i.v.

2. Betablocker:
   a) Visken (Pindolol) 0,4–0,6 mg
   b) Aptin (Alprenolol) 0,5–1,0 mg
   c) Dociton (Doberol) 0,5–5 mg
   d) Trasicor (Oxprenolol) 1–2 mg.

Diese Medikamente sollten nur unter Schrittmacherschutz (Ventrikel-Pacing) zusätzlich gegeben werden (siehe Tab.).

b) Perorale Therapie:
1. Neo-Gilurytmal (Prajmaliumbitartrat) 3–4 × 20 mg
2. Rytmonorm (Propafenon) 2–3 × 300 mg
3. Amidonal (Aprindin) 1–2 × 50 mg
4. Rythmodul (Disopyramid) 3–4 × 100–200 mg.
5. Tambocor (Flecainid) 2 × 100–150 mg
6. Sotalex (Sotalol) 1–2 × 80 (160) mg
7. Cordarex (Amiodaron) 1. Woche 800 mg, Erhaltungsdosis 100–300 (200) mg.

Kombinationen: 1–5, + Sotalex

Paroxysmales Vorhofflimmern bei Präexzitationssyndrom:
Cave Herzglykoside und Isoptin! Bei Persistenz der Tachyarrhythmie kann dadurch die Entstehung eines Kammerflimmerns begünstigt werden. Die akzessorische Bahn wird durch Glykoside nur mäßiggradig gehemmt, da diese nicht unter Vaguskontrolle steht. Das gleiche gilt für Iproveratril (Isoptin).

1. Chinidin-Duriles (Chinidin bisulfat) 2–4 × 250 mg
2. Betablocker (s. S. 454)
3. Gilurytmal, Rytmonorm, Amidonal s.o.

c) Elektrotherapie:
   a) hochfrequente Vorhofstimulation
   b) Doppelstimulation
   c) bei schwerer Herzinsuffizienz oder Schock: Kardioversion.

d) Chirurgische Therapie:
In Extremfällen mit gehäuftem und therapieresistentem Auftreten bedrohlicher Tachykardien kann in wenigen spezialisierten Kliniken die operative Unterbrechung der akzessorischen bzw. der AV-Überleitung ausgeführt werden.

Cave: Nach Gabe von Gilurytmal (Ajmalin) i.v. zwecks Blockierung der akzessorischen Bahn darf bei Ineffektivität dieser Therapie die zusätzliche Gabe von Isoptin (Verapamil) i.v. nur unter gleichzeitigem Schrittmacherschutz (ventrikulärer Schrittmacher) gegeben werden. Durch die manchmal verzögernd eintretende Wirkung von Gilurytmal (Ajmalin) besteht bei gleichzeitiger intravenöser Isoptin (Verapamil-)Gabe die Gefahr, daß die akzessorische Bahn und die normale AV-Überleitung gleichzeitg blockiert werden. Auch eine Suppression des Sinusknotens und heterotoper Ersatzschrittmacher ist durch diese Medikamente zu erwarten. Es kann ein kompletter AV-Block auftreten mit nicht abzuschätzender präautomatischer Pause, d.h., es besteht die Gefahr eines lebensbedrohlichen hypodynamen Morgagni-Adams-Stokes-Syndroms.

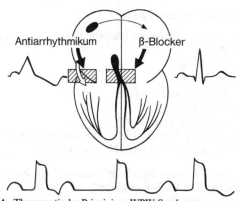

Abb. 199 A. Therapeutische Prinzipien: WPW-Syndrom.
Beachte: Die gleichzeitige i.v. Gabe von Antiarrhythmika und Beta-Rezeptorenblockern kann infolge simultaner Blockierung von AV-Knoten und Paraspezifischer Bahn zu einem kompletten AV-Block mit kritischer Asystolie führen.
Untere Darstellung: EKG bei AV-Block 3. Grades mit ventrikulärem Ersatzrythmus.

D. Methodisches Vorgehen bei der Analyse von Herzrhythmusstörungen

Die einer Herzrhythmusstörung zugrundeliegende Störung ist bei einer oberflächlichen Betrachtung eines EKG häufig schwierig zu deuten. Die richtige Erkennung ist oft nur dann möglich, wenn unter Kenntnis der elektrophysiologischen Gesetzmäßigkeiten die Einzelheiten der Rhythmusfolge analysiert werden. Die Beurteilung komplexer Rhythmusstörungen ist häufig nur möglich, wenn lange EKG-Streifen zur Verfügung stehen. So können mit dem Routine-EKG nur etwa 20% der Herzrhythmusstörungen erfaßt werden, während mit der Langzeitregistrierung die Trefferquote auf 60–70% gesteigert werden kann. Die größtmögliche Information über eine Herzrhythmusstörung erhält man im allgemeinen aus der Ableitung, die die größten P-Wellen-Potentiale aufweist. Dies sind die Ableitungen II, III, V_1 oder V_2 und aVF.

Bei der Analyse einer unregelmäßigen Herzschlagfolge empfiehlt sich ein systematisches Vorgehen, das folgende Punkte klären sollte: (modifiziert nach WIRTZFELD)

1. Bestimmung des Grundrhythmus:

   a) Analyse der Vorhoftätigkeit (Regelmäßigkeit, Frequenz)
   Sinus-P-Wellen?
   Ektopische P-Wellen?
   F-Wellen (Flatter)?
   f-Wellen (Vorhofflimmern)?
   Retrograde P'-Wellen?
   Atriale Kombinationssystolen?
   Keine erkennbare Vorhofaktion (Überlagerung mit den QRS-Komplexen, Sinusarrest, feine Flimmerwellen)?

   b) Analyse der Kammertätigkeit (Regelmäßigkeit, Frequenz)
   Supraventrikuläre QRS-Komplexe?
   Ventrikuläre QRS-Komplexe?
   Ventrikuläre Kombinationssystolen?

   c) Analyse der Vorhof-Kammer-Beziehung.
   Antegrade Beziehung?
   Retrograde Beziehung?
   1:1-Beziehung?
   Leitungsstörung I. Grades?
   Leitungsstörung II. Grades (Typ 1 oder 2)?
   Komplette AV-Dissoziation?
   Inkomplette AV-Dissoziation;

2. Analyse untergeordneter Arrhythmien:

   a) Supraventrikulär:
   Extrasystolen?
   Parasystolie?
   Ersatzsystolen?
   Atriale Echosystolen?
   AV-Echosystolen?

   b) Ventrikulär:
   Extrasystolen?
   Parasystolie?
   Ersatzsystolen?
   Ventrikuläre Umkehrsystolen?

E. Differentialdiagnose der Bradykardie

Eine Bradykardie liegt beim Erwachsenen dann vor, wenn die Kammerfrequenz 60 Schläge/min unterschreitet.

Methodisches Vorgehen

a) Analyse der Vorhoftätigkeit

Bei der Analyse einer Bradykardie kommt dem Nachweis von P-Wellen wesentliche Bedeutung zu. Es ist zu prüfen, ob P-Wellen vorhanden sind, welche formkritischen Veränderungen sie aufweisen und in welcher Beziehung sie zum QRS-Komplex stehen.

Nach der Konfiguration der einem QRS-Komplex vorausgehenden P-Welle lassen sich die Bradykardien differenzieren:

a) Sinusbradykardie:
Sinus-P (positives, nicht deformiertes P).

b) Bradykardie bei supraventrikulären Ersatzrhythmen:
sog. P', P abgeflacht positiv, biphasisch oder negativ.

c) Bradykardie bei Vorhofflattern:
F-Wellen (Flatterwellen).

d) Bradykardie bei Vorhofflimmern:
f-Wellen (Flimmerwellen).

b) Analyse der Vorhof-Kammer-Beziehung

Zu weiteren Analysen sollte die Beziehung der Vorhofaktion (P-Wellen, P'-Wellen, F-Wellen, f-Wellen) zum QRS-Komplex festgelegt werden, um Rückschlüsse auf die Ursache einer vorliegenden Bradykardie zu gewinnen. Pathophysiologisch kann eine Bradykardie durch eine verlangsamte Impulsbildung im Sinusknoten (Sinusbradykardie, nomotope Erregungsbildungsstörung) und/oder durch eine verlangsamte Erregungsweiterleitung vom Sinusknoten zum Vorhof (sinuatrialer Block) oder im AV-Überleitungssystem (AV-Block) bedingt sein. Dabei kann die verlangsamte Impulsbildung

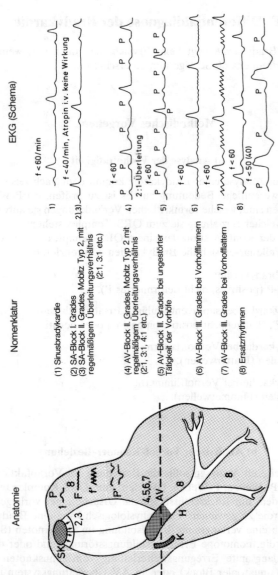

Abb. 200. Ursachen rhythmischer Bradykardien.

(»sick sinus«) und/oder die verlangsamte Impulsweiterleitung (Mobitz Typ 2) zur Bradykardie führen. Auch ist es möglich, daß die Störung der Erregungsbildung und/oder die Störung der Erregungsleitung so hochgradig ist, daß heterotope Erregungsbildungszentren im Sinne einer passiven Heterotopie (s. S. 43) die Führung über die Ventrikel übernehmen. Es entsteht ein Ersatzrhythmus mit der den heterotopen Erregungsbildungszentren eigenen Spontanfrequenz.

Rhythmische Bradykardien sind (Abb. 200):
1. Sinusbradykardie.
2. SA-Block I. Grades.
3. SA-Block II. Grades, Mobitz Typ II, mit regelmäßigem Überleitungsverhältnis (2:1, 3:1).
4. AV-Block II. Grades, Mobitz Typ 2, mit regelmäßigem Überleitungsverhältnis (2:1, 3:1, 4:1).
5. AV-Block III. Grades mit ungestörter Tätigkeit der Vorhöfe.
6. AV-Block III. Grades bei Vorhofflimmern.
7. AV-Block III. Grades bei Vorhofflattern.
8. Ersatzrhythmus.

1. Sinusbradykardie

Eine Sinusbradykardie liegt vor, wenn die Sinusfrequenz weniger als 60 Schläge/min beträgt. Sie kann sehr langsam werden und manchmal nur 35–40 Schläge/min betragen. Pathophysiologisch wird die Ursache in der verlangsamten Bildung von Erregungsimpulsen im Sinusknoten gesehen.

EKG (Abb. 201): Jeder QRS-Gruppe geht eine P-Zacke mit konstanter Überleitungszeit voraus. Die P-Zacke imponiert meist abgeflacht. Mit der Bradykardie verlängert sich die Diastolendauer (TP-Zeit). Das AV-Intervall (PQ-Zeit) rückt näher an die obere Normgrenze heran (0,20 sec). Besonders präkordial tritt eine nach oben konkave ST-Hebung und eine hohe T-Welle (Vagotonie-EKG) auf.

2. SA-Block I. Grades

Das EKG des SA-Blocks I. Grades gleicht elektrokardiographisch einer Sinusbradykardie.

Beim SA-Block I. Grades ist die Leitung des normal gebildeten Sinusimpulses zum Vorhof verzögert. Dieses Intervall wird elektrokardiographisch nicht registriert.

II. Störungen der Herzschlagfolge

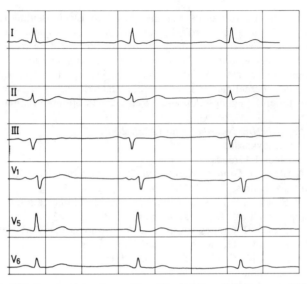

Abb. 201. Sinusbradykardie, positives P in Ableitung I, II. Frequenz 55/min.

Die differentialdiagnostische Klärung, ob einer Sinusbradykardie eine verzögerte Sinusimpulsbildung und/oder eine verlangsamte Sinusimpulsweiterleitung zugrundeliegt, ist nicht möglich.

3. SA-Block II. Grades, Mobitz Typ 2, mit regelmäßigem Überleitungsverhältnis (2:1, 3:1)

Das Kurvenbild des sinuaurikulären Blocks II. Grades, Typ 2 mit konstantem 2:1- und/oder 3:1-Überleitungsverhältnis gleicht elektrographisch ebenfalls einer Sinusbradykardie, da die Sinuserregung in der Herzstromkurve nicht sichtbar wird.

Beim SA-Block II. Grades, Mobitz Typ 2, kommt es zu einer intermittierenden Leitungsunterbrechung zwischen dem Sinusknoten und dem Vorhofmyokard. Eine oder mehrere Herzaktionen bleiben aus. Pathophysiologisch liegt eine pathologische Verlängerung der absoluten Refraktärzeit der SA-Überleitung zugrunde (s. S. 164).

Hochgradige Sinusbradykardien zwischen 30 und 40 Schlägen/min erwecken den Verdacht, daß es sich nicht um eine Reizbildungsstörung, sondern um eine Reizleitungsstörung nach Art eines sinuaurikulären Blocks handeln könnte. Sinusbradykardien infolge verlangsamter Reizbildung haben meist Frequenzen zwischen 40 und 60 Schlägen/min. Auch ein ungenügender Anstieg der Sinusfrequenz bei körperlicher Belastung, zum Beispiel bis nur 60–70 Schlägen/min, legt als Ursache der Bradykardie einen sinuaurikulären Block nahe. Auch ist es möglich, daß bei körperlicher Belastung die Kammerfrequenz noch absinkt, weil das Überleitungsverhältnis noch ungünstiger wird, zum Beispiel 3:1 statt 2:1. Auch kann als Ausdruck eines wechselnden Überleitungsverhältnisses (4:3 etc.) eine Arrhythmie erscheinen. Nach Atropin zeigt die Sinusbradykardie eine langsam zunehmende Frequenz, während der SA-Block eine plötzliche Beschleunigung oder keine Reaktion zeigt.

Chronisch persistierende Sinusbradykardien sollten an das Syndrom des kranken Sinusknotens denken lassen. Durch spezielle Untersuchungsmethoden kann die Sinusknotenfunktion überprüft werden (s. S. 379), Sinusknotensyndrom).

4. AV-Block II. Grades, Mobitz Typ 2, mit regelmäßigem Überleitungsverhältnis (2:1, 3:1, 4:1)

EKG (Abb. 202, 203): Bei einem Überleitungsverhältnis 2:1 gehen jedem Kammer-EKG zwei P-Zacken, bei einem Überleitungsverhältnis 3:1 drei P-Zacken, bei einem Überleitungsverhältnis 4:1 (selten) vier P-Zacken voraus. Die zur Überleitung führende P-Zacke weist meist eine konstante PQ-Dauer auf. Ein AV-Block II. Grades, Mobitz Typ 2, mit 2:1-Überleitung kann mit einer Sinusbradykardie verwechselt werden, wenn die der QRS-Gruppe folgende nicht übergeleitete 1. P-Zacke mit der T-Welle des vorausgehenden Schlages zusammenfällt. Meist weist jedoch eine Asymmetrie von T auf die sich überlagernde P-Zacke hin. Es empfiehlt sich bei derartigen Kurven die Ableitungen II und V_1 besonders zu betrachten, da in diesen Ableitungen die P-Wellen am besten abgrenzbar sind.

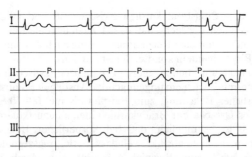

Abb. 202. AV-Block II. Grades, Mobitz Typ 2. 2:1-Überleitungsverhältnis. Es folgt nur jeder zweiten P-Zacke ein Kammerkomplex. Frequenz der Vorhöfe 120/min, Kammerfrequenz dementsprechend 60/min. Zusätzlich: kompletter Rechtsschenkelblock.

5. AV-Block III. Grades mit ungestörter Tätigkeit der Vorhöfe

EKG (Abb. 204, 205): Der schnellere Rhythmus der P-Welle durchwandert die langsameren, ebenfalls meist regelmäßigen Kam-

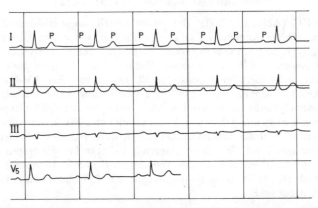

Abb. 203. AV-Block II. Grades Mobitz 2 mit 2:1-Überleitung. Superposition der ersten P-Zacke in die vorausgehende T-Zacke. Es folgt nur jeder zweiten P-Zacke ein Kammerkomplex. Frequenz der Vorhöfe 80/min, Kammerfrequenz dementsprechend 40/min.

E. Differentialdiagnose der Bradykardie 275

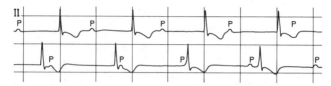

Abb. 204. AV-Block III. Grades bei Sinusrhythmus. Ersatzrhythmus eines sekundären Automatiezentrums. Vorhoffrequenz 80/min, Kammerfrequenz 72/min.

merrhythmen. Die P-Zacken können regelrecht (Sinusrhythmus) oder verformt sein (ektoper Vorhofrhythmus, Vorhofflattern, Vorhofflimmern). Sitzt das distal der Blockierung gelegene Automatiezentrum des Ersatzrhythmus im AV-Überleitungssystem oder im Bündelstamm, sind die QRS-Gruppen nicht wesentlich verbreitert. Bei tieferem Sitz im RLS distal der Bifurkation des Hisschen Bündels entstehen schenkelblockartige Bilder. Die Schlagfolge des die Herzkammern führenden Ersatzrhythmus beim totalen AV-Block ist meist regelmäßig. Tritt beim totalen AV-Block eine Arrhythmie ein, so kann dies ursächlich bedingt sein durch (modifiziert nach HOLZMANN) (Abb. 206):

a) Ventricular capture beats (subtotaler AV-Block).
b) Intermittierender Austrittsblock des Ersatzrhythmus (Block im Block).
c) Extrasystolen.
d) Echosystolen.
e) Wechselnde Automatiezentren.

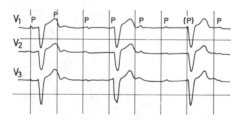

Abb. 205. AV-Block III. Grades bei Sinusrhythmus. Ersatzrhythmus eines tertiären Automatiezentrums. Vorhoffrequenz 100/min, Kammerfrequenz 40/min. Nebenbefund: Ventrikulophasische Sinusarrhythmie.

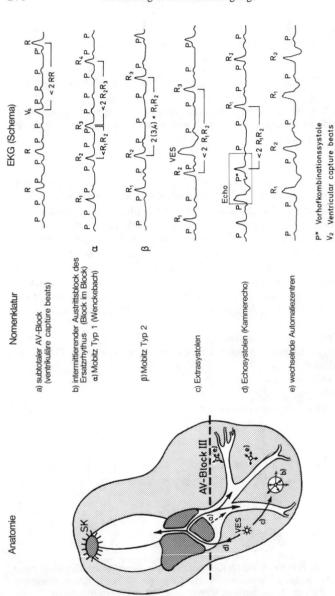

Abb. 206. Ursache einer Arrhythmie des Ersatzrhythmus beim totalen AV-Block.

a) Ventricular capture beats (subtotaler AV-Block)

Eine gelegentliche Vorhofüberleitung, auch wenn sie noch so selten auftritt, schließt die Diagnose: totaler AV-Block per definitionem aus. Es liegt nur eine subtotale Blockierung vor. Diese »Subtotalen AV-Blöcke« nehmen eine Mittelstellung zwischen den partiellen AV-Blöcken und den kompletten AV-Blöcken ein. Im angloamerikanischen Schrifttum werden sie nicht den AV-Blöcken II. Grades sondern einer eigenen Gruppe, den hochgradigen oder fortgeschrittenen AV-Blöcken (high grade advanced AV-Block) zugeordnet (Abb. 206/207).

b) Intermittierender Austrittsblock des Ersatzrhythmus (Block im Block)

(α) *Ein Austrittsblock (Exit-Block) II. Grades, Mobitz Typ 1 (Wenckebach),* (Charakteristikum s. S. 164: SA-Block) ist an der typischen Gruppierung der Kammerkomplexe (Wenckebachsche Periodik, regular irregularity) des Ersatzrhythmus zu erkennen.

(β) *Beim Austrittsblock II. Grades, Mobitz Typ 2,* fallen intermittierend ein oder mehrere Kammerkomplexe des Ersatzrhythmus aus. Die entstehenden Pausen betragen annähernd das Doppelte oder Mehrfache der sonst vorhandenen Kammerintervalle (Abb. 208).

Liegt das heterotope Ersatzzentrum bei einem totalen AV-Block im AV-Überleitungsgewebe (zentraler totaler AV-Block [s. S. 213]) und zeigen die AV-Ersatzschläge eine Rhythmusfolge, die für einen Exit-Block II. Grades, Typ 1 und/oder einen Exit-Block II. Grades, Typ 2 spricht, liegt ein AV-

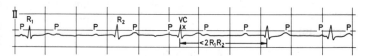

Abb. 207. Subtotaler kompletter AV-Block. Vorhoffrequenz 100/min; Kammerfrequenz um 50/min.
VC = Ventricular capture beat. × = Übergeleitete Vorhofaktion zu den Kammern. Die übergeleitete Erregung führt zu einer Depolarisation des sekundären Ersatzschrittmachers, der ein neues Aktionspotential aufbauen muß (sog. Reset). Die nachfolgend entstehende Pause ist kleiner als 2 RR-Intervalle. Eine übergeleitete Kammeraktion beim subtotalen AV-Block imponiert formkritisch als vorzeitig anfallende »supraventrikuläre« Extrasystole.

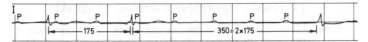

Abb. 208. Kompletter AV-Block mit Austrittsblock II. Grades, Mobitz 2 (2:1-Austrittsblockierung) des Ersatzrhythmus (Block im Block). Die Vorhöfe werden vom Sinusknoten geführt, Sinusfrequenz 100/min. Es liegt keine Verknüpfung zwischen Vorhof- und Kammeraktionen vor (kompletter AV-Block). Der Ersatzrhythmus zeigt eine Arrhythmie. Die Pause entspricht dem doppelten Wert des normalen RR-Intervalles des Ersatzrhythmus (Austrittsblockierung des Ersatzrhythmus, Mobitz Typ 2, 2:1).

Doppelblock vor (totaler AV-Block oberhalb, partieller Block unterhalb des AV-Automatiezentrums).

c) Extrasystolen

Folgt das Herz einem AV-Ersatz-Zentrum, dann können sowohl Extrasystolen als auch Kammerextrasystolen, eine Arrhythmie beim totalen AV-Block hervorrufen. Folgt das Herz einem ventrikulären Ersatzrhythmus, so können ausschließlich Kammerextrasystolen eine Arrhythmie bewirken. Die extrasystolische Erregungswelle führt zu einer Depolarisierung des ektopen Ersatzzentrums, so daß dieses erneut sein Schrittmacherpotential aufbauen muß. Es kommt zu einem Versetzen des Ersatzschrittmachers (reset). Die eintretende Pause ist kleiner als zwei RR-Intervalle des Ersatzrhythmus. Extrasystolen pflegen die Automatiefrequenz des Ersatzrhythmus etwas zu verlangsamen, andererseits wird die effektive Kammerfrequenz durch die Extrasystole erhöht. Das Auftreten polymorpher Extrasystolen beim totalen AV-Block sollte an eine Digitalisüberdosierung denken lassen (gegebenenfalls extrasystolische Kammertachyarrhythmie bis zum hyperdynamen Adams-Stokes-Syndrom) (Abb. 209).

d) Echosystolen

Beim totalen AV-Block ist manchmal bei totaler antegrader Blockierung die retrograde Erregungsleitung ungestört (unidirektionaler Block). In derartigen Fällen können Umkehrsystolen (s. S. 132: Echosystolen) über den längsdisoziierten AV-Knoten auftreten. Das formkritische Bild eines gekoppelten Rhythmus mit Umkehrung des R-Ausschlages und/oder interponierte Kammerextrasystolen sollten an ein Echophänomen denken lassen. Eine AV-Echosystolie läßt

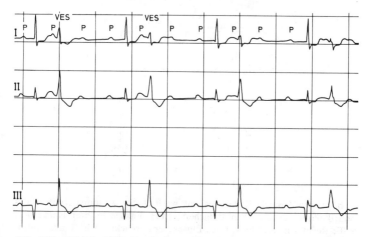

Abb. 209. AV-Block III. Grades (totaler AV-Block) bei Sinusrhythmus mit ventrikulären Extrasystolen in Bigeminus-Sequenz. Frequenz der Vorhöfe 90/min; Frequenz des tertiären Ersatzrhythmus 30/min. Da die ventrikulären Extrasystolen konstant als Bigeminus zum vorausgehenden QRS-Komplex des Normalschlages gekoppelt sind, kann eine Versetzung des Grundrhythmus (Reset) durch die Extrasystolen nicht erkannt werden.

sich meist nur aus einer Rhythmusversetzung der AV-Ersatzschläge vermuten. Sie kann nicht sicher von blockierten AV-Extrasystolen, die unterhalb der Blockzone ausgehen, abgegrenzt werden.

e) Wechselnde Automatiezentren

Bei einem totalen AV-Block, meist bei einem peripheren trifaszikulären AV-Block (s. S. 213), erweist sich die Frequenz des Ersatzschrittmachers nicht selten als instabil: Irreguläre Kammerrhythmen, Systolenausfälle, gehäufte Extrasystolen sowie wechselnde Erregungszentren sind nicht ungewöhnlich (Abb. 210).

Entsprechend dem Ursprungsort der ektopen Ersatzschrittmacher kommt es zum Auftreten einander folgender bifaszikulärer Blockbilder. Dabei können beide Zentren ungefähr gleich frequent schlagen und sich von Zeit zu Zeit in der Führung abwechseln. Bei solchen Übergängen können Kombinationssystolen mit intermediärem Bild vorkommen.

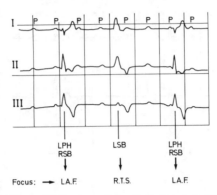

Abb. 210. AV-Block III. Grades mit wechselnden Automatiezentren des ventrikulären tertiären Schrittmachers; LPH: linksposteriorer Hemiblock; RSB: Rechtsschenkelblock; LSB: Linksschenkelblock; LA.F.: Linksanteriorer Faszikel; R.T.S.: Rechter Tawara-Schenkel.

6. AV-Block III. Grades bei Vorhofflimmern

EKG (Abb. 211): Bei langsamer (meist unter 40/min) und regelmäßiger Kammertätigkeit fehlen P-Zacken. Es erscheinen Flimmerwellen (f-Wellen). Diese sind meist in den Ableitungen II, III und V_1 am besten abzugrenzen. Ist das distal der Blockierung gelegene Automatiezentrum des Ersatzrhythmus im AV-Überleitungssystem oder im Bündelstamm lokalisiert, sind die QRS-Gruppen nicht wesentlich verbreitert. Bei tieferem Sitz im RLS, distal der Bifurkation des Hisschen Bündels, entstehen schenkelblockartige Bilder (s. S. 212).

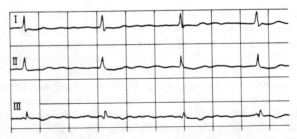

Abb. 211. AV-Block III. Grades bei Vorhofflimmern. Sekundärer Ersatzrhythmus. Kammerfrequenz 70/min.

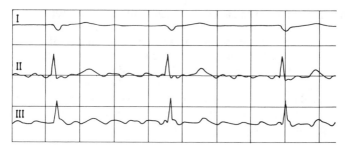

Abb. 212. AV-Block III.Grades bei Vorhofflattern. Ventrikulärer Ersatzrhythmus mit einer Kammerfrequenz um 70/min. Der QRS-Komplex ist verbreitert, Rechtstyp (klassischer Rechtsschenkelblock), so daß ein tertiäres Erregungsbildungszentrum im linksanterioren Faszikel des ventrikulären RLS anzunehmen ist. Typische Flatterwellen in Ableitung II, III; Flatterfrequenz 240/min.

Ein totaler AV-Block mit Vorhofflimmern findet sich am häufigsten nach Digitalisüberdosierung. Palpatorisch wird dann der Puls plötzlich langsam und regelmäßig (FRIESE).

7. AV-Block III. Grades bei Vorhofflattern

Bei langsamer und regelmäßiger Kammertätigkeit erscheinen statt P-Zacken rhythmisch aufeinander folgende Flatterwellen (F-Wellen). Diese lassen keine zeitliche Beziehung zu dem Kammer-EKG erkennen. Der Sitz des Ersatzrhythmus läßt sich aus der Form des QRS-Komplexes differenzieren (Abb. 212).

Der komplette AV-Block bei Vorhofflattern ist, entsprechend dem AV-Block, bei Vorhofflimmern meist Folge einer Digitalisüberdosierung.

8. Ersatzrhythmen

Siehe S. 43: Passive Heterotopie.

F. Differentialdiagnose der Tachykardie

Eine Tachykardie liegt beim Erwachsenen dann vor, wenn die Kammerfrequenz 100 Schläge/min oder mehr beträgt. Eine weitere

Möglichkeit der Einteilung der Tachykardien basiert auf topographisch anatomischen Gesichtspunkten. Supraventrikulär sind alle Tachykardien, deren Automatiezentrum oberhalb der Bifurkation des Hisschen Bündelstammes, ventrikulär alle Tachykardien, deren Automatiezentrum distal dem Hisschen Bündel liegt. Von einer Vorhoftachykardie spricht man, wenn die Frequenz der primären Vorhofentladungen, von einer Kammertachykardie im engeren Sinne, wenn die Frequenz der primären Kammerentladungen 100 Schläge/min erreicht oder überschreitet.

1. Differentialdiagnose supraventrikulärer Tachykardien

Das Automatiezentrum der supraventrikulären Tachykardien liegt entweder im Sinusknoten, in den Vorhöfen oder im AV-Überleitungsgewebe (weitere Differentialdiagnose s. S. 45: Ektope Vorhofrhythmen). Die Kammern schlagen in Abhängigkeit vom supraventrikulären Reiz. Die Kammerfrequenz steht in einer festen zeitlichen Beziehung zu den Vorhofaktionen. Die QRS-Gruppe ist bei den supraventrikulären Tachykardien nicht verbreitert (sogenannter supraventrikulär konfigurierter QRS-Komplex). Ausnahme: Primär vorhandener, das heißt auch außerhalb des Anfalls nachweisbarer Schenkelblock, oder die ventrikuläre Reizausbreitung wird sekundär (bei vorgeschädigtem Herzen oder bei sehr lange dauernden Paroxysmen) aberrierend geleitet.

a) Methodisches Vorgehen (Kriterien)

α) Analyse der Vorhoftätigkeit

Bei der Analyse supraventrikulärer Tachykardien kommt der Formänderung der P-Wellen und der Vorhoffrequenz (PP-Intervall) eine wesentliche Bedeutung zu. Aufgrund der Frequenz der Vorhofentladungen und nach der Konfiguration der P-Wellen lassen sich die supraventrikulären Tachykardien, wie in Tab. 10 dargestellt, differenzieren.

Sinustachykardie: Frequenz 100–160 (170) Schläge/min, positives, nicht deformiertes P.

Atriale Tachykardie: Frequenz 170–220 (250) Schläge/min,
(Vorhoftachykardie positives biphasisches P (sog. P').
im engeren Sinne)

Tab. 10. Differentialdiagnose tachykarder Rhythmusstörungen (modifiziert nach WIRTZFELD u. BAEDECKER).

	Vorhoffrequenz	Kammerfrequenz	EKG Vorhof-Aktion	EKG Kammerkomplex	Karotisdruckversuch
Sinus-tachykardie	100–160/(170)	gleich, meist rhythmisch	P-Wellen	normal oder aberrierend	mäßiggradige, allmähliche Verlangsamung
Vorhof-tachykardie	170–220/(250)	gleich, rhythmisch	P'-Wellen	normal oder aberrierend	plötzliches Sistieren (reentry) oder keine Wirkung
Vorhof-tachykardie mit Block	170–220	variabel, entsprechend der AV-Blockierung deutlich langsamer	P'-Wellen	normal oder aberrierend	vorübergehende Zunahme des Blockierungsgrades, bei gleichbleibender Vorhoffrequenz
Vorhofflattern	220–350	variabel, meist 100–150 (2:1-Blockierung)	F-Wellen	normal oder aberrierend	vorübergehende Zunahme des Blockierungsgrades, sprunghafte Reduktion
Vorhofflimmern	350–650	variabel, absolute Arrhythmie	f-Wellen	normal oder aberrierend	vorübergehende Verlangsamung der Kammerfrequenz
AV-Knoten-Tachykardie	(60) 170–220/250	gleich, rhythmisch	negative P-Wellen	normal oder aberrierend	plötzliches Sistieren (reentry) oder keine Wirkung
Kammer-tachykardie	variabel	(60) 170–220 (250)	variabel	aberrierend (Ausnahme: »His-Purkinje-Tachykardie«)	keine Beeinflussung der Kammerfrequenz (nur Beeinflussung der Vorhoffrequenz)

Sogenannte Knotentachykardie:	170–220 Schläge/min, negatives P, (sog. P').
Vorhofflattern:	Frequenz 220–350 Schläge/min, Flatter-(F-)Wellen.
Vorhofflimmern:	Frequenz 350–650 Schläge/min, Flimmer-(f-)Wellen.

Auch die Auswirkung des Karotisdruckversuches (bzw. anderer vagomimetischer Maßnahmen wie: Bulbusdruck, Valsalva-Versuch, Provokation von Erbrechen, Trinken von Eiswasser, Gabe von Vagomimetika) gibt wichtige differentialdiagnostische Hinweise (Tab. 10).

β) Analyse der Vorhof-Kammer-Beziehung

In der weiteren Analyse sollte die Beziehung der P-Wellen zum QRS-Komplex festgelegt werden. Mit zunehmender Frequenz können Erregungsleitungsstörungen der bekannten Blockierungsgrade der vom nomotopen und/oder heterotopen Erregungsbildungszentrum ausgehenden Erregungswelle in allen Ebenen des RLS auftreten.

Folgende Möglichkeiten einer Blockierung sind gegeben:

αα) Blockierung der Erregungswelle vom nomotopen und/oder ektopen Automatiezentrum zum angrenzenden Vorhofmyokard nach Art einer Austrittsblockierung (Exit-Block, SA-Block).
ββ) Blockierung der Erregungswelle im AV-Knoten.
γγ) Blockierung der Erregungswelle im ventrikulären RLS (Abb. 213).

αα) Blockierung der Erregungswelle vom nomotopen und/oder ektopen Automatiezentrum zum angrenzenden Vorhofmyokard nach Art einer Austrittsblockierung

Bei einer Austrittsblockierung vom Typ Wenckebach (Exit-Block Schweregrad II, Mobitz Typ 1) zeigen die P-Wellen und/oder P'-Wellen die für diesen Blockierungsgrad typische regelmäßige Irregularität. Bei einer Austrittsblockierung vom Schweregrad II, Mobitz Typ 2, kommt es zu einem periodischen Ausfall von P- und/oder P'-Wellen. Dabei beträgt das entstehende P'P'-Intervall das doppelte oder einfache Vielfache des normalen P'P'-Abstandes.

ββ) Blockierung der Erregungswelle im AV-Knoten

Bei schnellen Formen von Vorhoftachykardien treten, bedingt durch die Refraktäritätsverhältnisse des AV-Knotens, AV-Blockierungen aller Schweregrade auf. Neben einem AV-Block I. Grades kommt es beim Erwachsenen, insbesonders bei Vorhoffrequenzen von über 180/min (s. S. 150: Physiologische AV-Blockierungen), bei der eine 1:1-Überleitung meist nicht mehr möglich ist, zum Auftreten eines AV-Blocks II. Grades, entweder in Form einer Wenckebachschen Periode oder eines Mobitz Typ 2. Auch ein totaler AV-Block ist möglich. Dann tritt meist ein relativ frequenter Knotenersatzrhythmus ein. Auch ist es möglich, daß bei ektopen Vorhoftachykardien ein sogenannter AV-Doppelblock auftritt, eine im oberen AV-Knoten gelegene Leitungsstörung, die zum Beispiel nur jede zweite Erregungswelle passieren läßt (2:1 Block), und eine tiefer gelegene Leitungsstörung, die die passierte Erregungswelle entweder verlangsamt (zusätzlicher AV-Block I. Grades) oder nach Art einer Wenckebachschen Periode dem Myokard zuleitet. Solche höhergradigen Blockierungen im Sinne eines AV-Doppelblockes sollten immer an eine Digitalisüberdosierung denken lassen.

γγ) Blockierung der Erregungswelle im ventrikulären RLS

Bei den schnellen Vorhoftachykardien wird bei schneller AV-Überleitung das intraventrikuläre RLS ebenfalls stark beansprucht, es kann zum Auftreten funktioneller Schenkelblöcke, das heißt zum Auftreten einer aberrierenden intraventrikulären Leitung kommen (s. S. 146).

Mit dem Auftreten von Erregungsleitungsstörungen kann eine primär rhythmische supraventrikuläre Tachykardie sekundär arrhythmisch werden oder beim Auftreten einer funktionell bedingten ventrikulären Leitungsstörung das Bild einer ventrikulären Tachykardie vortäuschen.

Rhythmische supraventrikuläre Tachykardien sind (Abb. 214):
α) Sinustachykardie.
β) Unifokale Vorhoftachykardie.
γ) Sogenannte Knotentachykardien (AV-junctional-Tachykardien).
δ) Vorhoftachykardie mit Block mit konstanter (2:1-, 3:1-AV-Überleitung).
ε) Vorhofflattern mit konstanter (1:1-, 2:1-, 4:1-AV-Überleitung).

II. Störungen der Herzschlagfolge

Anatomie Möglichkeiten der Blockierungen

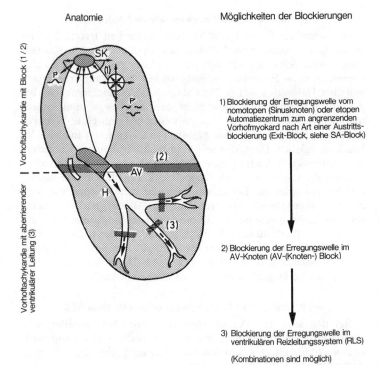

1) Blockierung der Erregungswelle vom nomotopen (Sinusknoten) oder etopen Automatiezentrum zum angrenzenden Vorhofmyokard nach Art einer Austrittsblockierung (Exit-Block, siehe SA-Block)

2) Blockierung der Erregungswelle im AV-Knoten (AV-(Knoten-) Block)

3) Blockierung der Erregungswelle im ventrikulären Reizleitungssystem (RLS)

(Kombinationen sind möglich)

Abb. 213.

F. Differentialdiagnose der Tachykardie

| Nomenklatur | EKG (Schema) |

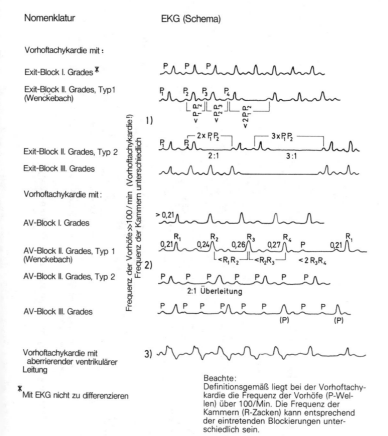

Abb. 213. Möglichkeiten der Blockierungen bei Vorhoftachykardien (Vorhoftachykardie mit Block).

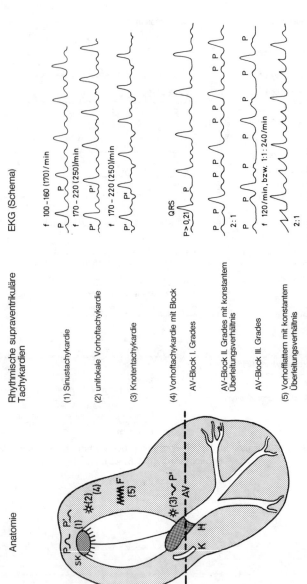

Abb. 214. Einteilung der rhythmischen supraventrikulären Tachykardien.

Arrhythmische supraventrikuläre Tachykardien sind:
α) Vorhofflimmern mit inkonstanter Überleitung.
β) Vorhofflattern mit inkonstantem Überleitungsverhältnis.
γ) Vorhoftachykardie mit Block und wechselndem Überleitungsverhältnis.
δ) Multifokale Vorhoftachykardie.

b) Rhythmische supraventrikuläre Tachykardie

α) Sinustachykardie

EKG (Abb. 215): Es finden sich nicht verbreiterte, nicht verformte QRS-Gruppen, denen normal geformte P-Zacken (P_I und P_{II} positiv) vorausgehen.

Beim Erwachsenen überschreitet eine Sinustachykardie in Ruhe einen Wert von 170 Schlägen/min meist nicht. Die Amplitude der normal konfigurierten P-Wellen bei der Sinustachykardie korreliert mit der Höhe der Frequenz (wandernder Schrittmacher im Sinusknoten, s. S. 40: Respiratorische Sinusarrhythmie). Bei sehr hoher Sinusfrequenz kann die P-Zacke ein P-pulmonale (sogenanntes P-sympathicotone) vortäuschen. Mit der Frequenzsteigerung verkürzen sich die Zeiten, die PQ-Zeit ist meistens kurz, der Abstand der T-Welle von der nachfolgenden P-Welle ist kurz, P und T können sich überlagern (Superposition). Mit ausgeprägter Tachykardie stellt sich die elektrische Herzachse mehr vertikal (Lageänderung zur Steillage bzw. Rechtstyp). Die ST-Strecke zeigt häufig einen tiefen Abgang mit aszendierendem Verlauf.

Eine paroxysmale Sinustachykardie kann in seltenen Fällen ebenfalls auftreten. Die Frequenz liegt dann in dem für die paroxysmalen Tachykardien typischen Bereich von 150–220 Schlägen/min. Wegen der hohen Schlagfrequenz treten dann häufig atriale Leitungsstörungen hinzu, so daß die Differentialdiagnose gegenüber der unifokalen Vorhoftachykardie (s. S. 311) mit der formalen Identität der P-Zacken während des Anfalls nicht möglich ist.

β) Unifokale Vorhoftachykardie (atriale Tachykardie)

EKG (Abb. 216): Nicht verbreiterten, nicht verformten QRS-Gruppen gehen positiv deformierte P-Wellen (sogenannte P'-Wellen, P_I und P_{II} nach oben gerichtet) voraus. Die Konfiguration dieser P'-Wellen einer Vorhoftachykardie ist von der Lage des Automatiezentrums sowie von der intraatrialen Erregungsausbreitung abhängig

290 II. Störungen der Herzschlagfolge

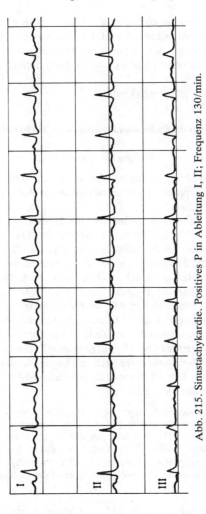

Abb. 215. Sinustachykardie. Positives P in Ableitung I, II; Frequenz 130/min.

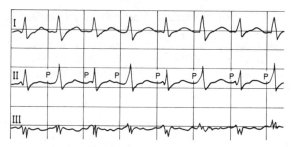

Abb. 216. Unifokale Vorhoftachykardie. Abgeflachtes P in Ableitung II, III. Frequenz 220/min.

(s. S. 45: Ektope Vorhofrhythmen). In den meisten Fällen der unifokalen ektopischen Vorhoftachykardie sind die P-Wellen nur wenig von jenen einer Sinustachykardie unterschieden, was darauf schließen läßt, daß das ektope Erregungsbildungszentrum in den

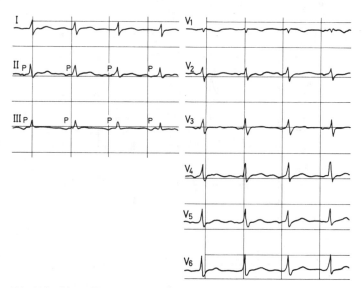

Abb. 217. Obere Knotentachykardie. Frequenz 175/min. Negatives P in Ableitung II, III, dem QRS-Komplex vorausgehend.

oberen Abschnitten des rechten Vorhofs sinusknotennahe gelegen ist. Bei hohen Frequenzen sind die P-Wellen manchmal in der T-Welle des vorausgehenden Zyklus verborgen und nicht sicher zu erkennen. In unklaren Fällen hat sich die Ableitung eines Ösophagus-EKG und/oder eines intrakardialen Elektrokardiogramms bewährt.

γ) Sogenannte »Knotentachykardien« (AV-junctional-Tachykardien)

EKG (Abb. 217–220): Nicht verbreiterten und nicht verformten QRS-Gruppen gehen in Ableitung II, III, aVF negative P-Zacken voraus, sie sind im QRS-Komplex verborgen oder sie folgen dem QRS-Komplex nach. Das PQ-Intervall ist meist kleiner als 0,12 sec (weiteres s. S. 45: Ektope Vorhofrhythmen).

Die Vorhoftachykardie und die Knotentachykardie werden als »supraventrikuläre Tachykardie im engeren Sinne« zusammengefaßt. Sie treten fast immer paroxysmal auf (paroxysmale supraventrikuläre Tachykardie, anfallsweises Herzjagen). Die Herzfrequenz

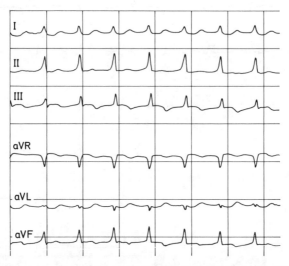

Abb. 218. Paroxysmale supraventrikuläre Tachykardie, Frequenz 170/min. P-Zacken sind nicht erkennbar (mittlere Knotentachykardie).

F. Differentialdiagnose der Tachykardie 293

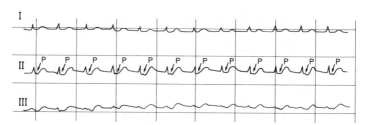

Abb. 219. Untere Knotentachykardie. Frequenz 165/min. Negatives P, dem QRS-Komplex nachfolgend, in Ableitung II, III.

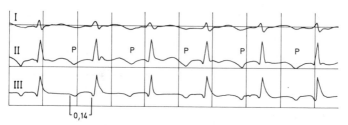

Abb. 220. Sog. Sinus-coronarius-Tachykardie. Negatives P, dem QRS-Komplex vorausgehend, in Ableitung II, III; PQ-Zeit 0,14 sec. Kammerfrequenz 210/min.

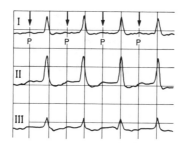

Abb. 221. Vorhoftachykardie mit AV-Block I. Grades. Vorhof- und Kammerfrequenz 150/min. PQ-Zeit 0.24 sec. ↓ P-Zacken.

liegt dabei in dem für die paroxysmale Tachykardie typischen Frequenzbereich zwischen 170 und 220 (250) Schlägen/min, in der Regel um 180 Schlägen/min.

Liegt bei einer AV-Knotentachykardie die Frequenz nicht über 150/min (Frequenzbereich 70–130 Schläge/min), handelt es sich um die nicht paroxysmale AV-Knotentachykardie (Synonyma: idionodale AV-Knotentachykardie). Eine Tachykardie im eigentlichen Sinne besteht somit oft nicht. Der Beginn dieser Sonderform der AV-Knoten-Tachykardie ist nie plötzlich, sondern das schnellere AV-Knoten-Zentrum übernimmt die Schrittmacherfunktion des Herzens. Dabei kann es vorübergehend zu einer AV-Dissoziation durch Interferenz der Sinus- und AV-Knoten-Tätigkeit kommen. Die idionodale AV-Knotentachykardie ist meist Ausdruck einer Digitalisintoxikation.

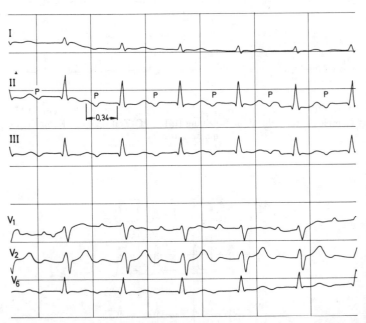

Abb. 222. Obere Knotentachykardie, Frequenz 110/min mit AV-Block I. Grades (Synonyma: Sinus-coronarius-Tachykardie). Negatives P in Ableitung II, III. PQ-Zeit 0,34 sec.

F. Differentialdiagnose der Tachykardie

Karotissinusdruck oder andere mechanische vagusstimulierende Maßnahmen beendigen eine Knotentachykardie meist prompt (Reentry-Mechanismus). Dies im Gegensatz zur physiologischen, pathologischen oder pharmakologischen Sinustachykardie, die unter Karotissinusdruck nie unterbrochen, meist aber kurzfristig verlangsamt wird.

δ) *Vorhoftachykardie mit Block*
(AV-Block I. Grades, AV-Block II. Grades, Mobitz Typ 2, mit 2:1-, 3:1-Überleitungsverhältnis, kompletter AV-Block)

EKG (Abb. 221): Nicht verbreiterten, nicht verformten QRS-Gruppen gehen pathologisch geformte P-Zacken (P'-Wellen) (biphasisch oder nach unten gerichtet) voraus. Die Vorhoffrequenz liegt mit 150–200 Schlägen/min meist etwas unter jener der Vorhof- und sogenannten Knotentachykardie. Die PQ-Zeit ist, bezogen auf die Vorhoffrequenz, verlängert (AV-Block I. Grades) (Abb. 221, 222). Bei einer 2:1-Blockierung wird nur jede zweite Zacke, bei einer 3:1-Blockierung nur jede dritte P-Zacke den Kammern zugeleitet. Häufig besteht gleichzeitig eine AV-Verlängerung der übergeleiteten P-Welle. Die konstante Überleitung bei einer Vorhoftachykardie mit Block bewirkt eine rhythmische QRS-Gruppierung. Gleichzeitig führt dies häufig, je nach Vorhoffrequenz und Grad der Blockierung, zu einer nicht besonders raschen Kammerfrequenz (Abb. 223–225). Bei einer totalen AV-Blockierung durchwandert der tachykarde Rhythmus der P'-Wellen einen meist relativ raschen AV-Knoten-Ersatzrhythmus (Abb. 226).

Karotissinusdruck oder andere mechanische vagusstimulierende Maßnahmen bewirken infolge stärkerer AV-Blockierung einen vorübergehenden Frequenzabfall, nie aber eine Unterbrechung der Tachykardie.

Vorkommen: Die Vorhoftachykardie mit Block ist meist Ausdruck einer fortgeschrittenen Myokardschädigung, insbesonders dann, wenn die Blockierungen schon bei niederen Frequenzen (unter 160/min) auftreten. Häufig ist sie digitalisinduziert. Tritt sie beim Cor pulmonale auf, so kann sie als Signum mali ominis betrachtet werden.

ε) *Vorhofflattern mit konstantem (2:1-, 3:1- etc.) Überleitungsverhältnis*

EKG (Abb. 227, 228): Nicht verbreiterten, nicht verformten QRS-Gruppen gehen sogenannte Flatter- (F-) Wellen voraus. Sie

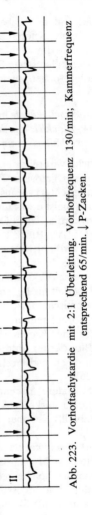

Abb. 223. Vorhoftachykardie mit 2:1 Überleitung. Vorhoffrequenz 130/min; Kammerfrequenz entsprechend 65/min. ↓ P-Zacken.

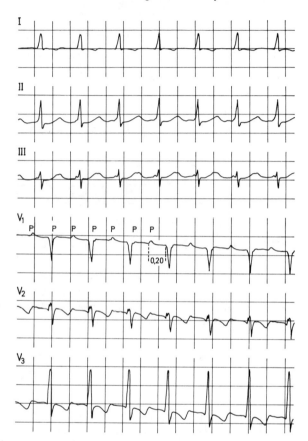

Abb. 224. Vorhoftachykardie mit 2:1-AV-Überleitung (Vorhoftachykardie mit 2:1-Block). Vorhoffrequenz 260/min, Kammerfrequenz dementsprechend 130/min. Verlängerte AV-Überleitung des zweiten übergeleiteten Schlages (PQ-Zeit mit 0,20 sec im Verhältnis zur Vorhoffrequenz verlängert). Es liegt also ein AV-Doppelblock mit proximaler Blockierung der ersten Vorhofaktion und distaler Leitungsverzögerung der übergeleiteten Vorhofaktion vor (2:1-Mobitz-Block proximal, AV-Block I. Grades distal).

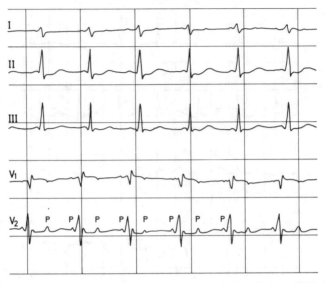

Abb. 225. Vorhoftachykardie mit 2:1-AV-Block. Vorhoffrequenz 210/min, Kammerfrequenz 105/min. Nebenbefund: Beginnender bifaszikulärer Block: Linksposteriorer Hemiblock + inkompletter Rechtsschenkelblock.

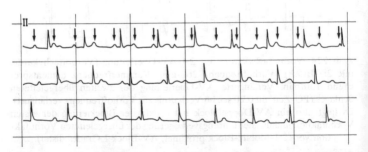

Abb. 226. Vorhoftachykardie mit komplettem AV-Block. Vorhoffrequenz 200/min, relativ schnelle Kammerfrequenz von 115/min (sog. akzelerierter Knotenrhythmus). Es liegt somit eine supraventrikuläre Doppeltachykardie vor. 53jähriger Patient mit Digitalisüberdosierung.

haben formkritisch eine Sägezahnform. Sie können besonders gut in den Ableitungen II, III, aVF sowie V_1 nachgewiesen werden. Die Flatterwellen sind durch eine regelmäßige Vorhoffrequenz zwischen 250–350 (meist um 300)/min gekennzeichnet. Ihre meist regelmäßige Kammerfrequenz liegt bei 100–150 Schlägen/min, bedingt durch die physiologische Refraktärzeit des AV-Knotens mit konsekutiver 2:1- und/oder 3:1-Blockierung der Vorhofimpulse. Bei vorgeschädigter AV-Leitung sowie unter einer Digitalistherapie nimmt der Blockierungsgrad zu, wobei gerade Überleitungsverhältnisse (4:1, 6:1) überwiegen. Die Kammerfrequenz wird entsprechend reduziert.

Karotissinusdruck beendigt ein Vorhofflattern nicht, verstärkt jedoch meist momentan die vorliegende AV-Blockierung. Es kommt zu einer sprungweisen Reduktion der klinisch feststellbaren Kammerfrequenz, zum Beispiel von 100 (3:1-AV-Überleitung bei einer Flatterfrequenz von 300/min) auf 75/min (4:1-AV-Überleitung).

c) Arrhythmische supraventrikuläre Tachykardien

Kennzeichnend ist die arrhythmische Kammertätigkeit bei nicht verformten QRS-Komplexen. Differentialdiagnostisch sind folgende Ursachen in Betracht zu ziehen (Abb. 229).

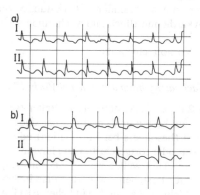

Abb. 227. Vorhofflattern, Flatterfrequenz der Vorhöfe 240 Schläge/min.
  a) 2:1-Überleitung, Kammerfrequenz 120/min.
  b) 4:1-Überleitung, Kammerfrequenz 60/min.
Beachte: Bei einer Kammerfrequenz um 120/min und nicht nachweisbaren P-Zacken liegt meist ursächlich ein Vorhofflattern vor.

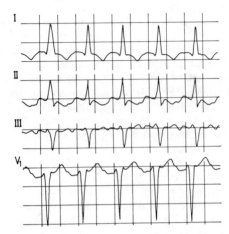

Abb. 228. Vorhofflattern mit konstanter 2:1-AV-Überleitung. Vorhoffrequenz 300/min, Kammerfrequenz 150/min. Typische »Sägezahn«-Kurven der Flatterwellen in Ableitung II, III, V_1.

α) Tachyarrhythmia absoluta infolge Vorhofflimmern mit inkonstanter Überleitung.
β) Vorhofflattern mit wechselndem Überleitungsverhältnis.
γ) Vorhoftachykardie mit Block und wechselndem Überleitungsverhältnis.
δ) Multifokale Vorhoftachykardie.

α) Tachyarrhythmia absoluta bei Vorhofflimmern

EKG (Abb. 230, 231): Anstelle der P-Wellen treten Flimmer-(f-) Wellen auf, die am besten in V_1 nachweisbar sind. Die Flimmerwellen können grob (besonders bei Mitralvitien) oder fein (besonders bei degenerativen oder fortgeschrittenen Herzmuskelerkrankungen) sein. Eingestreute Flatterwellen weisen auf kürzeres, die Mikrowellen auf ein längeres Bestehen der Arrhythmie hin. Nicht selten sind die f-Wellen so klein, daß sie in den üblichen EKG-Ableitungen nur schwer oder gar nicht zu erkennen sind. Die supraventrikulär konfigurierten QRS-Komplexe zeigen eine vollständig regellose Schlagfolge (absolute Arrhythmie, irregular Irregularität). Die Ventrikelfrequenz des unbehandelten Vorhofflimmerns liegt oft bei

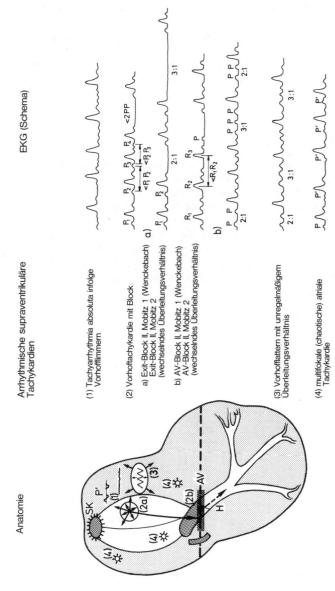

Abb. 229. Einteilung der arrhythmischen supraventrikulären Tachykardien.

120–180 Schlägen/min. Bei dieser Tachyarrhythmia absoluta bei Vorhofflimmern kann der Eindruck einer regelmäßigen Tachykardie entstehen. Die sorgfältige Überprüfung der RR-Abstände mit dem Stechzirkel deckt die absolute Arrhythmie auf. Unter der Therapie mit Digitalis oder bei Vorliegen einer AV-Leitungsstörung fällt die Kammerfrequenz auf eurhythmische Werte ab. Sinkt sie unter 60/min, so spricht man von einer Bradyarrhythmia absoluta infolge Vorhofflimmern.

β) Vorhofflattern mit unregelmäßigem Überleitungsverhältnis

Ein Vorhofflattern mit unregelmäßigem Überleitungsverhältnis, das zwischen 4:1, 2:1 wechselt, kann ebenfalls zu einer Tachyarrhythmie führen. Auch ein AV-Doppelblock (s. S. 306), der bei einem Vorhofflattern gehäuft beobachtet wird, ist in Betracht zu ziehen. In den Ableitungen II, III und V_1 sind meist die typischen Flatterwellen zu erkennen. Die Schlagintervalle des gleichen Überleitungsverhältnisses stimmen überein. Dadurch kann eine differentialdiagnostische Abgrenzung von der Tachyarrhythmia absoluta bei Vorhofflimmern möglich werden, auch wenn sich die Flatterwellen nicht sicher nachweisen lassen (Abb. 232, 233). In solchen Fällen

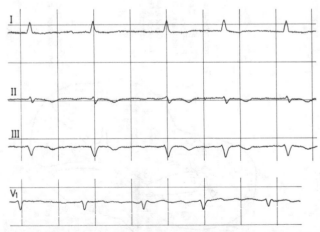

Abb. 230. Arrhythmia absoluta infolge Vorhofflimmern mit inkonstanter AV-Überleitung. Feine Flimmerwellen. Kammerfrequenz um 85/min.

F. Differentialdiagnose der Tachykardie 303

können der Karotissinusdruck oder andere vagomimetische Maßnahmen weiterhelfen. Bei der Arrhythmia absoluta infolge Vorhofflimmern hat er im allgemeinen keinen Effekt oder bewirkt lediglich einen geringen unregelmäßigen Kammerfrequenzabfall. Bei der Tachyarrhythmia absoluta infolge Vorhofflattern kommt es infolge Verstärkung der AV-Blockierung zu einer sprungweisen Reduktion der klinisch feststellbar arrhythmischen Kammerfrequenz.

γ) *Vorhoftachykardie mit Block und unregelmäßigem Überleitungsverhältnis*

Eine primär rhythmische Vorhoftachykardie führt dann zu einer arrhythmischen supraventrikulären Herzschlagfolge, wenn ein Exit-Block II. Grades oder ein AV-Block II. Grades entweder in Form einer Wenckebachschen Periode oder in Form des Mobitz Typ 2 mit wechselnder AV-Blockierung auftritt.

Kommt es zum Auftreten eines Exit-Blocks vom Wenckebach-Typ, so ergibt die Analyse die Aufeinanderfolge der P'-Wellen die typische regular Irregularität.

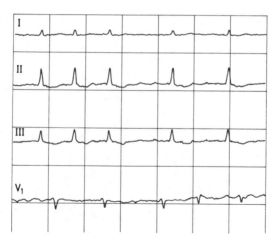

Abb. 231. Arrhythmia absoluta infolge Vorhofflimmern mit inkonstanter AV-Überleitung. Grobe Flimmerwellen. Ventrikelfrequenz zwischen 105/min und 120/min, sog. Tachyarrhythmia absoluta.

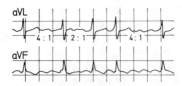

Abb. 232. Vorhofflattern mit wechselnder 4:1- bzw. 2:1-Überleitung. Flatterfrequenz 240/min, Kammerfrequenz zwischen 60/min und 120/min.

Kommt es zum Auftreten eines Exit-Blocks vom Mobitz Typ 2, zeigt sich ein periodischer Ausfall der P'-Wellen, wobei das P'P'-Intervall plötzlich ein Zwei- oder Mehrfaches des P des normalen P'P'-Intervalls beträgt (Abb. 234).

Das Auftreten eines AV-Blocks II. Grades vom Wenckebach-Typ läßt sich an der typischen progressiven Verlängerung der PQ-Zeit bis

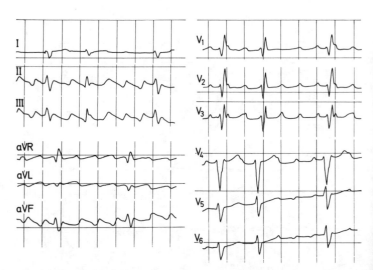

Abb. 233. Vorhofflattern mit 2:1-, 4:1-Überleitung. Flatterfrequenz 240/min, Kammerfrequenz 120/min (2:1-Überleitung), bzw. 60/min (4:1-Überleitung).

F. Differentialdiagnose der Tachykardie 305

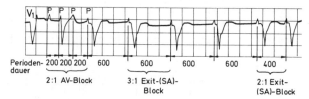

Abb. 234. Vorhoftachykardie mit Block (Exit-Block). Die Grundperiodendauer der Vorhöfe beträgt 200 msec, entsprechend einer Vorhoffrequenz von 300/min. Am Anfang des EKG-Streifens wird nur jede zweite Vorhofaktion übergeleitet, somit Vorhoftachykardie mit 2:1-Exit-Block. Danach wird die Kammeraktion langsamer, das PP-Intervall entspricht 600 msec, entsprechend einer Vorhofaktion von 100/min, am Ende des Streifens Vorhofintervall 400 msec, entsprechend einer Vorhofaktion von 150/min. Es tritt somit eine intermittierende 3:1-, 2:1-Austrittsblockierung des ektopen Schrittmachers auf: Vorhoftachykardie mit Exit-Block II. Grades, Mobitz 2, 3:1- bzw. 2:1-Blockierung.

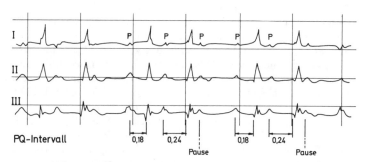

Abb. 235. Vorhoftachykardie mit AV-Block II. Grades, Mobitz 1 (Wenckebach) mit 3:2-Überleitung. Vorhoffrequenz 168/min, Kammerfrequenz um 115/min. Die Vorhofaktionen werden entsprechend einer Wenckebachschen Periodik zunehmend verzögert übergeleitet bis zum Kammersystolenausfall. Die konstante 3:2-Überleitung führt zu einer bigeminusartigen Gruppierung der Kammerkomplexe (sog. Pseudobigeminus).

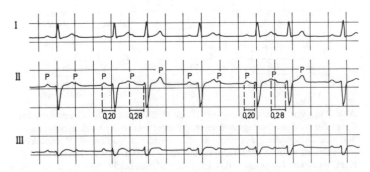

Abb. 236. Vorhoftachykardie mit AV-Block II. Grades, Mobitz 1 (Wenckebach) mit 2:1- und 3:2-Überleitung im Wechsel. Vorhoffrequenz 110/min, Kammerfrequenz arrhythmisch zwischen 45/min und 60/min.

zum Systolenausfall und an der nicht weniger charakteristischen Anordnung der QRS-Komplexe im Sinne der regelmäßigen Irregularität erkennen (Abb. 235, 236).

Beim Auftreten eines AV-Blocks II. Grades vom Mobitz Typ 2 mit wechselndem Überleitungsverhältnis (4:1, 3:1, 2:1) gehen den Kammerkomplexen eine oder mehrere nicht übergeleitete P-Wellen, entsprechend dem Blockierungsgrad, voraus. Es kann dadurch eine Rhythmusfolge entstehen, die leicht mit einer Tachyarrhythmia absoluta infolge Vorhofflimmern verwechselt werden kann. Die P'-Wellen sind meist gut mit den Ableitungen II, III und V_1 zu differenzieren. Die Schlagintervalle des gleichen Überleitungsverhältnisses stimmen überein. Daraus kann manchmal die Differentialdiagnose zur Tachyarrhythmia absoluta bei Vorhofflimmern noch möglich werden, nämlich dann, wenn sich die P'-Wellen der Vorhoftachykardie nicht sicher nachweisen lassen (Abb. 237).

Beim Auftreten eines AV-Doppelblockes (Abb. 238, 239) (z.B. proximaler 2:1-Block, distaler Wenckebach-AV-Block) gehen den QRS-Komplexen, entsprechend dem Blockierungsgrad des proximalen Blockes, nicht übergeleitete P-Wellen voraus (Beispiel: 2:1-Block: zwei P-Wellen). Das PQ-Intervall der übergeleiteten P-Welle zeigt bei einem zusätzlichen distalen Wenckebachschen AV-Block eine progressive Zunahme, bis es zum Systolenausfall kommt. Der distale Wenckebachsche AV-Block ist auch an der typischen Anordnung der Kammeraktionen (regular Irregularität) zu erkennen.

F. Differentialdiagnose der Tachykardie 307

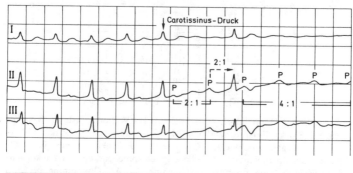

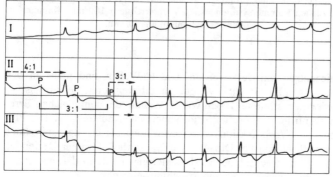

Abb. 237. Vorhoftachykardie mit Block (PAT mit Block).
Linke Seite (oben): PAT mit AV-Block I.Grades, P-Zacke in der vorausgehenden T-Zacke versteckt. Vorhof- und Kammerfrequenz 150/min.
Rechte Seite (oben) u. linke Seite (unten): Karotissinusdruck. Auftreten eines 2:1-, 4:1-, 3:1-AV-Blockes. Vorhoffrequenz 150/min, wechselnde Kammerfrequenz.

Die wechselnden AV-Blockierungen bewirken, je nach Vorhoffrequenz und Grad der Blockierung, zuweilen eine nicht besonders rasche Kammerfrequenz.

δ) *Multifokale atriale Tachykardie*
(Synonym: Chaotische atriale Tachykardie)

EKG (Abb. 240): Es finden sich P'-Wellen von verschiedener Form und Größe, da die Vorhöfe durch mehrere heterotope Auto-

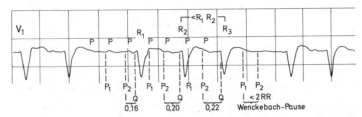

Abb. 238. AV-Doppelblock (Proximaler 2:1-AV-Block, distaler Wenckebach AV-Block). Entsprechend dem Blockierungsgrad des proximalen Blockes von 2:1 gehen dem QRS-Komplex zwei P-Zacken voraus. Das PQ-Intervall der übergeleiteten P-Welle zeigt entsprechend einer Wenckebachschen Periodik eine progressive Zunahme der AV-Überleitung bis zum zusätzlichen Kammersystolenausfall. Vorhoffrequenz 100/min, Kammerfrequenz arrhythmisch um 70/min.

matiezentren aktiviert werden. Die P'-Wellen sind meist in den Ableitungen II, III und V_1 gut zu differenzieren. Häufig ist es schwierig, bestimmte Typen von P'-Wellen, die dem gleichen Erregungszentrum zuzuordnen sind, voneinander zu trennen. Die Frequenz der Vorhofaktion ist weniger hoch als die der unifokalen atrialen Tachykardie. Die Analyse der Vorhof-Kammer-Beziehung deckt häufig wechselnde AV-Blockierungen auf, so daß manchmal ein relativ langsamer Kammerrhythmus entsteht.

Differentialdiagnostisch kann die multifokale Vorhoftachykardie manchmal schwer von einer absoluten Arrhythmie bei Vorhofflimmern abgegrenzt werden. Dies ist besonders dann der Fall, wenn in den konventionellen Ableitungen keine P'-Wellen und keine eindeutigen Flimmerwellen zu erkennen sind. Finden sich bei unregelmäßigem Kammerrhythmus häufig gleiche RR-Abstände, ergibt sich der Verdacht auf eine multifokale atriale Tachykardie. In solchen Fällen ist eine differentialdiagnostische Klärung meist nur durch ein Ösophagus-EKG und/oder intrakardiale Ableitungen möglich.

d) Supraventrikuläre Tachykardien mit nicht nachweisbaren P-Zacken

Die Diagnose der dargestellten supraventrikulären Tachykardien ist leicht, wenn den nicht deformierten und nicht verbreiterten QRS-Gruppen (supraventrikulär konfigurierte QRS-Komplexe) die der

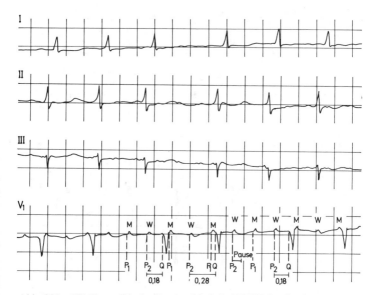

Abb. 239. AV-Doppelblock. Proximaler 2:1-AV-Block, distaler Wenckebach-AV-Block (Erklärung s. Abb. 238).
W = Wenckebach.
M = Mobitz.

jeweiligen Tachykardie zuzuordnenden P-Wellen (Sinus-P, P'-Wellen, F-Wellen, f-Wellen) vorausgehen. Differentialdiagnostische Schwierigkeiten entstehen dann, wenn keine P-Wellen nachweisbar sind. Man beachte bei der Suche nach P-Wellen insbesondere die Ableitungen V_1, II, III, aVF.

Lassen sich bei einer supraventrikulären Tachykardie keine Vorhofaktionen nachweisen, sind folgende Möglichkeiten zu diskutieren:
1. Tachyarrhythmia absoluta infolge Vorhofflimmern mit inkonstanter Überleitung.
2. Sinustachykardie, wenn die P-Zacken sich in der T-Zacke der vorausgehenden Herzaktion verbergen.
3. Heterotope Vorhoftachykardie, wenn die P-Zacke in der T-Zacke der vorausgehenden Herzaktion verborgen ist.
4. Vorhoftachykardie mit Block: Dies ist besonders dann der Fall, wenn PQ im Hinblick auf die Frequenz relativ lang ist.

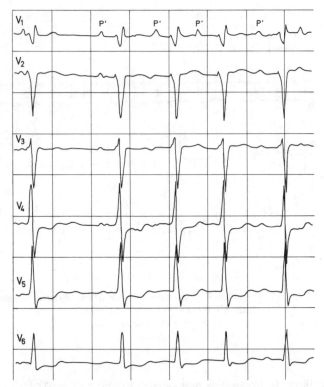

Abb. 240. »Chaotische« atriale Tachykardie. Unterschiedlich geformte P-Wellen. Vorhof- und Kammerfrequenz zwischen 90 und 160 Schlägen/min.

5. Knotentachykardien: Insbesonders dann, wenn P mit QRS zusammenfällt und somit dem Auge verborgen bleibt.
6. Vorhofflattern, wenn bei rascher Ventrikelfrequenz die Flatterwellen nicht deutlich zu differenzieren sind.

α) Differentialdiagnose: Tachyarrhythmia absoluta infolge Vorhofflimmern – supraventrikuläre Tachykardie

Die Diagnose ist meist leicht an der absolut unregelmäßigen Kammerschlagfolge zu stellen.

β) Differentialdiagnose: Sinustachykardie – paroxysmale Vorhoftachykardie

Bei nicht nachweisbaren P-Wellen ist eine Differentialdiagnose zwischen einer Vorhof- und einer AV-Knoten-Tachykardie aus dem Oberflächen-EKG nicht möglich. Vagale Maßnahmen, wie Karotissinusdruck, geben keine weiterführenden differentialdiagnostischen Hinweise. Es kann nur die Diagnose »supraventrikuläre Tachykardie« gestellt werden.

Die Abgrenzung gegenüber einer Sinustachykardie kann bei nicht nachweisbaren Vorhofaktionen die Frequenz und der Karotissinusdruckversuch herangezogen werden. Eine Frequenz von weniger als 170/min spricht für eine Sinustachykardie, von mehr als 170/min für eine heterotope Vorhoftachykardie. Durch einen Karotissinusdruck läßt sich eine paroxysmale supraventrikuläre Tachykardie häufig abrupt unterbrechen, während die Sinustachykardie meist nur allmählich einen mäßiggradigen Frequenzabfall zeigt. Hilfreich kann auch ein Langzeit-EKG sein, wenn es gelingt, einen supraventrikulären Paroxysmus zu registrieren. Am Anfang und am Ende der Tachykardie und während des Übergangs zum Sinusrhythmus erscheinen häufig supraventrikuläre Extrasystolen, die auf den Ursprungsort der Tachykardie hinweisen, wenn die extrasystolische Herzerregung die gleiche elektrokardiographische Form hat wie die Tachykardie.

γ) Differentialdiagnose:
Paroxysmale supraventrikuläre Tachykardie – Vorhofflattern

Zur Differentialdiagnose kann das Frequenzverhalten der Kammern und der Karotissinusdruckversuch hilfreich sein. Die typische Kammerfrequenz beim Vorhofflattern liegt wegen der meist vorliegenden 2:1-AV-Knoten-Blockierung bei 140 Schlägen/min, also niedriger als die Frequenz einer ektopen Vorhoftachykardie, die meist um 180 Schläge/min beträgt. Ein deblockiertes Vorhofflattern hat eine wesentlich höhere Kammerfrequenz (etwa 280 Schläge/min entsprechend der Flatterfrequenz, 1:1-Überleitung), als eine supraventrikuläre Tachykardie. Durch den Karotissinusdruck wird ein Vorhofflattern nicht verstärkt, es kommt zu einer sprungweisen Reduktion der klinisch feststellbaren Kammerfrequenz, zum Beispiel von 300 (1:1-Überleitung) Schlägen/min auf 100 (3:1-Überleitung) Schlägen/min. Die Flatter-(F-)Wellen werden mit der Frequenzreduktion in Ableitung II, III, V_1 demaskiert. Demgegenüber werden die paroxysmalen supraventrikulären Tachykardien häufig durch einen Karotissinusdruck prompt beendet, es tritt ein Sinusrhythmus auf.

δ) Differentialdiagnose:
Vorhoftachykardie mit Block – Vorhofflattern

Während bei nicht nachweisbaren Vorhofaktionen der Differentialdiagnose: Sinustachykardie, paroxysmale supraventrikuläre Tachykardie, Vorhofflattern wegen der meist identischen Therapie nur akademischer Wert zukommt, ist die Differentialdiagnose zwischen einer paroxysmalen Vorhoftachykardie mit Block und dem Vorhofflattern von entscheidenderer Bedeutung. Die Therapie des Vorhofflatterns besteht in einer Digitalistherapie und/oder gegebenenfalls Kardioversion, also in therapeutischen Maßnahmen, welche bei einer Vorhoftachykardie mit Block, die in $^2/_3$ der Fälle digitalisinduziert ist, deletär sein können.

Differentialdiagnostische Probleme zwischen einer Vorhoftachykardie mit wechselnder AV-Blockierung und dem Vorhofflattern bestehen dann, wenn die Vorhoffrequenz um 200 Schläge/min liegt. Bei sorgfältiger Kurvenbeobachtung lassen sich in den Ableitungen II, III, besonders in V_1, oft Flatterwellen erkennen. Es gibt jedoch Elektrokardiogramme, in denen bei Vorhofflattern keine eindeutigen Sägezahnformen der P-Welle nachweisbar sind, sondern in Ableitung V_1, entsprechend einer Vorhoftachykardie, isoelektrische Zwischenstücke zwischen den P-Wellen auftreten. Der Karotissinusdruck hilft differentialdiagnostisch bedingt weiter. In beiden Fällen erfolgt infolge Erhöhung des Blockierungsverhältnisses ein Kammerfrequenzabfall, wobei aber beim Vorhofflattern die Vorhoffrequenz selbst unbeeinflußt bleibt.

Differentialdiagnostisch hilfreich ist hier zusätzlich häufig die Anamnese (eventuell Digitalis- mit zusätzlicher Diuretikatherapie, das heißt potentielle Hpokaliämie) sowie eine genaue auskultatorische Herzuntersuchung. Bei der Vorhoftachykardie mit Block findet man wegen der wechselnden AV-Blockierung meist einen unregelmäßigen Puls sowie, je nach PQ-Intervall, ausgesprochenen Intensitätswechsel des I. Herztones sowie häufige Venenpfropfungen (immer dann, wenn die Vorhöfe sich gegen die geschlossenen AV-Klappen kontrahieren). Bei Vorhofflattern findet sich meist wegen der konstanten AV-Blockierung ein regelmäßiger Puls und kein Intensitätswechsel des I. Herztones. Im Jugularvenenpuls finden sich feine regelmäßige Flatterwellen.

e) Ursachen supraventrikulärer Tachykardien mit verbreiterten, verformten (ventrikulär) konfigurierten QRS-Komplexen

Die dargestellten rhythmischen und arrhythmischen Formen der supraventrikulären Tachykardie sind durch einen nicht verbreiterten QRS-Komplex gekennzeichnet. Folgen den P-Zacken, P'-Zacken, F-Wellen oder f-Wellen, verbreiterte und verformte QRS-Gruppen in Form von Schenkelblockbildern, so sind folgende Möglichkeiten zu diskutieren:

1. Das Zusammentreffen einer supraventrikulären Tachykardie mit einer vorher bestehenden intraventrikulären Leitungsstörung. In diesem Fall sind die Kammerkomplexe während der Tachykardie und nach der Tachykardie identisch (Abb. 241).
2. Die supraventrikuläre Tachykardie hat sekundär, meist bei hohen Frequenzen, bei vorgeschädigtem RLS oder bei sehr lang dauernden Paroxysmen auch bei niedrigen Frequenzen, zu einer aberrierenden intraventrikulären Leitungsstörung geführt (s. S. 150: Aberrierende Leitung) (Abb. 242).

Infolge der unterschiedlichen relativen Refraktärperiode der Faszikel des RLS findet sich bei einer aberrierenden Leitung ein Rechtsschenkelblock häufiger als ein Linksschenkelblock. Prinzipiell können alle Kombinationen eines uni-, bi- und/oder trifaszikulären Blockes auftreten. Eine auftretende ventrikuläre aberrierende Leitung mit Rechtsschenkelblock und Wechsel eines linksanterioren mit einem linksposterioren Hemiblock führt zu dem elektrokardiographischen Bild der bidirektionalen Tachykardie bei supraventrikulärem Reizursprung.

Bei einer supraventrikulären Tachykardie mit aberrierender ventrikulärer Leitung ist zu fordern, daß mit Aufhören der Tachykardie, sei es spontan oder durch vagale Maßnahmen (z.B. Karotissinusdruck), die Leitungsstörung verschwindet (Abb. 243).

3. Das Zusammentreffen einer supraventrikulären Tachykardie mit funktionellem Schenkelblock infolge verborgener Rückwärtsleitung (s. S. 161). Solche Zustände prädisponieren zu Reentry-Mechanismen. Eine anfängliche supraventrikuläre Tachykardie kann auf diese Weise in einen ventrikulären Rhythmus übergehen.
4. Verbreiterung von QRS infolge von Gabe von Antiarrhythmika, z.B. Ajmalin, Chinidin, Procainamid. Die intraventrikuläre Leitungsverzögerung durch diese Pharmaka wird besonders dann wirksam, wenn bereits eine latente Leitungsstörung vorliegt.

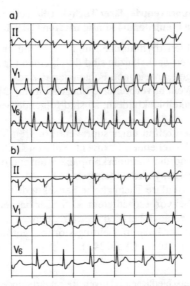

Abb. 241. Supraventrikuläre Tachykardie mit vorbestehender intraventrikulärer Erregungsausbreitungsstörung.
a) Tachykardie mit einer Frequenz von 150/min. Breite QRS-Komplexe, P-Zacken sind nicht sicher nachweisbar, so daß die Differentialdiagnose: Ventrikuläre Tachykardie versus supraventrikuläre Tachykardie mit aberrierender intraventrikulärer Leitung nicht sicher möglich ist.
b) Nach Sistieren der Tachykardie zeigen die QRS-Komplexe die gleiche Konfiguration wie während der Tachykardie, so daß der supraventrikuläre Ursprung der Tachykardie bewiesen ist.

5. Beim WPW-Syndrom: Ursächlich kommen in Frage:
   a) Supraventrikuläre Ektopie mit anterograder Leitung der Erregungswelle durch das akzessorische Bündel.
   b) Reentry-Tachykardie mit anterograder Leitung der Erregungswelle durch das akzessorische Bündel.
   c) Reentry-Tachykardie mit anterograder Leitung der Erregungswelle durch AV-Knoten mit zusätzlicher aberrierender Leitung.

Bei (a) und (b) ist eine Normalisierung der QRS-Verbreiterung durch Ajmalin zu erreichen (s. S. 254: Ajmalin-Test).

F. Differentialdiagnose der Tachykardie 315

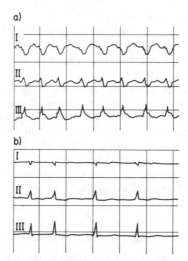

Abb. 242. Tachyarrhythmia absoluta infolge Vorhofflimmern mit inkonstanter Überleitung und aberrierender intraventrikulärer Erregungsleitung.
a) Zusätzliche intraventrikuläre Leitungsstörung. Kammerfrequenz zwischen 150 und 130 Schlägen/min.
b) Nach Frequenzsenkung normal konfigurierter QRS-Komplex.

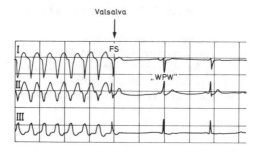

Abb. 243. Supraventrikuläre Tachykardie mit aberrierender intraventrikulärer Erregungsausbreitung. 23jähriger Patient mit anfallsweisem Herzjagen. Kurzfristige Tachykardie, Kammerfrequenz 210/min mit schenkelblockartig konfigurierten QRS-Komplexen; während Valsalva-Preßversuch über Kombinationssystole fließender Übergang in Sinusrhythmus mit einer Frequenz von 120/min.

6. Hypothetisch ist zu diskutieren:
   a) Frühzeitige Kammererregung durch paraspezifische Fasern (s. Präexzitationssyndrom S. 258).
   b) Mangelhafte Synchronisation der supraventrikulären Erregungswelle im AV-Knoten.

Somit sind die früheren differentialdiagnostischen Dogmen wie: Supraventrikuläre Tachykardie = regelmäßig, normal konfigurierter QRS-Komplex; ventrikuläre Tachykardie = unregelmäßige, schenkelblockartig deformierter QRS-Komplex, nicht mehr haltbar. Können bei verbreiterten und verformten QRS-Gruppen keine P-Zacken nachgewiesen werden, ergibt sich die Differentialdiagnose: Supraventrikuläre Tachykardie mit »aberrierender Leitung« – ventrikuläre Tachykardie (Differentialdiagnose: s. S. 326).

2. Differentialdiagnose ventrikulärer Tachykardien

Ventrikulär werden alle Tachykardien genannt, deren Ursprungsort unterhalb der Bifurkation des Hisschen Bündels, im ventrikulären RLS oder seinen Aufzweigungen liegt.

a) Methodisches Vorgehen (Kriterien)

Für die Analyse ventrikulärer Tachykardien kommt der Beurteilung der QRS-Gruppe, dem Nachweis bifaszikulärer Blockbilder, der Beziehung der P-Wellen zur QRS-Gruppe und der Kammerfrequenz eine wichtige Bedeutung zu.

Folgende Kriterien sind somit zu beachten:
α) Verbreiterter und verformter QRS-Komplex.
β) Normal breiter, formal jedoch einem bifaszikulären Block entsprechendes Verhalten des QRS-Komplexes.
γ) Eine AV-Blockierung aller Schweregrade (eventuell AV-Dissoziation).
δ) Die Kammerfrequenz.

α) *Verbreiterter und verformter QRS-Komplex*

Rechtsventrikuläre Tachykardien zeigen, analog den Kammerextrasystolen, ein linksschenkelblockartiges, solche des linken Ventrikels ein rechtsschenkelblockartiges Bild mit entsprechendem Hemiblock (s. S. 87: Ortsbestimmung ventrikulärer Extrasystolen).

β) *Normal breiter QRS-Komplex, der sich jedoch formal wie ein bifaszikulärer Block verhält*

Analog den His-Purkinje-Extrasystolen (s. S. 90) zeigen ventrikuläre Tachykardien, deren ektoper Fokus in den proximalen Anteilen der Faszikel des ventrikulären RLS gelegen ist, bifaszikuläre Blockformen ohne Verbreiterung des QRS-Komplexes.

Vom proximalen Anteil des rechten Tawara-Schenkels ausgehende Tachykardien zeigen einen inkompletten Linksschenkelblock. Liegt der ektope Fokus hoch am linksanterioren Faszikel, findet sich die Kombination: inkompletter Rechtsschenkelblock mit linksposteriorem Hemiblock. Bei Lage des ektopen Fokus hoch im linksposterioren Faszikel findet sich die Kombination: inkompletter Rechtsschenkelblock mit linksanteriorem Hemiblock.

Unter Zugrundelegung der Reentry-Theorie zum Ingangkommen einer ventrikulären Tachykardie ist diese Einteilung nach formanalytischen Gesichtspunkten des QRS-Komplexes sicherlich zu einfach gewählt. Es sei auf Abb. 107 verwiesen, die die zu erwartenden EKG-Bilder bei verschiedenen Wegen ventrikulärer Kreiserregung über die Faszikel des His-Purkinje-Systems darstellt. Im Verlauf einer Kammertachykardie zeigen sich meist häufig Änderungen des Kurvenverlaufs, die auf einen Wechsel der Erregungsbahn während des Paroxysmus hindeuten.

γ) *AV-Blockierung aller Schweregrade (eventuell AV-Dissoziation)*

Zur weiteren Analyse ventrikulärer Tachykardien sollte die Ausschlagsrichtung der P-Wellen und die Beziehung der P-Wellen zum QRS-Komplex festgelegt werden. Die vom ektopen ventrikulären Fokus ausgehende Erregungswelle wird antegrad dem Myokard und retrograd dem AV-Knoten zugeleitet. Dabei kann die retrograde Erregungswelle über die Barriere AV-Knoten die Vorhöfe erreichen. Elektrokardiographisch folgen dann als Zeichen der retrograden Vorhofdepolarisation den bei ventrikulären Tachykardien meist verformten und verbreiterten Kammerkomplexen in mindestens zwei Ableitungen (II, III, aVF) negative P-Wellen nach. Das normale RP-Intervall beträgt um 0,11 sec. Bei schnellen Kammertachykardien treten analog den Vorhoftachykardien, bedingt durch die Refraktäritätsverhältnisse des AV-Knotens, retrograde AV-Blockierungen (Synonym: VA-Blockierung) der verschiedenen Schweregrade auf. Neben einem VA-Block I. Grades (RP>0,11 sec) kommt es beim Erwachsenen auch zum Auftreten eines VA-Blocks II. Grades, entweder in Form einer Wenckebachschen Periode oder eines Mobitz Typ 2. Formkritisch erkennt man eine retrograde Wenckebachsche Periodik an der progressiven Zunahme des Abstandes der dem deformierten QRS-Komplex nachfolgenden negativen P-Wellen. Die negativen P-Wellen selbst zeigen eine regular Irregularität. Das Ende eines retrograden Wenckebachs besteht manchmal in einem Kammerecho mit normalisiertem QRS-Komplex (Erklärung s. S. 132: Echosystolen, Echotachykardien).

Bei einem retrograden AV-Block II.Grades, Mobitz Typ 2, der meist ein 2:1-, 3:1-, 4:1-Überleitungsverhältnis zeigt, folgen nur jeder 2., 3. oder 4.Kammeraktion negative P-Zacken. Das Überleitungsverhältnis kann wechseln. Vielfach sind längere EKG-Streifen erforderlich, um die wechselnden Rückleitungsverhältnisse zu erkennen. Häufig bringen aber erst intraatriale oder Ösophagusableitungen die Klärung. In den meisten Fällen ventrikulärer Tachykardien tritt keine Überleitung der retrograden Erregungswelle zu den Vorhöfen ein. Vorhöfe und Kammern schlagen dissoziert. Es besteht eine AV-Dissoziation (s. S. 230). Formkritisch erscheinen die positiven P-Zacken des langsameren Sinusrhythmus ohne fixe Relation zu QRS innerhalb der rascheren Folge der Kammerkomplexe.

δ) Kammerfrequenz

Nach der Kammerfrequenz kann eingeteilt werden:
1. Idioventrikuläre Tachykardie: 70–130 Schläge/min.
2. Paroxysmale Kammertachykardie: 170–220 Schläge/min.
3. Kammerflattern: 200–300 Schläge/min.
4. Kammerflimmern: 300 Schläge/min. (Kammerfrequenz nicht mehr eindeutig festlegbar.

Formkritisch können ventrikuläre Tachykardien rhythmisch und arrhythmisch sein.

Rhythmische ventrikuläre Tachykardien sind:
α) His-Purkinje-Tachykardie (früher septale Tachykardie).
β) Kammertachykardie im engeren Sinne.
γ) Kammerflattern.

Arrhythmische ventrikuläre Tachykardien sind:
α) Chaotische ventrikuläre Tachykardie.
β) Kammerflattern.
γ) Kammerflimmern.

b) Rhythmische ventrikuläre Tachykardien (Abb. 244)

α) His-Purkinje-Tachykardie

EKG: Analog den His-Purkinje-Extrasystolen (s. S. 90) zeigen ventrikuläre Tachykardien, deren ektoper Fokus in den proximalen Anteilen der Faszikel des ventrikulären RLS gelegen ist, faszikuläre Blockformen ohne Verbreiterung des QRS-Komplexes. Vom proximalen Anteil des rechten Tawara-Schenkels ausgehende Tachykardien zeigen einen inkompletten Linksschenkelblock. Liegt der ektope Fokus hoch im linksanterioren Faszikel, findet sich die Kombination: inkompletter Rechtsschenkelblock mit linksanteriorem Hemiblock. Bei Lage des ektopen Fokus hoch im linksposterioren Faszikel liegt die Kombination vor: inkompletter Rechtsschenkelblock mit linksanteriorem Hemiblock. Die Analyse der P-Zacken läßt die Rückleitungsbedingungen der retrograden Erregungswelle zu den Vorhöfen erkennen. Die Rückleitung kann sowohl 1:1 mit oder ohne erstgradigem AV-Block (jedem QRS-Komplex folgt eine negative P-Zacke) als auch im Sinne eines AV-Blocks II. Grades mit Wenckebachscher Periodik oder Mobitz Typ 2 erfolgen. Häufig zeigt sich auch eine AV-Dissoziation. Es finden sich positive P-Zacken ohne Beziehung zum QRS-Komplex. Die Vorhoffrequenz liegt unter der der Kammerfrequenz.

Findet man bei einer His-Purkinje-Tachykardie eine retrograde Vorhoferregung mit Rückwärtsblock der verschiedensten Schweregrade bis zur AV-Dissoziation, so ist dies ein guter aber kein beweisender Hinweis auf den ventrikulären Ursprung der Tachykardie.

Differentialdiagnostisch muß von der His-Purkinje-Tachykardie eine untere Knotentachykardie, also definitionsgemäß eine supraventrikuläre Tachykardie abgegrenzt werden. Auch hier findet sich häufig eine AV-Dissoziation oder wechselnde retrograde AV-Blockierungen. Erklärung: Das ektope Automatiezentrum liegt in der NH-Region des AV-Knotens, also unterhalb des AV-Knotengeflechtes. Die physiologische Blockfunktion des AV-Knotens ist für die retrograde Erregungswelle noch wirksam. Dies erklärt das Auftreten retrograder AV-Blockierungen der verschiedensten Schweregrade bis zur AV-Dissoziation.

Differentialdiagnostisch können vagale Maßnahmen weiterhelfen. Eine His-Purkinje-Tachykardie zeigt keine Reaktion auf vagomimetische Reize, während eine untere Knotentachykardie meist beendigt wird.

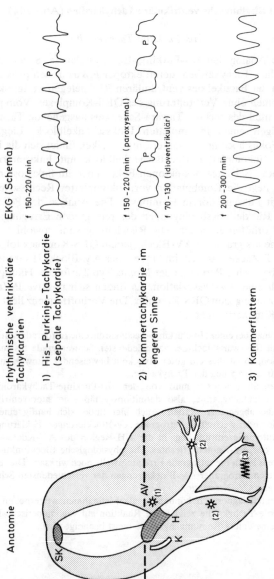

Abb. 244. Einteilung rhythmischer ventrikulärer Tachykardien.

β) Paroxysmale Kammertachykardie

EKG (Abb. 245): Analog den ventrikulären Extrasystolen finden sich verbreiterte und verformte QRS-Gruppen. Rechtsventrikuläre Tachykardien zeigen ein linksschenkelblockartiges, solche des linken Ventrikels ein rechtsschenkelblockartiges Bild mit entsprechendem Hemiblock. Die Analyse der P-Zacken spiegelt die Rückleitungsbedingungen der retrograden Erregungswelle über den AV-Knoten zu den Vorhöfen wieder. Die Rückleitung kann sowohl 1:1, mit oder ohne erstgradigem AV-Block, als auch im Sinne eines AV-Blocks II. Grades mit Wenckebachscher Periodik oder Mobitz Typ 2 erfolgen. Häufig findet sich eine AV-Dissoziation. Die P-Zacken sind dann positiv, lassen aber keine zeitliche Beziehung zum QRS-Komplex erkennen. Die Vorhoffrequenz liegt unter der der Kammerfrequenz.

Die His-Purkinje-Tachykardien und die Kammertachykardien können als Kammertachykardien im engeren Sinne zusammengefaßt werden. Sie treten meist paroxysmal auf. Ihre Frequenz liegt in dem für die paroxysmalen Tachykardien typischen Bereich zwischen 170–220 Schlägen/min. Beginnt und endet die Tachykardie abrupt, handelt es sich um die essentielle Form, Typ Bouveret-Hoffmann. Wird sie durch ventrikuläre Extrasystolen eingeleitet und beendet, die meist eine der Tachykardie entsprechende Konfiguration haben, handelt es sich um den Typus Gallavardin (Synonym: Extrasystolische ventrikuläre Tachykardie, s. S. 112).

Liegt bei einer ventrikulären Tachykardie die Frequenz nicht über 150 Schlägen/min (Frequenzbereich meist zwischen 60–130 Schlägen/min) liegt die nicht paroxysmale Kammertachykardie (Synonym: Idioventrikuläre

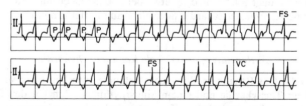

Abb. 245. Ventrikuläre Tachykardie. Linksschenkelblockartig geformte Kammerkomplexe, AV-Dissoziation.
FS-Fusionssystole; VC = Ventricular capture beat, Kammerfrequenz 200/min (Langzeitregistrierung).

Tachykardie) vor. Ihr Pathomechanismus entspricht dem der idionodalen (nicht paroxysmalen) AV-Knoten-Tachykardie (s. S. 136). Idioventrikuläre Tachykardien treten häufig im Verlauf eines frischen Infarktes auf. Eine Digitalisintoxikation ist auszuschließen.

γ) Kammerflattern

Siehe Seite 325.

c) Arrhythmische ventrikuläre Tachykardien (Abb. 246)

α) Chaotische ventrikuläre Tachykardie

EKG (Abb. 247): Es finden sich rasch hintereinander einfallende Extrasystolen, die sich zu Salven steigern. Sechs oder mehr aufeinanderfolgende ventrikuläre, meist polytope polymorphe Extrasystolen werden als multifokale (extrasystolische) ventrikuläre Tachykardie (Typ Gallavardin) (Synonyma: Chaotische Kammertachykardie, Kammeranarchie) bezeichnet. Falls P-Wellen nachweisbar sind, entsprechen sie einem langsamen Sinus- (und/oder ektopen) Rhythmus und haben keine Beziehung zu den Kammerkomplexen. Zusätzlich zu den ventrikulären Extrasystolen können auch supraventrikuläre Extrasystolen auftreten, die bei hoher Frequenz funktionell bedingte intraventrikuläre Leitungsstörungen aufweisen können. Das Vorhandensein vorausgehender P-Zacken kann dann entscheiden, ob eine supraventrikuläre oder ventrikuläre Extrasystolie vorliegt. Insgesamt findet sich bei der multifokalen, ventrikulären Tachykardie ein buntes Bild polytoper polymorpher vorwiegend ventrikulärer Extrasystolen. Die Frequenz dieser ventrikulären Tachykardie liegt relativ niedrig, etwa bei 160 Schlägen/min. Sie leitet oft eine Kammertachykardie oder ein Kammerflattern ein.

β) Repetitive paroxysmale Kammertachykardie

EKG: Das Rhythmusbild wechselt ständig zwischen einer ventrikulären Tachykardie und einem Sinusrhythmus. Man hat den Eindruck einer kontinuierlichen Kammertachykardie, die immer wieder durch Sinusschläge, die gut abgrenzbar sind, unterbrochen ist. Jeder Paroxysmus besteht aus 5–25 ventrikulären, meist monotopen, monomorphen Extrasystolen (Abb. 248).

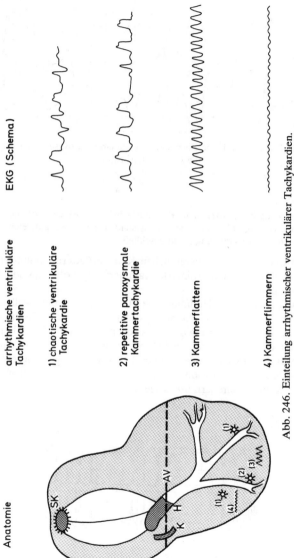

Abb. 246. Einteilung arrhythmischer ventrikulärer Tachykardien.

II. Störungen der Herzschlagfolge

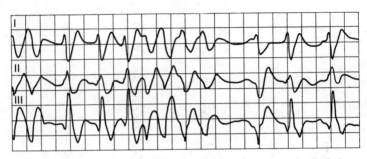

Abb. 247. Extrasystolische Form der ventrikulären paroxysmalen Tachykardie (Typ Gallavardin).

Die repetitive paroxysmale Kammertachykardie ist eine seltene Herzrhythmusstörung. Sie kann bei herzgesunden Patienten auftreten. Eine organische Herzerkrankung ist auszuschließen.

Abzugrenzen vom gewöhnlichen Kammerflattern (-flimmern) ist die paroxysmale unkoordinierte Kammertachykardie, das sog. Torsade de pointes.

EKG (Abb. 250): Undulierende Flatter- und Flimmerwellen, die in ihrer Amplitude und Ausschlagsrichtung ständig wechseln, ohne daß die Rhythmusstörung durch zwischengeschaltete Normalschläge versetzt wird. Die einzelnen Phasen können kurz sein, so daß ein Wechsel des QRS-Komplexes über 10–20 Erregungen vorliegt. Die Tachykardie kann kurz anhalten, bei längerem Bestehen pflegt sie in echtes Kammerflimmern überzugehen.

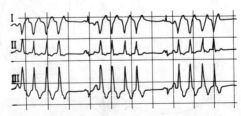

Abb. 248. Repetitive ventrikuläre Tachykardie. Ständiger Wechsel zwischen einer ventrikulären Tachykardie und Sinusrhythmus.

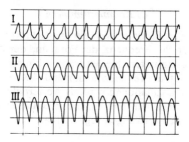

Abb. 249. Kammerflattern. Haarnadelähnliche QRS-Komplexe. Flatterfrequenz um 200 Schläge/min.

γ) Kammerflattern

EKG (Abb. 244): Es bestehen fließende Übergänge zur ventrikulären Tachykardie. Nach HOLZMANN wird von Kammerflattern bei einer Herzfrequenz von 180–250 Schlägen/min gesprochen. Während eines Anfalls von Kammerflattern findet sich meist eine sinkende Herzfrequenz sowie ein mehrfacher Typenwandel der Kammererregung, der auf einen Wechsel der Erregungskreise hindeutet (s. S. 111). Die QRS-Komplexe lassen sich nicht sicher in Anfangs- und Endschwankungen trennen und bestehen nur noch in biphasischen Undulationen. Kammerflattern ist prinzipiell reversibel, geht aber häufig in Kammerflimmern über.

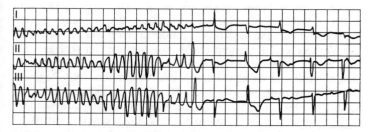

Abb. 250. Torsade de pointes (paroxysmales Kammerflattern, -flimmern), spontan über ventrikuläre Extrasystolen in Sinusrhythmus übergehend. Flatterfrequenz 240/min. Die Kammerkomplexe der Tachykardie scheinen um die Isoelektrische zu »tanzen«.

δ) Kammerflimmern

EKG (Abb. 251): Es findet sich ein ungleichförmiges Bild, wobei Kammerkomplexe der Frequenz, der Form und der Amplitude nach nicht mehr eindeutig unterschieden werden können. Die Potentialschwankungen bieten Frequenzen um 250–400 Schläge/min. Ein Auftreten kleiner Oszillationen wird als Absterbeflimmern bezeichnet. Über den klinischen Tod hinaus sind für eine gewisse Zeit kleinere Potentialschwankungen registrierbar.

d) Differentialdiagnose: supraventrikuläre Tachykardien mit »aberrierender Leitung« – ventrikuläre Tachykardien

Die dargestellten Kriterien zum Erkennen einer supraventrikulären und/oder ventrikulären Tachykardien verdeutlichen, daß die früheren differentialdiagnostischen Dogmen wie:

Supraventrikuläre Tachykardie: regelmäßig, normal konfigurierter QRS-Komplex,

Ventrikuläre Tachykardie: unregelmäßig, schenkelblockartig deformierter QRS-Komplex

nicht mehr haltbar sind. Supraventrikuläre Rhythmen können aus verschiedensten Gründen (s. S. 313) eine verbreiterte und abnorme QRS-Konfiguration haben, umgekehrt ist eine Verbreiterung und Deformierung von QRS bei ventrikulärem Reizursprung (siehe His-Purkinje-Rhythmen) nicht obligat.

Auch der Nachweis negativer P-Zacken, das heißt einer retrograden Vorhoferregung, gegebenenfalls mit »Rückwärtsblock« der verschiedensten Schweregrade bis zur AV-Dissoziation, ist nicht sicher beweisend für einen ventrikulären Reizursprung. Dieser Befund sagt nur, daß die Vorhöfe retrograd erregt werden, bzw. daß die Vorhöfe und Kammern unabhängig voneinander schlagen. Er gibt jedoch keine Auskunft darüber, ob das ektope Erregungsbildungszentrum im distalen Bereich des AV-Knotens (NH-Region), damit supraventrikulär oder in den Herzkammern gelegen ist. Ist der QRS-Komplex bei einem tachykarden Paroxysmus nur unwesentlich verbreitert, kann beim Nachweis negativer P-Zacken die elektrokardiographische Ortsbestimmung des auslösenden Automatiezentrums somit nur soweit eingegrenzt werden, daß die Tachykardie ihren Ursprung in der Umgebung, wahrscheinlich des distalen AV-Knotens hat.

F. Differentialdiagnose der Tachykardie

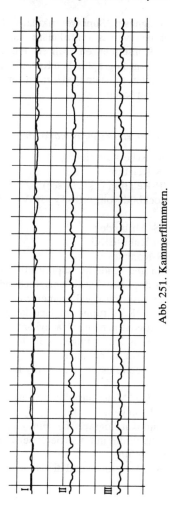

Abb. 251. Kammerflimmern.

Die Differentialdiagnose: Supraventrikuläre Tachykardie mit »aberrierender Leitung« versus ventrikuläre Tachykardie birgt in sich therapeutische Konsequenzen. Mittels eines Langzeit-EKG sollte man nach elektrokardiographischen Kriterien suchen, die mehr für einen supraventrikulären (α) und/oder mehr für einen ventrikulären (β) Reizursprung sprechen.

α) Kriterien zugunsten eines supraventrikulären Reizursprunges

Elektrokardiographische Kriterien:
1. Konstante P/QRS-Relation.
2. Konstante QRS/P-Relation ($\leq 0{,}11$ sec).
3. Rechtsschenkelblockbild vom rsR'-Typ in V_1 (aberrierende Leitung).
4. Regelmäßige QRS-Abstände.
5. Vergleich mit dem Ruhe-EKG:
   – Identische QRS-Komplexe.
6. Tachykardiebeginn und -ende mit supraventrikulären Extrasystolen, formal häufig der Tachykardie entsprechend. (Dies gilt auch dann, wenn die extrasystolische Kammererregung nicht die gleiche Form wie die QRS-Gruppe im tachykarden Anfall haben. Gehen Kammerextrasystolen einer Tachykardie mit verbreitertem QRS-Komplex voraus oder folgen sie ihr nach, so ist eine Kammertachykardie wahrscheinlich).
7. Cholinerge Reize beeinflussen die Arrhythmie meist (Tab. 8, S. 283).
8. Klinische Beurteilung: Meist harmlose, wenn auch sehr unangenehme Funktionsstörungen.

Zusätzliche mechanokardiograpische Hinweise in Richtung supraventrikulärer Tachykardie mit aberrierender Leitung sind:
1. Fehlende Venenpfropfung.
2. Die Intensität des I. Herztones und die Höhe des Blutdrucks sind konstant.

β) Kriterien zugunsten eines ventrikulären Reizursprungs

Elektrokardiographische Kriterien:
1. Verbreiterter, verformter QRS-Komplex (QRS $\geq 0{,}12$ sec).
2. Normal breiter, formal einem bifaszikulären Block entsprechender QRS-Komplex.

F. Differentialdiagnose der Tachykardie

3. Retrograde AV-Blockierung (VA-Block) der verschiedensten Schweregrade, eventuell AV-Dissoziation. QRS/P-Intervall $\geq 0{,}11$ sec, gegebenenfalls mit Vorhoffusion.
4. Die Kammerfrequenz.
5. Ventricular capture beats mit oder ohne Fusion.
6. Tachykardiebeginn und -ende mit ventrikulären Extrasystolen gleicher Form und gleichen Kupplungsintervalls, formal der ventrikulären Arrhythmie entsprechend.
7. Vorzeitigkeitsindex unter 1.
8. Vagale Maßnahmen beeinflussen die Tachykardie nicht.
9. Die Charakteristiken der ventrikulären Parasystolie sind nachweisbar.
10. Klinische Beurteilung.
11. His-Bündel-EKG.

Zusätzliche mechanokardiographische Hinweise in Richtung ventrikulärer Tachykardie:
1. Regelmäßig sich wiederholende Venenpfropfung: (Kanonenwellen im Jugularvenenpuls), bedingt durch das bei der ventrikulären Tachykardie meist dissoziierte Schlagen von Vorhof und Kammern.
2. Die Intensität des I. Herztones und die Höhe des Blutdruckes ist häufig wechselnd.

Zu (1): Verbreiterter, verformter QRS-Komplex (QRS $\geq 0{,}11$ sec):
Siehe S. 317.

Zu (2): Normal breiter, formal einem bifaszikulären Block entsprechender QRS-Komplex:
Siehe S. 318.

Zu (3): Retrograde AV-Blockierung (VA-Block) der verschiedensten Schweregrade, eventuell AV-Dissoziation, QP-Intervall $\geq 0{,}11$ sec, gegebenenfalls mit Vorhoffusion:
Siehe S. 317.

Zu (4): Die Kammerfrequenz:
Siehe S. 318.

Zu (5): Ventricular capture beats mit und/oder ohne Fusion (Abb. 252):

Als wichtiges Kennzeichen einer ventrikulären Tachykardie wurde die komplette AV-Dissoziation zwischen dem langsamer schlagenden Sinusrhythmus und dem schneller schlagenden ventrikulären Automatiezentrum herausgestellt. In einigen Fällen ventrikulärer Tachykardien ist die AV-Dissoziation inkomplett, das heißt, einem Sinusimpuls gelingt es, während des Paroxysmus außerhalb der Refraktärphase auf dem normalen Leitungsweg zu den Kammern zu gelangen und einen verfrüht einfallenden normalen Kammerkomplex auszulösen. Die Kammern werden von der Erregungswelle des Sinusknotens quasi eingefangen, im angloamerikanischen Schrifttum werden deshalb diese verfrüht einfallenden und normal konfigurierten QRS-Komplexe als »ventricular capture beats« bezeichnet.

Hat der die ventrikuläre Tachykardie auslösende ventrikuläre »Reizbildner« bereits einen Teil der Kammern erregt, bevor die supraventrikuläre Erregungswelle dem Ventrikelmyokard zufließt, resultiert eine ventrikuläre Kombinationssystole. Besser wird die Entstehungsweise dieser Art von Kombinationssystolen durch die Bezeichnung: Ventricular capture beats mit Fusion (Synonym: Partial ventricular capture beats) gekennzeichnet. Vom Ausmaß der vom ventrikulären Erregungsbildungszentrum vor dem Zufluß der nomotopen Erregungswelle bereits depolarisierten Ventrikelanteile wird das formkritische Bild der ventrikulären Capture beats mit Fusion bestimmt. Es resultieren von Fall zu Fall wechselnde und selten formgleich sich wiederholende QRS-Komplexe. Formkritisch mischen sich mehr oder weniger die Form des QRS-Komplexes der vom tertiären Zentrum ausgehenden Erregungswelle und das Formbild der supraventrikulären Erregung. Im Vergleich mit dem QRS-Komplex der Kammertachykardie sind die Ventricular capture beats mit Fusion deshalb schmäler, sie sind einmal mehr dem supraventrikulärem QRS-Komplex ein andermal mehr dem ventrikulären QRS-Komplex angenähert.

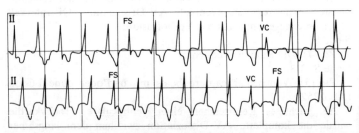

Abb. 252. Ventrikuläre Tachykardie mit Fusionssystole (FS) und Ventricular capture beats (VC).

Während einer Kammertachykardie können auch durch folgende Mechanismen Kombinationssystolen entstehen:
a) Ventrikuläre Extrasystolen.
b) Akzelerierte Überleitung durch paraspezifische Fasern, zum Beispiel bei einem WPW-Syndrom.

Zusammenfassend läßt sich sagen, daß »ventricular capture beats« mit oder ohne Fusion nach Ausschluß eines WPW-Syndroms gute Kriterien für die Erkennung einer ventrikulären Tachykardie sind. Kombinationssystolen, die nicht auf eine Fusion zwischen der übergeleiteten supraventrikulären Erregungswelle und der ektopen Kammererregung zurückzuführen sind, haben nicht die gleiche differentialdiagnostische Bedeutung.

Wegen der hohen Aussagekraft von Ventricular capture beats mit oder ohne Fusion empfiehlt es sich deshalb, bei dem Verdacht einer Kammertachykardie durch Registrierung eines Langzeit-EKG nach ihnen zu suchen. Auch kann man versuchen, sie durch gezielte medikamentöse oder elektrische Maßnahmen zu provozieren.

Der Versuch einer Beschleunigung des Sinusrhythmus mit Atropin, um die langsamer schlagende Vorhoffrequenz der schneller schlagenden Ventrikelfrequenz anzugleichen und dadurch Ventricular capture beats mit oder ohne Fusion auszulösen, ist wenig effektiv, die Anwendung von Sympathikomimetika ist zu gefährlich. Auf dem gleichen Konzept beruht die Anwendung der selektiven Vorhofstimulation. Liegt die Stimulationsfrequenz des Vorhofs höher als die ektope Kammerfrequenz, kann der supraventrikuläre Schrittmacher die Führung über das Herz übernehmen. Im Falle einer Normalisierung des QRS-Komplexes (ventricular capture beats) durch den supraventrikulären Stimulus kann die Tachykardie als ventrikulär klassifiziert werden.

Eine Vorhofstimulation ist nur dann erfolgversprechend, wenn die ventrikuläre Tachykardie mit einer retrograden Leitung der Erregungswelle bis zu den Vorhöfen einhergeht. Besteht eine ventrikuläre Tachykardie mit AV-Dissoziation, d. h., besteht ein frequenzbedingter kompletter AV-Block, kann der atriale Stimulationsimpuls dem Kammermyokard nicht zufließen. In solchen Fällen ventrikulärer Tachykardien kann statt der Vorhofstimulation eine Stimulation des His-Bündels weiterhelfend durchgeführt werden.

Von großem Wert zur Auslösung von Ventricular capture beats ist die medikamentöse Verlangsamung der Kammerfrequenz durch Antiarrhythmika, z. B. Ajmalin oder Aprindin. Kurz vor Beendigung der Tachykardie erscheinen häufig Capture beats mit oder ohne

Tab. 11. Diagnostische Wertigkeit von Ventricular capture beats (VC) und Kombinationssystolen (FS) bei ventrikulären (VT) und supraventrikulären Tachykardien.

I. VC und FS sind beim Vorliegen eines Präexzitations-(WPW-)Syndroms nicht diagnostisch zu verwerten.

II. Wertigkeit von VC und FS bei Kammertachykardien:
   a) Guter Hinweis auf eine VT, aber ihre Entstehung nicht immer möglich:
      1. In allen Fällen von VT mit retrograder 1:1-VA-Leitung
      2. In einigen Fällen von VT und AV-Dissoziation (versteckte Rückwärtsleitung, concealed retrograde conduction)
   b) VC und FS beweisen eine AV-Überleitung einer supraventrikulären Erregung. Ausnahme: ventrikuläre Extrasystole.
   c) VC geht nicht mit einem »supraventrikulär« konfiguriertem QRS-Komplex einher:
      1. Vorbestehender Schenkelblock
      2. Beanspruchung des ventrikulären RLS durch zusätzliche ektope Foki oder durch verborgene Rückwärtsleitung.
   d) FS können bei einer VT auch durch folgende Mechanismen entstehen:
      1. Ventrikuläre Extrasystolen
      2. Akzelerierte Überleitung durch paraspezifische Fasern

III. Wertigkeit von VC und FS bei supraventrikulären Tachykardien:
   a) VC, deren QRS-Komplex mit dem QRS-Komplex während des normalen Sinusrhythmus übereinstimmt beweisen, daß das ektope Automatiezentrum ventrikulär liegt.
   b) Ein normaler QRS-Komplex während einer supraventrikulären Tachykardie mit aberrierender Leitung kann entstehen:
      1. Frequenzverlangsamung, spontan oder durch vagale Maßnahmen, können einen funktionell bedingten Schenkelblock beseitigen.
      2. Intermittierende Überleitung der supraventrikulären Erregungswelle während der supranormalen Phase.
      3. Fusion eines supraventrikulären Reizes mit einer kontralateralen ES, bei vorbestehendem Schenkelblock mit einer homolateralen ES.
      4. Bei transitorischem bilateralem Schenkelblock mit Verzögerung in beiden Schenkeln.
   c) FS können während einer supraventrikulären Tachykardie mit aberrierender Leitung entstehen:
      1. Akzelerierte Überleitung durch paraspezifische Fasern
      2. VES

Fusion. Der gleiche Effekt (Auslösen von Ventricular capture beats) wird durch Antiarrhythmika auch bei den Tachykardien erreicht, die mit einer retrograden Leitung der Erregungswelle zu den Vorhöfen einhergehen. Dadurch ist es meist für die antegrade Erregungswelle des dissoziiert dazu schlagenden Sinusrhythmus nicht möglich, dem Ventrikel zuzufließen, Ventricular capture beats werden verhindert. Ajmalin und Procainamid blockieren selektiv die retrograde Erregungsleitung im AV-Knoten, während sie die antegrade Erregungsleitung weniger beeinflussen. Dadurch wird die Entstehung von Ventricular capture veats begünstigt. In der Tab. 11 ist die diagnostische Wertigkeit von Ventricular capture beats und Kombinationssystolen bei supraventrikulären und ventrikulären Tachykardien zusammengefaßt. Die Tab. 12 gibt die Möglichkeit der »Provozierung« von Ventricular capture beats bei ventrikulären Tachykardien wieder.

Zu (6): Tachykardiebeginn und -ende mit ventrikulären Extrasystolen gleicher Form und gleichen Kupplungsintervalls, formal der ventrikulären Arrhythmie entsprechend:

Der Nachweis von ventrikulären Extrasystolen bei Tachykardiebeginn und/oder Tachykardieende, deren QRS-Komplex formkritisch den QRS-Komplexen während des Paroxysmus entspricht, läßt sich differentialdiagnostisch im Sinne einer Kammertachykardie werten. Im gleichen Sinne ist das Auftreten ventrikulärer Extrasysto-

---

Tab. 12. Möglichkeiten der Provozierung von Ventricular capture beats (VC) bei ventrikulären Tachykardien (VT) (modifiziert nach PUECH).

I.: Beschleunigung des Sinusrhythmus:
Atropin: wenig oder kein Effekt
Sympathikomimetika: zu gefährlich

II.: Verlangsamung der Kammerfrequenz:
Procainamid, Ajmalin, Antiarrhythmika mit Verlängerung der HV-Zeit

III.: Selektive Blockierung der retrograden AV-(VA-)Überleitung ohne gleichzeitige Beeinflussung der antegraden AV-Überleitung:
Procainamid, Ajmalin (bei VT mit retrograder Rückleitung zu den Vorhöfen)

IV.: Intrakardiale Stimulation:
a) Vorhofstimulation (VT mit retrograder VA-Überleitung)
b) His-Bündel-Stimulation (VT mit AV-Dissoziation)

len gleicher Form und gleichen Kupplungsintervalls früher oder später beim gleichen Patienten zu interpretieren.

Zu (7): Vorzeitigkeitsindex unter 1:

Das Auslösen einer Tachykardie durch eine ventrikuläre Extrasystole, die in die vulnerable Phase fällt (R-auf-T-Phänomen, Vorzeitigkeitsindex unter 1), spricht für einen ventrikulären Paroxysmus. Dieser Entstehungsmechanismus einer ventrikulären Tachykardie ist von LOWN als ventrikuläre Tachykardie der vulnerablen Phase (VT–VP) bezeichnet worden (s. S. 98).

Zu (8): Vagale Maßnahmen beeinflussen die Tachykardie nicht:

Vagale Maßnahmen, wie Karotissinusdruckversuch, Bulbusdruck, Valsalva-Versuch, Provokation von Erbrechen, Trinken von Eiswasser oder die Gabe von Vagomimetika (z. B. Doryl 0,25 mg i.v.) bleiben bei einer ventrikulären Tachykardie ohne Wirkung (s. Tab. 10, S. 282).

Zu (9): Charakteristika der ventrikulären Parasysstolie sind nachweisbar (Abb. 253):

Die Entstehung einer Parasystolie wird in einer gesteigerten Automatie eines ektopen Automatiezentrums gesehen. Gleichzeitig besteht um das Parasystoliezentrum ein Eintritts- und Austrittsblock. Dieses Konzept der Eintritts-(Schutz-) und Austrittsblockierung des

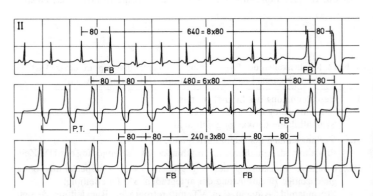

Abb. 253. Parasystolische Tachykardie. Es lassen sich die Kennzeichen der Parasystolie nachweisen. Gleitende Kupplungsintervalle der Parasystolen, ein- bis mehrfaches Vielfaches der interektopen Intervalle.
FB: Fusionssystolen.
PT: Parasystolische Tachykardie, Frequenz 160/min.

Parasystoliezentrums macht verständlich, daß die parasystolische Frequenz meist bradykarder als die Grundfrequenz ist. Es erklärt aber bei einer »Deblockierung« des Austrittsblocks die Möglichkeit des Auftretens einer parasystolischen Tachykardie. Die Frequenz dieser Tachykardie repräsentiert die spontane Eigenfrequenz des Parasystoliezentrums. Lassen sich bei einer ventrikulären Tachykardie vor oder nach dem Paroxysmus die Gesetzmäßigkeiten der ventrikulären Parasystolie, wie unregelmäßig eingestreute ventrikuläre Extrasystolen (Parasystolen), gleitende Kupplung, regelmäßige interektope Intervalle, gehäuft Fusionssystolen nachweisen, so ist dies beweisend für den ventrikulären Ursprung der heterotopen Tachykardie.

Zu (10): Klinisches Bild:

Im Gegensatz zu den paroxysmalen supraventrikulären Tachykardien kommen die paroxysmalen Kammertachykardien meist nur bei einem geschädigten Herzen vor. Sie unterscheiden sich weiterhin von den supraventrikulären Tachykardien durch ihren hämodynamisch meist bedrohlichen Charakter (hyperdynames Adams-Stokes-Syndrom) und ihre meist ernste Prognose.

Zu (11): His-Bündel EKG:

Ein dem Kammerkomplex vorausgehendes His-Potential kennzeichnet die Tachykardie als supraventrikulär.

G. Differentialdiagnose der Arrhythmie

Herzrhythmusstörungen können rhythmisch und arrhythmisch auftreten. Im Abschnitt: »Zur Differentialdiagnose der Bradykardie« und in dem Abschnitt: »Zur Differentialdiagnose der Tachykardie« sind Ursachen einer arrhythmischen Kammertätigkeit dargestellt. Außerdem können einer Arrhythmie zugrunde liegen:
1. Sinusarrhythmie.
2. Extrasystolen.
3. Ersatzsystolen.
4. Echosystolen.

1. Sinusarrhythmie

Bei einem normalen Sinusrhythmus ist die Schwankungsbreite der PP-Abstände kleiner als 0,16 sec. Sind die Zyklusschwankungen

größer, so spricht man von einer Sinusarrhythmie. Sinusarrhythmien können abhängig und unabhängig von der Atemphase auftreten.
a) Von der Atemphase abhängige Sinusarrhythmie: respiratorische Sinusarrhythmie.
b) Von der Atemphase unabhängige Sinusarrhythmie: regellose Sinusarrhythmie.

a) Respiratorische Sinusarrhythmie

EKG (Abb. 254): Im Inspirium nimmt die Sinusfrequenz zu, im Exspirium tritt eine Verlangsamung der Herzschlagfolge ein. Mit dieser Frequenzänderung rotiert im Inspirium die elektrische Herzachse nach rechts, das EKG wird rechtstypisch, im Exspirium wieder nach links, so daß gelegentlich geringe Änderungen des Lagetyps auftreten können. Während der Inspiration verkleinert sich auch häufig die R-Zacke sowohl in den Extremitäten- als auch in den Brustwandableitungen. Während der inspiratorischen Frequenzzunahme finden sich relativ große und spitze P-Zacken (P-sympathicotone), während bei der exspiratorischen Sinusfrequenzabnahme die P-Zacken verbreitert, kleiner und abgeflacht imponieren (wandernder Schrittmacher im Sinusknoten).

b) Regellose Sinusarrhythmie

EKG (Abb. 255): Jedem QRS-Komplex geht ein normales Sinus-P voraus. Die PP-Intervalle verändern sich unregelmäßig, die Erregungsform der Vorhöfe und Kammern bleibt gleich. Die Sinusfrequenz kann zwischen 45 Schlägen und 100 Schlägen/min schwanken.

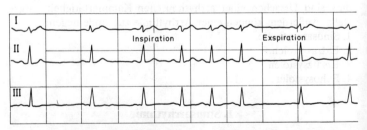

Abb. 254. Respiratorische Sinusarrhythmie. Zunahme der Frequenz bei Inspiration. Abnahme der Frequenz bei Exspiration.

G. Differentialdiagnose der Arrhythmie 337

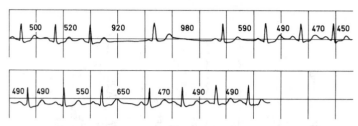

Abb. 255. Regellose Sinusarrhythmie, unabhängig von der Atemphase. Die Schwankungsbreite der RR-Intervalle ist größer als 160 msec. Die Periodendauer ist in msec eingetragen.

c) Differentialdiagnose (Abb. 256)

Differentialdiagnostisch ist eine Sinusarrhythmie abzugrenzen:
α) SA-Block II. Grades, Typ 1 (Wenckebachsche Periode des SA-Blockes).
β) SA-Block II. Grades, Typ 2 mit wechselndem Überleitungsverhältnis.
γ) Sinusstillstand (Sinusarrest).
δ) Sinusextrasystolen.
ε) Blockierte supraventrikuläre Extrasystolen.
ξ) Supraventrikuläre Parasystolie.

α) SA-Block II. Grades, Typ 1 (Wenckebachsche Periode des SA-Blockes)

EKG (vgl. Abb. 257): Das EKG eines SA-Blockes II. Grades, Typ 1 ähnelt bei oberflächlicher Betrachtung einer Sinusarrhythmie. Bei genauer Betrachtung ist beim SA-Block II. Grades, Typ 1, die charakteristische Aufeinanderfolge der P-Wellen auffällig.

Die PP-Abstände zeigen eine zunehmende Verkürzung, bis eine Vorhofaktion ausfällt. Die bei gleichbleibendem PQ-Intervall entstehende längere Pause in der Schlagfolge ist kürzer als zwei PP-Intervalle. Danach wird ein neuer Wenckebach-Zyklus eingeleitet. Wegen der charakteristischen Aufeinanderfolge der P-Wellen spricht man von der »regular Irregularität« der P-Wellen.

Das Überleitungsverhältnis des SA-Blocks II. Grades, Typ 1 kann wechseln, so 5:4, 4:3, 3:2. Dadurch entstehen ausgesprochen

338 II. Störungen der Herzschlagfolge

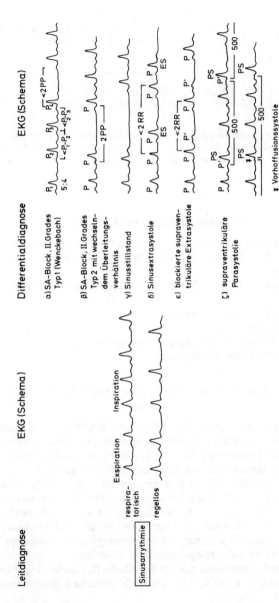

Abb. 256. Differentialdiagnose: Sinusarrhythmie.

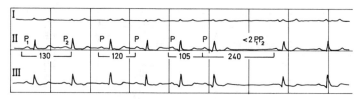

Abb. 257. SA-Block II.Grades Mobitz 1 (Wenckebach). Zunehmende Verkürzung der PP-Intervalle bis zum Vorhofausfall. Die entstehende Pause ist kleiner als 2 PP-Intervalle.

arrhythmische Kurvenzüge. Durch Registrierung eines langen EKG-Streifens und sorgfältiger Beurteilung der PP-Abstände ist eine Differentialdiagnose zur Sinusarrhythmie meistens möglich.

β) SA-Block II. Grades, Typ 2 (mit wechselndem Überleitungsverhältnis)

EKG (vgl. Abb. 258): Das elektrokardiographische Kurvenbild des SA-Blocks II. Grades, Typ 2, mit wechselndem Überleitungsverhältnis (2:1, 3:2 etc.) äußert sich elektrokardiographisch in einem unregelmäßigen Fehlen von Vorhofaktionen (P-Wellen). Es treten Pausen in der Herzschlagfolge ein, die mindestens die Dauer eines doppelten PP-Abstandes haben. Am häufigsten treten SA-Blockierungen auf, die sich in regelmäßiger oder unregelmäßiger Weise wiederholen, auch wenn mehrere P-Wellen hintereinander ausfallen. Häufig sind die langen PP-Intervalle ein wenig kürzer als das errechnete einfache Vielfache des normalen PP-Intervalls. Es wird angenommen, daß der Sinusknoten nach der Pause seine Erregungswelle etwas schneller an den Vorhof abgibt als gewöhnlich (Verkürzung der sinuatrialen Leitungszeit).

γ) Sinusstillstand (Sinusarrest)

EKG (Abb. 259): Es treten kürzere oder längere erregungsfreie Intervalle auf. Überwiegen die kürzeren Pausen der Herzschlagfolge, kann das EKG dem einer Sinusarrhythmie ähneln. In Differentialdiagnose zum sinuatrialen Block, Typ 2, mit wechselndem Überleitungsverhältnis besteht beim Sinusstillstand keine Beziehung zum

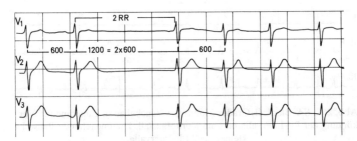

Abb. 258. SA-Block, II. Grades, Mobitz 2, 2:1-Überleitungsverhältnis. Der PP-Abstand der eintretenden Pause beträgt das Doppelte des normalen PP-Abstandes.

Grundrhythmus. Die erregungsfreien Intervalle stehen in keinem einfachen oder vielfachen Verhältnis zum normalen PP-Intervall.

Pathophysiologisch ist ein Sinusstillstand oder Sinusarrest durch ein kurzfristiges oder längeres Aussetzen der Erregungsbildung im Sinusknoten bedingt. Er kann nicht von einem sinuatrialen Block III. Grades, das heißt, einer totalen Unterbrechung der SA-Leitung unterschieden werden, da auch diese zur Asystolie führt.

Vorkommen: Ein Sinusstillstand kann funktionelle, organische oder medikamentös-toxische Ursachen haben.

a) Funktionelle Ursachen:

Nach dem Ende einer supraventrikulären Tachykardie tritt gelegentlich ein Sinusstillstand auf, bis das nomotope Erregungsbil-

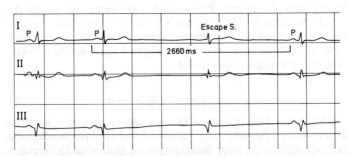

Abb. 259. Sinusknotenstillstand. Die eintretende Pause beträgt 2660 msec und wird durch eine AV-Ersatzsystole (Escape-beat) überbrückt.

dungszentrum die Führung übernimmt. Man spricht von einer präautomatischen Pause, da der Sinusknoten eine gewisse Zeit benötigt (sogenannte Sinusknotenerholungszeit, Normalwert ca. 1000 msec), bis seine normale Erregungsbildung wieder einsetzt. Das gleiche gilt für die Terminierung einer hämodynamisch kritischen supraventrikulären und/oder ventrikulären Tachykardie, eines Vorhofflimmerns oder Vorhofflatterns durch eine Kardioversion.

b) Organische Ursachen:
Beim frischen Myokardinfarkt (besonders Hinterwandinfarkt), bei der Myokarditis kann eine Störung des Sinusknotens kurzfristig und reversibel auftreten (sogenanntes akutes Sinusknotensyndrom). Ein chronisches Auftreten eines Sinusstillstandes (Sinusarrest) wird dem (chronischen) Sinusknotensyndrom zugeordnet (s. S. 379). Auch eine Überempfindlichkeit des Karotissinus (Karotissinussyndrom) kann Perioden eines längeren Sinusstillstandes gegebenenfalls mit hypodynamem Adams-Stokes-Syndrom auslösen.

c) Medikamentös-toxische Ursachen:
Digitalisglykoside, sämtliche Antiarrhythmika können zu einer Unterdrückung der Sinusknotenaktivität führen, bei gesundem Sinusknoten bei Überdosierung, bei krankem Sinusknoten bei normaler Dosis. Bei einem Sinusknotensyndrom sei man sich bewußt, daß durch diese Medikamente schon bei normaler Dosierung ein Sinusstillstand auftreten kann.

δ) Sinusextrasystolie

Differentialdiagnostisch ist die Sinusarrhythmie schwierig von der seltenen Sinusextrasystolie abzugrenzen.

Sinusextrasystolen entstehen durch eine vorzeitige Erregungsbildung im Sinusknoten. Auch wird diskutiert, daß solche Extraschläge aus einem heterotopen Reizbildungszentrum in unmittelbarer Nachbarschaft des Sinusknotens stammen.

Nach dem Kupplungsintervall zum vorausgehenden Normalschlag unterscheidet man:
1. Die wenig frühzeitig einfallende Sinusextrasystole mit regelrechter AV-Überleitung.
2. Die frühzeitig einfallende Sinusextrasystole mit verlängerter AV-Überleitung.

3. Die sehr frühzeitig einfallende Sinusextrasystole mit sinuaurikulär blokkierter Vorhoferregung (blockierte Sinusextrasystole).

Bei der wenig frühzeitig einfallenden Sinusextrasystole und bei der frühzeitig einfallenden Sinusextrasystole zeigt das extrasystolische P in der Regel keine Abweichung vom normalen Sinus-P. Eine P-Deformierung ist aber kein Kriterium gegen eine Sinusextrasystole, da bei relativ frühzeitigem Einfall eine intraatriale Leitungsverzögerung (aberrierende intraatriale Reizleitungsstörung) auftreten kann (s. Abb. 262).

Zugunsten einer Sinusextrasystole und gegen eine Sinusarrhythmie sprechen folgende elektrokardiographischen Kriterien:

Bei der Sinusextrasystolie finden sich meist gleichbleibende Kupplungsintervalle, während sie bei der Sinusarrhythmie ständig wechseln.

Der PP-Abstand zum Normalschlag nach der Sinusextrasystole entspricht ungefähr dem PP-Intervall der vorangegangenen Normalschläge (keine kompensatorische Pause). Die Extrasystolen entstehen im Sinusknoten selbst, so daß im Unterschied zu Vorhofextrasystolen keine Rückleitung der Erregungswelle vom ektopen Automatiezentrum mit sekundärer Entladung des Sinusknotens erfolgt.

Die Wahrscheinlichkeit, daß einer Sinusarrhythmie eine Sinusextrasystolie zugrunde liegt, nimmt zu, wenn bei sehr frühzeitigem Einfall Sinusextrasystolen mit verlängerter AV-Überleitung einhergehen.

ε) *Blockierte supraventrikuläre Extrasystolen*

Bei einem *sehr frühen* Einfall einer Sinus-, einer Vorhof- und einer AV-Knoten-Extrasystole kann das AV-Leitungssystem für die Kammermuskulatur noch refraktär sein, so daß die extrasystolische Erregungswelle nicht auf die Kammern übergeleitet wird.

EKG (Abb. 260): Es erscheint eine P-Zacke (fehlend bei der blockierten Sinusextrasystole), die häufig der P-Zacke des vorausgehenden Normalschlages aufsitzt. Die Summe des prä- und postextrasystolischen PP- und/oder RR-Intervalls ist kleiner als zwei regelrechte PP- oder RR-Abstände (keine kompensatorische Pause).

Gehäuft auftretende blockierte supraventrikuläre Extrasystolen können zu einer der Sinusarrhythmie ähnelnden Herzrhythmusstörung führen. Plötzlich einen Grundrhythmus unterbrechende Pausen sollten immer an blockierte supraventrikuläre Extrasystolen denken lassen, wobei das P in dem T des vorausgehenden Schlages verborgen sein kann. Dies ist in Ableitung V_1 meist gut zu erkennen.

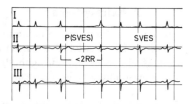

Abb. 260. Blockierte supraventrikuläre Extrasystole (SVES).

ζ) Supraventrikuläre Parasystolie

EKG (Abb. 261): Es lassen sich die Kennzeichen der Parasystolie nachweisen. Es findet sich eine Variabilität der Kupplungsintervalle und der postextrasystolischen Intervalle zwischen den Herzaktionen des Grundrhythmus und den eingestreuten supraventrikulären Parasystolen (gleitende Kupplung). Ein fixes Kupplungsintervall spricht für supraventrikuläre Extrasystolen. Zwischen den einzelnen Parasystolen bestehen konstant teilbare Intervalle. Die langen Intervalle entsprechen einem einfachen Mehrfachen des kürzesten Intervalls. Es kommt zum gehäuften Auftreten von Vorhoffusionssystolen. Eine Rarität stellt die Sinusparasystolie dar.

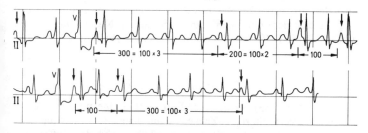

Abb. 261. Vorhofparasystolie. Die Parasystolen sind durch Pfeile gekennzeichnet. Sinusrhythmus 80/min; Parasystoliefrequenz um 58/min. Einige Parasystolieschläge sind linksschenkelblockartig deformiert infolge aberrierender ventrikulärer Leitung. Gelegentlich ventrikuläre Extrasystolen (V). Die interektopen Intervalle sind eingezeichnet.

2. Extrasystolen

Unter einer Extrasystole versteht man eine den Grundrhythmus unterbrechende, vorzeitige Kontraktion des ganzen und/oder eines Teils des Herzens. Das aktive ektope Erregungsbildungszentrum kann in allen zur Erregungsbildung fähigen Abschnitten des Herzens (RLS) liegen.

Supraventrikulär werden alle Extrasystolen genannt, deren Erregungsbildungszentrum oberhalb, ventrikulär deren Erregungsbildungszentrum unterhalb des His-Bündels liegt.

a) Supraventrikuläre Extrasystolen

Charakteristikum aller supraventrikulären Extrasystolen ist der nicht verbreiterte und nicht deformierte QRS-Komplex. Bei gehäuft monotopem Auftreten besteht ein fixes Kupplungsintervall, meist besteht keine kompensatorische Pause.

Der Ursprungsort der supraventrikulären Extrasystolen, das heißt, ob sie im Sinusknoten, im Vorhof oder im AV-Knoten gelegen sind, läßt sich aus der Konfiguration der P-Welle, deren elektrischen Achse sowie ihrer Beziehung zum QRS-Komplex bestimmen.

α) Sinusextrasystolen

EKG (Abb. 262): Geht einer Extrasystole eine P-Zacke voraus, die der P-Zacke der Normalschläge entspricht, handelt es sich um eine Sinusextrasystole. Das postextrasystolische Intervall ist in der Regel gleich dem normalen oder kürzer als ein Normalintervall. Es ergibt sich die Differentialdiagnose zur Sinusarrhythmie (s. S. 337).

β) Vorhofextrasystolen

EKG (Abb. 263): Geht einer Extrasystole eine positive, deformierte, oft verbreiterte P-Zacke voraus, handelt es sich um eine Vorhofextrasystole. Die PQ-Zeit ist abhängig von der Entfernung vom AV-Knoten und der intraatrialen Leitungsgeschwindigkeit, sie ist meistens verkürzt. Es folgt eine nicht kompensatorische Pause, das postextrasystolische Intervall ist somit größer als die normale Periodendauer, aber kleiner als zwei PP-Intervalle.

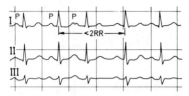

Abb. 262. Sinusextrasystole. Die P-Zacke der Extrasystole entspricht formkritisch dem Sinus-P der Normalschläge. Es besteht keine kompensatorische Pause.

γ) AV-Extrasystolen

EKG (Abb. 264): Finden sich bei einer Extrasystole in mindestens zwei Ableitungen des Extremitäten-EKG (Ableitung II, III) negative P-Zacken, handelt es sich um eine AV-Extrasystole. Bei der oberen AV-Extrasystole liegen die negativen P-Zacken vor dem Kammerkomplex, die PQ-Zeit ist meist verkürzt (Ausnahme: Sinuscoronarius-Extrasystole). Bei der mittleren AV-Extrasystole ist die P-Zacke im QRS-Komplex versteckt, bei der unteren AV-Extrasystole folgt sie dem QRS-Komplex (meist in der ST-Strecke gelegen) nach. Den AV-Extrasystolen folgt eine nicht kompensatorische Pause (Ausnahme: untere AV-Knoten-Extrasystole, der häufig eine voll kompensierende Pause folgt).

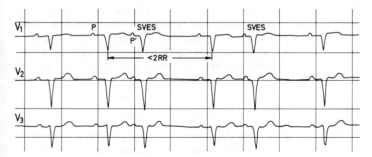

Abb. 263. Vorhof-Extrasystole. Die P-Zacke der Extrasystole ist deformiert und unterscheidet sich deutlich von der P-Zacke (Sinus-P) der Normalschläge.

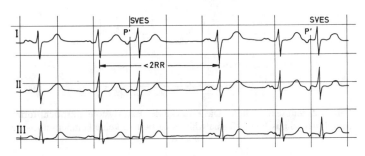

Abb. 264. Obere AV-Extrasystolen mit nicht kompensatorischer Pause. Negatives P dem QRS-Komplex der Extrasystole vorausgehend.

b) Differentialdiagnose (Abb. 265)

Differentialdiagnostisch ist eine supraventrikuläre Extrasystolie abzugrenzen gegen:
α) Supraventrikuläre Parasystolie.
β) His-Purkinje-Extrasystolen.
γ) Echosystolen.

α) Supraventrikuläre Parasystolie (siehe Abb. 261)

Es lassen sich die Kennzeichen der Parasystolie nachweisen. Es findet sich eine Variabilität der Kupplungsintervalle zwischen den Kammeraktionen des Grundrhythmus und den eingestreuten supraventrikulären Extrasystolen (sogenannte gleitende Kupplung). Zwischen den einzelnen Parasystolen bestehen konstant teilbare Intervalle. Die langen Intervalle entsprechen einem einfachen Vielfachen der kürzesten interektopen Intervalle. Es kommt zum gehäuften Auftreten von Vorhoffusionssystolen.

β) His-Purkinje-Extrasystolen

Kurz hinter der Aufteilung des His-Bündels entspringende ventrikuläre Extrasystolen haben einen schmalen, »supraventrikulär« konfigurierten QRS-Komplex. Sie werden deshalb häufig als »supraventrikuläre« Extrasystolen fehlinterpretiert. Folgende Charakteristika weisen auf den ventrikulären Ursprung hin.

EKG (Abb. 266): Bifaszikuläre Blockbilder des Kammerkomplexes in der Kombination: Inkompletter Linksschenkelblock, inkompletter Rechtsschenkelblock und linksanteriorer Hemiblock, inkompletter Rechtsschenkelblock und linksposteriorer Hemiblock. Ein isoliertes Auftreten eines inkompletten Rechtsschenkelblocks fehlt. Die Sinusknotenautomatie wird nicht gestört, es besteht eine kompensatorische Pause.

γ) Echosystolen

EKG (vgl. Abb. 89–91): Das elektrokardiographische Bild eines Kammer- und AV-Echos ist durch einen Kammerdoppelschlag gekennzeichnet, der eine negative P-Zacke einschließt (WHITE: Sandwiching, Vorhofkontraktion zwischen zwei Ventrikelschlägen). Dabei besteht eine umgekehrte Beziehung zwischen der Länge der RP- und PR-Intervalle. Treten gehäuft Echosystolen auf und sind dabei die RP- und PR-Zeiten unterschiedlich, bleibt die Summe dieser wechselnden RP- und PR-Zeiten gleich. Diese Beziehung

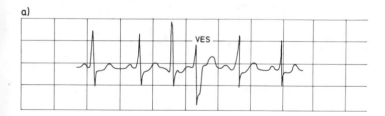

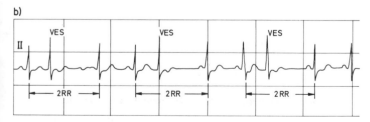

Abb. 266. His-Purkinje-Extrasystolen.
a) interponiert.
b) mit kompensatorischer Pause.

348 II Störungen der Herzschlagfolge

Leitdiagnose

EKG (Schema)

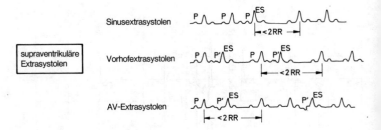

Abb. 265. Differentialdiagnose: Supraventrikuläre Extrasystolen.

G. Differentialdiagnose der Arrhythmien 349

Differentialdiagnose EKG (Schema)

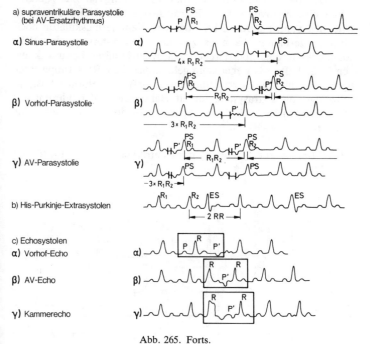

a) supraventrikuläre Parasystolie (bei AV-Ersatzrhythmus)

α) Sinus-Parasystolie

β) Vorhof-Parasystolie

γ) AV-Parasystolie

b) His-Purkinje-Extrasystolen

c) Echosystolen
α) Vorhof-Echo

β) AV-Echo

γ) Kammerecho

Abb. 265. Forts.

stellt ein wichtiges Kriterium für die Feststellung eines Kammerechos dar. Dies ist darauf zurückzuführen, daß die Erregung um so schneller zur Kammer zurückkehrt, je langsamer sie retrograd zum Vorhof geleitet wird (s. S. 132: Echosystolen).

Als Charakteristikum einer supraventrikulären Extrasystole wurde der nicht verbreiterte, schmale QRS-Komplex herausgestellt. Sämtliche supraventrikulären Extrasystolen können aber mit einem verbreiterten, deformierten (ventrikulär) konfigurierten QRS-Komplex einhergehen. Dies ist der Fall:

(a) Bei aberrierender intraventrikulärer Leitung (Abb. 267, 268): Fällt eine supraventrikuläre Extrasystole sehr früh ein, so daß sich Teile des ventrikulären RLS oder der Kammermuskulatur noch refraktär verhalten, kann es zu einer Verbreiterung des QRS-Komplexes infolge aberrierender intraventrikulärer Leitung kommen (s. S. 150). Als Regel kann gelten, daß die QRS-Gruppe einer supraventrikulären Extrasystole um so stärker deformiert ist, je frühzeitiger die Extrasystole einfällt. Bei stärkerer Veränderung der QRS-Gruppen ist auch die ST-Strecke und die T-Zacke sekundär verändert.

(b) Bei vorbestehender intraventrikulärer Leitungsstörung (Abb. 269):

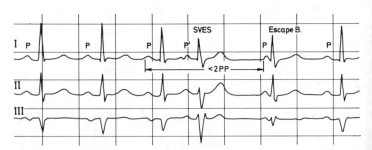

Abb. 267. Supraventrikuläre Extrasystolen mit aberrierender intraventrikulärer Erregungsausbreitung (linksanteriorer Hemiblock, inkompletter Rechtsschenkelblock).
Escape B. = Ersatzschlag.

G. Differentialdiagnose der Arrhythmie 351

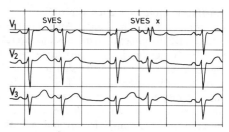

Abb. 268. Supraventrikuläre Extrasystole (×) mit aberrierender intraventrikulärer Erregungsausbreitung (inkompletter RSB).

Gehen den verbreiterten und verformten QRS-Komplexen P-Zacken voraus, ist die Differentialdiagnose gegen eine ventrikuläre Extrasystole leicht. Wenn jedoch bei frühzeitig einfallenden supraventrikulären Extrasystolen mit aberrierender Leitung P-Zacken fehlen oder im QRS-Komplex verborgen sind, ist eine sichere Trennung von Kammerextrasystolen häufig nicht möglich. Sowohl

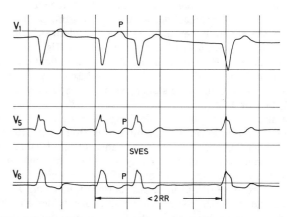

Abb. 269. Supraventrikuläre Extrasystole bei vorbestehender intraventrikulärer Erregungsausbreitungsstörung. Der QRS-Komplex des Normalschlages und der QRS-Komplex der Extrasystole zeigen das Bild eines Linksschenkelblocks.

bei AV-Knoten-Extrasystolen als auch ventrikulären Extrasystolen findet sich eine kompensatorische Pause. Auch mit dem Nachweis eines verbreiterten QRS-Komplexes in mindestens zwei Ableitungen des Extremitäten-EKG, dem nach unten gerichtete P-Zacken folgen, läßt sich häufig nicht entscheiden, ob es sich um eine untere AV-Knoten-Extrasystole mit intraventrikulärer Leitungsstörung oder um eine ventrikuläre Extrasystole mit retrograder Vorhoferregung handelt. Differentialdiagnostisch kann folgende Gesetzmäßigkeit weiterhelfen: Bei unteren AV-Knoten-Extrasystolen mit aberrierender Leitung ist die QP-Dauer meistens kürzer, bei Kammerextrasystolen mit rückläufiger Vorhoferregung genauso lang oder länger wie die PQ-Dauer der Normalschläge.

c) Ventrikuläre Extrasystolen

Das elektrokardiographische Bild der ventrikulären Extrasystolen ist durch eine abnorme Form, Dauer und Amplitude der QRS-Gruppe sowie eine sekundäre Veränderung der T-Zacken gekennzeichnet. Nur bei den hochsitzenden His-Bündel-Extrasystolen (kurz hinter der Bifurkation des His-Bündels entstehend) kann eine Verbreiterung der QRS-Gruppe fehlen. Die Formabweichung von QRS und T ist darauf zurückzuführen, daß die Erregung von einem tertiären Zentrum (innerhalb der Kammern) ausgeht. Die Kammern werden deshalb nicht in der üblichen Weise, sondern auf Umwegen, zum Teil sogar in retrograder Richtung, erregt. Die Eigentümlichkeiten ventrikulärer QRS-Gruppen und T-Zacken sind auf die gleiche Weise zu erklären wie die elektrokardiographischen Bilder, die bei normaler Erregung dann entstehen, wenn ein Schenkel des His-Bündels blockiert ist.

Zusammenfassend gilt, daß die Verbreiterung und konsekutiv damit die abnorme Form des kammerextrasystolischen QRS-Komplexes von der Lage des ektopen Automatiezentrums bestimmt wird. Je höher eine ventrikuläre Extrasystole im ventrikulären RLS entspringt, um so weniger wird die QRS-Gruppe deformiert, desto ähnlicher wird die QRS-Gruppe der normalen und umgekehrt: Je weiter der ektope Fokus von der Herzbasis in der rechten oder linken Kammer liegt, desto breiter wird die QRS-Gruppe der Extrasystole sein.

Weitere Charakteristika ventrikulärer Extrasystolen sind: Bei gehäuft monotopem Auftreten findet sich ein fixes Kupplungsintervall. Die postextrasystolische Pause ist meist voll kompensierend; P fällt entsprechend dem langsamer schlagenden Sinusrhythmus an normaler Stelle ein, d. h., P findet sich vor oder hinter der QRS-Gruppe der Extrasystole (AV-Dissoziation), da die vorzeitige extrasystolische Kammererregung im AV-Knoten blockiert und nicht den Vorhöfen zurückgeleitet wird. Fällt eine Kammerextrasystole zu einem Zeitpunkt ein, zu dem AV-Überleitungssystem und Vorhöfe nicht mehr refraktär sind, kann es zu einer retrograden Vorhoferregung kommen, ohne oder mit Störung der Sinusknotenautomatie. Wird die Sinusknotenautomatie nicht gestört, folgt P mehr oder weniger verspätet der extrasystolischen QRS-Gruppe nach und ist in mindestens zwei Extremitätenableitungen (II, III) nach unten gerichtet. Das Intervall QP entspricht etwa der PQ-Dauer der Normalschläge oder ist länger. Der Abstand zwischen der der extrasystolischen QRS-Gruppe folgende P-Welle und dem P des nachfolgenden Schlages verhält sich wie das PP-Intervall des Grundrhythmus. Die ventrikuläre Extrasystole ist auch dann von einer kompensatorischen Pause gefolgt. Wird die Sinusknotenautomatie durch die retrograde Erregungswelle gestört, ist die ventrikuläre Extrasystole von einer nicht kompensatorischen Pause gefolgt.

Für die Bestimmung des Ursprungsortes einer ventrikulären Extrasystole müssen Extremitäten- und Brustwandableitungen herangezogen werden. Zusätzlich ist die trifaszikuläre Struktur des ventrikulären RLS in Betracht zu ziehen. Nach ihrer Lokalisation im ventrikulären RLS können die ventrikulären Extrasystolen formkritisch wie folgt differenziert werden (vgl. Abb. 31):

a) Rechtsventrikuläre Extrasystole:
   kompletter Linksschenkelblock

b) Linksventrikuläre Extrasystole:
   α) Linksposteriores Automatiezentrum:
      kompletter Rechtsschenkelblock und linksanteriorer Hemiblock.
   β) Linksanteriores Automatiezentrum:
      kompletter Rechtsschenkelblock und linksposteriorer Hemiblock.

c) His-Bündel-Extrasystolen (kurz nach Aufteilung des His-Bündels):
   α) Automatiezentrum hochsitzend im rechten Tawara-Schenkel:
      inkompletter Linksschenkelblock.

β) Automatiezentrum hochsitzend im linksanterioren Faszikel des linken Tawara-Schenkels:
inkompletter Rechtsschenkelblock und linksanteriorer Hemiblock.

γ) Automatiezentrum hochsitzend im linksanterioren Faszikel des linken Tawara-Schenkels:
inkompletter Rechtsschenkelblock und linksposteriorer Hemiblock.

Zusätzlich kann differenziert werden, ob die ventrikulären Extrasystolen mehr apikal oder basal, mehr der Vorderwand oder mehr der Hinterwand zu gelegen sind. Die größte diagnostische Hilfe bieten hierbei die Brustwandableitungen, da die Herzlage (steil- oder quergelagertes Herz) von sich aus die Form der Extrasystolen beeinflußt. Es ergeben sich die gleichen Schwierigkeiten wie bei der Seitenlokalisation eines Schenkelblockes in den Extremitätenableitungen. Grundsätzlich gilt für die Ortsbestimmung der Kammerextrasystolen in den Brustwandableitungen, daß der Ursprungsort jenem Ableitungspunkt am nächsten liegt, von dem aus der früheste negative Ausschlag registriert wird. Die Erregung läuft von der Elektrode weg.

Eine ventrikuläre Extrasystole entspringt basal, wenn in den Brustwandableitungen die QRS-Komplexe in gleicher Richtung wie die der Normalschläge erscheinen, das heißt, vorwiegend negativ in V_1, V_2, positiv in V_5, V_6.

Eine ventrikuläre Extrasystole liegt apikal, wenn in den Brustwandableitungen die QRS-Komplexe ein diskordantes Verhalten zu dem QRS-Komplex der Normalschläge zeigen, das heißt, sie sind in V_1, V_2 vorwiegend positiv, negativ in V_5, V_6.

Liegt das ektope Automatiezentrum an der Hinterwand des Herzens, läuft die extrasystolische Erregungswelle auf die vordere Brustwand zu. Es treten in den Brustwandableitungen mehr oder weniger positive Ausschläge auf.

Durch Bestimmung der größten Negativitätsbewegung in V_1 und/oder V_6 ist es zusätzlich möglich, zu differenzieren, ob die basale oder apikale Extrasystole mehr links oder rechts gelegen ist.

d) Differentialdiagnose (Abb. 270)

Differentialdiagnostisch sind Kammerextrasystolen zu differenzieren von:

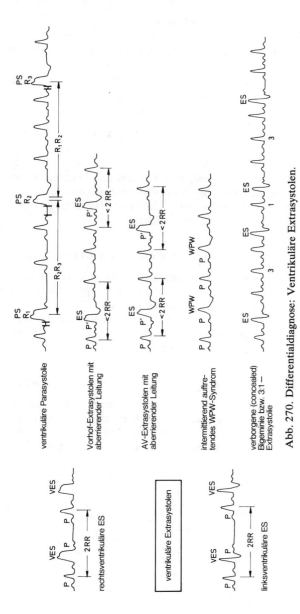

Abb. 270. Differentialdiagnose: Ventrikuläre Extrasystolen.

α) Ventrikuläre Parasystolie.
β) Supraventrikuläre Extrasystolen mit aberrierender Leitung.
γ) AV-Knoten-Extrasystolen mit aberrierender Leitung.
δ) Intermittierend auftretendes WPW-Syndrom.
ε) Verborgene (concealed) Bigeminie bzw. 3:1-Extrasystolie.

α) Ventrikuläre Parasystolie

EKG (Abb. 271): Es lassen sich die Kennzeichen der Parasystolie nachweisen: Variabilität der Intervalle zwischen Normalschlägen und den nachfolgenden ventrikulären Parasystolen (gleitende Kupplung). Zwischen den einzelnen Parasystolen bestehen konstant teilbare Intervalle. Die langen Intervalle entsprechen dem einfachen Vielfachen der kürzesten interektopen Intervalle. Es kommt zum Auftreten von Kammerkombinationssystolen.

β) Supraventrikuläre Extrasystolen mit aberrierender Leitung

Bei supraventrikulären Extrasystolen kann P in der T-Zacke des vorausgehenden Normalschlages verborgen sein. Oft zeigt lediglich eine formkritische Veränderung der T-Welle des Normalschlages, daß sich eine P-Zacke überlagert. Der Nachweis einer nicht kompensatorischen Pause spricht mehr für einen supraventrikulären Reizursprung, wenn er auch nicht beweisend ist.

γ) AV-Knoten-Extrasystolen mit aberrierender Leitung

Ist eine P-Zacke nicht nachweisbar, ist eine Abgrenzung gegen eine Kammerextrasystole nicht möglich; besonders wenn die AV-Extrasystole mit einer kompensatorischen Pause einhergeht. Folgt der extrasystolischen QRS-Gruppe eine negative P-Zacke, so ist die

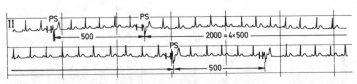

Abb. 271. Ventrikuläre Parasystolie. Gleitendes Kupplungsintervall der Parasystolen; ein- bis mehrfaches Vielfaches der interektopen Intervalle.

QP-Dauer bei der atrioventrikulären Extrasystole meist kürzer als die PQ-Dauer des Grundrhythmus, während sie bei einer Kammerextrasystole mit retrograder Vorhoferregung meist genausolang oder länger ist. Häufig ist eine Entscheidung unmöglich.

δ) Intermittierend auftretendes WPW-Syndrom

Die WPW-Schläge sind an der Antesystolie zu erkennen. Ferner entspricht das Intervall-P-Ende von QRS den Normalschlägen (FRIESE).

ε) Verborgene (»concealed«) Bigeminie bzw. 3:1-Extrasystolie

Bei der verborgenen ventrikulären Bigeminie ist das ektope ventrikuläre Erregungsbildungszentrum durch einen intermittierend auftretenden Austrittsblock umgeben. Wird dieser manifest, übernimmt der Sinusknoten wieder die Führung über das Herz. Eine zu erwartende »Bigeminus«-Extrasystole wird durch einen Normalschlag ersetzt.

EKG (Abb. 272): Es findet sich das Bild einer intermittierenden Bigeminie mit eingestreuten Extrasystolen. Die »Bigeminus«-Extrasystolen und die vereinzelt auftretenden Extrasystolen haben gleiche »ventrikuläre« Konfiguration und ein gleiches fixes Kupplungsintervall. Da bei der »verborgenen« ventrikulären Bigeminie eine zu erwartende Extrasystole mehr oder weniger oft durch einen Sinusschlag ersetzt wird, ergibt sich folgende rechnerische Beziehung: Die Zahl der Sinusschläge zwischen den Extrasystolen ist immer eine ungerade Zahl. Sie ergibt sich aus der Formel: Vielfaches von $2+1$. Die gleichen Überlegungen wie für die »concealed« ventrikuläre Bigeminie gelten für die »concealed« 3:1-Extrasystolie. Hierbei kann die Zahl der Sinusschläge zwischen zwei Extrasystolen sowohl

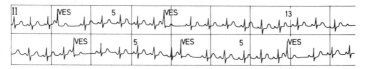

Abb. 272. Verborgene (concealed) Bigeminie. Die Summe der zwischen den Extrasystolen liegenden Normalschlägen ist jeweils eine ungerade Zahl.

358 II. Störungen der Herzschlagfolge

eine gerade als auch eine ungerade Zahl sein. Sie ergibt sich aus der Formel: Vielfaches von 3+2.

Eine verborgene ventrikuläre Bigeminie und/oder verborgene 3:1-Extrasystolie sind als Hinweis auf eine Digitalisintoxikation zu werten. Dies kann durch einen Karotissinusdruckversuch demaskiert werden. Herzglykoside sensibilisieren das Myokard gegen vagale Reflexe. Ein Karotissinusdruck führt zu einer reflektorischen Herzfrequenzabnahme, digitalisbedingte ventrikuläre Extrasystolen treten stärker hervor. Die nach einer Extrasystolie auftretende kompensatorische Pause begünstigt ebenfalls die Entstehung weiterer gekoppelter Extrasystolen. Es kann so für viele Minuten ein Bigeminus auftreten (Bigeminus-Regel, rule of bigeminy).

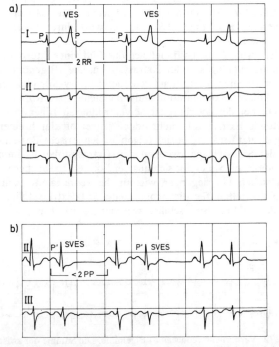

Abb. 273. Ventrikuläre (a) und supraventrikuläre (b) Bigeminie.

G. Differentialdiagnose der Arrhythmie 359

e) Bigeminus

EKG (Abb. 273): Bei einem Bigeminus folgt jedem Normalschlag eine Extrasystole, bei einem Trigeminus schließen sich dem Normalschlag zwei Extrasystolen an.

f) Differentialdiagnose (Abb. 274)

Ein Bigeminus (Trigeminus) muß differentialdiagnostisch von einem sogenannten Pseudobigeminus abgegrenzt werden. Ein bigeminusartiges Bild wird beobachtet bei:
α) SA-Block II. Grades mit konstantem 3:2- (4:3-)Überleitungsverhältnis.
β) AV-Block II. Grades mit konstantem 3:2- (4:3-)Überleitungsverhältnis.
γ) Echosystolen.
δ) Bidirektionale Tachykardie.
ε) Bigeminus durch interponierte Extrasystolen.

α) SA-Block II. Grades mit konstantem 3:2- (4:3-) Überleitungsverhältnis

αα) **SA-Block II. Grades, Mobitz Typ 1 (Wenckebach)**

Ein konstanter SA-Block II. Grades, Typ 1 (Wenckebach) mit konstantem 3:2-Überleitungsverhältnis hat einen Pseudobigeminus zur Folge. Von einem Sinusbigeminus ist er nur dann zu unterscheiden, wenn bei einem langen EKG-Streifen zusätzliche andere Blockierungsgrade auftreten. Die für den SA-Block II. Grades nachweisbare typische regelmäßige Irregularität der P-Wellen erlaubt die Differentialdiagnose (s. S. 166).

ββ) **SA-Block II. Grades, Mobitz Typ 2**

Ein konstanter SA-Block II. Grades, Typ 2 mit konstantem 3:2-Überleitungsverhältnis imponiert ebenfalls als Pseudobigeminus. Da bei dieser Blockform keine Verschiebung innerhalb der Sinusperiode eintritt, kommt es zu einem regelmäßigen Fehlen einer (der dritten) Vorhofaktion. Das PP-Intervall der eintretenden Pause beträgt genau das Doppelte einer Sinusperiode. Die Differentialdiagnose wird erleichtert, wenn bei einem langen EKG-Streifen noch andere Blockierungsgrade nachweisbar sind.

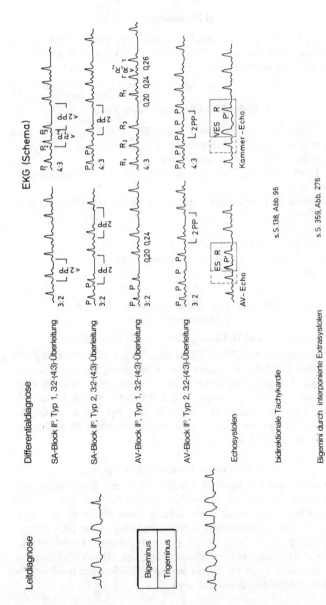

Abb. 274. Differentialdiagnose: Bigeminus, Trigeminus.

β) AV-Block II. Grades mit konstantem 3:2- (4:3-) Überleitungsverhältnis

αα) AV-Block II. Grades, Mobitz Typ 1 (Wenckebach)

Ein AV-Block II. Grades, Typ 1 (Wenckebach) mit konstantem 3:2-Überleitungsverhältnis imponiert als Bigeminus, eine konstante 4:3-Überleitung hat einen Pseudotrigeminus zur Folge. Gegebenenfalls erlaubt, soweit man sie erkennt, die progressive Zunahme der PQ-Zeit bis zum Systolenausfall die Differentialdiagnose zum echten Bigeminus. Bei einem langen EKG-Streifen wird die Differentialdiagnose durch den Nachweis anderer Blockierungsgrade erleichtert.

ββ) AV-Block II. Grades, Mobitz Typ 2

Ein AV-Block II. Grades, Typ 2 mit konstantem 3:2-Überleitungsverhältnis kann ebenfalls als Pseudosinusbigeminus imponie-

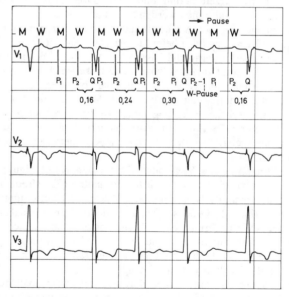

Abb. 275. Trigeminus-Gruppierung der Kammerkomplexe bei 4:3-AV-Doppelblock. 2:1-Mobitz-2-Block, distaler AV-Wenckebach-Block der übergeleiteten Aktionen (Erklärung siehe Abb. 238, 239). W: Wenckebach, M: Mobitz.

ren. Dies ist dann der Fall, wenn die nicht übergeleitete P-Welle sich der vorangehenden T-Welle überlagert (superponiert). Das RR-Intervall der eintretenden Pause beträgt dann genau das Doppelte eines normalen RR-Intervalls. Die Differentialdiagnose wird durch ein Langzeit-EKG mit dem Nachweis anderer Blockierungsgrade erleichtert.

Durch künstliche Änderung des Blockierungsgrades, so durch eine Steigerung des Sympathikotonus (Atropin, körperliche Belastung) oder durch Steigerung des Vagotonus durch einen Karotisdruckversuch läßt sich differenzieren, ob ein Pseudobigeminus auf einen AV-Block II. Grades, Typ 1 und/oder auf einen AV-Block II. Grades, Typ 2 zurückzuführen ist (Abb. 275).

Eine Steigerung der Vorhoffrequenz durch Atropin und/oder körperliche Belastung führt beim Wenckebachschen Block zu einer verbesserten Überleitung (4:3 etc. oder auch 1:1), da das Wenckebachsche Phänomen pathophysiologisch auf einer Verlängerung der relativen Refraktärzeit beruht und diese durch Atropin verkürzt wird. Die Kammeraktionen werden schneller.

Eine Steigerung der Vorhoffrequenz durch Atropin und/oder körperliche Belastung führt beim Mobitz Typ 2 zu einer Verschlechterung der Überleitungsverhältnisse (3:1, 4:1 etc.). Dies ist pathophysiologisch darauf zurückzuführen, daß diese Reizleitungsstörung eine frequenzunabhängige Verlängerung der absoluten Refraktärzeit der Vorhofkammerleitung zugrundeliegt. Wird die durch Atropin und/oder körperliche Belastung induzierte Sinusfrequenzzunahme zu hoch, nimmt die Zahl der Vorhofaktionen zu, die nicht dem Myokard übergeleitet werden können. Die Kammeraktionen werden langsamer.

Eine Steigerung des Vagotonus durch einen Karotissinusdruckversuch führt zu einem umgekehrten Verhalten (Sinusfrequenzabnahme, zusätzlich Verlängerung der AV-Knoten-Überleitungszeit). Beim AV-Block II. Grades, Typ 1 wird die Kammerschlagfolge langsamer (Verlängerung der Überleitungszeit und gleichzeitige Sinusfrequenzabnahme), während beim Typ 2 die Kammerschlagfolge schneller wird, da der Blockierungsgrad hier nur von der Änderung der Vorhoffrequenz abhängt.

Zusätzlich wird es durch einen Karotissinusdruck ermöglicht, eine echte Bigeminie zu demaskieren und somit das Frühstadium einer Digitalisintoxikation aufzudecken. Ein Karotissinusdruck führt zu einer zunehmenden AV-Blockierung mit konsekutiver Abnahme der Kammerfrequenz. Digitalisbedingte Extrasystolen treten gehäuft hervor. Durch die Extrasystolie noch zusätzlich begünstigt, kann über längere Minuten ein Bigeminus auftreten (Bigeminus-Regel).

γ) Echosystolen

EKG (siehe Abb. 89–91, 280, 281): Das elektrokardiographische Bild ist charakterisiert durch einen Doppelschlag, der eine negative P-Zacke einschließt (retrograde Vorhoferregung). Fehlt die negative P-Zacke, kann ein AV- oder Kammerecho bei gehäuftem Auftreten nicht von einem AV- oder ventrikulären Bigeminus unterschieden werden (s. S. 369: Differentialdiagnose: Echosystolen).

δ) Bidirektionale Tachykardie

EKG (siehe Abb. 96): Das elektrokardiographische Bild ist durch folgende Charakteristika gekennzeichnet: Alle Schläge während der Tachykardie zeigen einen kompletten Rechtsschenkelblock. Es finden sich miteinander abwechselnde QRS-Komplexe, die außer in Ableitung aVR und V_1 in allen Ableitungen einander entgegengerichtete Hauptvektoren aufweisen: Es alterniert während der Tachykardie regelmäßig ein Rechtstyp mit einem überdrehten Linkstyp. Die Intervalle zwischen den alternierenden Kammerkomplexen sind meist gleich. Größere Abweichungen kommen nur am Anfang und am Ende einer Tachykardie vor. Die Tachykardie beginnt und endet meist plötzlich, sie liegt in dem für die paroxysmalen Tachykardien typischen Frequenzbereich zwischen 150–220 Schlägen/min. Es handelt sich bei der bidirektionalen Tachykardie um eine seltene Herzrhythmusstörung, sie tritt nur bei schwer geschädigtem Myokard auf. Sie ist als Signum mali ominis zu betrachten. Sie ist fast pathognomonisch für eine Digitalisintoxikation (s. S. 399).

ε) Bigeminus durch interponierte Extrasystolen

Differentialdiagnostisch ist eine bidirektionale Tachykardie von einem Bigeminus, bedingt durch interponierte Extrasystolen, abzugrenzen.

EKG (Abb. 276): Ein Bigeminus mit interponierten Extrasystolen führt zu einer Tachykardie, deren Frequenz der doppelten Sinusfrequenz entspricht. Es findet sich ein langsamer Sinusgrundrhythmus, zwischen den sich eine ventrikuläre Extrasystole einschiebt. Der

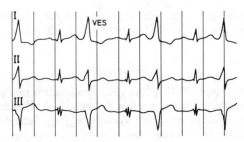

Abb. 276. Interponierte ventrikuläre Extrasystolen in Bigeminusgruppierung.

Grundrhythmus wird nicht gestört, was zu einer Verdoppelung der Herzfrequenz führt. Der postextrasystolische Schlag zeigt meist ein verlängertes PQ-Intervall.

3. Ersatzsystolen

Ersatzsystolen sind durch ihren verspäteten Einfall zum Grundrhythmus gekennzeichnet. Der Abstand einer Ersatzsystole zum vorausgehenden Normalschlag ist also verlängert. Ersatzsystolen stammen meist aus dem AV-Knoten (a), seltener aus dem Kammermyokard (b).

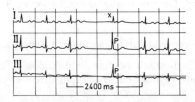

Abb. 277. AV-Knoten-Ersatzsystole (×). Nach dem dritten QRS-Komplex Sinusknotenstillstand von 2400 msec. Überbrückung dieser Asystolie durch eine AV-Ersatzsystole. Negatives P, dem nicht verbreiterten QRS-Komplex nachfolgend in Ableitung II, III.

G. Differentialdiagnose der Arrhythmie 365

a) AV-Ersatzsystolen

EKG (Abb. 277): Die Formcharakteristika entsprechen den AV-Extrasystolen (s. S. 45: Ektope Vorhofrhythmen).

b) Ventrikuläre Ersatzsystolen

EKG (Abb. 278): Die Formcharakteristika entsprechen den ventrikulären Extrasystolen (s. S. 87: Ventrikuläre Extrasystolen).

Entsprechend ihrem Entstehungsmechanismus als »passive« Heterotopie läßt sich bei den Ersatzsystolen noch zusätzlich eine Störung der Reizbildung und Erregungsleitung nachweisen. Dementsprechend werden bei folgenden Rhythmusstörungen Ersatzsystolen gehäuft beobachtet:

In den bradykarden Phasen einer Sinusarrhythmie, bei einem Sinusarrest, SA-Block, Sinusbradykardie, AV-Block II. Grades, nach der kompensatorischen Pause einer Extrasystole oder nach einer blockierten supraventrikulären Extrasystole. Dabei wird eine länger andauernde Asystolie oder ein gegenüber der Norm verlängertes diastolisches Intervall durch eine Ersatzsystole überbrückt oder abgeschlossen. Das gleiche gilt für die häufig kurzfristig auftretenden Asystolien (präautomatische Pause) nach spontaner oder therapeutischer Terminierung einer supraventrikulären oder ventrikulären Tachykardie, beim Übergang eines inkompletten in einen kompletten AV-Block.

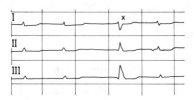

Abb. 278. Ventrikuläre Ersatzsystole (×). Nach dem zweiten QRS-Komplex Sinusknotenstillstand von 1600 msec. Überbrückung dieser Asystolie durch eine ventrikuläre Ersatzsystole.

c) Differentialdiagnose (Abb. 279)

Differentialdiagnostisch sind Ersatzsystolen abzugrenzen von:
α) Extrasystolen.
β) Parasystolie.
γ) Echosystolen.

α) Extrasystolen

Diese fallen als »aktive Heterotopie« meist vorzeitig (frühdiastolisch) zum bestehenden Grundrhythmus ein. Die Schlagfolge wird meist gestört. Bei gehäuft monotopem Auftreten besteht ein fixes Kupplungsintervall, die postextrasystolische Pause ist kompensierend (ventrikuläre Extrasystolen) oder nicht kompensierend (supraventrikuläre Extrasystolen). Spätdiastolisch einfallende »Extraschläge« sind als Ersatzsystolen zu interpretieren, wenn sich zusätzlich eine Erregungsbildungs- oder Erregungsleitungsstörung nachweisen läßt. Eine Parasystolie ist immer auszuschließen.

β) Parasystolie

Es lassen sich die Kennzeichen der supraventrikulären oder ventrikulären Parasystolie nachweisen: gleitende Kupplung, regelmäßige interektope Intervalle, gehäuftes Auftreten von atrialen oder ventrikulären Kombinationssystolen.

γ) Echosystolen

Ersatzsystolen und Ersatzrhythmen, insbesonders solche, die vom unteren AV-Knoten ausgehen, prädisponieren zum zusätzlichen Auftreten von AV-Umkehrsystolen: Zwei Kammerkomplexe schließen eine negative P-Zacke ein. PR- und RP-Intervall stehen in umgekehrter Beziehung zueinander. Je länger die RP-Zeit (retograde AV-Blockierung) desto kürzer ist die PR-Zeit (s. S. 132: Echosystolen) (s. Abb. 89–91, 280, 281).

4. Echosystolen

Die häufigste Form der Echosystolen wird von einem AV-Automatiezentrum (AV-Echo s. S. 134) oder von einem tertiären Automatiezentrum (Kammerecho, s. S. 132) ausgelöst. (Das seltene Vorhofecho, s. S. 135, sei hier unberücksichtigt.)

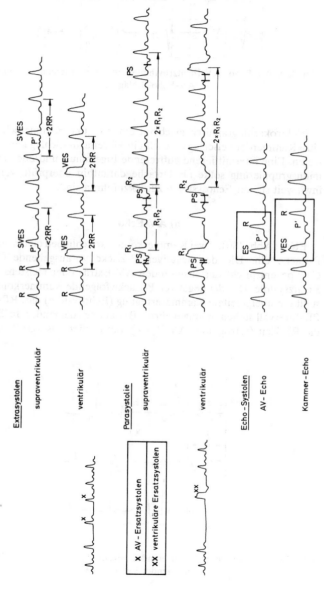

Abb. 279. Differentialdiagnose: Ersatzsystolen.

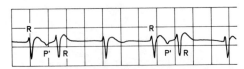

Abb. 280. AV-Echo. AV-Ersatzrhythmus mit intermittierend auftretenden AV-Echo-Schlägen.

Elektrokardiographisch erscheint ein AV- und Kammerecho als ein »Kammerdoppelschlag«. Auch ein »Dreifach«-Schlag kann auftreten. Eine intermittierend auftretende Bigeminus- und/oder Trigeminusgruppierung sollte als Ursache daraufhin überprüft werden, inwieweit sie auf Echosystolen zurückzuführen sind.

a) AV-Echo

EKG (Abb. 280): Zwei Kammerkomplexe schließen eine negative P-Zacke ein. Die der negativen P-Zacke vorausgehende QRS-Gruppe entspricht der auslösenden AV-Extra- oder meistens AV-Ersatzsystole. Der der negativen P-Zacke folgende Kammerkomplex stellt die übergeleitete Kammererregung (Echosystole) dar. RP- und PR-Intervall stehen in umgekehrter Beziehung zueinander. Je länger die RP-Zeit (retrograder AV-Block), desto kürzer ist die PR-Zeit.

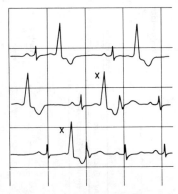

Abb. 281. Intermittierend auftretendes »Kammer-Echo«. (×) VES mit nachfolgender Echosystole.

Sind bei gehäuftem Auftreten von AV-Echosystolen die RP- und PR-Intervalle unterschiedlich, ist trotzdem ihre Summe gleich. Läßt sich diese Gesetzmäßigkeit nachweisen, so ist dies bei einer Trigeminus- oder Bigeminusgruppierung von Kammerschlägen ein beweisender Hinweis auf einen Umkehrmechanismus. Eine Bigeminusgruppierung der Echosystolen tritt auf, wenn die auslösende Erregung eine AV-Ersatzsystole ist, eine Trigeminus-Gruppierung, wenn die AV-Umkehrsystole auf eine AV-Extrasystole zurückzuführen ist. Meist findet sich eine Bigeminus-Gruppierung.

b) Kammerecho

EKG (Abb. 281): Zwei Kammerkomplexe schließen eine negative P-Zacke ein. Der der negativen P-Zacke vorausgehende Kammerkomplex entspricht der auslösenden ventrikulären Extra- oder Ersatzsystole (Ortsbestimmung: s. S. 85: Extrasystolen). Es gelten die gleichen Gesetzmäßigkeiten zwischen RP- und PR-Intervall wie bei einem »AV-Echo«. Meist wird ein Kammerecho von einer ventrikulären Extrasystole ausgelöst. Dann ist RP um so länger, je früher die auslösende Kammererregung (1. Schlag) auf die vorausgehende normale Kammererregung folgt. Es entsteht ein Dreierrhythmus (Trigeminus-Gruppierung): 1. Schlag: Normalschlag, 2. Schlag: Kammerextrasystole, 3. Schlag: Echosystole. 2. Schlag und 3. Schlag (Echosystole) schließen die negative P-Zacke ein. Dem 1. Schlag (Normalschlag) geht eine positive P-Zacke voraus.

c) Differentialdiagnose (Abb. 282)

Differentialdiagnostisch ist bei der Diagnose »Echosystole« zu beachten:
a) Das typische elektrokardiographische Bild eines Kammerdoppelschlages, der eine negative P-Zacke einschließt (sandwiching), kann fehlen, nämlich dann, wenn die retrograde Erregungsleitung des auslösenden Schlages nur bis zu einem Punkt an der AV-Vorhofgrenze gelangt, an der die Umkehr erfolgt, ohne daß die Vorhöfe retrograd erregt werden. Es entfallen die Gesetzmäßigkeiten zwischen RP- und PR-Intervall der ansonsten vorhandenen negativen P-Zacke zum Doppelschlag. In solchen Fällen ist es häufig unmöglich, eine Echosystole von einer festgekoppelten AV- oder ventrikulären Extrasystole, bzw. bei häufigem Auftreten von einem Bigeminus bzw. Trigeminus zu unterscheiden. Für

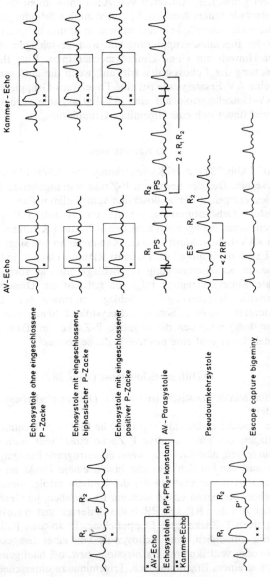

Abb. 282. Differentialdiagnose: Echosystolen.

eine Echosystole kann sprechen, wenn Rhythmusstörungen nachweisbar sind, die zu einem Umkehrmechanismus prädisponieren: erhöhter Vaguseinfluß, Digitalisintoxikation (s. S. 127).

b) Die vom Doppelschlag eingeschlossene P-Zacke kann teils positiv, teils negativ sein (Vorhofkombinationssystole), wenn Sinuserregung und zurückgeleitete Erregung sich die Aktivierung der Vorhöfe teilen.

c) Die vom Doppelschlag eingeschlossene Erregung kann auch positiv sein, dann nämlich, wenn der Sinusrhythmus so eintrifft, daß er allein die Vorhöfe erregt, aber ein AV- oder Kammerecho nicht mehr verhindern kann. In diesen Fällen muß eine inkomplette AV-Dissoziation differentialdiagnostisch in Betracht gezogen werden.

d) Eine AV-Parasystolie, die zu Doppelschlägen führt, kann als solche gegenüber einem Echo abgegrenzt werden, wenn auf einem längeren Kurvenstück der Parasystoliecharakter der Rhythmusstörung nachweisbar wird.

e) Pseudoumkehrsystole (Abb. 282): Diese kommt dadurch zustande, daß eine »obere« AV-Extrasystole mit starker Verzögerung zu den Kammern geleitet wird, so daß eine negative P-Zacke von einem Doppelschlag eingeschlossen wird. Der ersten Kammererregung (Normalschlag) geht allerdings im Gegensatz zu einer echten Echosystole eine positive P-Zacke voraus.

f) Escape capture bigeminy (Abb. 283).

Eine Pseudoumkehrsystole kann auch dadurch hervorgerufen werden, daß die normale Sinusaktion einer AV-Ersatzsystole in so kurzem Abstand folgt, daß eine retrograde Vorhoferregung durch den AV-Knoten-Ersatzschlag nicht mehr möglich ist. Es ist dann keine negative sondern eine positive P-Welle zwischen den beiden Kammerkomplexen eingeschlossen. Differentialdiagno-

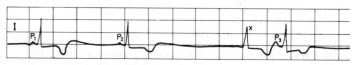

Abb. 283. Escape capture bigeminy: (Pseudoechosystole). Intermittierend auftretender SA-Block II. Grades, Mobitz Typ 2, 2:1-Überleitung. Die entstehende Pause wird durch eine spät einfallende Ersatzsystole (×) überbrückt, die dem normalen Sinusschlag vorausgeht.

stisch zu Echosystolen mit positivem »sandwiching« lassen sich keine Beziehungen von RP- und PR-Intervallen herstellen. Diese Art von Pseudoumkehrsystolen wird gut durch die englische Bezeichnung: »escape capture bigeminy« beschrieben.

Anhang
1. Das Morgagni-Adams-Stokes-Syndrom

Ein akutes Absinken des Herzzeitvolumens (als Folge einer Herzfrequenzänderung), das eine zerebrale Minderdurchblutung bedingt, führt zum Morgagni-Adams-Stokes-Syndrom. Das klinische Bild hängt ab von der Anfallsdauer, die von wenigen Sekunden bis zu einigen Minuten reichen kann (s. Abb. 284).

Bei kurzer Anfallsdauer kommt es zu Absence- und Schwindelzuständen.

Bei länger dauerndem Anfall tritt eine Ohnmacht mit Blässe und späterer Zyanose ein. Epileptiforme Krämpfe können auftreten. Der Tod erfolgt durch Lähmung des Atemzentrums.

Ursache des Morgagni-Adams-Stokes-Syndroms sind eintretende Rhythmusstörungen des Herzens, die eine Bradykardie oder Tachykardie auslösen. Bei beiden Formen wird die kritische Herzfrequenz nach unten oder oben überschritten. Folgende Formen sind zu unterscheiden:
a) Die hypodyname Form mit extremer Bradykardie oder Asystolie (Lähmungsform).
b) Die hyperdyname Form mit extremer Tachykardie (Reizungsform).
c) Die Mischform mit asystolischen und tachykarden Phasen.

Die Sicherung der Diagnose muß durch das EKG erfolgen. Das Morgagni-Adams-Stokes-Syndrom hat eine ernste Prognose. Jeder Anfall gefährdet das Leben des Patienten.

a) Hypodyname Form

Im **EKG** lassen sich folgende Störungen erfassen (Abb. 285):
1. Oligosystolie, d.h. extrem bradykarder Ersatzrhythmus der Kammern bei totalem AV-Block (Kammerrhythmus um 20/min).
2. Totale Asystolie, d.h. Stillstand des gesamten Herzens infolge Sinusstillstands, sinuatrialen Blocks III. Grades mit sehr langer

G. Differentialdiagnose der Arrhythmie – Anhang 373

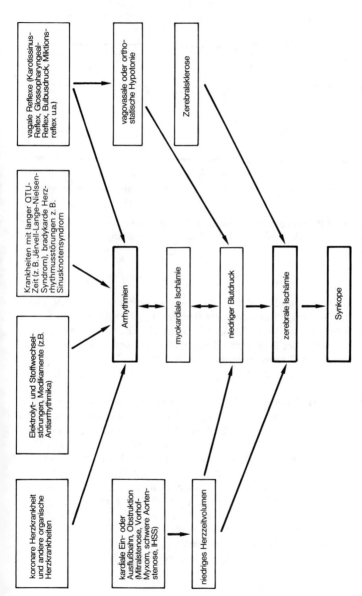

Abb. 284. Pathophysiologie des Morgagni-Adams-Stokes-Syndroms.

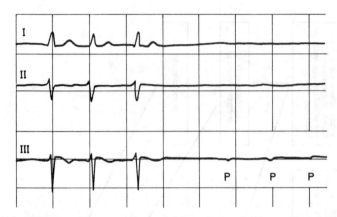

Abb. 285. Hypodynames Morgagni-Adams-Stokes-Syndrom. Kompletter AV-Block ohne Einspringen eines Ersatzrhythmus.

präautomatischer Pause, die zum verspäteten Einsetzen eines atrioventrikulären oder ventrikulären Ersatzrhythmus führt.
3. Ventrikuläre Asystolie bei AV-Block II. oder III. Grades, die zum Stillstand der Kammern führt, ebenfalls mit verspätet einspringender sekundärer oder tertiärer Automatie.
4. Ausfallende Kammerautomatie bei totalem AV-Block (Block im Block).
5. Vorhofstillstand. Ein Vorhofstillstand ist in sehr seltenen Fällen und ausschließlich bei schweren Herzerkrankungen die Ursache eines Morgagni-Adams-Stokes-Syndroms (EKG: fehlendes P). So wird bei Infarktkranken eine tödliche Arrhythmieform mit Vorhofstillstand beobachtet, dem ein typischer Ablauf im Wechsel des Schrittmachers vorausgeht. Er wandert vom Sinusknoten über den Vorhof in den oberen und dann in den unteren Teil des AV-Knotens, bis schließlich ein unregelmäßiger Kammereigenrhythmus auftritt. Klinisch tritt meistens der Tod während des unteren Knotenrhythmus auf (unterer Knotentod). Auch auf elektrischem Wege gelingt keine Wiederbelebung.

Vorkommen: Das Morgagni-Adams-Stokes-Syndrom tritt ein, wenn ein sekundäres oder tertiäres Ersatzschrittmacherzentrum nicht rechtzeitig einspringt.

G. Differentialdiagnose der Arrhythmie – Anhang 375

Als auslösende Ursachen sind zu nennen: Herzinfarkt, Koronarinsuffizienz, degenerative und entzündliche Herzmuskelerkrankungen, thermische Reize.

Therapie: Siehe Seite 371.

b) Hyperdyname Form

Im **EKG** sind folgende Störungen faßbar (Abb. 286):
1. Sehr hochfrequente supraventrikuläre und ventrikuläre Tachykardien.
2. Vorhofflattern mit 1:1-Überleitung.
3. Vorhofflimmern mit hoher Kammerfrequenz.
4. Gehäuftes Auftreten und dichte Folge von Extrasystolen (sog. Salven und Ketten).
5. Kammertachykardie, Kammerflattern und Kammerflimmern (Abb. 287).

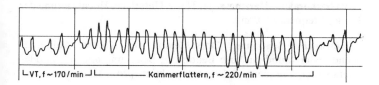

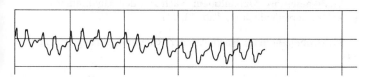

Abb. 286. Hyperdynames Morgagni-Adams-Stokes-Syndrom (Ventrikuläre, extrasystolische Tachykardie in kurzfristiges Kammerflattern übergehend). Typische »Haarnadel«-Form der Flatterwellen. 36jähriger Patient mit koronarer Herzkrankheit und Vorderwandaneurysma (Registrierung mittels Langzeit-EKG).
VT = Ventrikuläre Tachykardie.

Vorkommen: Bei organischen Herzerkrankungen (degenerativ und entzündlich), Herzinfarkt, bei Elektrotrauma.

c) Mischform

Im **EKG** überlagern sich asystolische und tachysystolische Phasen. Die Kombination eines AV-Blockes mit der Extrasystolie en salve ist das typische Beispiel.
Vorkommen: Siehe hypodyname Form.

d) Therapie

α) Allgemeinmaßnahmen

Leitsymptome sind: Pulslosigkeit (Karotispuls beachten!), Bewußtlosigkeit, Schnappatmung bis Atemstillstand, weite Pupillen, blaß-zyanotisches Aussehen.

Genaue Diagnose nur durch das EKG möglich.

Es empfiehlt sich ein systematisches therapeutisches Vorgehen.

Extrathorakale Herzmassage: Harte Unterlage, Hochlagerung der Beine, Frequenz: 60/min.

Künstliche Beatmung: Dorsalflexion des Kopfes, Mund-zu-Mund- oder Mund-zu-Nase-Beatmung, Beatmung mit Maske oder Atembeutel, Frequenz: 1 Beatmungsaktion pro 4 Herzmassageaktionen.

Medikamentöse Maßnahmen: Nach Art der Rhythmusstörungen (EKG) unterschiedlich (s. Tab. 13, 14).

Elektrobehandlung: Nach Art der Rhythmusstörung (s. Tab. 13, 14).

β) Therapie der hypodynamen Form

Das Mittel der Wahl ist Orciprenalin (Alupent). Es kann intrakardial (0,5 mg), intravenös und intraglossal appliziert werden (Dosierung s. Tab. 13).

G. Differentialdiagnose der Arrhythmie – Anhang

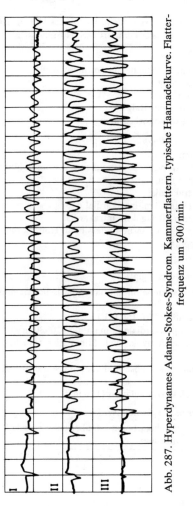

Abb. 287. Hyperdynames Adams-Stokes-Syndrom. Kammerflattern, typische Haarnadelkurve. Flatterfrequenz um 300/min.

378 II. Störungen der Herzschlagfolge

Tab. 13. Therapie der bradysystolischen Form des Morgagni-Adams-Stokes-Syndroms (modifiziert nach NUSSER/TRIEB).

A. Allgemeinmaßnahmen

1. Externe Herzmassage (manuell oder maschinell)
2. Künstliche Beatmung
   Mund-zu-Mund (Nase)
   Maske mit Beutel oder Balg
   Intubation mit Respiratorbeatmung

B. Medikamentöse Therapie

Alupent i.v. 0,5 mg
Alupent i.v. Dauertropf: 5–20 Ampullen à 0,5 mg in 500 ml Basislösung anfangs 1–2 ml pro min
Alupent 1 mg intrakardial
Kalziumchlorid 1%ig 10 ml intrakardial oder
Calcium gluconicum 10%ig 4 ml intrakardial
Ultracorten H 75 mg i.v. (insbesonders beim Hinterwandinfarkt)
Atropin 0,5–1 mg i.v.
Itrop 0,5–1 mg i.v.

C. Elektrotherapie (vorrangig!)

Temporäre Elektrostimulation mit monophasischen Stromstößen 50–60 pro min
a) Externe Stimulation (70–150 mV)
b) Transthorakale, perikardiale Stimulation (10–30 mV)
c) Transthorakale, endomyokardiale Stimulation (Portheine Elektrode) 10–15 mV
d) Transthorakale, endovenöse Stimulation (Notbesteck Emergency) 1–6 mV
e) Transvenöse Elektrostimulation (1–6 mV)

D. Ausgleich der metabolischen Azidose

100–200 mval Natriumbikarbonat i.v. über eine zentrale Vene oder intrakardial (sog. blinde Pufferung)

Zusätzlich sollten Corticosteroide verabreicht werden (z.B. 60 mg Prednison i.v.).

Weiteres therapeutisches Vorgehen s. Tab. 13.

γ) Therapie der hyperdynamen Form (Tab. 14)

Medikamentöse und elektrische Maßnahmen siehe Tab. 14.

Tab. 14. Therapie des Kreislaufstillstandes infolge Kammerflimmern und Kammerflattern. (Tachysystolische Form des M.A.S.-Syndroms).

A. Allgemeinmaßnahmen

1. Externe Herzmassage (manuell oder maschinell)
2. Künstliche Beatmung
   Mund-zu-Mund (Nase)
   Atemmaske mit Beutel oder Balg
   Intubation mit Respiratorbeatmung

B. Defibrillation (vorrangig)

200–400 Wsec, ggf. Elektroschocks mit steigender Intensität, sog. Seriendefibrillation

C. Medikamentöse Therapie

1. Zur Verbesserung des Effektes der elektrischen Defibrillation
   1 mg Alupent intrakardial
2. Unterstützende Maßnahmen und Rezidivprophylaxe
   Dociton 5–10 mg i.v.
   Visken 10 mg i.v.
   Xylocain 200–500 mg intrakardial bzw. 1–2 kg pro kg Körpergewicht i.v.
   Gilurytmal initial 50–100 mg i.v. oder 50 mg intrakardial
   Isoptin initial 5–10 mg i.v.
   Kaliumchlorid 2–10 mval intrakardial

D. Ausgleich der metabolischen Azidose

100–200 mval Natriumbikarbonat i.v. oder intrakardial (sog. blinde Pufferung)

2. Das Sinusknotensyndrom

Von LOWN (1965) wurde zum ersten Mal der Ausdruck »sick-sinus-syndrome« als Beschreibung einer mangelhaften Bildung und/oder Fortleitung von Sinusimpulsen nach Elektrokardioversion tachykarder Vorhofarrhythmien verwendet. Synonyma für den Begriff »sick-sinus-syndrome« sind z.B.: »lacky-sinus-syndrome«, Syndrom des kranken Sinusknotens (Tab. 15). FERRER hat 1968 die verschiedenen Störungen der sinuatrialen Funktion und ihre unterschiedlichen Erscheinungsformen als einheitliches Krankheitsbild unter dem Begriff »sick-sinus-syndrome« zusammengefaßt:

1. Persistierende schwere und anderweitig nicht zu erklärende Sinusbradykardie, die oft das früheste Zeichen dieser Krankheit darstellt.

Tab. 15. Nomenklatur Sinusknotensyndrom.

Sick-sinus-Syndrom (LOWN, 1965)
Lazy-sinus-Syndrom (GINKS, SHAW, ERAUT, 1970, 1971)
Sluggish sinus node syndrome (ROSEN, 1970)
Maladie du sinus (BOUVRAIN, 1967)
Maladie d'auriculaire (BOUVRAIN, 1967)
Sinusknoten-Syndrom (BLÖMER, WIRTZFELD, 1975)
Syndrom des kranken Sinusknoten (BLEIFELD, 1974)
Bradykardie-Tachykardie-Syndrom (BIRCHFELD, 1957)

2. Aussetzen der Sinustätigkeit für kürzere oder für längere Zeit (Sinusrest, Sinusstillstand) mit Ersatz des Sinusrhythmus durch einen heterotopen Vorhof- oder Knotenrhythmus.
3. Lange Perioden von Sinusstillstand ohne Auftreten eines Ersatzautomatiezentrums mit dem Ergebnis eines totalen Herzstillstandes.
4. Chronisches Vorhofflimmern als Folge eines permanenten Sinusstillstandes oder wiederholte Episoden von paroxysmalen Vorhofflimmern infolge eines intermittierenden Sinusstillstandes.
5. Eine inadäquate Sinustätigkeit nach Kardioversion von Vorhofflimmern.
6. Sinuatriale Blockierungen, die nicht durch medikamentöse Therapie ausgelöst sind.
7. Bedingt zum Sinusknotensyndrom zu rechnen: hypersensitives Karotissinussyndrom.

Der Sinusknoten bestimmt normalerweise als primärer Schrittmacher die Eigenfrequenz des Herzens. Dazu müssen folgende Gegebenheiten wirksam werden:
1. Die Sinusknotenautomatie muß erhalten sein.
2. Die Sinusimpulse müssen aus dem Sinusknoten austreten und sich in das Arbeitsmyokard fortleiten können.
3. Die Arbeitsmuskulatur muß auf diese Reize mit einer Kontraktion reagieren können.

Der Sinusknoten ist in den Blutdruckregelkreis als entscheidendes Stellglied eingebaut. Überwiegend wird seine Entladefrequenz durch vegetative Einflüsse variiert. Während parasympathische Stimuli zu einer Frequenzsenkung führen, bewirken adrenerge Stimuli eine Frequenzsteigerung. Dabei reagiert der Sinusknoten schneller auf vagale Einflüsse. Bekannt ist in diesem Zusammenhang die Bradykardie bei plötzlicher Druckerhöhung in der Aorta und umgekehrt die reflektorische Tachykardie bei Blutdruckabfall, so beim Orthostasesyndrom. Weiterhin wird die Sinusknotenautomatie durch mechanische und teilweise durch thermische Einwirkungen moduliert. Eine mechanische Dehnung des rechten Vorhofs oder des Sinusknotens kann eine Sinustachykardie hervorrufen. Auch wird diskutiert, daß die rhythmische Bewegung der zentral gelegenen Sinusknotenarterie bei der Impulssteuerung eine Rolle spielt. Als erster größerer abgehender Ast der rechten Koronararterie wird der Sinusknotenarterie sehr zeitig der Beginn der Herzkontraktion mitgeteilt. Es ist denkbar, daß sie im Sinne eines Feedback-Mechanismus die automatische Reizbildung im Sinusknoten beeinflussen kann. Erkrankungen, die zu einer Zerstörung der Wand oder Obliteration der Sinusknotenarterie führen, beeinträchtigen die Impulsbildung und Impulsweiterleitung (z.B. frischer Herzhinterwandinfarkt, Herzsklerose). Die automatische Impulsbildung im Sinusknoten ist somit primär autonom, kann jedoch durch nervale mechanische sowie einige weitere Einflüsse moduliert werden (Abb. 288).

a) Klinisches Bild

Die klinische Symptomatik des Sinusknotensyndroms wird durch die mangelhafte HZV-Steigerung bei Belastung und/oder den kritischen HZV-Abfall, insbesonders nachts, bestimmt. Zerebrale Erscheinungen stehen deshalb häufig im Vordergrund. Es werden Symptome wie Müdigkeit, Schwindel, Kopfschmerzen bis zur plötzlich auftretenden Synkope beobachtet. Am häufigsten werden Adams-Stokes-Anfälle beim Bradykardie-Tachykardie-Syndrom beobachtet. Sie werden nach Beendigung eines tachyarrhythmischen Anfalls durch die überlange präautomatische Pause bis zum Einsetzen der Sinustätigkeit oder eines Ersatzautomatiezentrums hervorgerufen. Gegenüber den zerebralen Symptomen treten die übrigen Beschwerden eher in den Hintergrund. Eine allgemeine Leistungsminderung findet sich häufig. Bei Patienten mit ausgeprägter Bradykardieneigung treten nicht selten zusätzlich zu der zerebralen Symptomatik Herzinsuffizienz und Angina pectoris auf.

b) Vorkommen

Das Sinusknotensyndrom ist eine chronische, in den meisten Fällen progredient verlaufende Erkrankung. Vagotonie oder Medikamente (Digitalis, Kalium, Chinidin, Nikotin, betablockierende Substanzen) führen nur zu einer vorübergehenden Beeinflussung der Sinusknotenfunktion und gehören nicht zum Begriff des Sinusknotensyndroms. Das gleiche gilt für die im akuten Stadium eines Herzinfarktes nicht selten auftretende Störung der Sinusknotenfunktion.

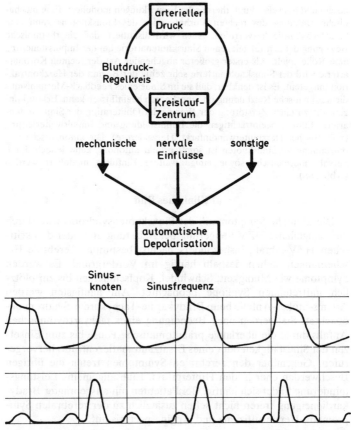

Abb. 288. Schematische Darstellung der Einflüsse, die die Sinusknotenautomatie beeinflussen können. Die Impulsbildung im Sinusknoten ist primär autonom, kann aber vorwiegend durch nervale Einflüsse über das Kreislaufzentrum, daneben durch mechanische und sonstige, zum Beispiel thermische Einwirkungen variiert werden. Diese modulierenden Einflüsse verlieren ihre Wirkung, wenn die Sinusknotenautomatie erlischt (mod. nach BLEIFELD 1974).

Häufigste Ursachen für das Sinusknotensyndrom sind: koronare Herzerkrankung, Zustand nach Myokarditis (rheumatisches Fieber, Diphtherie, Chagas-Myokardiopathie). Auch eine primär degenerative Erkrankung des Sinusknotens, entsprechend dem »idiopathischen Herzblock«, wird diskutiert. In seltenen Fällen kann es familiär auftreten, so beim Jervell-Lange-Nielsen-Syndrom. Häufig bleibt bei vielen Patienten die genaue Ursache eines Sinusknotensyndroms unklar.

c) Ätiologie und Pathogenese

Die grundlegende Störung beim Sinusknotensyndrom ist kein funktioneller, sondern ein pathologisch-anatomischer Defekt, der zu einer Unterdrückung der automatischen Reizbildung im Sinusknoten führt. Mit Progression der Erkrankung nimmt die Zahl der Schrittmacherzellen ab. Solange noch einzelne Schrittmacherzellen in Funktion sind, können modulierende Einflüsse wirksam werden. So kann z.B. die Reizschwelle durch Schwankungen des Vagotonus verändert werden. Hierfür spricht die Verkürzung der sog. Sinusknotenerholungszeit durch Atropin. Bei Fortschreiten der Sinusknotenschädigung versiegt schließlich die automatische Sinusknotenfunktion. Im gleichen Sinne ist die Wirkung von Verapamil (Isoptin) auf den gesunden oder kranken Sinusknoten zu interpretieren.

Bei gesunden Sinusknoten führt Verapamil nur zu einer mäßiggradigen Depression der Sinusknotenautomatie. Demgegenüber ist die Sinusknotenerholungszeit als Maß der Impulsbereitschaft des Sinusknotens um so stärker eingeschränkt, je mehr der Sinusknoten erkrankt ist.

Das gemeinsame Vorkommen bradykarder und tachykarder supraventrikulärer Rhythmusstörungen bei demselben Patienten läßt vermuten, daß die verschiedenen Formen des Sinusknotensyndroms pathophysiologisch Beziehungen untereinander haben (Abb. 289). Dabei sind 2 pathogenetische Wege denkbar. Der erstere geht von einer Schädigung des Sinusknotens aus. Diese Schädigung führt zu einer Depression der Sinusknotenautomatie mit resultierender Sinusbradykardie, Sinusstillstand oder sinuatrialem Block. Die Sinusbradykardie ist Grundlage ektopischer supraventrikulärer Extrasystolen wie auch eines sich relativ leicht entwickelnden Reentry-Mechanismus, so daß sich Phasen von supraventrikulären Tachykardien, wie Vorhofflimmern, Vorhofflattern mit Phasen von bradykarden Rhythmusstörungen, wie Sinusbradykardie, sinuatrialer Block, supraventrikuläre Ersatzrhythmen abwechseln (Abb. 290). Es ent-

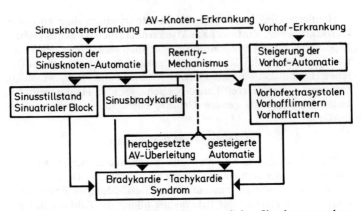

Abb. 289. Pathophysiologische Beziehungen beim Sinusknotensyndrom (mod. nach KAPLAN).

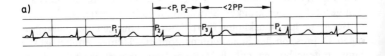

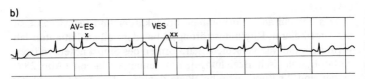

Abb. 290. Sinusknotensyndrom. 68jährige Patientin, mit »unregelmäßigen« Puls; intermittierend Schwindel.
a) Sinuatrialer Block II. Grades, Mobitz Typ 1 (Wenckebachsche Periodik) (Langzeit-EKG). Es zeigt sich eine zunehmende Verkürzung des PP-Abstandes bis zu einem Vorhofausfall. Die auftretende Pause ist kleiner als 2 PP-Intervalle.
b) Oberer AV-Extrasystole mit nicht kompensatorischer Pause; 1 ventrikuläre Extrasystole mit kompensatorischer Pause. Merke: Ventrikuläre Rhythmusstörungen gehören nicht zum Bild des Sinusknotensyndroms. XX VES = ventrikuläre Extrasystole. X AV-ES = atrio-ventrikuläre Extrasystole.

steht ein Bradykardie-Tachykardie-Syndrom. Ein anderer pathogenetischer Weg geht von einer Vorhoferkrankung aus. Die Vorhoferkrankung führt zu einer Aktivierung frequenter ektopischer Schrittmacher, die sich elektrokardiographisch als Vorhofextrasystolie bzw. Vorhofflimmern und Vorhofflattern manifestieren. Diese frequenten ektopischen Schrittmacher unterdrücken die Sinusknotenautomatie, so daß es bei plötzlichem Sistieren zur Bradykardie oder zum Sinusstillstand kommt. Voraussetzung dafür ist eine Sinusknotenerkrankung, da normalerweise der gesunde Sinusknoten schnell wieder anspringt.

d) Verlauf und Prognose

Die Erkrankung beginnt nicht selten mit einer Sinusbradykardie, begleitet mit supraventrikulären Extrasystolen. In 5–10 Jahren (teilweise bis 30 Jahren) kommt es langsam zu einem Erlöschen der Sinusfunktion mit Einspringung eines langsameren Ersatzrhythmus aus dem AV-Knotenbereich. Auch geht nicht selten die Sinusbradykardie in ein chronisches Vorhofflimmern über. Die Prognose der Erkrankung selbst kann unterschiedlich sein, sie wird dann insbesondere ernst, wenn zur Sinusknotenerkrankung noch eine AV-Knotenerkrankung hinzutritt. Es kommt dann nicht selten zu einem Versagen des Ersatzrhythmus mit kritisch langer präautomatischer Pause mit plötzlich auftretendem schweren Morgagni-Adams-Stokes-Syndrom (Abb. 291).

a)

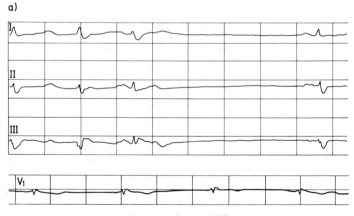

Abb. 291 a. (Vgl. S. 387).

b)

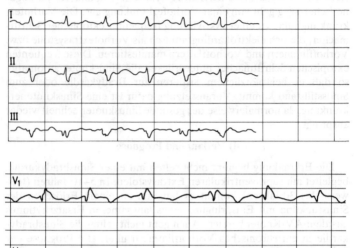

Abb. 291 b. (Vgl. S. 387).

e) Diagnostisches Vorgehen

Zur Diagnostik werden verschiedene Methoden eingesetzt, wobei nichtinvasive und invasive Verfahren unterschieden werden (Tab. 16).

Wird die Diagnose durch die nichtinvasiven Untersuchungsmethoden gesichert, kann auf die invasiven Untersuchungsmethoden verzichtet werden.

Zu 1.: **EKG:** Die Mehrzahl der Patienten mit einem Sinusknotensyndrom kann im Ruhe-EKG an auftretenden supraventrikulären Rhythmusstörungen erkannt werden. Zeigen sich bei einem Patienten mit synkopalen Episoden in der Vorgeschichte, im Ruhe-EKG eine persistierende Sinusbradykardie, ein Sinusstillstand oder SA-Block mit oder ohne Ersatzrhythmus, ein chronisches Vorhofflim-

c)

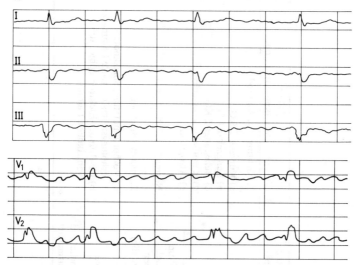

Abb. 291 c.

Abb. 291. Sinusknotensyndrom. 63jährige Patientin mit zusätzlicher Hypertonie. Bradykarde und tachykarde Herzrhythmusstörungen. Natürliche Entwicklung eines Sinusknotensyndroms.

a) 1967: Sinusbradykardie, Frequenz 45/min. In den Extremitätenableitungen Sinusarrhythmie, 2:1-SA-Block. Intraatriale Leitungsstörung (P 0,12 sec). Zusätzlich: Bifaszikulärer Block in der Kombination: Rechtsschenkelblock und linksanteriorer Hemiblock.

b) 1971: Vorhoftachykardie, Vorhoffrequenz 320/min mit inkonstanter AV-Überleitung auf die Ventrikel, dadurch bedingte arrhythmische Kammertätigkeit. Kammerfrequenz um 120/min (Vorhoftachykardie mit 2:1-, 3:1-AV-Überleitung). Rechtsschenkelblock und linksanteriorer Hemiblock unverändert.

c) 1974: Vorhofflattern, Flatterfrequenz 380/min mit inkonstanter AV-Überleitung auf die Ventrikel, dadurch bedingte arrhythmische Kammertätigkeit, Kammerfrequenz zwischen 85/min und 54/min.

Tab. 16.

Rhythmusstörungen Sinusknotensyndrom	Sinusknoten-Syndrom	Diagnostik Sinusknotensyndrom

Ausschließlich supraventrikuläre Rhythmusstörungen
 	
1. Persistierende schwere Sinusbradykardie.
2. Sinusstillstand od. sinuatrialer Block mit oder ohne Ersatzrhythmen.
3. Bradykardie-Tachykardie-Syndrom.
4. Unstabiler Sinusrhythmus nach Elektroreduktion von Vorhofflimmern oder -flattern.
5. Häufig zusätzliche AV-Überleitungsstörungen (binodal disease).
6. Chronisches Vorhofflimmern, häufig mit langsamer Kammerfrequenz.
7. Das hypersensitive Karotissinussyndrom (bedingt).
8. Supraventrikuläre Extrasystolen.
	Leitsymptom
	Schwindel
	Synkopen
	(M.A.S. Anfälle)
	
	▼
	Therapie
	
	Permanenter Vorhof- oder Ventrikelschrittmacher
		1. Nichtinvasive Methoden:
		
		  a) Kurzzeit-EKG
		  b) Langzeit-EKG
		  c) Belastungs-EKG
		  d) Karotisdruckversuch
		  e) Atropintest
		
		Normal Pathologisch
		        ↓
		2. Invasive Methoden:
		
		  a) Vorhofstimulation, Sinusknotenerholungszeit, sinuatriale Leitungszeit.
		  b) His-Bündel-Elektrographie, atrioventrikuläre Leitung.

mern mit Bradykardie (nicht digitalisbedingt), so liegt mit großer Wahrscheinlichkeit ein Sinusknotensyndrom vor.

Zu 2.: **Langzeit-EKG** (Bandspeicher): Das Langzeit-Elektrokardiogramm ist für die Diagnose eines Sinusknotensyndroms als wichtigster Parameter für die Beurteilung des Schweregrades der Erkrankung und des therapeutischen Vorgehens anzusehen. Die Langzeit-Elektrokardiographie ermöglicht es, die für das Sinusknotensyndrom besonders typischen Herzrhythmusstörungen zu erfassen. So gelingt es, die für das Sinusknotensyndrom typischen tachyarrhythmischen Störungen im Wechsel mit bradykarden Phasen bei längerer EKG-Registrierung zu erfassen. Auch können nicht selten EKG-Korrelate eines Adams-Stokes-Syndroms, beim Sinusknotensyndrom vorwiegend nach plötzlicher Beendigung einer tachykarden Rhythmusstörung auftretend, auf dem Bandspeicher registriert werden. Dabei ist es wichtig, vor allem auf die präautomatische Pause zu achten. Die bei Persistieren einer Tachykardie zu beobachtende präautomatische Pause entspricht der wahren Sinusknotenerholungszeit, da sie die für den Patienten spontan zutreffende Verhältnisse wiedergibt. Bei der Bandspeicherregistrierung ist zu beachten, daß Herzrhythmusstörungen beim Sinusknotensyndrom häufiger nachts beobachtet werden (Abb. 292, 293).

Zu 3.: **Belastungs-EKG:** Das Belastungs-EKG ist eine wichtige differentialdiagnostische Hilfe zum Erkennen eines Sinusknotensyndroms. Im Gegensatz zu den vagal bedingten Sinusbradykardien, z.B. beim Sportler, die eine adäquate Zunahme der Herzfrequenz entsprechend der Belastungsstufe zeigen, bleibt der Frequenzanstieg bei Belastung beim Sinusknotensyndrom hinter dem der entsprechenden Altersgruppe deutlich zurück. Dabei werden Frequenzen von 80–90/min nur selten überschritten.

Zu 4.: **Atropin-Test:** Die gestörte Sinusknotenfunktion kann in vielen Fällen durch einen inadäquaten Frequenzanstieg auf Atropin nachgewiesen werden. Normalerweise findet sich nach Gabe von 0,5–2,0 mg i.v. ein Frequenzanstieg um durchschnittlich 64% des Ausgangswertes, wobei eine Maximalfrequenz von über 100 Schlägen/min erreicht wird. Ein Frequenzanstieg von weniger als 25% des Ausgangswertes wird als Ausdruck einer gestörten Sinusknotenfunktion angesehen. Manchmal kann man auch beobachten, daß es bei einer gestörten Sinusknotenfunktion unter Atropin zu einem paradoxen Pulsfrequenzabfall kommt. Dies ist dann der Fall, wenn dem Sinusknotensyndrom ein SA-Block zugrunde liegt. Durch die Atropingabe wird die vorliegende SA-Blockierung weiter verstärkt (z.B.

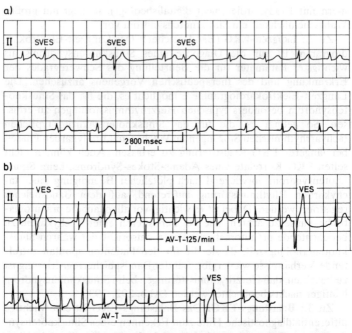

Abb. 292. Sinusknotensyndrom. 63jähriger Patient mit Schwindel, tachykardem und bradykardem Herzschlag (Langzeit-EKG).
a) Sinusrhythmus, Frequenz 58/min. Rechts: 2. Schlag: Supraventrikuläre Extrasystole zeitgerecht einfallend; 4. Schlag: Vorzeitig einfallende supraventrikuläre Extrasystolen mit aberrierender intraventrikulärer Erregungsausbreitung; 6. Schlag: Supraventrikuläre Extrasystole mit aberrierender intraventrikulärer Erregungsausbreitung. Die drei Extrasystolen sind als Zeichen ihres supraventrikulären Ursprungs von einer nicht kompensatorischen Pause gefolgt. Intermittierend auftretender Sinusknotenstillstand (SA-Block III. Grades). Spontane SKEZ 2800 msec.
b) Auftreten einer paroxysmalen »AV-Knoten«-Tachykardie, Frequenz 125/min. Nach Beendigung der Tachykardie nach 1350 msec Wiedereinsetzen des Sinusrhythmus (spontane Sinusknotenerholungszeit). + = ventrikuläre Extrasystolen; SKEZ = Sinusknotenerholungszeit; AV-T = AV-Knoten-Tachykardie.

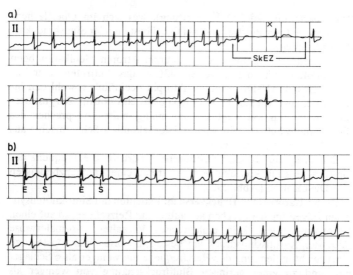

Abb. 293. Sinusknotensyndrom. 56jährige Patientin mit anfallsweisem Herzjagen sowie bradykarden Herzrhythmusstörungen. 1 Synkope (Langzeit-EKG).
a) Tachykardie – Bradykardie-Syndrom. Übergang einer Tachyarrhythmia absoluta infolge Vorhofflimmern (grobe Flimmerwellen). Frequenz 110–130/min in normofrequentem Sinusrhythmus, Frequenz 72/min. Spontane Sinusknotenerholungszeit 2.200 msec. Einfall einer AV-Ersatzsystole (×).
b) Sog. Escape capture bigeminy mit Übergang in tachykardes Vorhofflimmern.
Links (b): Escape capture bigeminy: Es finden sich 2 Rhythmen, einmal ein Sinusrhythmus mit einer Frequenz von 38/min, zum anderen ein AV-Rhythmus mit der gleichen Frequenz von 38/min. Die normale Sinusfrequenz (siehe Streifen a) beträgt 72/min. Es ist also zu einem 2:1-SA-Block mit Halbierung der Sinusfrequenz auf 38/min gekommen (2 × 38 ungefähr 72/min). Ein Escape-Rhythmus springt ein mit etwa gleicher Frequenz, so daß jedem Sinusschlag ein Ersatzschlag vorausgeht. Kennzeichen dieser seltenen Rhythmusstörung ist ein Doppelschlag mit eingeschlossener positiver P-Welle (AV-Ersatzschlag-P-Welle Normalschlag – QRS-Komplex-Normalschlag). Beachte: Sinusbradykardien mit einer Frequenz kleiner als 40/min weisen ursächlich auf einen sinuatrialen Block als Ursache eines Sinusknoten-Syndroms hin. Cave bei der Behandlung mit Atropin. SkEZ = Sinusknotenerholungszeit; E = Escape-(AV)-Rhythmus; S = Sinusschlag.

2:1-Überleitung zu 3:1-Überleitung), was sich im Oberflächen-EKG als weiterer Pulsfrequenzabfall bei bestehender Sinusbradykardie widerspiegelt.

Ein weiteres Phänomen, das sich unter Atropin-Medikation beim Sinusknotensyndrom nachweisen läßt, ist das Auftreten einer isorhythmischen AV-Dissoziation. Atropin beeinflußt sowohl den Sinusknoten als auch den AV-Knoten positiv chronotrop. Bei gestörter Sinusknotenfunktion zeigt sich ein mangelhaftes Ansprechen des Sinusknotens auf Atropin, während der sekundäre Schrittmacher aus dem AV-Knoten aktiviert wird.

Die Frequenz dieser Schrittmacher übertrifft die Frequenz des Sinusknotens mit konsekutivem Auftreten einer frequenzbedingten AV-Dissoziation (Abb. 292).

Zu 5.: **Karotissinus-Druckversuch:** Patienten mit Sinusknotensyndrom zeigen im Ansprechen auf autonome Reizreflexe, so auf einen Karotissinusdruck, kein einheitliches Verhalten. Normalerweise führt der Karotissinusdruck am besten in Form einer Massage zu einer leichten Senkung der Herzfrequenz um weniger als 6 Schläge/min und zu einer geringen Blutdrucksenkung von weniger als 10 mmHg. Beim Sinusknotensyndrom finden sich nicht selten Frequenzsenkungen um fast die Hälfte des Ausgangswertes. Differentialdiagnostisch ist dann das hypersensitive Karotissinussyndrom abzugrenzen. Das hypersensitive Karotissinussyndrom ist nur mit Vorbehalt dem Sinusknotensyndrom zuzuordnen, da hier die Störung in einer Erkrankung des Karotissinus (aneurysmatische Dilatation des Glomus caroticus) zu suchen ist. Eine strenge Trennung ist nicht immer möglich. Es wird diskutiert, daß bei manchen Fällen von Sinusknotensyndrom ein gesteigertes Ansprechen des Sinusknotens auf Vagusreize (Acetylcholin) vorliegt (sog. kardiale depressorische Form des Karotissinussyndroms). Wahrscheinlich sind solche Patienten mit Karotissinus-Synkopen primär dem Sinusknotensyndrom zuzuordnen, bei denen kein Lokalbefund im Bereich des Karotissinus nachweisbar ist.

Zu 8.: **Vorhofstimulation mit Bestimmung der Sinusknotenerholungszeit:** Der Sinusknoten zeigt, ebenso wie andere Automatiezentren, das Phänomen der Overdrive suppression, d. h. eine Herabsetzung der Automatie durch rasche Stimulation. Die Vorhofstimulation wird durch Elektrostimulation des rechten Vorhofs in Nähe des Sinusknotens mit Stimulationsfrequenzen zwischen 80 und 180/min von mindestens 30 sec Dauer durchgeführt. Die Zeit zwischen der letzten durch die Stimulation ausgelösten P-Zacke bis zur ersten nach

Beendigung der Stimulation spontan auftretenden P-Zacke wird als Sinusknotenerholungszeit bezeichnet. Die Sinusknotenerholungszeit ist bei Normalpersonen unabhängig von der Stimulationsfrequenz. Dagegen nimmt bei Patienten mit Sinusknotendysfunktion die Sinusknotenerholungszeit bei höheren Stimulationsfrequenzen wieder ab. Diese Abnahme der Sinusknotenerholungszeit wird als Folge einer retrograden Blockierung der Erregung auf dem Weg in den Sinusknoten (reaktiver Eintrittsblock) interpretiert. Auch wird diskutiert, daß die Verkürzung der Sinusknotenerholungszeit bei höheren Stimulationsfrequenzen auf eine vermehrte reaktive sympathische Innervation infolge des Blutdruckabfalles während der Stimulation zurückzuführen ist. Man sollte deshalb die Sinusknotenerholungszeit bei einer Stimulationsfrequenz von 100, 130 und 160/min mit jeweiliger zweiminütiger Pause durchführen. Die Sinusknotenerholungszeit beträgt normalerweise maximal 1050 msec, Werte über 1400 msec weisen auf eine Störung der Sinusknotenfunktion hin (Abb. 294). Mit der Vorhofstimulation und gleichzeitiger Aufzeichnung des His-Bündel-Elektrogramms ist es möglich, zusätzlich atrioventrikuläre Reizleitungsstörungen zu erfassen (siehe Abb. 295).

f) Therapie

Das Sinusknotensyndrom stellt meist eine gutartige Erkrankung dar. Häufig verläuft es über lange Zeit ohne gravierende Symptome. In dieser Zeit kann eine sorgfältige elektrokardiographische und klinische Kontrolle die Diagnose ermöglichen. Eine Therapie ist nur notwendig, wenn ein Sinusknotensyndrom mit klinischen Symptomen, wie Schwindelanfällen, Bewußtseinsstörungen, ggf. bis zu synkopalen Anfällen, einhergeht.

Die medikamentöse Therapie ist oft schwierig und unbefriedigend. Bei akuter Sinusbradykardie können Atropin, 1–2 mg i. v. oder Alupent, 1–2 mg/min per infusionem versucht werden. Die Alupent-Medikation bringt jedoch die Gefahr eines therapeutischen Dilemmas: die Induzierung einer supraventrikulären Tachykardie oder eines Vorhofflimmerns. Die Behandlung chronischer Bradykardien ist entsprechend und mit dem gleichen Dilemma behaftet.

Die tachyarrhythmischen Phasen des Sinusknotensyndroms können mit Digitalis, Chinidin, betablockierenden Substanzen Ajmalin etc. behandelt werden. Hier besteht jedoch die Gefahr der Induzierung von Bradyarrhythmien.

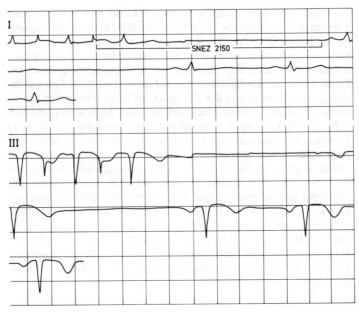

Abb. 294. Sinusknotensyndrom. 53jährige Patientin mit Sinusbradykardie, Schwindel.
Hochfrequente Vorhofstimulation mit Bestimmung der Sinusknotenerholungszeit (SNEZ). Stimulationsfrequenz 160/min über 1 min. SNEZ 2150 msec. Nach Einspringen des Sinusknotens kommt es zu einer Pause, die dem doppelten des normalen RR-Intervalles entspricht (2:1-SA-Block). Danach kommt es relativ langsam zu einem Anstieg der Sinusfrequenz (sog. Warming-up-Phänomen, typisch für Sinusknotensyndrom).

Meist ist eine Schrittmachertherapie bei vorwiegend tachykarden Phasen in Kombination mit einer medikamentösen Behandlung nicht zu umgehen. Dadurch kann einerseits die Gefahr einer bedrohlichen Bradyarrhythmie bzw. Asystolie erfolgreich gebannt werden, andererseits können die tachyarrhythmischen Phasen optimal medikamentös behandelt werden. Bei der Schrittmachertherapie ist vom hämodynamischen Gesichtspunkt der Vorhofstimulationselektrode, soweit keine AV- oder ventrikulären Reizleitungsstörungen vorliegen, gegenüber einer ventrikulären Stimulationssonde der Vorzug zu geben (Erhaltung des atriosystolischen Kammerbeitrags zur Ventri-

G. Differentialdiagnose der Arrhythmie – Anhang

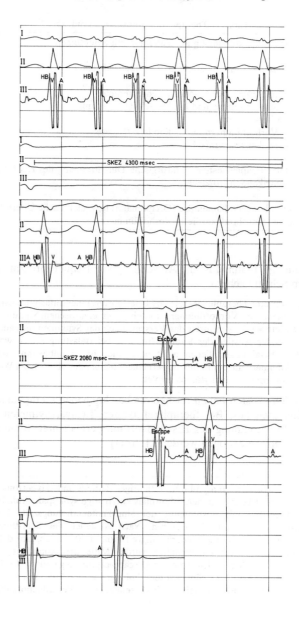

Tab. 17. Therapie des Sinusknotensyndroms

1. — Behandlungsbedürftig nur Patienten mit Symptomen

2. — Medikamentöse Therapie meist unbefriedigend.

3. — Therapie der Wahl: Schrittmachertherapie.
   a) Sinusrhythmus und intakte AV-Überleitung:
   Vorhof-Schrittmacher.
   b) Vorhofflimmern und »Binodal«-Disease:
   Ventrikel-Schrittmacher.

4. — Bei Therapieresistenz: Chirurgische Durchtrennung des His-Bündels, Ventrikel-Schrittmacher.

5. — Obsolet: Medikamentöse (Orciprenalin) bzw. elektrische Überführung einer Sinusbradykardie in Vorhofflimmern.

kelfüllung). Optimal ist die Anwendung von frequenzprogrammierbaren Schrittmachern.

Ein weiterer Therapieansatz ist die Überführung einer Sinusbradykardie in ein permanentes Vorhofflimmern mittels eines elektrischen Stimulus. Mit dieser Methode ist vereinzelt das Verschwinden der Synkopen und auch ein ausreichender Anstieg der Kammerfrequenz bei Belastung erzielt worden. Größere Erfahrungen liegen nicht vor. Auch ist es unbekannt, ob das Vorhofflimmern auf Jahre hinaus permanent bleibt oder ob doch ein Wechsel zu bradykardem Sinusrhythmus erfolgt.

In den meisten Fällen reichen die beschriebenen therapeutischen Maßnahmen aus. Bei therapierefraktären Tachyarrhythmien muß eine Durchtrennung des His-Bündels mit permanenter Stimulation der Kammern erwogen werden (Tab. 17).

◀ Abb. 295. Sinusknotensyndrom. 62jähriger Patient mit Hypertonie und koronarer Herzkrankheit. Mehrmals kurzfristige synkopale Anfälle.
His-Bündel-EG mit Bestimmung der Sinusknotenerholungszeit. Stimulationsfrequenz 160/min über 1 min. Nach Abstellen des Schrittmachers Auftreten einer Sinusknotenerholungzeit von 4.300 msec, so daß der Schrittmacher erneut eingeschaltet wurde (Mitte der Abbildung). Nach erneutem Abstellen Auftreten einer »Escape-capture-bigeminy«, Erklärung siehe Abb. 293. Sinusknotenerholungszeit jetzt 2080 msec.
A = Vorhofpotential; HB = His-Potential; V = Ventrikelpotential.

3. EKG-Veränderungen durch Digitalisglykoside

Digitalisglykoside, Strophanthin und Digitaloide führen zu einer gegensinnigen Verlagerung der ST-Strecke zur QRS-Gruppe. Die gesenkte ST-Strecke geht in eine abgeflachte T-Zacke über, der eine kleine U-Welle nachfolgt. Weitere Kennzeichen eines »Digitalis-EKG« sind: Verkürzungen der QT-Dauer, Bradykardie (negativ-chronotrope Digitaliswirkung), Verlängerung der PQ-Zeit (negativ dromotrope Digitaliswirkung).

Beim »Digitalis-EKG« mischen sich somit die elektrokardiographischen Zeichen einer Hypokaliämie (Senkung von ST mit abgeflachtem T und nachfolgender U-Welle), einer Hyperkalziämie (QT-Zeit-Verkürzung) und einer Vagotonie (Sinusbradykardie, PQ-Zeit-Verlängerung). Diese elektrokardiographischen Veränderungen werden durch die Wirkungsweise der Digitalisglykoside an der Herzmuskelzellmembran verständlich:
Digitalisglykoside führen zu einer Hemmung des aktiven diastolischen Rücktransportes von Kalium in die Zelle (Hemmung der Ionenpumpen, Hemmung der sogenannten Membran-ATPase). Die Medikation von Digitalis führt somit zu einem iatrogenen intrazellulären Kaliumverlust der Herzmuskelzellen (Hypokaliämiebild des Digitalis-EKG). Über den gleichen Mechanismus wird der Natriumeinstrom gebremst mit konsekutiver Abnahme des intrazellulären Kalium-Natrium-Quotienten. Dies bedingt einen vermehrten Influx von Kalziumionen sowie eine vermehrte Freisetzung von Kalziumionen aus intrazellulären Vesikeln. Die so erhöhte intrazelluläre Kalziumionenkonzentration führt zu einer Aktivierung der Myofibrillen-ATPase, woraus der Zusammenschluß der kontraktilen Elemente der Herzmuskelzellen resultiert (positiv inotrope Digitaliswirkung). Elektrokardiographisches Korrelat dieser sogenannten elektromechanischen Kupplung ist die QT-Dauer-Verkürzung (Hyperkalzämiebild des Digitalis-EKG). Die negativ chronotrope und die negativ dromotrope Digitaliswirkung wird in einer direkten Vaguserregung gesehen. Digitalisglykoside führen zu einer Vergrößerung des Ruhemembranpotentials und zu einer Verzögerung der langsamen diastolischen Depolarisation supraventrikulärer Automatiezentren.

Neben dieser negativ chronotropen, negativ dromotropen und positiv inotropen Wirkung haben Digitalisglykoside auch einen Einfluß auf die Automatiebereitschaft vorwiegend des ventrikulären RLS und auf die Erregbarkeit des Herzmuskels. Dabei gilt prinzipiell der Satz, daß durch Digitalisglykoside sowohl alle Arrhythmieformen beseitigt als auch hervorgerufen werden können. Bindeglied für dieses paradoxe Verhalten sind die Kaliumionen. Digitalis wirkt dann antiarrhythmisch, so beim gesunden Herzen, wenn kein Kaliummangel besteht. Bei einem kranken Herzmuskel, der an Kalium verarmt ist (Herzinsuffizienz) oder zu einer Kaliumverarmung führt (Altersherz, Hyperthyreose, ischämische Herzkrankheit) neigt Digitalis in relativ niedriger Dosierung zur Hervorrufung von Arrhythmien. Dieser arrhythmogene Digitaliseffekt wird dann noch gesteigert, wenn zu dem durch Transmineralisationsvorgänge hervorgerufenen intrazellulären Kaliummangel noch ein extrazelluläres Kaliumdefizit (renale Verluste, gastroentistinale Verluste) hinzutritt. Damit stehen die für die Repolarisationsvorgänge notwendigen Kaliumionen nicht mehr in genügender Menge zur Verfügung. Das Konzentrationsgefälle der Kaliumionen in Richtung auf die Zelle wird so klein, daß die Voraussetzung für die notwendig werdende nachfolgende Kontraktion der Herzkammer (Systole) fehlt. Gibt man in einer solchen Phase Digitalis, kommt es zu einem verhängnisvollen Circulus vitiosus: Die intrazelluläre Kaliumverarmung wird noch weiter verstärkt. Es kommt zu einer Störung der Herzfunktion, zur lebensbedrohlichen Digitalisintoxikation.

Der dargelegte Wirkungsmechanismus der Digitalisglykoside macht die folgenden Gegebenheiten leicht verständlich:
Die Neigung, auf Digitalisglykoside mit EKG-Veränderungen zu reagieren, ist unterschiedlich. Bei einem muskelgesunden Herzen bedarf es verhältnismäßig großer Dosen, bei einem geschädigten Herzen sind Digitalisveränderungen schon bei kleinen Dosen nachweisbar. Eine gesteigerte Digitalisempfindlichkeit liegt bei einer Hypokaliämie, bei dem Altersherz, bei der Hyperthyreose vor.

Digitalisveränderungen lassen sich in die Digitalisimprägnation und die Zeichen der Digitalisintoxikation unterscheiden.

Digitalisimprägnation (Tab. 18): In den Ableitungen I, II, aVL, V$_5$ und V$_6$ sind die ST-Strecken mulden- oder grabenförmig gesenkt, die T-Welle ist abgeflacht oder präterminal negativ. Es folgt meist eine kleine betonte U-Welle. Die ST-Senkung beginnt bereits am Übergang vom QRS-Komplex zum ST-Abschnitt. Die relative QT-Dauer ist verkürzt. Die muldenförmige ST-Streckensenkung mit Abflachung oder biphasischem T ist für die Digitalisimprägnation charakteristisch aber nicht beweisend. Sie kann auch bei anderen Erkrankungen, die zu einer Repolarisationsstörung führen, beobachtet werden. Einen Hinweis auf eine digitalisbedingte Störung der Erregungsrückbildung ergibt das Verhalten der Brustwandableitungen. Während bei der Linksschädigung Senkungen der ST-Strecke vorwiegend in V$_4$–V$_6$ auftreten, beginnt die muldenförmige ST-Streckensenkung nach Digitalismedikation bereits in den Brustwandableitungen V$_2$–V$_3$, also bereits in den Brustwandableitungen, in denen die Kammeranfangsschwankungen nach unten gerichtet sind. Als ausgeprägte Digitalisimprägnation ist das zusätzliche Auftreten eines AV-Blocks I. Grades zu werten (Abb. 296).

Digitalisintoxikation (Tab. 18): Nach größeren Digitalisdosen kann von Patient zu Patient verschieden eine Rhythmusstörung

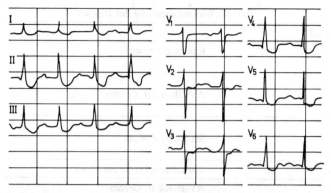

Abb. 296. Ausgeprägte Digitalisveränderung (Digitalisimprägnation). Deutlich girlandenförmiger Verlauf der gesenkten ST-Strecke in allen Ableitungen. AV-Block I. Grades.

auftreten, die als Digitalisintoxikation bezeichnet wird. In Anlehnung an KRUPP lassen sich die toxischen Digitaliswirkungen auf den Herzrhythmus wie folgt unterteilen:
1. Die leichte Intoxikation: Bradykardie, vereinzelt auftretende ventrikuläre Extrasystolen.
2. Mäßige Intoxikation: Auftreten gekoppelter Extrasystolen im Sinne des Bigeminus, Trigeminus.
3. Schwere Intoxikation: Auftreten von Rhythmusstörungen jeglicher Art: Knotentachykardie, AV-Dissoziation, Vorhoftachykardie mit Block, bidirektionale Tachykardie, Vorhofflimmern, Vorhofflattern, VA- oder AV-Blockierungen der verschiedensten Schweregrade.
4. Extreme Intoxikation: Auftreten von Kammertachykardien oder Kammerflimmern.

Die Zeichen der Digitalisimprägnation im EKG sind kein entscheidender Grund für den Abbruch der Digitalistherapie, weisen aber auf das Erreichen des toxischen Bereichs hin. Beim Auftreten des AV-Blocks I. Grades sind regelmäßige EKG-Kontrollen erforderlich. Ventrikuläre Extrasystolen mahnen zur Vorsicht.

Bei mäßiger, schwerer oder extremer Intoxikation ist die Digitalistherapie sofort zu unterbrechen. Immer gilt es zu prüfen, ob die Digitalismedikation oder die Grundkrankheit für die aufgetretenen Rhythmusstörungen verantwortlich ist.

Tab. 18. Wirkungsbereiche des Digoxin.

ng/ml		
6,3		Kammerflimmern
5,7		AV-Block III. Grades
4,8		Sinoatrialer Block
4,7		Vorhoftachykardie mit Block
4,5		AV-Block II. Grades
3,9		Bradykardes Vorhofflimmern
3,6		Bigeminus, Knotenrhythmus
3,4		AV-Block I. Grades
3,3		Supraventrikuläre Tachykardie, ES
3,0		Ventr. ES, Sinusbradykardie
2,9		Muldenförmige ST-Strecke
2,8	Übergang zum toxischen Bereich	(Linksschenkelblock)
2,3		
1,5	Oberer Wirkungsbereich	
1,3	Optimaler Wirkungsbereich	
0,9		
	Latenter Wirkbereich	

Digitalisglykoside können Kammerendteilveränderungen sowohl verdeutlichen als auch maskieren. So kann es bei den Zeichen der Linksschädigung im EKG durch Digitalis zu einer Zunahme der ST-Senkungen in den Extremitätenableitungen I, II, aVL und den präkordialen Ableitungen V_5 und V_6 kommen. Man spricht von einem sogenannten Halbseiteneffekt (WINTERITZ). Andererseits können die Zeichen einer frischen Perikarditis (Hebung der ST-Strecke) nach größeren Digitalisdosen verschwinden.

Zusammenfassend läßt sich sagen, daß eine zuverlässige Beurteilung eines EKG ohne Kenntnis einer Digitalisgabe nicht möglich ist.

Therapie: Bei Zeichen einer Digitalisintoxikation Digitalisdosis überprüfen (Serumdigoxinspiegelbestimmung); wenn ja, sofortiges Einleiten von Maßnahmen gegen Digitalisintoxikation (Tab. 19):

Tab. 19.

A. Maßnahmen gegen Digitalisintoxikation
  1. Sofortiges Absetzen des Glykosids.
  2. Atropinum sulfuricum 2–3 × 0,5 mg um den Vaguseffekt zu blockieren.
  3. Kaliumcitrat: 3–7 g = 80–100 mval per os, z. B. Kalinor-Acid-Brausetabl. 3–4 × 1,6 g, ggfs. Tropfinfusion i.v., 40 mval Kaliumchlorid in 4–8 Stunden (nicht bei AV-Block 3°).
  4. Na$_2$-Versenat (EDTA-)Infusion (nur bei schwersten suizidalen Vergiftungen) um Calciumspiegel herabzusetzen Na$_2$-Versenat 3 g/400 ml Infusion innerhalb 30 min i.v.
B. Antiarrhythmische Behandlung:
  Diese medikamentösen Maßnahmen sollten unter dem Schutz eines ventrikulären Schrittmachers durchgeführt werden:
  1. Xylocain (Lidocain) 100–200 mg Bolus 1–4 mg/min Tropf.
  2. Phenhydan (Diphenylhydantoin) 125–250 mg i.v.
  3. Gilurytmal (Ajmaliumbitartrat) 30–75 mg i.v.
  4. Amidonal (Aprindin) 100–200 mg i.v.
  5. Rytmonorm (Propafenon) 35–70 mg i.v.
C. Cholestyramin (Quantalan) 3 × 4–8 g p.o.
D. FAB-Antikörper (Boehringer, Mannheim)

III. Indikation zur Therapie von Rhythmusstörungen

A. Allgemeine Gesichtspunkte

Nicht jede Rhythmusstörung ist therapiebedürftig. Die Indikation zur Therapie hängt von dem Ausmaß der hämodynamischen Auswirkung und der prognostischen Gefährdung des Patienten ab. Die hämodynamische Beeinträchtigung wird klinisch an nachlassender Kreislaufleistung und beginnenden Schockzeichen erkennbar. Die prognostische Gefährdung von Rhythmusstörungen ist in der Gefahr des plötzlichen Herztodes zu sehen. Bedeutsam sind ventrikuläre Extrasystolen, die in besonderen Situationen Kammerflimmern hervorrufen können. Bewährt hat sich zur Klassifizierung tachykarder ventrikulärer Rhythmusstörungen die von LOWN u. Mitarb. vorgeschlagene Klassifikation. Zur Beurteilung von Rhythmusstörungen ist ein 24-stündiges Langzeit-EKG zu registrieren. Zusätzlich sollte eine Belastungsuntersuchung durchgeführt werden. Nach den LOWN'schen Kriterien nimmt mit dem Schweregrad der Rhythmusstörung die Gefährdung, einen plötzlichen Herztod zu erleiden, zu.

Tab. 20. Indikationen zur Therapie von Rhythmusstörungen.

1. Absolute Indikation: Manifestes Vorwärtsversagen des Herzens oder Kreislaufstillstand
   a) durch überkritische Steigerung der Frequenz (z. B. paroxysmale supraventrikuläre und/oder ventrikuläre Tachykardien, Kammerflattern, sog. hyperdynames Morgagni-Adams-Stokes-Syndrom)
   b) durch überkritische Senkung der Frequenz (z. B. Asystolie, niederfrequente Kammerautomatien, hypodynames Morgagni-Adams-Stokes-Syndrom).

2. Weitgehend absolute Indikation:
   a) LOWN-Kriterien (2), (3–5) (s. Tab. 4)
   b) Prognostische Gefährdung des Patienten durch Vorwärtsversagen des Herzens (Morgagni-Adams-Stokes-Syndrom) (sog. symptomatische Patienten).

3. Relative Indikation: Beeinträchtigung des Befindens. Im einzelnen ist zu prüfen, ob tatsächlich eine medikamentöse Therapie erforderlich ist.

4. Keine Indikation: Objektive Feststellung vereinzelter Rhythmusstörungen ohne wesentliche Beeinträchtigung des Patienten. Keine »Rhythmuskosmetik« betreiben.

Tab. 21. Prozentuale Häufigkeit supraventrikulärer und ventrikulärer Extrasystolen im 24-Std.-Langzeit-EKG bei herzgesunden Patienten.

Autoren	Jahr	Registrierdauer (h)	Zahl der Probanden	Lebensalter (Jahre)	SVES >10 %	>100 %	>1000 %	VES >10 %	>100 %	>1000 %	Multiform %
BETHGE	1981	24	170	18–70				41			15
BIERREGAARD	1980	24	260	40–79				69	20	8	2	20
BRODSKY et al.	1977	24	50	23–27	56	8	2	0	60	12	0	0	12
CLARKE et al.	1976	48	86	16–65				73		8	2	15
DJIANE et al.	1977	24	50	22–57	22	4	2	0	22	2	0	0	8
FEDERMAN et al.	1978	24	21	40–66				48				10
GOULDING et al.	1978	24	100	25–74	12	7	7	5	27	16	8	1	1
KENNEDY et al.	1977	24	23	35–66				30				4
KOSTIS et al.	1979	24	100	16–68				46	20	5		
VON LEITNER et al.	1979	24	100	40–65	61	38	5	1	63	34	7	0
RAFTERY U. CASHMAN	1976	24	53	20–79	17	15	11	0	15	10	2	
VERBAAN et al.	1978	24	74	20–80	73				76	13	4	2

Eine antiarrhythmische Langzeitbehandlung ist gegebenenfalls beim Auftreten hochrangiger Herzrhythmusstörungen indiziert. Subjektive Beschwerden sind ebenfalls zu berücksichtigen.

In Tab. 20 sind wichtige Indikationen zur Therapie von Rhythmusstörungen zusammengefaßt.

Ein weiterer Gesichtspunkt für die Therapie von Herzrhythmusstörungen ist ihre Ätiologie. Grundsätzlich kann aus den Herzrhythmusstörungen nicht auf die zugrunde liegende kardiale Erkrankung geschlossen werden. Es ist nicht möglich die Diagnose z. B. koronare Durchblutungsstörung, Zustand nach Myocarditis, zu stellen. Dies ist nur nach den Gesamt-kardiologischen Untersuchungsergebnissen, nicht aber aufgrund einer isolierten Rhythmusanalyse möglich. Extrasystolen kommen funktionell auch bei Gesunden vor (Tab. 21). In Tab. 22 ist die Ätiologie kardialer Rhythmusstörungen zusammengefaßt. Nicht selten kombinieren sich kardiale mit extrakardialen Ursachen (z. B. koronare Herzerkrankung mit Hypokaliämie). Auch zusätzliche medikamentöse Einflüsse sollten berücksichtigt werden.

Letztlich sollte aus der Art der Rhythmusstörungen versucht werden auf deren elektrophysiologische Pathogenese (Automatie, Reentry-Genese, siehe S. 76) zurückzuschließen. Die Unterscheidung zwischen Automatie-Genese und Kreiserregung kann klinisch bedeutsam sein, da einige Antiarrhythmika bevorzugt die ektope Erregungsbildung suprimieren, andere dagegen bevorzugt eine Kreiserregung unterbrechen.

B. Behandlungsprinzipien

1. Allgemeine Grundlagen

Neben der Klärung der Genese der Rhythmusstörungen stellt sich die Frage nach dem Zustand der Arbeitsmuskulatur. Ist die Rhythmusstörung Folge einer Erkrankung des Reizleitungssystems bei suffizienter Arbeitsmuskulatur oder ist sie Ausdruck einer myokardialen Schädigung mit Beeinträchtigung der Pumpfunktion? Alle Antiarrhythmika haben einen mehr oder weniger stark ausgeprägten Effekt auf die Arbeitsmuskulatur im Sinne der Kontraktionsminderung (negative Inotropie). Ihre Anwendung muß vorsichtig geschehen, wenn eine Schädigung der Arbeitsmuskulatur vorliegt. Außerdem haben alle Antiarrhythmika eine frequenzsenkende Wirkung auf primäre und sekundäre Reizbildungszentren. Bei entsprechender Schädigung des Sinusknotens kann eine antiarrhythmische Therapie zu einer ausgeprägten Depression der primären Sinusknoten-Automatie oder eines sekundären Automatiezentrums führen, mit der Gefahr kritisch langer präautomatischer Pausen. Aus diesem Grunde sollte man bei einer intravenösen Soforttherapie zunächst die Hälfte einer normalen Einzeldosis (in der Regel 1/2 Ampulle) injizieren und erst nach 2–3 min. weiterer Einzelgaben (insge-

VIII. Indikation zur Therapie von Rhythmusstörungen

Tab. 22. Ätiologie kardialer Rhythmusstörungen.

1. *Kardiale Ursachen:*
   a) Infektiös-toxisch, toxisch:
   z. B. Myocarditis rheumatica
   Virusinfekte
   Tonsillitis
   Scharlach
   Diphtherie
   Pneumonie
   Typhus abdominalis und andere Infekte
   Digitalis
   b) Hämodynamisch:
   z. B. Klappenfehler (Mitralvitium), Mitralklappen-Prolaps-Syndrom
   Hypertonie
   Cor pulmonale
   c) Koronar-hypoxisch:
   z. B. Herzinsuffizienz
   Myokardsklerose, -fibrose, koronare Herzkrankheit
   Myokardinfarkt

2. *Extrakardiale Ursachen:*
   a) Traumatisch (Commotio oder Contusio cordis)
   b) Elektrisch (Starkstromschäden)
   c) Mechanisch (Tumoren)
   d) Osteochondrose der HWS und oberen BWS
   e) Elektrolytstörungen: Hyperkalzämie, Hyperkaliämie, Hypokaliämie
   f) Hormonale Störungen: Thyreotoxikose, Myxödem, Phäochromozytom

3. *Funktionell-vegetative Ursachen:*
   a) Vegetative Dystonie
   b) Reflektorisch:
   viszerokardial (Roemheld-Syndrom)
   Karotissinussyndrom

samt 1 1/2 Ampullen, höchstens 2 Ampullen nachgeben). Die intravenöse Gabe sollte nach Möglichkeit unter EKG-Kontrolle erfolgen, da dabei Nebenwirkungen (intraventrikuläre Reizleitungsstörung, QRS-Verbreiterung) rechtzeitig erkannt werden können. Bei stärkerer myokardialer Schädigung sollten nach Möglichkeit primär elektrotherapeutische Maßnahmen erfolgen.

Um auf bedrohliche Komplikationen – wie extreme Bradykardie oder schwere intraventrikuläre Leitungsstörung – vorbereitet zu sein, empfiehlt sich Atropin oder Isoprotarenol (Alupent) bereit zu legen. Schließlich sind alle Antiarrhythmica mehr oder weniger stark arrhythmogen. (Tab. 25 Arrhythmogener Effekt). Es besteht ein Zusammenhang zwischen der Arrhythmieverstärkung und der Schwere der Herzkrankheit. Patienten mit ernsteren Herzkrankheiten und mit malignen ventrikulären Arrhythmien in der Anamnese haben ein höheres Risiko ein Rezidiv der medikamenten-induzierten Arrhythmieverstärkung zu erleiden, als solche mit geringerer Ausprägung ihrer kardialen Erkrankung. Auch die Medikamentendosis ist in Betracht zu ziehen. Grenzwertig hohe Dosierungen verstärken den arrhythmogenen Effekt. Insbesonders Antiarrhythmica der 1c-Klassifikation sollen ventrikuläre Ektopien verstärken mit vitaler Gefährdung des Patienten (Kammertachykardien) (Cast-Studie, 1989, Encainid, Flecainid). Es empfiehlt sich deshalb Patienten mit deutlich eingeschränkter links-ventrikulärer Funktion in Ruhe und malignen ventrikulären Heterotopien auf Amiodaron (Cordarex) einzustellen, auch wenn diesem Antiarrhythmicum starke extrakardiale Nebenwirkungen (siehe Seite 452) zukommen. Auch elektrophysiologische Methoden (z. B. Kryo-Ablatio des Focus), elektrische Methoden (antitachykarde Schrittmachersysteme, automatischer Defibrillator) sowie chirurgische Methoden (Resektion des arrhythmogenen Substrats, Circumcision des Reentry-Kreises) sind in Betracht zu ziehen.

Die nicht kardialen Nebenwirkungen der Antiarrhythmika sind ebenfalls zu beachten (Tab. 23). Es sind zentrale, gastroinestinale, hepatogene, hämatologische und renale Nebenwirkungen bekannt. Bei älteren, männlichen Patienten sollte die anticholinerge Wirkung von Disopyramid und Chinidin wegen der Gefahr der akuten Harnsperre beachtet werden. Die obstipierende Wirkung der Kalziumantagonisten (vorwiegend Verapamil) sollte bedacht werden. Die Antiarrhythmika mit den stärksten Nebenwirkungen (Aprindin, Amiodaron, Dispyramid, Flecainid) sollten nur bei lebensbedrohlichen Arrhythmien eingesetzt werden.

Tab. 23. Extrakardiale Nebenwirkungen von Antiarrhythmica (n. SEIPEL u. BREITHARDT, 1981).

Leber	Cholestase	Ajmalin, Aprindin, Chinidin (Disopyramid), Propafenon
	Toxische Hepatitis	DPH
	Granulomatöse Hepatitis	Chinidin
Verdauungstrakt	Übelkeit, Erbrechen	DPH, Disopyramid, Mexiletin, Amiodaron } Procainamid Chinidin Propafenon
	Diarrhöen, Krämpfe	Betablocker
	Obstipation	Disopyramid, Amiodaron
	Gingivahyperplasie	DPH
Urogenitaltrakt	Harnverhaltung	Disopyramid, Chindin
	Fertilitätsstörung	Propafenon (?)
ZNS	Tremor, Schwindel, Doppelsehen, Parästhesien, Ataxie, Psychosen, Halluzinationen, Krämpfe	Lidocain, Propafenon, (Disopyramid), Aprindin, Mexiletin, Procainamid
	Horizontalnystagmus	DPH
	Cinchonismus (Ohrensausen, Schwindel, Übelkeit)	Chinidin
	Depression des Atemzentrums	DPH
	Müdigkeit	Betablocker
Vagolyse		DPH, Disopyramid, Chinidin
Blutbild. System	Panzytopenie	DPH, Procainamid
	Leukopenie, Agranulozytose	Procainamid, Aprindin, Ajmalin, Chinidin, DPH (Disopyramid) (Propafenon)
	Hämolytische Anämie	Chinidin
	Megaloblastäre Anämie	DPH
	Thrombopenie	DPH, Chinidin

Fortsetzung Tab. 23

Immunolog. System	LE-Syndrom	Procainamid, DPH, Tocainid
Haut	Allergische Reaktionen	DPH, Procainamid (Lidocain)
	Erythematöse Reaktionen	Mexiletin
	Photosensibilisierung	Amiodaron
Stoffwechsel	Hypo-/Hyperthyreose	Amiodaron
Augen	Mikroablagerungen (Kornea)	Amiodaron

Tab. 24. Überprüfung der Therapieeffizienz einer antiarrhythmischen Therapie.

Klinische Symptomatik
Palpation (zentral, peripher); Auskultation

Ruhe-Belastungs-Langzeit-EKG (24–72/h)

Programmierte Stimulation (Vorhof, Ventrikel, His-Bündel-EG)

Blutspiegelbestimmung Antiarrhythmica

Tab. 25. Arrthythmogener Effekt verschiedenster Antiarrhythmika (nach HOROWITZ et al.; 1984).

Medikament	Zahl der untersuchten Patienten	Zahl der Behandlungsversuche mit Arrhythmiezunahme	%
Aprindin	80	9	11,3
Disopyramid	102	6	5,9
Encainid	90	21	23,3
Ethmozin	62	3	4,8
Flecainid	588	1	11,8
Lorcainid	76	6	7,9
Metoprolol	42	3	7,0
Mexiletin	144	11	7,6
Pindolol	45	7	15,6
Procainamid	55	5	9,1
Propafenon	30	3	10,0
Propranolol	48	7	14,6
Chinidin	130	20	15,4
Tocainid	120	12	10,0
Insgesamt	1024	113	11,0

In dieser Studie wurde eine Antiarrhythmika-induzierte Zunahme unter folgenden Umständen angenommen:
1. ≥ 4fache Zunahme der stündlichen VES-Zahl in Langzeit-EKG oder Belastungstest,
2. ≥ 10fache Zunahme der stündlichen Zahl von ventrikulären Paaren oder Salven im Langzeit-EKG oder Belastungstest,
3. erstmaliges Auftreten einer anhaltenden Kammertachykardie.

Ingesamt wurden 1024 Untersuchungen mit 13 Antiarrhythmika in diese Studie mit einbezogen.

Tab. 25. Unvermeidbare Risiken in der Behandlung von Herzrhythmusstörungen
(n. B. LÜDERITZ, 1984).

Ineffizienz der antiarrhythmischen Therapie (medikamentös; elektrotherapeutisch)

Kardiale u. extrakardiale Nebenwirkungen (NW) (z. B. Sinusknotendepression, anticholinerge NW)

Verstärkung der Herzrhythmusstörung (Akzeleration einer Tachykardie; Degeneration zu Kammerflimmern)

Arzneimittelinteraktionen (z. B. Digoxin – Chinidin; Digoxin – Amiodaron; Warfarin – Natrium – Amiodaron; Chinidin – Amiodaron)

Vor Beginn einer antiarrhythmischen Therapie muß die Arrhythmie dokumentiert sein (Ruhe-EKG, Langzeit-EKG), Belastungs-EKG, evtl. elektrophysiologische Methoden wie programmierte Vorhof- u. Ventrikelstammlation). Das gleiche gilt für die Therapieeffizienz (Tab. 24). Es ist prinzipiell immer zu überlegen, ob eine antiarrhythmische Therapie sinnvoll ist. Bei Herzgesunden mit ausschl. symptomatischen Arrhythmien gilt es abzuwägen, ob der Einsatz nebenwirkungsreicher Antiarrhythmika vertretbar ist.

Im Einzelfall ist es häufig nicht möglich vorauszusagen, welches Antiarrhythmikum bei vorliegenden Rhythmusstörungen wirksam ist. Gewisse Hinweise gibt die Arrhythmie-Diagnose, trotzdem muß meist empirisch versucht werden, das optimale Präparat zu ermitteln. Vorhof-Arrhythmien sprechen am besten auf Chinidin, Disopyramid, Rytmonorm, Beta- u. Verapamil an. Bei ventrikulären Rhythmusstörungen kommen Antiarrhythmika der Gruppe I und II in Betracht. Beta-Rezeptorenblocker (Sotalol), sowie Kalziumantagonisten vom Verapamil-Typ können ebenfalls indiziert, bzw. als Kombinationstherapie eingesetzt werden.

Wichtig bei der akuten und chronischen Gabe von Antiarrhythmika ist die Beachtung der QT-Zeit (QTc-Zeit, $QT\sqrt{RR}$). Diese sollte nicht mehr als 20% die relative QT-Zeit überschreiten (QTc-Zeit < 450 msec.). Die seltenen angeborenen idiopathischen Formen der QT-Verlängerung (Jervell-Lange-Nielsen-Syndrom, Romano-Ward-Syndrom) als auch die erworbenen Formen sind zu beachten (siehe S. 124).

In Tab. 26 sind unvermeidbare und vermeidbare Risiken einer antiarrhythmischen Therapie zusammengefaßt.

Tab. 26. Typisch vermeidbare Risiken in der Arrhythmiebehandlung (n. B. LÜDERITZ, 1984).

Fehldiagnosen
a) Verkennung des Grundleidens (z. B.) Hyperthyreose, Hypokaliämie, Schrittmacherfunktionsstörung)
b) Differentialdiagnose ventrikuläre vs. supraventrikuläre Extrasystolie bzw. Tachykardie
c) Differentialdiagnose tachysystolisches Vorhofflimmern vs. Reentry-Tachykardie (WPW)

Nichtbeachtung von absoluten und relativen Kontraindikationen
a) Sinusknoten-Syndrom (betr. alle Antiarrhythmika)
b) Obstruktive Lungenerkrankungen (Betarezeptorenblocker)
c) Prostatahypertrophie (Disopyramid)
d) Blutbildschädigung (Procainamid, Ajmalin, Ajmalinbitartrat, Phenytoin, Chinidin, Propranolol, Lidocain, Disopyramid, Aprindin u. a.)
e) Präexzitations-Syndrom (Digitalis)
f) Niereninsuffizienz (Betablocker, Chinidin, Disopyramid, Glykoside, Procainamid)
g) QT-Syndrom (leitungsverlängernde Antiarrhythmika u. a.)
h) Schwangerschaft (Spartein)

Vernachlässigung von Nebenwirkungen
a) Leberschädigung (Ajmalin-Bitartrat, Aprindin, DPH)
b) Herzinsuffizienz (Disopyramid; übrige Antiarrhythmika)
c) Blutbildschäden (Diphenylhydantoin, Aprindin u. a.)
d) LE-Symptomatik (Procainamid, Tocainid)
e) Schilddrüsenfunktionsstörungen (Amiodaron)

Unerlaubte Antiarrhythmika-Kombinationen
a) Verapamil, Diltiazem und Betarezeptorenblocker (Sinusknoten, AV-Leitung)
b) Disopyramid + Chinidin ⎫
c) Disopyramid + Aprindin ⎬ (ventrikuläre Leitungsverzögerung)
d) Chinidin + Amiodaron ⎭

2. Kombinationstherapie

In der Behandlung tachykarder Herzrhythmusstörungen genügt meist eine Monotherapie. Im Einzelfall, bei lebnsbedrohlichen Ektopien ist eine Kombinationstherapie erforderlich. Dabei sollten möglichst Antiarrhythmika aus verschiedenen Gruppen miteinander kombiniert werden (Tab. 27).

Die Kombination leitungsverzögernder und leitungsverkürzender Medikamente (Gruppe Ia + Ib, Ia, b, c + III, I a + II, III + II) ist

Tab. 27. Mögliche Antiarrhythmika-Kombinationen.

Medikamente		Ia		Ib			Ic						II	III		IV
		Chinidin	Diso-pyramid	Mexitil	Diphenyl-hydantoin	Tocoanid	Ajmalin	Aprindin	Flecainid	Propafenon	Encainid	Lorcainid	β-Blocker	Amiodarone	Sotalol	Verapamil
Ia	Chinidin	–	–	(+)	(+)	(+)	–	–	–	–	–	–	–	–	–	+
	Disopyramid	–	–	(+)	(+)	(+)	(+)	–	(+)	(+)	(+)	(+)	(+)	–	+	–
Ib	Mexitil	(+)	(+)	–	–	–	+	+	(+)	+	+	+	+	(+)	+	–
	Diphenylhydantoin	(+)	(+)	–	–	–	+	+	(+)	+	+	+	+	(+)	+	–
	Tocoanid	(+)	(+)	–	–	–	+	+	(+)	+	+	+	+	(+)	+	–
Ic	Ajmalin	–	(+)	+	+	+	–	–	–	–	–	–	+	–	+	–
	Aprindin	–	–	+	+	+	–	–	–	–	–	–	+	–	+	–
	Flecainid*	–	(+)	(+)	(+)	(+)	–	–	–	–	–	–	+	–	+	–
	Propafenon	–	(+)	+	+	+	–	–	–	–	–	–	+	–	+	–
	Encainid	–	(+)	+	+	+	–	–	–	–	–	–	+	–	+	–
	Lorcainid	–	(+)	+	+	+	–	–	–	–	–	–	+	–	+	–
II	β-Blocker	–	(+)	+	+	+	+	+	+	+	+	+	–	+	–	–
III	Amiodarone	–	+	(+)	(+)	(+)	–	–	–	–	–	–	+	–	+	–
	Sotalol	–	+	+	+	+	+	+	+	+	+	+	–	+	–	–
IV	Verapamil	+	–	–	–	–	–	–	–	–	–	–	–	–	–	–

sinnvoll. Dem gegenüber ist die Kombination 2er leitungsverzögernder Substanzen gleicher Klassifikation abzulehnen (Gruppe Ia + I a). Auch die gleichzeitige Gabe von Betarezeptorenblockern und Kalzium-Antagonisten vom Verapamil-Typ (Isoptin, Procorum, Dilzem retd.) stellt ein potentielles Risiko für die Entwicklung kritischer Bradykardien (Sinus-Knoten-Supression, AV-Leitungsstörungen) dar. Auch die kardiodepressive Wirkung von Antiarrhythmika-Kombinationen ist zu bedenken (siehe Tab. 27).

Besonders bedrohlich ist die Kombination von Chinidin-Isoptin (Cordichin) mit Betarezeptorenblockern, diese Kombination kann bereits bei normaler Dosierung zu einer vitalen Gefährdung des Pat. infolge Auftretens einer akuten kardialen Insuffizienz führen, dies um so mehr, je stärker das Myokard vorgeschädigt ist.

C. Spezielle Therapie

1. Therapie der Extrasystolen

Für die Therapie ist es wesentlich, funktionelle (a) von organisch bedingten Extrasystolen (b) abzugrenzen. Eine organische Ursache ist mit entsprechenden klinischen Methoden auszuschließen (klinischer Befund, Ruhe-EKG, Langzeit-EKG, Belastungsprüfungen, Blutbild, BKS, Rheumatest usw.). Bei gehäuft auftretenden Extrasystolen, gleich ob supraventrikulären oder ventrikulären Ursprungs, ist eine Therapie notwendig, um die Entwicklung prognostisch ungünstiger Paroxysmen zu verhindern. Besonders salvenartig auftretende ventrikuläre Extrasystolen können, wenn sie in die T-Welle der vorangehenden Kammerkontraktion einfallen (vulnerable Phase), zur ventrikulären paroxysmalen Tachykardie bzw. zum Kammerflattern oder -flimmern führen. Gehäufte supraventrikuläre Extrasystolen sind nicht selten Vorboten eines Vorhofflimmerns und/oder Vorhofflatterns mit evtl. Kammerarrhythmie.

a) Funktionelle Extrasystolen

Bei vegetativ-labilen Patienten sind vereinzelte Extrasystolen ein häufiger Befund. Sie werden oft als Zeichen einer Herzerkrankung gewertet. Charakteristisch sind psychosomatische Zusammenhänge. Die körperliche Belastung wird oft zur Differenzierung gegenüber organisch bedingten Extrasystolen verwendet. Unter körperlicher Belastung sollen organisch bedingte Extrasystolen gehäuft auftreten.

Funktionelle Extrasystolen sollen unter Belastung verschwinden. Von dieser Regel gibt es jedoch Ausnahmen.

Funktionelle Extrasystolen bedürfen meist keiner medikamentösen Therapie. Ein aufklärendes Gespräch sollte den Patienten über die harmlose, wenn auch lästige Störung unterrichten. Läßt sich eine medikamentöse Behandlung nicht umgehen, so können Sedativa eingesetzt werden. Mg^{2+}- bzw. K^+-Präparate sind oft wirksam.

Therapie (medikamentös):
Entspannungsmittel
Chlordiazepoxid *(Librium)* } Einschränkungen
Diazepam *(Valium)* } vgl. S. 125
Benzodiazepin *(Nobrium* u.a.)
Beta-Rezeptorenblocker: s. Tab. 39
Kalziumantagonisten:
Verapamil *(Isoptin)*
KCl retd.; Kalinor-Brause, Rekawan, Mg-Verla, Magnetrans etc.; Tromcardin

b) Organisch bedingte Extrasystolen

Bei organisch bedingten Extrasystolen ist es wesentlich, ob der Patient digitalisiert ist oder nicht. Besteht eine latente oder manifeste Herzinsuffizienz als mögliche Ursache der Extrasystolie, so sollte digitalisiert werden. Es empfiehlt sich (Ergebnisse der radioimmunologischen Glykosidbestimmungen) eine mittelschnelle Aufsättigung, wobei ein Vollwirkspiegel des Glykosids von 1,2 mg anzustreben ist (nicht wie früher 2 mg!).

Beispiel:
β-Acetyldigoxin (Novodigal) 2 Tage lang 0,6 mg (= 3 Tbl.) dann Erhaltungsdosis 0,3 mg (= 1 + ½ Tbl.) bzw. 1 Tbl. Novodigal + 1 Tbl. Novodigal mite.

Auch die parenterale Aufsättigung kann nötig sein, z.B. mittelschnelle Aufsättigung bei Patienten mit durchschnittlichem Glykosidbedarf: 2 Tage lang je 1½ Amp. à 0,4 mg Novodigal i.v., dann parenterale und/oder perorale Erhaltungstherapie mit 0,3 mg Novodigal.

Falls keine Herzinsuffizienz besteht, oder wenn eine ausreichende Digitalisierung die Extrasystolie nicht beeinflußt, sollten Antiarrhythmika eingesetzt werden. In Tab. 40 sind die gebräuchlichsten Antiarrhythmika zusammengestellt (s. auch: Therapie supraventrikulärer Tachykardien, ventrikulärer Tachykardien, Tab. 29, 33, S. 421, 435).

Extrasystolen im Rahmen einer Myokarditis bedürfen einer zusätzlichen Prednison- oder Prednisolonbehandlung (25–100 mg i.v.). Eine Sanierung existenter Fokalherde ist anzustreben.

Besondere Aufmerksamkeit erfordern die unter Digitalismedikation auftretenden Extrasystolen (z. B. ventrikuläre Bigeminie). Hier ist die Digitalisdosis zu verringern oder vorübergehend abzusetzen.

Wenn unter Digitalismedikation neben Extrasystolen AV-Überleitungsstörungen eintreten, so ist bei zusätzlicher Anwendung antifibrillatorischer Präparate zu bedenken, daß diese ebenfalls die Überleitung verlangsamen. In solchen Fällen kann Diphenylhydantoin (Zentropil, Phenhydan 1–3 × 0,1 g p.o.) versucht werden, da es die Extrasystolen unterdrückt, jedoch die AV-Überleitung nicht verlängert. Auch die Zufuhr von Kalium (z. B. Trommcardin 10 ml mit NaCl verdünnt langsam i.v.) ist hier empfehlenswert (Cave: Oligurische Niereninsuffizienz!).

Der Kaliumspiegel ist während der Digitalismedikation besonders zu berücksichtigen. Kaliummangelzustände können die Wirksamkeit von Digitalis beeinflussen. Es empfiehlt sich, rechtzeitig eine orale Kaliumsubstitution mit Kaliumchlorid (z.B. Rekawan, Kalinor Brause) durchzuführen.

2. Therapie tachykarder Rhythmusstörungen

Richtungsweisend für die Therapie tachykarder Rhythmusstörungen ist die Differenzierung in die supraventrikuläre und in die ventrikuläre Form.

a) Supraventrikuläre Tachykardien

Die supraventrikulären Tachykardien lassen sich unterteilen in:
α) Sinustachykardie
β) Paroxysmale supraventrikuläre Tachykardie
γ) Vorhofflattern
δ) Vorhofflimmern.

α) Therapie der Sinustachykardie (Tab. 28)

Eine Sinustachykardie ist meist Ausdruck des vorliegenden Grundleidens (s. S. 38 z. B. Myokarditis, rez. Lungenembolie, Fieber usw.) oder Folge körpereigener Kompensationsvorgänge zwecks Förderung eines ausreichenden Herzzeitvolumens. Eine Frequenzsenkung durch Beta-Rezeptorenblocker kann dann möglicherweise deletär sein, weil damit die körpereigene Kompensation zusammenbrechen kann. Bei einer Sinustachykardie ist deshalb meist eine ätiologische Therapie anzustreben (Ausgleich eines vorliegenden Volumenmangels, Rekompensation einer Herzinsuffizienz mittels Digitalisglykoside, antipyretische Therapie bei Fieber etc.).

Eine Sinustachykardie bedarf nur dann einer spezifischen Therapie, wenn ihr als primäre ursächliche Störung eine Sympathikusüberaktivität zugrundeliegt, so beim hyperkinetischen Herzsyndrom, außerdem als unterstützende Therapie bei thyreotoxischer Krise (Tab. 28). Die Sinusfrequenz kann dann durch Beta-Rezeptorenblocker gesenkt werden:

Intravenöse Soforttherapie (meist nicht erforderlich).
a) Visken (Pindolol) 0,4–0,6 mg
b) Aptin (Alprenolol) 0,5–1,0 mg
c) Trasicor (Oxprenolol) 1–2 mg.
Cave bei der i.v. Applikation, langsam injizieren, Frequenzbeobachtung.

Perorale Therapie (s. Tab. 28):
a) Visken (Pindolol) 3×5 mg
b) Aptin-Duriles (Alprenolol) 2×200 mg
c) Beloc, Lopresor (Metoprolol) 1–2×100 mg
d) Dociton (Doberol) 3×40 (80) mg
e) Trasicor (Oxprenolol) 3×40 (80) mg

β) Therapie paroxysmaler supraventrikulärer Tachykardien
(Tab. 29)

Paroxysmale supraventrikuläre Tachykardien erfordern häufig eine rasche Behandlung. Bei Unklarheit, ob eine ventrikuläre oder eine supraventrikuläre Tachykardie mit aberrierender intraventrikulärer Erregungsleitung vorliegt, kann man sich am hämodynamischen Zustand orientieren: Stabile Kreislaufverhältnisse sprechen mehr für einen supraventrikulären Ursprung (einschl. Präexzitationssyndrom). Die Maßnahmen zur Behandlung einer paroxysmalen supraventrikulären Tachykardie gliedern sich in:

Tab. 28. Therapie der Sinustachykardie

Ursachen	Soforttherapie	Langzeittherapie
a) Untrainierte Jugendliche mit vegetativer Dystonie	Soforttherapie meist nicht erforderlich, evtl. Sedativa.	Training, Sedativa
b) Hyperkinetisches Herzsyndrom, Ruhetachykardie, erhöhtes Herzzeitvolumen, gesteigerte periphere Durchblutung.	Soforttherapie meist nicht erforderlich.	Beta-Rezeptorenblocker, z. B. Visken, Dociton, Aptin, Trasicor, Lopresor (s. S. 454, Tab. 39)
c) Allgemeinerkrankungen, Fieber, Anämie, Hyperthyreose, Porphyrie etc.	Nach Grundleiden	Nach Grundleiden
d) Herzerkrankungen: Endo-, Myo-, Perikarditis, dekompensierte, angeborene oder erworbene Herzfehler.	Nach Grundleiden	Nach Grundleiden

III. Indikation zur Therapie von Rhythmusstörungen

1. Vagale Maßnahmen,
2. Medikamentöse Maßnahmen,
   a) Anfallsunterbrechung,
   b) Rezidivprophylaxe,
3. Elektrotherapie.

Vagale Maßnahmen: Paroxysmale supraventrikuläre Tachykardien sprechen im allgemeinen gut auf einen Vagusreiz an. Die ventrikulären Tachykardien bleiben von einem Vagusreiz unbeeinflußt. Die Auslösung eines Vagusreizes sollte als Erstmaßnahme vorgenommen werden. Dies kann auch vom Patienten selbst durchgeführt werden. Durch den starken Einfluß des Vagus auf den AV-Knoten kann die atrio-ventrikuläre Überleitung erheblich gebremst und dadurch die Tachykardie unterbrochen werden (s. S. 283, Tab. 10).

Bei allen Vagusreizen sind Pulskontrollen erforderlich, da die Tachykardie plötzlich in eine Asystolie umschlagen kann. Am besten ist die Überwachung mit dem EKG oder Monitor.

Medikamentöse Maßnahmen: Die medikamentösen Maßnahmen gliedern sich in eine (a) intravenöse Soforttherapie zur Anfallsunterbrechung sowie in eine (b) perorale Langzeittherapie zur Rezidivprophylaxe einer supraventrikulären Tachykardie.

(a) Medikamentöse Maßnahmen zur Anfallsunterbrechung: Als Antiarrhythmikum der ersten Wahl zur Anfallsunterbrechung einer supraventrikulären Tachykardie hat Isoptin zu gelten, weil dieses Medikament die atrioventrikuläre Überleitung nahezu isoliert blockiert. Da auch die Sinusknotenfunktion beeinträchtigt wird, kann bei zu schneller Gabe ein Sinusstillstand resultieren, insbesondere wenn der Tachykardie ein Sinusknotensyndrom zugrundeliegt (Abb. 297). Bei gleichzeitiger Herzinsuffizienz werden Glykoside gegeben.

Außer Isoptin sind Betablocker (z. B. Visken, Dociton, Aptin, Lopresor, Trasicor etc.), Gilurytmal (Ajmalin), Rytmonorm (Propafenon) sowie Amidonal (Aprindin) ebenfalls gut geeignet, eine supraventrikuläre Tachykardie zu unterbrechen.

Auch Flecainid (Tambocor) und Rythmodul (Disopyramid) können eingesetzt werden. Eine parenterale Kombination von Isoptin mit Beta-Rezeptorenblockern ist kontraindiziert. Amidonal, Rytmonorm, Rythmodul, Tambocor sollten nur bei Therapieresistenz der anderen Antiarrhythmika gegeben werden.

Liegt einer paroxysmalen supraventrikulären Tachykardie ein

WPW-Syndrom zugrunde, so ist als Mittel der Wahl Gilurytmal anzusehen. Bei Therapieresistenz kann auf Rytmonorm und Amidonal zurückgegriffen werden. Gelingt es nicht, durch diese Medikamente die kreisende Erregung zwischen Vorhöfen und Kammern zu unterbrechen, so kommt zusätzlich die Gabe eines Medikamentes in Frage, das die Erregungsleitung im AV-Knoten selektiv blockiert, wie Isoptin (Einschränkung siehe Seite 266).

(b) Medikamentöse Maßnahmen zur Rezidivprophylaxe: Eine orale Langzeittherapie zur Prophylaxe von supraventrikulären Tachykardien ist nur dann angezeigt, wenn die Anfälle relativ häufig auftreten. Bei nur sporadischem Auftreten sollte eine Langzeittherapie unterbleiben, da die Nebenwirkungen überwiegen können. In diesen Fällen sollten Faktoren, die zum Auftreten der sporadischen Tachykardie führen, anamnestisch sorgfältig eruiert werden, z.B. Coffein, insbesondere Nikotin und Alkohol. Therapievorschläge zur Rezidivprophylaxe sind in Tab. 30 zusammengestellt.

Elektrotherapie: Bei sehr schneller paroxysmaler supraventrikulärer Tachykardie, besonders wenn eine stärkere myokardiale Schädigung oder ein Herzklappenfehler vorliegt, sollte durch eine Kardioversion eine Regularisierung versucht werden. Hierfür wird ein Stromstoß von 50–300 Wsec benötigt. Die Kardioversion sollte in intravenöser Kurznarkose, z.B. mit 50–100 mg Brevimytal oder mit einer intravenösen Gabe von 10–30 mg Valium (Diazepam) erfolgen.

Eine Sonderform der Elektrotherapie zur Unterbrechung einer supraventrikulären Tachykardie ist die atriale Überstimulation. Nach perkutaner Einführung einer Stimulationssonde in den re. Vorhof wird versucht, durch atriale Überstimulation (atrial-overdrive-suppression) die Führung über die Kammern zu bekommen.

Nach Reduktion oder abruptem Abstellen der Schrittmacherstimulation hat der Sinusknoten Gelegenheit, die Führung über die Vorhöfe und Kammern zu übernehmen.

Eine prophylaktische Schrittmacherapplikation ist auch im Rahmen der medikamentösen Therapie oder bei Kardioversion angezeigt, wenn aufgrund von Vorbefunden mit einer stärkeren Sinusknotenschädigung und dementsprechend mit einem bradykarden Ersatzrhythmus oder bradykardem Sinusrhythmus nach erfolgter Regularisierung zu rechnen ist.

In Tab. 29 sind Vorschläge zur intravenösen Soforttherapie zwecks Anfallsunterbrechung, zur peroralen Rezidivprophylaxe und

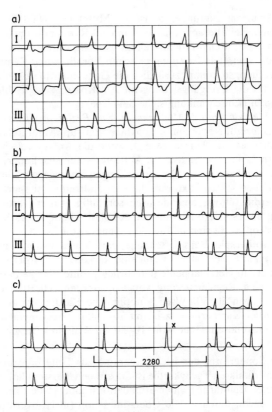

Abb. 297. Beendigung einer paroxysmalen supraventrikulären Tachykardie durch 5 mg Isoptin i.v.
a) Paroxysmale supraventrikuläre Tachykardie, Frequenz 180/min. P-Zacken sind nicht nachweisbar. 28jährige herzgesunde Patientin.
b) 2 Minuten nach 5 mg Isoptin i.v.: Vorhof- und Kammerfrequenz 110/min, positives P in Ableitung I, II (III).
c) 5 Minuten nach 5 mg Isoptin i.v.: Deutliche Sinusarrhythmie, teilweise Sinusknotenstillstand; Asystolien von 2280 msec, durch AV-Ersatzsystole (×) überbrückt.

Tab. 29. Therapievorschläge zur Behandlung paroxysmaler supraventrikulärer Tachykardien.

	Dosis	Bemerkungen
1. Anfallsunterbrechung		
A. *Vagusreizung*	Karotissinusdruck, Valsalva, Brechreiz, Auslösen eines Tauchreflexes, Doryl (0,25 mg) in 10 ml NaCl i.v., Sedierung: Luminal 0,2 g i.m., Valium 10 mg i.v.	
B. *Medikamentös*		
1. Isoptin (Verapamil)	5–10 mg langsam i.v. evtl. nach 25 min. wiederholen.	Erstes Medikament bei herzgesunden Patienten. (Cave: Keine Kombination mit Beta-Rezeptorenblockern)
2. Digitalispräparat z. B.: Novodigal 0,2 mg (β-Acetyldigoxin)	Schnelle Sättigung 1,2 mg Vollwirkspiegel	Erstes Medikament bei Herzinsuffizienz. Kontraindikation: Vorhoftachykardie mit Block.
3. Betablocker, z. B.: Visken (Pindolol) Aptin (Alprenolol) Trasicor (Oxprenolol)	0,2–0,6 mg i.v. 0,5–1,0 mg i.v. 1–2 mg i.v. (s. Tab. 40)	Cave: Keine Kombination mit Isoptin. Sonstige Kontraindikation (Tab. 39)
4. Gilurytmal (Ajmalin)	50–75 mg i.v.	Erstes Medikament bei WPW-Syndrom. Relative Kontraindikation bei gleichzeitiger Hypotonie.

Tab. 29. (Fortsetzung)

5. Amidonal (Aprindin)	80–150 mg langsam i.v.	Keine Kombination mit Lokalanästhetika [(Chinidin-Typ); wirksam bei WPW-Syndrom]
6. Rytmonorm (Propafenon)	35–70 mg	Wirksam bei WPW-Syndrom
7. Rythmodul (Disopyramid)	Max. 150 mg langsam i.v.	Wirksam bei WPW-Syndrom

II. Perorale Langzeittherapie (Rezidivprophylaxe)

1. Isoptin (Verapamil)	3 × 80 mg	Alternativ zu Betablockern
2. Betablocker a) Visken (Pindolol) b) Dociton (Doberol) c) Beloc, Lopresor (Metoprolol) d) Aptin-Duriles (Alprenolol) e) Trasicor (Oxprenolol) f) Sotalex (Sotalol)	 3 × 5 mg 3 × 40 (80) mg 1–2 × 100 mg 2 × 200 mg 3 × 40 (80) mg 1–2 × 80 (160) mg	Bei erhöhtem Sympathikotonus. Hypertonie, Koronare Herzkrankheit. Cave: Keine Kombination mit Isoptin, da Gefahr von AV-Block, Herzinsuffizienz. Klasse-III-Antiarrhythmicum
3. Chinidin-Duriles (Chinidinbisulfat)	2–4 × 250 mg	Chinidin-Unverträglichkeit. Chinidin-Synkope. Möglichst in Kombination mit Digitalis oder Betablockern.
4. Neo-Gilurytmal (Ajmalinbitartrat)	3–4 × 20 mg	Erstes Medikament bei WPW-Syndrom

Tab. 29. (Fortsetzung)

5. Rytmonorm (Propafenon)	2–3 × 150 mg	Alternativpräparat bei therapierefraktären Fällen.
6. Amidonal (Aprindin)	50–200 mg	Cave: Kumulation, Wirkdauer > 24 Std.
7. Rythmodul (Disopyramid)	3–4 × 100–200 mg	Alternativpräparat zu Chinidin.
8. Tambocor (Flecainid)	2 × 100–150 mg	Cave: Kammertachykardien
9. Coradrex (Amiodaron)	1. Woche 800 mg Erhaltungsdosis 200 (100–400) mg Ultima-Ratio-Präparat, starke Nebenwirkungen	
10. Digitalispräparate	–	–
Eine Kombination von 1 + 3 (Cordichin); 2 (vorwiegend Sotalex) + 4–8 ist möglich.		

III. Elektrotherapie

1. Bei schwerer Herzinsuffizienz und Schock: Kardioversion
2. Bei Therapieresistenz: Elektrische Doppelstimulation, hochfrequente Vorhofstimulation (Overdrive-Suppression)

zur Elektrotherapie zur Behandlung supraventrikulärer Tachykardien zusammengefaßt.

γ) Therapie des Vorhofflatterns (s. Tab. 31)

Vorhofflattern weist meist auf eine organische Herzschädigung hin (s. S. 115). Vor einer medikamentösen Therapie ist festzustellen, ob intermittierend bradykarde Phasen (Sinusbradykardie, langsame Flimmerarrhythmie) auftreten (Tachykardie-Bradykardie-Syndrom, Syndrom des kranken Sinusknotens). Hier ist zunächst eine Schrittmacherimplantation indiziert, damit eine ausreichende Kammerfrequenz sichergestellt ist, wenn die tachykarden Störungen durch Antiarrhythmika mit erregungs- oder leitungshemmender Wirkung unterdrückt werden. Mit Ausnahme des seltenen 1:1-Vorhofflatterns können die therapeutischen Maßnahmen meistens ohne Zeitdruck durchgeführt werden. Wesentlich ist die Beseitigung einer tachykarden Herzaktion, besonders bei Herzinsuffizienz, Angina pectoris oder bei Schocksituationen.

Folgende therapeutische Vorschläge sind anzuführen:

1. **Medikamente,** die zur einer **Bremsung der AV-Überleitung** mit konsekutiver Senkung der Kammerfrequenz führen:
Schnelle Vollsättigung mit Digitalis:
Novodigal i.v. 1,2–2 mg in 24 Std.
Digilanid i.v 1,2–2,2 mg in 24 Std. oder Digitoxin 0,8–1,3 mg in 24 Std.

Digitalis ist das Mittel der Wahl zur Frequenzsenkung des Vorhofflatterns mit schneller Überleitung. Man muß sich oft im oberen Sättigungsbereich bewegen, ggfs. sind toxische Nebenerscheinungen in Kauf zu nehmen, um den erhofften Effekt einer ausreichenden AV-Bremsung und konsekutiven Kammerfrequenzverlangsamung zu erreichen.

Isoptin 5 mg langsam i.v., nach 20 min Pause evtl. wiederholen. Totaldosis nicht über 10 mg i.v.

Bei Herzgesunden kann Isoptin auch ohne vorangegangene Digitalisierung gegeben werden. Vorsicht ist bei diesem Medikament geboten, wenn dem Vorhofflattern ein Sinusknotensyndrom zugrundeliegt, da Isoptin infolge einer zusätzlichen depressiven Wirkung auf den Sinusknoten bei einer Konversion des Vorhofflatterns zu einer kritischen Sinusbradykardie führen kann. Die Wiederkehr des Sinusrhythmus erreicht man aber mit alleinigen Isoptingaben relativ selten. Der AV-leitungshemmende Effekt von Isoptin tritt meistens unmittelbar nach der Injektion auf, hält aber nicht viel länger als 10–20 min an.

Beta-Rezeptorenblocker:
Dociton (Doberol) 0,5–1 mg i.v.
Aptin (Alprenolol) 0,5–1 mg i.v. oder
Visken (Pindolol) 0,4–0,6 mg i.v.
Trasicor (Oxprenolol) 1–2 mg i.v.

Zur Kammerfrequenzverlangsamung eignet sich auch die intravenöse Gabe von Beta-Rezeptorenblockern, insbesondere Propanolol, da diesem Medikament eine »intrinsic activity« fehlt. Wegen ihres negativ inotropen Infektes sollten die Beta-Rezeptorenblocker möglichst nur in Kombination mit Digitalis verordnet werden. Die gleichzeitige intravenöse Gabe von Isoptin und einem Beta-Rezeptorenblocker kann als Kunstfehler aufgefaßt werden.

2. Konversiontherapie:

a) Medikamente: Bei Vorhofflimmern und Vorhofflattern ist zu entscheiden, ob eine Regularisierung versucht werden sollte oder nur die Kammerfrequenz mittels Bremsung der AV-Überleitung auf eine mittlere Frequenz gesenkt werden sollte. Eine Regularisierung, die medikamentös mit Chinidin oder einer Kombinationstherapie mit Chinidin und weiteren Antiarrhythmika versucht werden kann (alternativ durch intraatriale Stimulation oder durch Defibrillation), ist jedenfalls bei erfolgreich behandeltem Grundleiden anzustreben.

Chinidin-Therapie (Tab. 30): Die Anwendung von Chinidin bei Vorhofflattern sollte nicht ohne gleichzeitige Digitalisierung erfolgen. Infolge des anticholinergen Effektes bei niedriger Chinidin-Dosierung kann es zur 1:1-Überleitung der schnellen Vorhoffrequenz auf die Ventrikel kommen mit der konsekutiven Gefahr einer Kammertachykardie. Weiter ist in Betracht zu ziehen, daß es bei einem raschen Umschlagen des Vorhofflatterns in den Sinusrhythmus zum Abreißen eines evtl. vorhandenen Vorhofthrombus kommen kann. Ein Versuch mit Chinidin-Präparaten sollte deshalb grundsätzlich nur nach einer Testdosis von 0,2 g (weitere Dosierung erst nach 2 Stunden) und nur bei erst kurz bestehendem Vorhofflattern gemacht werden. Von einer Chinidin-Medikation sollte auch Abstand genommen werden, wenn QTU-Abnormitäten bestehen, oder wenn bei Dosissteigerung QTU-Abnormitäten oder QRS-Verbreiterungen auftreten (s. S. 70). In diesen Fällen werden durch eine zunehmende inhomogene Repolarisation Voraussetzungen für eine Kreiserregung geschaffen. Dieser Mechanismus muß als wahrscheinliche Ursache plötzlicher Todesfälle durch Kammerflimmern unter Chinidin angesehen werden (Chinidin-Synkope). Als weitere

Tab. 30. Richtlinien zur Chinidin-Behandlung.

	Chinidin sulfat Tabletten 0,2 g	*Chinidin-Duriles* Tabletten 0,25 g
Testdosis	0,2 g	0,25 g
1.–3. Tag	6mal 0,4 g mit 2-Std.-Intervall	3mal 0,25 g mit 6-Std.-Intervall
4.–5. Tag	6mal 0,5 g mit 2-Std.-Intervall Erhaltungsdosis	3 mal 0,5 g mit 6-Std.-Intervall

Nur in Ausnahmefällen über 3 g Chinidin täglich.
Blutentnahmen zur Konzentrationsbestimmung im Serum vor der
Morgendosis und 2 bzw. 4 Std. nach der Abenddosis.

Kontraindikationen

Absolut: Primäre Chinidin-Überempfindlichkeit.
Relativ: 1. Akute infektiöse oder toxische Myokarditis.
2. Sehr schlechter Zustand des Herzens (Dekompensation).
3. Intraventrikuläre Leitungsstörung stärkeren Grades.
4. Situationen, in denen eine Wiederherstellung des normalen Herzrhythmus nicht wünschenswert erscheint.

Unterbrechung der Chinidin-Therapie

1. Thrombozytopenie, Urtikaria, Fieber, Übelkeit, Erbrechen.
   Durchfälle stellen keine absolute Indikation zur Unterbrechung dar (Imodium).
2. Verlängerung der QRS-Dauer um mehr als 25% (QTU-Syndrom).
3. Auftreten heterotoper, gekoppelter Kammerextrasystolen.
4. AV-Knotenrhythmus.
5. Vorhofflattern mit 2:1-Überleitung und hoher Kammerfrequenz (über 120/min).

[Nach Bette, L.: Ärztl. Praxis *61:* 2163 (1967)].

Kontraindikation für eine Chinidin-Therapie hat eine schwere Herzinsuffizienz zu gelten. Bei starker Vorhof- und Kammerdilatation ist die Chinidin-Behandlung sinnlos, da unter diesen Bedingungen mit der Wiederkehr eines dauerhaften Sinusrhythmus nicht zu rechnen ist (Vorhof-Echo > 50 mm).

Bei Versagen einer alleinigen peroralen Chinidin-Therapie (stets mit gleichzeitiger Digitalistherapie s.o.) kann durch die zusätzliche Gabe von Isoptin oder eines Beta-Rezeptorenblockers noch eine Regularisierung zum Sinusrhythmus erreicht werden. Bei Chinidin-

Tab. 38. Therapievorschläge zur Behandlung des Vorhofflatterns und des Vorhofflimmerns.

Präparat	Dosis	Bemerkungen
A. *Intravenöse Soforttherapie:* Bremsung der AV-Überleitung zwecks Kammerfrequenzsenkung		
1. Rasche Volldigitalisierung z. B. Novodigal (β-Acetyldigoxin)	Mittelschnelle bis schnelle Aufsättigung 1,2-(2) mg in 24 Std.	Durch Zufuhr von Digitalis wird eine AV-Überleitungshemmung ausgelöst u. die Kammerfrequenz auf eine Normfrequenz zurückgeführt (Cave: Vorhofflattern bei Präexzitationssyndrom, da paraspezifische Fasern durch Digitalis nicht beeinflußt werden). Gleichzeitig wird der Spielraum einer einzuleitenden Chinidin-Therapie erweitert. Bei niedriger Dosierung besteht bei Chinidin die Gefahr einer beschleunigten AV-Überleitung. Beim Vorhofflattern kann dadurch bei einer 1:1-Überleitung eine kritische Kammerfrequenz ausgelöst werden. Eine AV-Überleitungsstörung ist auch durch Betablocker, soweit keine Kontraindikationen bestehen, möglich.
Digilanid (Digoxin)	1,2-(2) mg in 24 Std. oder	
Digimerck (Digitoxin)	1-1,5 mg in 24 Std.	
2. Digitalis + Isoptin (Verapamil)	2,5–10 mg i.v.	Isoptin erstes Präparat bei Herzgesunden. Cave: bei Vorhofflattern im Rahmen des Sinusknotensyndroms.

Tab. 38. (Fortsetzung).

Präparat	Dosis	Bemerkung
3. Digitalis + Betablocker:		i.v. Kombination mit Isoptin (Verapamil) kontraindiziert
a) Visken (Pindolol)	0,4–0,6 mg i.v.	
b) Dociton (Doberol)	0,5–1,0 mg i.v.	
c) Aptin (Alprenolol)	0,5–1,0 mg i.v.	
d) Trasicor (Oxprenolol)	1–2 mg i.v.	(s. Tab. (s. Tab. 39)
4. Rytmonorm (Propafenon)	70–140 mg langsam i.v.	Bei therapieresistenten Fällen
5. Rythmodul (Disopyramid)	150 mg langsam i.v.	Anticholinerge Wirkung (!)
B. Perorale Therapie (Konversions- und Rezidivprophylaxe):		
1. Chinidin-Duriles (Chinidin-Bisulfat) bzw.	3 × 1–3 × 2 × 250 mg. Zunächst Probedosis von 200 mg, dann die folgenden	Bei Vorhofflattern immer vorausgehend Digoxin. Cave: bradykardes Vorhofflimmern und bei Verdacht auf Sinusknotensyndrom
2. Chinidin purum	Tage 2–3 × 100–200 mg (Höchstdosis 2000 mg)	
3. Isoptin (Verapamil)	3 × 80 mg	–
4. Betablocker, z. B. Dociton (Doberol), Trasicor (Oxprenolol), Sotalex (Sotalol)	3 × 40 (80) mg	–
Bei Vorhofflattern, Herzinsuffizienz und chronischen Formen 1, 2, 3, 4 mit Digitalispräparaten kombinieren.		
Bei Versagen einer alleinigen Chinidin-Therapie sind folgende Kombinationen möglich:		
5. Chinidin-Duriles + Isoptin (+ Digitalis) (z. B. Cordichin)	2–3 × 250 mg + 3 × 80 mg	–

Tab. 38. (Fortsetzung).

Präparat	Dosis	Bemerkungen
6. Chinidin-Duriles + Betablocker (+ Digitalis)	2–3 × 250 mg + 3 × 40 mg (Dociton)	–
Die Chinidin-Therapie sollte langsam ansteigend beginnen. Eine gleichzeitige Marcumar-Therapie ist empfehlenswert. Bei raschem Urschlagen des Vorhofflimmerns bzw. Vorhofflatterns in einen Sinusrhythmus kann es zum Abreißen evtl. Vorhofthromben kommen (in 2% der Fälle). Auf die sog. Chinidin-Synkopen sei hingewiesen (s. S. 125).		
Bei Chinidin-Unverträglichkeit:		
7. Rytmonorm (Propafenon)	2–3 × 150 mg	–
8. Clinium (Lidoflacin)	2–4 × 60 mg	Cave: Kammertachykardien
9. Rythmodul (Disopyramid)	3–4 × 100–200 mg	Anticholinerge Wirkung
10. Amidonal (Aprindin)	1–2 × 50 mg	Wirkdauer 24 Std. Cave: Überdosierung
11. Tambocor (Flecanid)	2 × 100–150 mg	Cave: Kammertachykardien
12. Cordarex (Amiodaron)	1. Woche 800 mg Erhaltungs-Dosis 100–200 (400) mg	Ultima-Ratio-Präparat: Starke Nebenwirkungen
Kombinationen: 7–14 + 4 (vorwiegend Sotalex)		

Tab. 38. (Fortsetzung).

C. Elektrotherapie:

1.	Kardioversion	20–100 Wsec	Nur bei hämodynamisch kritischen Patienten und bei sonstiger Therapieresistenz.
2.	Hochfrequente Vorhofstimulation	–1200/min	Nur bei Vorhofflattern
3.	Ventrikelstimulation	Gepaarte Stimulation	–

Einem Vorhofflimmern und/oder einem Vorhofflattern liegt nicht selten ein Sinusknotensyndrom zugrunde. Eine eingeleitete antiarrhythmische Therapie bzw. eine Kardioversion kann zu einer schwerwiegenden Suppression des Sinusknotens führen. Beim Umschlagen des Vorhofflimmerns bzw. des Vorhofflatterns in einen Sinusrhythmus kann es zu einer kritisch langen präautomatischen Pause kommen mit der Gefahr eines adynamen Adams-Stokes-Syndroms. Es empfiehlt sich, bei dem Verdacht auf ein Sinusknotensyndrom die medikamentöse bzw. elektrische Kardioversion unter Schrittmacherschutz vorzunehmen oder primär die hochfrequente Vorhofstimulation einzusetzen.

Unverträglichkeit können als Alternativmedikamente Rytmonorm, Gilurytmal, Rythmodul oder Amidonal in entsprechender Dosierung eingesetzt werden.

b) Elektrotherapie: Als gleichberechtigte Alternative neben der Vorhofentflatterung mittels Digitalis-Chinidin-Therapie steht die Kardioversion und die hochfrequente Vorhofstimulation. Bei der Kardioversion reichen meist sehr niedrige Konversionsenergien (20–100 Wsec) aus. Mittels der schnellen Vorhofstimulation werden Stimulationsfrequenzen zwischen 400–800/min eingesetzt. Häufig wird das Vorhofflattern zuerst in ein Vorhofflimmern übergeführt, das dann nach etwa 3–5 Stunden in einen Sinusrhythmus umspringt. Die Elektrotherapie zur Behandlung des Vorhofflatterns sollte immer dann eingesetzt werden, wenn ein hämodynamisch kritischer Zustand des Patienten vorliegt, und wenn die pharmakodynamischen Maßnahmen erfolglos bleiben. Nach erfolgreicher Elektrobehandlung Durchführung einer Chinidin-Langzeitbehandlung bei gleichzeitiger Digitalisierung (Rezidivprophylaxe).

δ) *Therapie des Vorhofflimmerns* (Tab. 31)

Das Vorhofflimmern ist die häufigste Ursache einer supraventrikulären *Tachy*arrhythmie.

Es sollte grundsätzlich immer behandelt werden (Gefahr der Herzinsuffizienz und der arteriellen Embolien). Bei hohen Kammerfrequenzen wird es häufig von einem Pulsdefizit begleitet (frustrane Kontraktionen).

Nicht in allen Fällen wird die Wiederherstellung eines Sinusrhythmus das Ziel der Therapie sein. Besteht das Vorhofflimmern bereits viele Jahre und kann die Flimmerursache (z.B. Vitium cordis) nicht beseitigt werden, so sollte die tachyarrhythmische Form in eine hämodynamisch günstigere bradykarde pseudorhythmische Form übergeführt werden (Vorhof + Echo > 50 mm).

Die therapeutischen Richtlinien entsprechen denen des Vorhofflatterns (medikamentöse Maßnahmen zwecks Kammerfrequenzsenkung sowie Maßnahmen zur Konversion und zur Rezidivprophylaxe) Tab. 31).

Die Therapie des Vorhofflimmerns mit Bradyarrhythmie oder langsamem Kammereigenrhytmus entspricht dem Behandlungsschema der bradykarden Herzrhythmusstörungen (s. S. 433).

Indikationen zur Elektrobehandlung des Vorhofflatterns und Vorhofflimmerns:
Patienten jüngeren und mittleren Lebensalters (30–50 Jahre), besonders wenn die Digitalisierung und die Chinidin-Medikation nicht zum Wiederauftreten eines Sinusrhythmus geführt hat.

Vor der Kardioversion 48stündige Medikamentenpause. Nach der Elektrokardioversion ist die Weiterführung einer Langzeit-Chinidin-Behandlung wesentlich (3–4 × 0,4 g Chinidin sulfuricum per os). Eine gleichzeitige Marcumar-Therapie ist bei rezidivierendem Vorhofflattern bzw. Vorhofflimmern anzuraten (insbesondere bei großem linkem Vorhof > 45 mm).

In der Tab. 32 sind Indikationen und Kontraindikationen für die Elektrotherapie des Vorhofflimmerns und des -flatterns zusammengestellt.

b) Therapie der ventrikulären Tachykardie (Tab. 33)

Ventrikuläre Tachykardien sind stets als kardialer Notfall anzusehen. In der Mehrzahl der Fälle besteht eine organische Myokardschädigung (koronare Herzkrankheit, Herzinfarkt s. S. 100). Die Herzfrequenz liegt im allgemeinen zwischen 160 und 250 Schlägen/min. Hinweise zur medikamentösen Therapie werden in Tab. 33 gegeben. Die einfachste Sofortmaßnahme beim plötzlichen Auftreten der ventrikulären Tachykardie ist ein abrupter kräftiger Schlag mit der Faust auf das Sternum, der den Effekt einer Kardioversion haben kann (Unterbrechung des Reentry-Kreises). Diese Maßnahme kommt insbesondere auf der Intensivstation bei sofortiger Entdeckung der Tachykardie in Frage. Beim Auftreten ventrikulärer Tachykardien mit schnellem Rhythmus ist die schnellste und erfolgversprechendste Maßnahme die elektrische Kardioversion mit 150–400 Wsec, falls der kritische Zustand es zuläßt in intravenöser Kurznarkose. Dies gilt insbesondere für Situationen, in denen der zugrunde liegende Mechanismus nicht bekannt ist und keine anamnestischen Angaben über die Wirksamkeit von Medikamenten bestehen. Im Rahmen der intravenösen Soforttherapie gilt als Mittel der ersten Wahl Lidocain, gegeben als Bolus von 100–200 mg mit anschließender Dauerinfusion von 1–2 (4) mg/min. Lidocain hat den Vorteil der kurzen Wirksamkeit. Eine Überdosierung kann innerhalb weniger Minuten abklingen. Als wirksam haben sich Amidonal, Gilurytmal sowie Rytmonorm erwiesen. Mit Betablockern ist in der Regel nur eine Reduktion der Kammerfrequenz, nicht jedoch eine Beseitigung der Tachykardie zu erzielen.

Tab. 32. Indikation für die Elektrobehandlung des Vorhofflatterns und Vorhofflimmerns.

I. Kardioversion:

A. Absolute Indikationen:

1. Vorhofflimmern (-flattern) bei behandeltem Grundleiden
   - operierte Mitralvitien (Vorhof < 45 mm) (Echo)
   - Hyperthyreose
   - Myokarditis
   - Postkommisurotomie-, Postkardiotomie-Syndrom
   - Urämie
   - exogene Intoxikation (Alkohol).
   - bei Präexzitationssyndrom
2. Tachyarrhythmia absoluta infolge Vorhofflimmern (-flattern) nach frischem Myokardinfarkt.
3. Vorhofflimmern (-flattern) unbekannter Ursache bei jungen, körperlich aktiven Patienten
4. Traumatisch ausgelöstes Vorhofflimmern (-flattern)
5. Vorhofflattern (-flimmern) bei Vorwärtsversagen des Herzens

B. Relative Indikationen:

1. Vorhofflattern bei koronarer Herzkrankheit (nicht länger als 3 Jahre bestehend)
2. Vorhofflimmern bei chirurgisch nicht korrigierten und nicht korrigierbaren Vitien (Vorhofflimmern nicht länger als 3 Jahre bestehend)
3. Bradyarrhythmia absoluta infolge Vorhofflimmerns ohne Digitalistherapie (unter Schrittmacherschutz)

C. Keine Indikation (Vorhof > 50 mm) (Echo)

1. Asymptomatisches Vorhofflimmern von mehr als 3 Jahren Dauer
2. Vorhofflimmern bei unbehandelter Hyperthyreose und Myokarditis
3. Patienten mit Vorhofflimmern, die nach Chinidin-Konversion trotz richtiger Erhaltungsdosis rezidivieren.
4. Patienten kurz vor sowie 3 Wochen nach Herzklappenoperation
5. Totaler Herzblock

II. Hochfrequente Vorhofstimulation:

Ausschließlich bei Vorhofflattern (Paroxysmale supraventrikuläre Tachykardien, Reentry-Genese)
1. Im Rahmen des Sinusknotensyndroms
2. Kurz vor sowie kurz nach herzchirurgischen Eingriffen (soweit Rhythmisierung notwendig)
3. Bei Digitalisüberdosierung
4. Bei Präexzitationssyndrom
5. Bei klinisch und elektrokardiographisch nachgewiesenem schwerem Herzmuskelschaden

Bei der langsamen ventrikulären Tachykardie (idioventrikuläre Tachykardie) ist eine elektrische Therapie als Sofortmaßnahme meist nicht erforderlich (s. S. 136). Man hat in der Regel Zeit, den Effekt antiarrhythmischer Substanzen abzuwarten. Das gleiche gilt für die parasystolische Tachykardie. Wie bei anderen Tachykardien sollte man eine Digitalisüberdosierung, eine Antiarrhythmikaüberdosierung, eine Hypokaliämie sowie exogene Intoxikationen (z. B. Nikotin) als Ursache ausschließen.

Zur Rezidivprophylaxe empfiehlt sich eine Dauermedikation mit den in Tab. 33 aufgezählten Antiarrhythmika.

3. Therapie bradykarder Rhythmusstörungen (Tab. 34)

Bradykarde Rhythmusstörungen erlangen dann klinische Bedeutung, wenn das Herzzeitvolumen kritisch absinkt.

Die wichtigsten bradykarden Rhythmusstörungen sind: Sinusbradykardie, partieller AV-Block mit konstanter Überleitung, totaler AV-Block.

Für die Behandlung bradykarder Rhythmusstörungen stehen die medikamentöse (a) und die Elektrotherapie (b) (Schrittmacher) zur Verfügung.

a) Medikamentöse Therapie

Die medikamentöse Therapie dient meist zur Überbrückung akuter Zustände und ist für die Dauertherapie nur bedingt geeignet. Häufig kommt es zum sekundären Versagen. Im Notfall (z. B. Adams-Stokes) und als Dauertherapie ist die Anwendung eines Schrittmachers das Mittel der Wahl. Voraussetzung für die Anwendung eines Schrittmachers ist die erhaltene Kontraktionsfähigkeit des Herzmuskels.

Die medikamentöse Therapie der bradykarden Rhythmusstörungen basiert auf der positiv chronotropen Wirkung entsprechender Pharmaka. Als *gebräuchlichste Medikamente* sind zu nennen:
Sympathikomimetika:
Isoprenalin (Aludrin)
Orciprenalin (Alupent)
Vagolytika, z.B. Atropin, Itrop, evtl. Corticoide.

b) Elektrotherapie

Bei der Anwendung eines Schrittmachers ist die temporäre von der Dauerstimulation zu unterscheiden.

Tab. 33. Therapievorschläge zur Behandlung ventrikulärer Tachykardien.

	I. *Mechanisch:* Faustschlag auf die Brust		
	II. *Medikamentöse Maßnahmen:*		
Präparat	Dosis i.v.	Dosis i.m.	Bemerkungen
	Anfall:		
1. Xylocain	50–100 mg i.v. als Bolus, Dauertropf 10%ige Glucose-Lösung (50–1000 ml in 24 Std.) 2–4 mg/min	50 mg i.m.	Mittel der Wahl bei Herzinfarkt. Die intramuskuläre Injektion eignet sich als Sofortmaßnahme in der Wohnung bzw. im Notfallwagen
2. Phenhydan	125–250 mg i.v.	–	Mittel der Wahl bei Digitalisüberdosierung. (Cave: Bei zu schneller Injektion Sinusknoten-Suppression)
3. Gilurytmal	30–75 mg i.v. (50 mg = 10 ml)	50 mg, Wiederholung in Abständen von 1/2–1 Std.	Bei Therapieresistenz. Cave: Nicht bei Hypotonie.
4. Amidonal	100–200 mg	–	Bei Therapieresistenz
5. Rytmonorm	35–70 (140) mg	–	Bei Therapieresistenz
6. Rythmodul	150 mg i.v.	–	Anticholinerge Wirkung
7. Mexitil	100–200 mg als Bolus Tropfinfusion 1–3 mg/min	–	–
8. Tambocor	1 mg/kg i.v.	–	Cave: bei Überdosierung stark arrhythmogen

Tab. 33. (Fortsetzung).

Präparat	Dosis i.v.	Dosis i.m.	Bemerkung
9. Remivox	100–200 mg/die	–	Alpträume
10. Cordarex	50 µg/kg 450 mg langsam i.v.	–	Ultima-Ratio-Medikament
11. Novocamid	0,2–1 g 1 ml = 0,1 g/min Wiederholung nach 1–3 Std.	–	Bei Therapieresistenz 40%, Le-Zellphaenomen; (In Europa kaum noch eingesetzt)

Langzeittherapie (Rezidivprophylaxe):

Präparat	Dosis i.v.	Dosis i.m.	Bemerkung
1. Neo-Gilurytmal	3–4 × 20 mg	–	–
2. Rytmonorm	2–3 × 300 mg	–	–
3. Amidonal		1–2 × 50 mg	Bei Therapieresistenz. Cave: Überdosierung, Wirkdauer 24 Std. Regelmäßige Blutbildkontrollen.
4. Rythmodul		3–4 × 100–200 mg	Anticholinerg
5. Mexiletin		4 × 100–200 mg	–
6. Chinidin-Duriles		2–4 × 250 mg	Chinidin-Unverträglichkeit. Cave: Chinidin-Synkopen insbesondere bei langer QTU-Zeit
7. Tambocor		2 × 100–150 mg	Bei Überdosierung stark arrhythmogen.

Tab. 33. (Fortsetzung).

8. Xylotocan	3–4 × 400 mg	–
9. Remivox	2–3 × 100 mg	–
10. Cordarex	1. Woche 800 mg Erhaltungsdosis 100–300 (200) mg.	starke Nebenwirkungen (Hyperthyreose)
11. Betablocker a) Visken b) Aptin-Duriles c) Beloc, Lopresor d) Dociton e) Trasicor f) Sotalex	 3 × 5 mg 2 × 200 mg 1–2 × 100 mg 3 × 40 (80) mg 3 × 40 (80) mg 1–2 × 80 (160) mg	Insbesondere bei koronarer Herzkrankheit und Hypertonie geeignet. s. Tab. 45

Kombination: 1–9 + 11 (vorwiegend Sotalex), Ia u. Ib-Antiarrhythmika.

III. *Elektrotherapie:*

1. Kardioversion bzw. Defibrillation 100–400 Wsec.
2. Doppelstimulation (nur gekoppelte Stimulation)
3. Hochfrequente Ventrikelstimulation (Overdrive-Suppression)

IV. *Prophylaktische Behandlung der ventrikulären Tachykardie, d. h. Behandlung der ventrikulären Extrasystolen:*

1. Elektrolytstörungen – Substitution (K^+-Ionen!)
2. Hypoxämie – Sauerstoff
3. Herzinsuffizienz – Digitalis, Diuretika, evtl. Nitropräparate
4. Spezifische antiarrhythmische Therapie (s. o.)

Tab. 34. Therapie bradykarder Rhythmusstörungen (modifiziert nach NUSSER/TRIEB).

	Medikamentös	Elektrotherapie
1. Sinusbradykardie	Nur selten behandlungsbedürftig, evtl. Orciprenalin (Alupent): 3–5 × ½–1 Tabl. = 3–5 × 0,01–0,02 g tgl. Atropin: 3 × ½–1 mg Itrop: 2 × 15 mg p.o. p.o.	Temporäre Vorhofstimulation Temporäre Ventrikelstimulation
2. Partieller AV-Block mit konstanter Überleitung (2:1-, 3:1-Block)	Orciprenalin (Alupent): 3–8 × ½–1 Tabl. p.o./die Isoprenalin (Aludrin): 3–6 × ½ Tbl. p.o./die. Die Dosierung richtet sich nach der Pulsfrequenz: Sch 1000: 1–2 Amp. (0,5–1,0 mg) i. v.	Temporäre Ventrikelstimulation
3. Totaler AV-Block	Orciprenalin (Alupent): 1 Amp. 0,5 mg i. m. kann im Abstand von 10–15 min wiederholt werden. Dauertropfinfusion: 5–20 Amp. 0,5 mg Alupent in 500 ml Basislösung Atropin: 0,5–1 mg i. v. Sch 1000: 1–2 Amp. (= 0,5–1,0 mg) i. v. bzw. 2 × 15 mg p.o.	Temporäre Ventrikelstimulation
4. Sonderform: Bradykardie bei Hinterwandinfarkt	Atropin: 0,5–1 mg i. v., 75 mg Ultracorten H Itrop: 1–2 Amp. (= 0,5–1,0 mg) i.v. bzw. 2 × 15 mg p.o.	Temporäre Ventrikelstimulation

Bei der temporären Stimulation wird ein bipolarer Elektrodenkatheter mit endständigen Kontaktringen via V. cubitalis des linken Armes oder einer V. subclavia in die Einflußbahn des rechten Ventrikels vorgeschoben. Mit einem externen Batteriegerät wird anschließend die Herzaktion gesteuert. Dieser Katheter kann bis zu 3 Wochen liegengelassen werden (Gefahr einer Thrombophlebitis oder Sepsis). Diese Methode hat sich als besonders schonend bewährt, vor allem dann, wenn man sich nicht sofort zur Implantation eines Herzschrittmachers entschließen kann.

Bei Notfällen kann die Reizung der Impulse auch transthorakal durch subkutane oder perikardiale Elektroden erfolgen. Da dabei schmerzhafte Begleitkontraktionen der Brustmuskulatur eintreten können, sollte diese Behandlung immer nur kurzfristig durchgeführt werden. Gut bewährt hat sich auch die transthorakale Elektrode nach PORTHEINE.

Die *Dauerstimulation* durch Schrittmacher erfolgt bei irreversiblen Störungen. Es stehen heute verschiedene Modelle für die Implantation zur Verfügung. Neben Schrittmachern mit fester Frequenz gibt es vorhofgesteuerte und kammergesteuerte Modelle. Die sog. Demand-Schrittmacher nehmen bei Unterschreiten einer vorgewählten Frequenz jeweils ihre Tätigkeit auf.

D. Übersicht über die gebräuchlichsten Medikamente bei Herzrhythmusstörungen
1. Pathophysiologische Grundlagen

Herzrhythmusstörungen lassen sich im wesentlichen auf folgende elektrophysiologischen Mechanismen zurückführen (s. S. 28, 61).
1. Eine Störung der Erregungsbildung (Automatie-, Fokusgenese).
2. Störung der Erregungsleitung (Reentry-Theorie).
3. Kombinationen beider Ursachen.

Diesen Störungen liegen Änderungen der Ionenströme des myokardialen Aktionspotentials zugrunde. Antiarrhythmika sind Substanzen, die den Ionenströmen mehr oder weniger selektiv entgegenwirken.

Antiarrhythmika können unter dem Aspekt einer Beeinflussung der elektrophysiologischen Hauptwirkung und ihrer Wirkung auf die verschiedenen Kompartimente des Erregungsleitungssystems besprochen werden.

a) Einteilung nach der elektrophysiologischen Hauptwirkung

Aufgrund ihrer Hauptwirkung auf die elektrischen Eigenschaften des Aktionspotentials isolierter Herzmuskelzellen sowie der gemessenen Ionenströme, läßt sich nach VAUGHAN-WILLIAMS und SINGH und HAUSWIRTH eine Einteilung der Antiarrhythmika vornehmen. Dabei werden die Effekte therapeutischer Dosen zugrunde gelegt. In Tab. 35, 36 ist eine entsprechende Übersicht dargestellt.

Gruppe Ia enthält die chinidinähnlichen lokalanästhetischen Substanzen, Hauptvertreter Chinidin. Sie hemmen den initialen Natriumeinstrom (Phase 0/1), der für die Anstiegssteilheit des Aktionspotentials verantwortlich ist. Dadurch kommt es zu einer Abnahme der Leitungsgeschwindigkeit, einer Verlängerung der effektiven Refraktärperiode, die Reizschwelle steigt an. Die spontane Automatie von Schrittmacherzellen nimmt durch eine Abflachung der Phase 4 des Aktionspotentials ebenfalls ab. In gleicher Weise wird die pathologische Erregungsbildung gehemmt. Die Verlängerung der effektiven Refraktärperiode und die Abnahme der Leitungsgeschwindigkeit empfiehlt es, diese Medikamente bei den Rhythmusstörungen einzusetzen, die durch eine Kreiserregung verursacht sind. Chinidin wirkt bevorzugt supraventrikulär und ventrikulär, Ajmalin und Procain bevorzugt ventrikulär. Die zusätzliche Beeinflussung der Phase 4 von Schrittmacherzellen durch diese Medikamentengruppe erklärt ihre Wirkung auch auf fokale Herzrhythmusstörungen.

Gruppe Ib enthält die Antiarrhythmika Diphenylhydantoin und Lidocain. Im Gegensatz zur Gruppe Ia werden die Aktionspotentiale verkürzt. Zusätzlich zeigen sie das Wirkungsspektrum der chinidinähnlichen Substanzen (Gruppe Ia) wie: Bremsung des initialen schnellen Natriumeinstroms mit konsekutiver Verringerung der Leitungsgeschwinidigkeit, Unterdrückung der spontanen Schrittmacheraktivität (Phase 4). Die Wirkung von Diphenylhydantoin und Lidocain hängt stark von der extrazellulären Kaliumkonzentration ab. Bei Normokaliämie ist sie chinidinähnlich, bevorzugt aber die Ventrikel. Bei Hypokaliämie (unter 3 mµ/l) wirken Diphenylhydantoin und Lidocain leitungsverbessernd. Eine Leitungsverbesserung ist insbesondere für Diphenylhydantoin an geschädigten Purkinje-Fasern infolge Hypoxie oder Digitalisintoxikation nachgewiesen worden. Ein weiterer antiarrhythmischer Effekt von Diphenylhydantoin besteht in der Dämpfung gesteigerter sympathischer Aktivität, wie sie bei Digitalisintoxikation oder Herzinfarkt auftritt.

Gruppe 1c enthält die Anti-Arrhythmika Propafenon, Lorcainid, Flecainid, Encainid. Sie haben Chinidin- und Lidocain-ähnliche Eigenschaften. Die Aktionspotentialdauer wird weder verkürzt, noch verlängert. *Gruppe II* enthält die sog. Beta-Rezeptorenblocker. In therapeutischen Dosen liegt ihre Hauptwirkung in der Sympathikolyse. Ein chinidinähnlicher direkter Membraneffekt und eine sympathikotone Eigenwirkung einiger Substanzen (sog. Intrinsic-Aktivität) spielt in therapeutischen Dosen keine wesentliche Rolle.

Gruppe III enthält das Anti-Arrhythmikum Amiodaron sowie den Betarezeptoren-Blocker Sotalol. Der Leitungsgeschwindigkeit (Phase 0-1) sowie eine Depression der langsamen diastolischen Depolarisation (Phase 4) mit der konsekutiven Unterdrückung der Spontan-Schrittmacheraktivität. Der Betablocker Sotalol ist ebenfalls dem Klasse-III-Antiarrhythmika zuzuordnen.

Tab. 35 Elektrophysiologische Wirkungen Antiarrhythmika.

Gruppe	Medikamente	Hemmung der Erregbarkeit (Automatic) (Phase 0/1 + 4 des Aktionspotentials)	Wirkung auf die Dauer des Aktionspotentials (i. d. Regel auch die effektive Refraktärzeit)
Ia	Chinidin, Disopyramid, Procainamid, Ajmalin u. a.	+++	Verlängert
Ib	Lidocain, Mexiletin, Tocainid, Phenytoin	+++	Verkürzt (Refraktärzeit dabei relativ verlängert)
Ic	Flecainid, Propafenon, Lorcainid	+++	Verlängert
II	Betarezeptorenblocker	+	(eher verkürzt)
III	Bretylium, Amiodarone Sotalol	0	Ausgeprägte Verlängerung
IV	Calciumantagonisten: Verapamil, Diltiazem Gallopamil	+ (nur Phase 4)	(+) (+)

Tab. 35. (Fortsetzung).

Gruppe	Medikamente	Sympathikolyse	Calcium-Antagonismus	Beeinflussung autonomer extrakardialer Funktionen	Lokalanästhetische Wirkung
Ia	Chinidin, Disopyramid, Procainamid, Ajmalin u. a.	0	0	Anticholinerg + Chinidin + Disopyramid	+
Ib	Lidocain, Mexiletin, Tocainid, Phenytoin	0	0	Anticholinerg + Anticholinerg (+/−)	+
Ic	Flecainid, Propafenon, Lorcainid	0	0	Anticholinerg (+/−) Anticholinerg (+/−)	+
II	Betarezeptorenblocker	+++	0	ø	+/−
III	Bretylium, Amiodarone Sotalol	(+) (+)	0		+
IV	Calciumantagonisten: Verapamil, Diltiazem Gallopamil	(+) (+)	+++	Vasodilatator	+/−

Gruppe 4 enthält die sog. Calciumantagonisten vom Typ Verapamil. Wie auf Seite 19 dargestellt, besteht in der Initialphase des Aktionspotentials neben dem initialen schnellen Natriumeinstrom über spezifisch schnell leitende Natriumkanäle auch ein langsamer Calciumeinstrom über langsam leitende Calciumkanäle. Calciumantagonisten wirken, im Gegensatz zu den Antiarrhythmika der Gruppe 1, auf den langsamen Calciumeinstrom und in therapeutischen Dosen kaum auf den initialen schnellen Natriumeinstrom. Calciumantagonisten beeinflussen daher vor allem die Herzmuskelzellen, deren Aktionspotential vorwiegend vom langsamen Calciumeinstrom getragen wird (slow response s. S. 19, 20). Am gesunden Herzmuskel sind dies die Schrittmacherzellen des Sinus- und AV-Knotens. Unter krankhaften Bedingungen treten Aktionspotentiale mit den Charakteristika der langsamen Erregung (slow response) aber auch im Vorhof, in den Purkinje-Fasern der Herzkammern auf. Sie sind dann an der Pathogenese entstehender tachykarder Herzrhythmusstörungen beteiligt.

Grundsätzlich ist der antiarrhythmische Effekt eines Medikamentes darauf zurückzuführen, daß er zu einer Verlängerung der absoluten bzw. der effektiven Refraktärzeit führt, d. h. die Unerregbarkeit des Herzens verlängert. Das Herz ist während der Depolarisation (Phase 0/1) und während der Repolarisation (Phase 2/3) für einen neu ankommenden Reiz unerregbar, refraktär. Eine Verlängerung der Refraktärzeit durch Antiarrhythmika ist dadurch möglich, daß sie die Depolarisation (Phase 0/1) oder die Repolarisation (Phase 2/3) mehr oder weniger stark gemeinsam oder isoliert verlängern. Auch ist es möglich, daß sie eine Verkürzung der Repolarisation (Phase 2/3) bewirken, dabei aber gleichzeitig zu einer stärkeren Hemmung der Depolarisationsgeschwindigkeit (Phase 0/1) führen. Die beschriebenen drei Möglichkeiten führen zu einer Verlängerung der Aktionspotentialdauer mit konsekutiver Verlängerung der Refraktärzeit, d. h. der Erregbarkeit des Herzens (s. o.).

Die Medikamente der Gruppe III (Sotalol) führen zu einer isolierten Verlängerung der Repolarisation, ohne daß die Anstiegsgeschwindigkeit, d. h. das Ausmaß der Depolarisation, beeinflußt wird. Nach diesem Wirkungsmodus werden diese Medikamentengruppen deshalb auch als r-(= Repolarisations-)Typ bezeichnet.

Die Medikamente der Gruppe I führen vorwiegend zu einer Verlangsamung der Depolarisation, d. h. zu einer Verminderung der Aufstrichgeschwindigkeit des Aktionspotentials (Phase 0/1). Die Gruppe Ia führt zusätzlich zu einer Verlängerung der Repolarisation (Chinidin-Typen), während die Gruppe Ib die Repolarisationsdauer verkürzt. Ein weiterer elektrophysiologischer Unterschied der Gruppe Ia und Ib besteht in ihrer Frequenzabhängigkeit. Lidocain und Diphenylhydantoin als Vertreter der Gruppe Ib sind um so stärker wirksam, je höher die Frequenz ist, während die Gruppe Ia mit ihren Vertretern Chinidin, Ajmalin, Procainamid u. a. frequenzunabhängig ist.

Depolaristion bedeutet eine starke Zunahme der Natriumleitfähigkeit, wofür nach HODGKIN und HUXLEY die Existenz eines besonderen Transportsystems, eines sog. Natrium-Carriers, postuliert wird (s. S. 11). Dabei wählten Hodgkin und Huxley für die mathematische Beschreibung dieses Verhaltens der Natriumleitfähigkeit eine Gleichung mit zwei Variablen, m und h. VAUGHAN WILLIAMS hat dieses abstrakte Transportsystem der erregbaren Membran als einen Kanal (sog. schneller Natriumkanal) mit Hintereinanderschaltung von vier getrennt regulierbaren Toren m und h veranschaulicht. Die Aktivierung des Natrium-Carriers spiegeln die m-Tore wider, die Inaktivierung bzw. Erholung des Carriers findet in den h-Toren ihren Ausdruck. Liegt der primäre Angriffspunkt der Antiarrhythmika in ihrer Beeinflussung der Depolarisationsgeschwindigkeit, d. h. in ihrer Beeinflussung der Natriumleitfähigkeit, so kann dies einmal durch Hemmung der Aktivierung des Natriumtransportsystemes, zum anderen durch Hemmung der Inaktivierung bzw. Erholung bedingt sein. Antiarrhythmika, die zu einer vorwiegenden Hemmung der Aktivierung des Natriumtransportsystems führen, werden deshalb in Anlehnung an das Hodgkin-Huxley-Modell als m-Typen bezeichnet, die Antiarrhythmika, die vorwiegend zu einer verlangsamten Inaktivierung bzw. Erholung des Natriumtransportsystems führen, als h-Typen. Die m-Typen führen zu einer nur von der Dosis des Medikaments abhängigen, gleichbleibenden Verminderung der Aufstrichgeschwindigkeit des Aktionspotentials, sie sind frequenzunabhängig. Die h-Typen sind demgegenüber stark frequenzabhängig, da mit hohen Frequenzen die Erholungszeit bzw. die Zeit zur Inaktivierung des Natriumtransportsystems reziprok dazu kürzer wird.

Die Medikamente der Gruppe Ia (Chinidin, Procainamid) aber auch Verapamil (Gruppe IV), und einige Beta-Rezeptorenblocker (Gruppe II) sind den m-Typen zuzuordnen, die Antiarrhythmika der Gruppe Ib (Diphenylhydantoin, Xylocain) den h-Typen.

Aufgrund der dargelegten elektrophysiologischen Eigenschaften der Antiarrhythmika läßt sich für den praktischen Gebrauch folgendes feststellen: Zur Behandlung tachykarder Herzrhythmusstörungen, die pathophysiologisch auf einer gesteigerten Automatie (Fokus) beruhen, eignen sich solche antiarrhythmischen Substanzen, die die spontane Schrittmacheraktivität unterdrücken und auf die Herzmembran hemmend wirken, also im wesentlichen Antiarrhythmika der Gruppe Ia, b, c, III, II (bedingt), IV (bedingt).

D. Übersicht über Medikamente bei Herzrhythmusstörungen 445

Zur Beeinflussung von Rhythmusstörungen infolge Reentry-Vorgängen sind die Substanzen geeignet, die vorwiegend Leitungsgeschwindigkeit und Refraktärzeit verändern. Dabei bestehen zwei prinzipiell unterschiedliche Möglichkeiten:

1. Der für einen Reentry-Kreis notwendige unidirektionale Block kann durch leitungsverzögernde Medikamente – Chinidin, Ajmalin, Amiadoran, Medikamente der Gruppe Ia, c, Gruppe III – in einen bidirektionalen Block umgewandelt werden (Abb. 298).

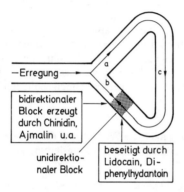

Abb. 298. Medikamentöse Beeinflussung von Kreiserregungen. Der unidirektionale Block, der Voraussetzung für eine Kreiserregung ist, kann entweder beseitigt oder in einen bidirektionalen Block umgewandelt werden. Durch beide Prinzipien kann die Kreiserregung unterbrochen werden. Möglicherweise ist letzteres Prinzip in der Therapie mit einem größeren Risiko verbunden, weil es in weiteren Teilen des Myokards zu Leitungstörungen führen und die elektrische Inhomogenität vermehren kann.

2. Der unidirektionale Block kann durch leitungsverbessernde Substanzen – Diphenylhydantoin, Lidocain, bedingt Atropin, Orciprenalin beseitigt werden (Gruppe Ib) (Abb. 298).

Die Gruppe Ib erscheint als Medikation der ersten Wahl, wenn eine Kreiserregung zu vermuten ist, da das erste Prinzip (Überführung eines unidirektionalen Blocks in einen bidirektionalen Block) möglicherweise mit einem größeren Risiko verbunden ist, weil es in weiteren Teilen des Myokards zu Leitungsstörungen kommen kann, mit konsekutiver Vermehrung der elektrischen Inhomogenität (s. S. 75).

Auch der Einsatz von Calciumantagonisten ist in die therapeutischen Überlegungen mit einzubeziehen. Wenn sich auch die Bedeutung der calciumabhängigen Aktionsströme (sog. slow response) insbesondere im AV-Knoten und geschädigten Purkinje-Fasern noch nicht endgültig beurteilen läßt, so ist jedoch mit der Möglichkeit zu rechnen, daß calciumabhängige geschädigte Purkinje-Fasern sowohl eine Lidocain-resistente Fokusbildung als auch ventrikuläre Kreiserregungen verursachen können. Dies läßt einen therapeutischen Versuch mit Verapamil in bestimmten Phasen des akuten Myokardinfarktes (nach 24 Stunden, vielleicht auch in der initialen Frühphase) berechtigt erscheinen. Auch erscheint eine versuchsweise Anwendung berechtigt, wenn andere Maßnahmen nicht zu einem therapeutischen Erfolg führen (besonders nach Versagen der Gruppe 1). Umgekehrt kann man vermuten, daß die Wirksamkeit von Calciumantagonisten bei ventrikulären Rhythmusstörungen auf eine pathogenetische Bedeutung von Calciumströmen schließen läßt.

b) Einteilung nach der Wirkung auf die verschiedenen Kompartimente des Erregungsleitungssystems

Antiarrhythmika können auch danach eingeteilt werden, welchen Wirkungsschwerpunkt sie auf die verschiedenen Kompartimente des Reizleitungssystems ausüben (Tab. 37). Dabei zeigt sich, daß bei prinzipiell gleicher elektrophysiologischer Wirkung auf das Aktionspotential des Herzmuskels, wie z. B. bei den Antiarrhythmika der Gruppe Ia, die Abschnitte des RLS unterschiedlich beeinflußt werden. Dadurch ist ebenfalls eine antiarrhythmische Differentialtherapie möglich. Mit Hilfe der His-Bündel-Elektrographie, bei der über eine intrakardiale Elektrode die Spontanpotentiale des spezifischen Reizleitungssystems des Menschen abgegriffen werden können und bei der zusätzlich die Sinusknotenerholungszeit sowie die Refraktärzeiten der einzelnen Abschnitte geprüft werden kann, ist es möglich, die Wirkungsschwerpunkte der verschiedenen Antiarrhythmika beim Menschen auszutesten. Dadurch ist eine Abschätzung der hauptsächlichen Indikationen des Antiarrhythmikums möglich.

Eine Einteilung der Antiarrhythmika nach ihrem Einfluß auf die verschiedenen Anteile des Erregungsleitungssystems läßt sich wie folgt vornehmen (Tab. 38).

1. Substanzen, die das Leitungsverhalten bei gesunden Patienten nicht beeinflussen, evtl. verbessern: Diphenylhydantoin, Lidocain.

Tab. 37. Klinisch-experimentelles Wirkungsspektrum der Antiarrhythmika (His-EG).

Präparat	Sinusknoten	Vorhof	AV-Knoten	His-Bündel	Ventrikel	Indikation
Verapamil Isoptin	→	→	→	∅	∅	Supraventrikuläre Tachykardie
Propanol Dociton	→	→	→	∅	∅	Supraventrikuläre Tachykardie
Lidoflacin Clinium	→	→	∅	∅	∅	Ventrikuläre Tachykardie
Diphenylhydantoin, Phenhydan	→	∅	∅	∅	←	Ventrikuläre Tachykardie (Reeentry-Tachykardie)
Lidocain Xylocain Xylotocan	→	∅	∅	∅	←	Ventrikuläre Tachykardie (Reentry-Tachykardie)
Mexiletin (Mexitil)	→	∅	∅	→ (?)	→ (?)	Ventrikuläre Tachykardie
Prajmaliumbitartrat Neo-Gilurytmal	→	→	→	→	→	(Supraventrikuläre) u. ventrikuläre Tachykardie
Procainamid Novocamid	→	∅ →	→	→	→	(Supraventrikuläre) u. ventrikuläre Tachykardie
Chinidin	→	→	∅ ←	→	→	Supraventrikuläre u. ventrikuläre Tachykardie

III. Indikation zur Therapie von Rhythmusstörungen

Tab. 37. (Fortsetzung).

Präparat	Sinusknoten	Vorhof	AV-Knoten	His-Bündel	Ventrikel	Indikation
Disopyramid Rythmodul Norpace	→	→	→	→	→	Supraventrikuläre u. ventrikuläre Tachykardie
Aprindin Amidonal	ø →	→	→	→	→	Supraventrikuläre u. ventrikuläre Tachykardie
Propafenon Rytmonorm	→	→	→	→	→	Supraventrikuläre u. ventrikuläre Tachykardie
Amiodaron Cordarex	→	→	→	→	→	Supraventrikuläre u. ventrikuläre Tachykardie
Flecainid Tambocor	→	→	→	→	→	Supraventrikuläre u. ventrikuläre Tachykardie
Lorcainid Remivox	→	→	→	→	→	(supraventrikuläre) u. ventrikuläre Tachykardie
Orciprenalin Alupent	←	↑ ø	←	←	←	»Supraventrikuläre u. ventrikuläre« Bradykardie
Atropin	←	←	←	ø	ø	Supraventrikuläre Bradykardie
Itrop	←	←	ø ↑	ø	ø	Supraventrikuläre Bradykardie

D. Übersicht über Medikamente bei Herzrhythmusstörungen 449

Tab. 38. Einteilung der Antiarrhythmika nach ihrem Einfluß auf die Erregungsleitung in den verschiedenen Kompartimenten des Reizleitungssystems.

	Indikationsbereiche
1. Substanzen, die *bevorzugt* eine *Leitungsverzögerung im Vorhof und AV-Knoten* bewirken: Verapamil, Betablocker, Chinidin (im AV-Knoten in niedriger Dosierung Beschleunigung)	Supraventrikuläre Tachykardien
2. Substanzen, die *die Erregungsleitung* im gesunden Herzen nicht beeinflussen, evtl. *verbessern:* Mexiletin, Tocainid	*Ventrikuläre Tachykardien (Reentry-Tachykardien)*
3. Substanzen, die *bevorzugte* eine *intraventrikuläre Leitungsverzögerung* bewirken: Ajmalin, Procainamid, Chinidin, Disopyramid, Flecaimid	Ventrikuläre Tachykardien
4. Substanzen, die eine etwa *gleichstarke Leitungsverzögerung* in allen Kompartimenten des RLS bewirken: Aprindin, Propafenon, Amiodaron	Supraventrikuläre u. ventrikuläre Tachykardien
5. Substanzen, die zu einer *Beschleunigung* in der Erregungsleitung in allen Kompartimenten des RLS führen: Orciprenalin	»Supraventrikuläre« und ventrikuläre Bradykardien
6. Substanzen, die zu einer Beschleunigung der Erregungsleitung im Vorhof und AV-Knoten führen: Atropin, Itrop	»Supraventrikuläre« Bradykardien

2. Substanzen, die bevorzugt eine Leitungsverzögerung im AV-Knoten bewirken: Calciumantagonisten vom Typ Verapamil, Beta-Rezeptorenblocker.
3. Substanzen, die eine bevorzugte intraventrikuläre Leitungsverzögerung bewirken: Ajmalin, Procainamid, Disopyramid, Chinidin etc.
4. Substanzen mit einer etwa gleich starken Leitungsverzögerung in allen Kompartimenten des RLS: Aprindin, Propafenon, Cordarex.

Diese Aufgliederung zeigt, daß es zur Zeit kein Antiarrhythmikum gibt, das selektiv oder auch nur vorzugsweise auf die atriale Leitung wirkt. Bereits daraus wird deutlich, welche Schwierigkeit die Behandlung supraventrikulärer Extrasystolen und anderer supraventrikulärer Rhythmusstörungen beinhaltet. Wichtig ist auch, daß praktisch alle Antiarrhythmika durch eine Beeinflussung der spontanen diastolischen Depolarisation die Spontanautomatie des Sinusknotens beeinflussen können. Dieser Effekt wirkt sich besonders bei einer Schädigung des Sinusknotens aus und ist bei der Auswahl eines Medikamentes und seiner Dosierung zu berücksichtigen. Weiterhin können durch Antiarrhythmika selbst Herzrhythmusstörungen (s.o.) ausgelöst werden. Dabei handelt es sich entweder um ventrikuläre Tachykardien, die bei der Behandlung von ventrikulären Extrasystolen auftreten, oder um ventrikuläre Tachykardien bei der Therapie einer Sinusbradykardie mit Atropin oder Alupent im Rahmen eines akuten Myokardinfarkts. In beiden Fällen kommt es zu einer Dispersion der Refraktärzeiten, wodurch eine Reentry-Tachykardie ausgelöst werden kann (s. S. 65).

Potentiell besonders gefährlich ist die Kombination von zwei Antiarrhythmika mit Hauptwirkung auf die intraventrikuläre Erregungsleitung (z.B. Aprindin und Ajmaliumbitartrat). Hervorzuheben ist, daß eine Hypokaliämie im allgemeinen die Wirksamkeit von Antiarrhythmika vermindert.

Einschränkend zu dieser auf elektrophysiologischen Mechanismen basierenden Differentialtherapie tachykarder Herzrhythmusstörungen ist zu sagen, daß die Ergebnisse auf Einzelfaseruntersuchungen am gesunden Herzen beruhen und somit nicht ohne weiteres auf das kranke menschliche Herz übertragen werden können. Antiarrhythmika wirken in ischämischen Herzanteilen infolge geänderter Ansprechbarkeit der ischämischen Faser anders als im normalen Herzgewebe.

Lidocain, das unter bestimmten Voraussetzungen eher leitungsverbessernd wirkt, führt im Tierexperiment in ischämischen Infarktbezirken zu einer Abnahme der Leitungsgeschwindigkeit. Hierfür werden lokale pH- und K^+-Änderungen verantwortlich gemacht. Procainamid verlängert die Refraktärperiode im ischämischen Gebiet stärker als im nichtischämischen Herzgebiet. Die ischämische Verkürzung der Refraktärzeit wird hierdurch aufgehoben; die Unterschiedlichkeit der Refraktärzeiten im ischämischen Myokard wird damit beseitigt, und es geht somit die wichtigste Voraussetzung für eine Reentry-Tachykardie verloren.

Weiter ist in Betracht zu ziehen, daß die an Einzelfasern gewonnenen Ergebnisse hypothetisch auf unterschiedliche Myokardareale übertragen werden. Um einen umfassenden Überblick des Wirkungsspektrums der Antiarrhythmika zu gewinnen, müßten deren Wirkung auf alle Fasertypen des Herzens untersucht werden. Insbesondere ist die Wirkung auf Herzfasern mit Slow-response-Aktionspotentialen (s. S. 20, 21) weitgehend unbekannt. Auch ist die extrazelluläre Kaliumionen-Konzentration zu berücksichtigen. Insgesamt läßt sich sagen, daß eine Hypokaliämie die Wirksamkeit von Antiarrhythmika vermindert.

2. Zusammenfassender Überblick (vgl. Abb. 299)

Die elektrophysiologischen Untersuchungen begründen in der klinischen Therapie ein Konzept für die Anwendung eines bestimmten Medikamentes. Im Einzelfall ist jedoch nicht selten der empirische therapeutische Effekt für die Auswahl eines Medikamentes entscheidend. Für die praktische Anwendung eines Antiarrhythmikums sind folgende Voraussetzungen zu fordern:
1. Eine sichere Wirkung auf die zu behandelnde Rhythmusstörung. Bei akuten Herzrhythmusstörungen ist dies gut nachweisbar. Bei chronisch rezidivierenden, z. B. Extrasystolen, ist dies um vieles schwerer.

Bei oraler Langzeitbehandlung sind weiterhin wichtig:
2. Ausreichend gute und konstante Resorption.
3. Langanhaltende Wirkspiegel, die wenige Einzeldosen erfordern.
4. Die Nebenwirkungsrate sollte gering sein, und
5. es sollte kein Wirkungsverlust (Tachyphylaxie) auftreten.

Im folgenden werden die wichtigsten Substanzen hinsichtlich ihrer Wirkung stichwortartig besprochen. Die möglichen Nebenwirkungen werden besonders herausgestellt (Tab. 45) (alphabetische Reihenfolge):

1. Ajmaliumbitartrat (Gilurytmal, i.v.: Neo-Gilurytmal, oral).
Wirkung auf das Aktionspotential: Ähnlich wie Chinidin, mit Herabsetzung der Erregungsleitungsgeschwindigkeit, Refraktärzeitverlängerung und Herabsetzung der Spontanautomatie.
Wirkung im His-EG: Vorwiegend Verlängerung der Erregungsleitung im ventrikulären RLS. Sinusknotensuppression.
Indikation: Mittel der ersten Wahl bei Anfallsunterbrechung und Prophylaxe von Tachykardien im Rahmen eines Präexzitationssyndroms (WPW-Syndrom). Ventrikuläre Extrasystolen; bewährt hat sich dabei eine Kombination mit Beta-Rezeptorenblockern.
Dosierung: 3 × 50 (100) mg/die per os bis 75 mg langsam i.v.
Nebenwirkungen: Asystolie, atrioventrikuläre und intraventrikuläre Leitungsstörungen. Intrahepatische Cholestase. Bei toxischen Dosen

Kammerstillstand. Intravenöse Anwendung nur unter laufender EKG-Kontrolle. Bei dekompensiertem Herzen erst nach Digitalisierung anwenden.

2. Amiodaron (Cordarex).

Wirkung auf das Aktionspotential: Antiarrhythmikum der Klasse III. Ausgeprägte lokalanästhetische Wirkung, geringe kardiodepressive Wirkung.

Wirkung im His-EG: Ubiquitäre Verlängerung der Erregungsleitung in allen Abschnitten des RLS. Sinusknotensuppression.

Indikation: Atriale Tachykardien, Regularisierungsversuche von Vorhofflimmern und Vorhofflattern sowie zur Bremsung der AV-Überleitung, therapierefraktäre ventrikuläre Tachykardien, WPW-Syndrom.

Dosierung: 500 µg/kg bis zu einer Dosis von 450 mg langsam i.v. (*Cave:* Hypotonie!). Sättigungsdosis 600–1000 mg die/p.o. Erhaltungsdosis 200–600 mg/die peroral. Die volle Wirksamkeit setzt verzögert nach 4–14 Tagen ein. Es besteht eine deutliche Tendenz zur Kumulation (eingeschränkte Steuerbarkeit der Substanz).

Nebenwirkungen: Gefahr der Kumulation, da die Halbwertszeit > 24 Std.; Korneaablagerung (reversibel bei bis 90% der behandelten Patienten) auftreten. Photosensibilität, Hyperthyreose (!), (vorher T-3, T-4, TSH-Test), Leberschäden, Lungenfibrosen (irreversibel), Erhöhung des Digoxinspiegels, Verstärkung der Marcumarwirkung. Vorsicht ist geboten bei der Kombination von Amioderone mit Antiarrhythmika der Klasse Ia.

Antazolin (Antistin).

Wirkung auf das Aktionspotential: Herabsetzung der Erregungsleitungsgeschwindigkeit, Verlängerung der effektiven oder funktionellen Refraktärzeit. Antihistaminikum.

Wirkung im His-EG: nicht bekannt.

Indikationen: Supraventrikuläre und ventrikuläre Extrasystolen und Tachykardien. Arrhythmien bei traumatischem Histaminschock.

Dosierung: 100–400 mg 4 × tgl., für die initiale Aufsättigung 200 mg alle 2–4 Stunden oder 100 (200) mg langsam i.v., Tagesdosis 800–1000 mg.

Nebenwirkungen: Bei höherer Dosierung zerebral-nervöse Symptome wie Müdigkeit, Benommenheit, Tremor. Perorale Zufuhr kann mit gastrointestinalen Unverträglichkeiten wie Magendrücken, Brechreiz, Sodbrennen, gelegentlich Erbrechen einhergehen. Das Medikament sollte nicht bei AV-Blockierungen höheren Grades und Vorhofflattern bei nichtdigitalisiertem Herzen gegeben werden.

4. Aprindin (Amidonal).

Wirkung auf das Aktionspotential: Herabsetzung der Erregungsleitungsgeschwindigkeit im His-Purkinje-Faser-System, Verkürzung des Aktionspotentials, Herabsetzung der Spontanautomatie. Insgesamt ausgeprägte lokalanästhetische Wirkung.

Wirkung im His-EG: Etwa gleichstarke Leitungsverzögerung in allen Kompartimenten des RLS. Sinusknotensuppression.

Indikation: Therapieresistente ventrikuläre Extrasystolen, ventrikuläre Tachykardie. Auch wirksam bei supraventrikulären Extrasystolen und supraventrikulären Tachykardien, Blockierung paraspezifischer Bahnen (WPW-Syndrom).

Dosierung: 100–200 mg i.v. oder 1–2 × 50 mg per os/die.

Nebenwirkungen: Gefahr der Kumulation, da Halbwertszeit 24 Stunden. Atrioventrikuläre und intraventrikuläre Leitungsstörungen, Agranulozytose, zerebrale Symptomatik.

5. Beta-Rezeptorenblocker.

Wirkung auf das Aktionspotential: Sympathikolyse, Herabsetzung der Spontanautomatie (Phase 4).

Wirkung im His-EG: Bevorzugt Leitungsverzögerung im AV-Knoten (AH-Intervall). Sinusknotensuppression.

Indikation: Sinustachykardien. Therapie und Prophylaxe von paroxysmalen supraventrikulären Tachykardien zur Bremsung der AV-Überleitung beim tachykarden Vorhofflimmern und -flattern. Digitalisinduzierte atriale Tachykardien. Ventrikuläre Extrasystolen bei gleichzeitig bestehender Hypertonie und koronarer Herzkrankheit.

Dosierung: Siehe Tab. 39.

Nebenwirkungen: Bradykardie, sinoatriale und atrioventrikuläre Leitungsstörungen, negative Inotropie, Bronchospasmus. Beta-Rezeptorenblocker sollten möglichst nicht i.v. gegeben werden.

6. Bretylium-Tosylat (Bretylate, Bretylol). (In Deutschland nicht im Handel.)

Wirkung auf das Aktionspotential: Primär blutdrucksenkende Substanz. Verlängerung der Aktionspotentialdauer und der effektiven Refraktärzeit. Erhöhung der Flimmerschwelle des Herzens. Positive Inotropie.

Wirkung im His-EG: Lokalanästhetische Wirkung entsprechend Chinidin.

Indikation: Therapieresistente Kammertachykardien und rezidivierendes Kammerflimmern. Alternativpräparat bei Lidocain und Defibrillationsresistenten Kammer-Tachykardien.

Tab. 39. Tabelle der Beta-Rezeptorenblocker.

	Dosierung	Indikation	Nebenwirkungen
Aptin (Alprenolol)	2 × 200 mg per os (Höchstdosis 800 mg) oder 2–10 mg i.v. (Cave!)	1. Erhöhter Sympathikotonus wie: Sinustachykardie, hyperkinetisches Herzsyndrom, funktionell (vegetativ) bedingte supra- und ventrikuläre Extrasystolie	Bronchospasmus, Diarrhö, Erbrechen (<2%), Hypotonie, Bradykardie, sinoatriale und AV-Überleitungsstörungen, negative Inotropie, Müdigkeit, Depression, Ohrensausen, Schwindel, Hypoglykämie, möglichst keine i.v. Gabe
Beloc (Metoprolol) Betadrenol (Bupranolol)	1–2 × 100 mg per os (Höchstdosis 400 mg) 3 × 40 mg per os	2. Koronare Herzkrankheit: Extrasystolen (supra- und ventrikulär), die insbesondere unter Belastung auftreten.	
Doberol (Toliprolol)	3 × 10 (50) mg per os (Höchstdosis 300 mg)	3. Hypertonie 4. Hyperthyreose, einhergehend mit: Sinustachykardie, Vorhofflimmern, Vorhofflattern, Extrasystolie	
Dociton (Propranolol)	3 × 10 (40, 80) mg per os (Höchstdosis 400 mg) oder 1–10 mg i.v. (Cave!)	5. Als Alternativ-Antiarrhythmikum bei: Vorhofflimmern, Vorhofflattern, paroxysmale supraventrikuläre Tachykardie, digitalisbedingte Herzrhythmusstörungen	
Lopresor (Metroprolol)	3–4 × 100 mg per os		
Sinorytmal (Toliprolol)	3–6 × 35 mg per os		
Sotalex (Sotalol)	3–4 × 160 mg per os		

D. Übersicht über Medikamente bei Herzrhythmusstörungen

	Dosierung	Indikation	Nebenwirkungen
Tenormin (Atenolol)	3–4 × 50 (100) mg per os		
Trasicor (Oxprenolol)	3–4 × 40 (80) mg per os oder 1–4 mg i.v. (Cave!)	s. o.	s. o.
Visken (Pindolol)	3–4 × 5 mg per os (Höchstdosis 60 mg) oder 0,4–2 mg i.v.		

Dosierung: 5–10 mg/kg i.v./i.m. als Kurzinfusion. Bei Dauertherapie 1–2 mg/min i.v.

Nebenwirkungen: Noradrenalin-Freisetzung mit kritischer Zunahme des Blutdruckes, der Frequenz und ventrikulären Heterotopien (~25% der Pat.). Bei ~75% der Patienten überwiegt eine adrenerge Blockade mit konsekutivem Blutdruckabfall. Nur als Mono-Therapeutikum, als Ultima ratio geeignet.

7. **Chinidin** (Chinidin purum, Chinidin-Duriles, Galactoquin).

Wirkung auf das Aktionspotential: Lokalanästhetische Wirkung mit Herabsetzung der Erregungsleitungsgeschwindigkeit (Phase 0/1), Refraktärzeitverlängerung (Phase 2/3). Herabsetzung der Spontanautomatie (Phase 4); in niedriger Dosierung anticholinerg.

Wirkung im His-EG: Depression des Sinusknotens, vorwiegend Verlangsamung der Erregungsleitung im Vorhof (PA-Intervall), Verlangsamung der Erregungsleitung im His-Purkinje-System (HV-Intervall), Beschleunigung der Erregungsleitung im AV-Knoten (AH-Intervall) (in niedriger Dosierung).

Indikation: Mittel der Wahl bei Regularisierung von Vorhofflimmern und -flattern. Die Retardform ist kurz wirkenden Substanzen überlegen. Die Kombination mit Verapamil oder Beta-Rezeptorenblockern erhöht die Erfolgsquote einer Regularisierung auch eines chronischen Vorhofflimmerns. Supraventrikuläre und ventrikuläre Extrasystolen. Paroxysmale Tachykardien. Ventrikuläre Extrasystolen und ventrikuläre Tachykardien werden manchmal durch die Kombination mit Beta-Rezeptorenblockern erfolgreich beeinflußt.

Dosierung: 2 × 0,5–1,0 g pro die als Retardform per os. Weiteres s. Tab. 46.

8. **Diphenylhydantoin** (Phenhydan, Epanutin, Zentropil).

Wirkung auf das Aktionspotential: Beschleunigung der Erregungsleitung, Verkürzung der Refraktärzeit. Sinusknotensuppression. Anticholinerg, antikonvulsiv.

Wirkung im His-EG: Beschleunigung der Erregungsleitung im AV-Knoten und im ventrikulären RLS. Mäßiggradige Herabsetzung der Erregungsleitung im His-Bündel. Sinusknotensuppression.

Indikation: Mittel der Wahl bei digitalisbedingten ventrikulären und supraventrikulären Herzrhythmusstörungen, insbesondere bei oraler Therapie. Bei digitalisbedingten ventrikulären Rhythmusstörungen ist aufgrund der besseren Steuerbarkeit eine i.v. Therapie mit Lodocain vorzuziehen. Günstige Wirkung bei therapierefraktären ventrikulären Reentry-Tachykardien.

D. Übersicht über Medikamente bei Herzrhythmusstörungen 457

Dosierung: 1–3 × 100 (200) mg/die per os 100–125 mg (max. 500–700 mg) i.v.

Nebenwirkungen: Gingiva-Hyperplasie, megaloblastäre Anämie, L. E.-Zellphänomen, negative Inotropie. Bei älteren Patienten bei i.v. Gabe ggf. Psychosen. Kumulation bei Leberschäden. Die gleichzeitige Gabe von INH, Chloramphenicol, Phenothiazinen, Dicumarol kann zu toxischen Konzentrationen führen (s. Tab. 46).

9. Disopyramid (Rythmodul).

Wirkung auf das Aktionspotential: Herabsetzung der Erregungsleitungsgeschwindigkeit, Verlängerung der Refraktärzeit, Unterdrückung der Spontanautonomie. Anticholinerge Wirkung.

Wirkung im His-EG: Verlängerung der Erregungsleitung in allen Abschnitten des RLS, mit Betonung im Vorhof und AV-Knoten. Beeinflussung akzessorischer Bahnen.

Indikation: Regularisierung und Rezidivprophylaxe von Vorhofflimmern. WPW-Syndrom, ventrikuläre Extrasystolen. Akute Therapie und Prophylaxe infarktbedingter Herzrhythmusstörungen.

Dosierung: 3–4 × 100–200 mg oral. 150 mg i.v.

Nebenwirkungen: Anticholinerge Effekte wie Mundtrockenheit, Akkomodationsstörungen, Blasenentleerungsstörungen, Erbrechen, Obstipation und Diarrhö, Allergische Hautreaktionen.

10. Flecainid (Tambocor).

Wirkung auf das Aktionspotential: Lokalanästhetische chinitinartige Wirkung:

Herabsetzung der Erregungsleitungsgeschwindigkeit, Refraktierzeitverlängerung, Herabsetzung der Spontanautomatie. Verlängerung der QT-Zeit.

Wirkung im His-EG: Verlängerung aller Kompartimente des ELS (PQ, AH, HV, QT-Zeit). Sinusknotensupression, geringe negative Inotropie.

Indikation: Vorwiegend ventrikuläre Heterotopien, Kammertachykardien, supraventrikuläre Tachykardien.

Dosierung: 2 × 100–150 mg/die p.o., 1 mg/kg i.v.

Nebenwirkungen: Asystolie, atrio- und intra-ventrikuläre Leitungsstörung, bei Überdosierung Kammertachykardien (!). Doppeltsehen, Schwindel, Kopfdruck, Toleranzminderung gegenüber Alkohol.

11. Lidocain (Xylocain).

Wirkung auf das Aktionspotential: Beschleunigung der Erregungsleitung im ventrikulären RLS, Refraktärzeitverkürzung. Herabsetzung der Spontanautomatie.

Wirkung im His-EG: Beschleunigung der Erregungsleitung im His-Purkinje-System (HV-Zeit). Sinusknotensuppression.

Dosierung: 50–100 mg als Bolus i.v. Dann 1–2 (4) mg/min Dauertropf.

Indikation: Mittel der Wahl bei ventrikulären Extrasystolen, ventrikulären Tachykardien und Kammerflimmern, insbesondere bei Herzinfarkt. Rhythmusstörungen infolge Digitalisintoxikation.

Nebenwirkungen: In Schockzuständen und bei Leberschäden kann es zu toxischen Kumulationen mit Muskelzuckungen und Konvulsionen kommen. Bei älteren Patienten zentralnervöse Nebenwirkungen.

12. Lidoflacin (Clinium).

Wirkung auf das Aktionspotential: Herabsetzung der Erregungsleitungsgeschwindigkeit, Verlängerung der Refraktärzeit, Herabsetzung der Spontanautomatic. Anticholinerg, ausgeprägt lokalanästhetische Wirkung.

Wirkung im His-EG: Verlängerung der Leitungszeit im Vorhof (PA-Zeit) wahrscheinlich Verlängerung der Erregungsleitung im Ventrikelmyokard, Beeinflussung akzessorischer Bahnen.

Indikation: Konversion und Rezidivprophylaxe von Vorhofflimmern und Vorhofflattern.

Dosierung: Für die Regularisierung eines Vorhofflatterns oder -flimmerns 2–3 × 60 mg, für die Rezidivprophylaxe (Dauer-Therapie) 2–3 × 30 mg.

Nebenwirkungen: Kopfschmerzen, Schwindel, Tinnitus, gastrointestinale Beschwerden. Regelmäßige EKG-Kontrollen empfehlenswert, da unter Lidoflacin-Therapie TU-Verschmelzungswellen beobachtet wurden, die dafür sprechen, daß Lidoflacin über eine Verstärkung der elektrischen Dispersion der Ventrikel die Entwicklung von Reentry-Mechanismen zu begünstigen vermag. Als Vorzeichen eines solchen Mechanismus sind unter der Lidoflacin-Therapie auftretende ventrikuläre Extrasystolen aufzufassen.

13. Lorcainid (Remivox).

Wirkung auf das Aktionspotential: Antiarrhythmikum von lokalanästhetischem Typ (entsprechend Chinidin), dementsprechend Herabsetzung der Erregungsleitungsgeschwindigkeit, Refrektierzeitverlängerung, Herabsetzung der Spontanautomatie, geringe anticholinare Wirkung.

Wirkung im His-EG: Vorwiegend Verlangsamung der Erregungsleitung im His-Purkinjesystem (HV-Intervall), Verlängerung der QT-Zeit.

Indikation: Ventrikuläre Extrasystolie, Kammertachykardien, Präexzitationssyndrome; weniger wirksam bei supraventrikulären Heterotopien.

Dosierung: 100–200 mg/die i.v., 2–3 × 100 mg/die p.o.
Nebenwirkungen: Supression des Sinusknotens, intraventrikuläre Leitungsstörung, p.o.: Alpträume, bei i.v. Gabe: Schwindel, Übelkeit, Parästhesien (dosisabhängig).

14. Mexiletin (Mexitil, Mexitil-Depot).

Wirkung auf das Aktionspotential: Ausgeprägte lokalanästhetische Wirkung, Abnahme der Erregungsleitungsgeschwindigkeit, ohne daß das Ruhemembranpotential beeinflußt wird. Die Aktionspotentialdauer wird in den Purkinje-Fasern verkürzt. Herabsetzung der Spontanautomatie.

Wirkung im His-EG: Keine Veränderung der Erregungsleitung proximal des His-Bündels, Zunahme der Erregungsleitung, insbesondere bei vorgeschädigtem Leitungssystem im ventrikulären RLS. Keine sichere Wirkung beim Präexzitationssyndrom. Suppression des Sinusknotens.

Indikation: Ventrikuläre Extrasystolen und Tachykardien, digitalisinduzierte ventrikuläre Ektopien. Das Wirkungsspektrum ähnelt dem des Xylocain.

Dosierung: 2–3 × 200 mg tgl. per oral oder 100–200 mg als Bolus (mittlere Dosis 100 mg) ggfs. mit konsekutiver Tropfinfusion (1–3 mg/min).

Nebenwirkungen: Bradykardie, Hypotonie, Übelkeit, Schwindel, Benommenheit und Sehstörungen.

15. Procainamid (Novocamid).

Wirkung auf das Aktionspotential: Ähnlich wie Chinidin, mit Herabsetzung der Erregungsleitungsgeschwindigkeit. Refraktärzeitverlängerung und Herabsetzung der Spontanautomatie.

Wirkung im His-EG: Vorwiegend Verlängerung des AH-, besonders des HV-Intervalls (ventrikelspezifisch). Suppression des Sinusknotens.

Indikation: Ventrikuläre Extrasystolen und Kammertachykardien. WPW-Syndrom.

Dosierung: 0,25–0,5 g alle 4–6 Std. per oral. 0,1 g/min i.v. (nicht mehr geben!). Weiteres s. Tab. 30 (in Europa kaum eingesetzt).

16. Propafenon (Rytmonorm).

Wirkung auf das Aktionspotential: Ausgeprägte lokalanästhetische Wirkung mit Herabsetzung der Erregungsleitungsgeschwindigkeit, Verlängerung der Refraktärzeit, Herabsetzung der Spontanautomatie. Beta-2-Blockade.

Wirkung im His-EG: Gleichstarke Leitungsverzögerung in allen Kompartimenten des RLS, ähnlich Aprindin. Sinusknotensuppression.

Indikation: Gute Wirkung auf therapierefraktäre atriale Tachykardien, therapieresistente Extrasystolen, ventrikuläre Tachykardien und WPW-Syndrom.

Dosierung: 2–3 × 150 (300) mg per os, 70–140 mg langsam i.v.

Nebenwirkungen: Atrio- und intraventrikuläre Leitungsstörung, wegen der universell leitungshemmenden Wirkung des Medikamentes. Reversibler otogener Schwindel, Geschmacksstörungen.

17. Sotalol (Sotalex).

Wirkung auf das Aktionspotential: Beta-Blocker mit antiarrhythmischer Eigenwirkung, entsprechend der Antiarrhythmika der Gruppe III (Cordarex). Lokalanästhetische Wirkung, QT-Zeit-Verlängerung.

Wirkung im His-EG: Gleich starke Leitungsverzögerung in allen Kopartimenten des RLS. Sinusknotensuppression. Kardiodepressive Wirkung.

Indikation: Supraventrikuläre Extrasystolie, supra-ventrikuläre Tachykardien. Geeignet zur Kombinationstherapie mit Antiarrhythmika der Gruppe Ia, Ib, Ic.

Dosierung: 1–2 × 80 (160) mg p.o./die.

Nebenwirkungen: Übelkeit, Mattigkeit, Durchfall, Bradykardie, Blutdruckabfall.

18. Sparteinsulfat (Depasan, Depasan retard).

Wirkung auf das Aktionspotential: Mäßiggradige Herabsetzung der Spontanautomatie. Ansonsten kein sicherer Einfluß auf die Phasen des Aktionspotentials.

Wirkung im His-EG: Mäßiggradige Depression des Sinusknotens. Ansonsten keine nachweisbare Beeinflussung der atrialen und intraventrikulären Reizleitung.

Indikation: Relativ schwache antiarrhythmische Wirkung. Nachbehandlung nach Elektroregularisierung eines Vorhofflimmerns bei Chinidin-Unverträglichkeit. Sinustachykardien.

Dosierung: 600–1000 mg per os (1 Tbl. = 100 mg) oder 100–200 mg i.v. Nach einer Stunde kann die Injektion wiederholt werden.

Nebenwirkungen: Gute Verträglichkeit, selbst bei hoher Dosierung. Bei Einnahme exzessiv hoher Dosen (Kinder!) Lähmungserscheinungen vom Curare-Typ. Das Medikament kann, da es die AV-Überleitung im His-EG nicht verzögert, auch bei AV-Block I. und II. Grades gegeben werden. Gefahr einer Wehenauslösung im letzten Trimenon von Schwangerschaften.

19. Tocoanid (Xylotocan).

Wirkung auf das Aktionspotential: Entsprechend Lidocain (Typ Ib – Antiarrhythmikum).

Wirkung im His-EG: Geringe Verkürzung der HV-Zeit. Sinusknotensupression.

Indikation: Ventrikuläre Extrasystolen, ventrikuläre Tachykardien und Kammerflimmern, insbesondere bei Herzinfarkt. Anschlußpräparat bei parenteraler Lidocain-Infusion.

Dosierung: 3–4 × 400 mg/die p.o. bzw. 0,5 mg/kg/i.v. über 15 min.

Nebenwirkungen: Zentralvenöse Störungen (Tremor, Halluzination, Benommenheit), Übelkeit, Lungenfibrose, LE-, Agranloenzytose.

20. Verapamil (Isoptin).

Wirkung auf das Aktionspotential: Kalziumantagonist, Herabsetzung der Spontanautomatie (Phase 4). Mäßiggradige Symphathikolyse. Keine Wirkung auf die Erregungsleitungsgeschwindigkeit (schneller Natriumkanal), keine Wirkung auf die Dauer des Aktionspotentials. Selektive Hemmung des langsamen Kalziumkanals.

Wirkung im His-EG: Vorwiegend Leitungsverzögerung im AV-Knoten (AH-Zeit), Sinusknotensuppression.

Indikation: Mittel der Wahl bei paroxysmaler supraventrikulärer Tachykardie sowie zur Bremsung der AV-Überleitung bei schnellem Vorhofflimmern. Der fast spezifische Wirkmechanismus auf die vom Kalziumstrom abhängigen Slowresponse-Aktionspotentiale erlaubt eine pathogenetisch differenzierte Therapie (s. o.). Eine gute Wirkung bei digitalisbedingten Rhythmusstörungen ist zu erwarten, da Nachpotentiale mit automatischer Impulsbildung bei Digitalisintoxikation durch Verapamil zu beseitigen sind.

Dosierung: 3 × 80 mg oral (die Resorption, die lange zweifelhaft war, beträgt etwa 90%, die Bioverfügbarkeit nur 10–20%) oder 5–10 mg langsam i.v. (bei akuten Rhythmusstörungen).

Nebenwirkungen: Sinoatriale, atriale und ventrikuläre Leitungsstörungen, bei i.v. Gabe negative Inotropie, Blutdruckabfall. Vor einer intravenösen Kombination von Verapamil mit Betablockern ist wegen der Summation von kardiodepressiven und AV-Überleitungs-blockierenden Wirkungen zu warnen.

21. Sympathikomimetika (Isoprenalin, [Aludrin], Orciprenalin, [Alupent]).

Wirkung auf das Aktionspotential: Zunahme der Depolarisationsgeschwindigkeit (schneller Natriumeinstrom) mit konsekutiver Zunahme der Erregungsleitungsgeschwindigkeit, Verkürzung der effektiven Refraktärperiode. Beschleunigung der Impulsbildung des Sinusknotens, Aktivierung der Reizbildung sekundärer und tertiärer Schrittmacher. Positive Inotropie.

His-EG: Verkürzung der Leitungszeiten im sino-atrialen, atrio-ventrikulären und ventrikulären RLS.

Indikation: Akute Sinusbradykardie, akuter partieller oder totaler AV-Block. Sinoatriale Blockierungen.

Dosierung: Siehe Tab. 41.

Nebenwirkungen: Herzklopfen, Herzunregelmäßigkeiten, Nervosität, Zittern, Mundtrockenheit, Übelkeit. Kontraindikationen der Therapie bradykarder Herzrhythmusstörungen mit Sympathikomimetika sind höhergradige Leitungsstörungen als Folge einer Digitalisüberdosierung oder -intoxikation. Es besteht die Gefahr ventrikulärer Tachykardien einschließlich Kammerflimmern. Das gleiche gilt für die schwere ischämische Herzkrankheit, für Aortenklappenfehler und für die hypertrophe Kardiomyopathie mit Obstruktion (IHSS).

22. Vagolytika (Atropin, Itrop).

Wirkung: Vagushemmung, so daß der sympathische Einfluß auf Chrono-, Dromo-, Ino-, Bathmotropie und Refraktärzeit zum Tragen kommt (s. o.).

Indikation: Bradykarde Rhythmusstörungen supraventrikulären Ursprungs.

Dosierung: Siehe Tab. 41.

Nebenwirkungen: Mundtrockenheit, Tachykardie, Erweiterung der Pupillen, Obstipation, Sehstörungen. Bei ischämischer Herzerkrankung kann es durch die Therapie zu einer Dispersion der Refraktärzeiten kommen, was Reentry-Mechanismen sowohl auf Vorhof- als auch auf Ventrikelebene begünstigen kann. Andere Kontraindikationen sind das Glaukom und Blasenentleerungsstörungen.

23. Vagomimetika: Cholinpräparate (Doryl).

Wirkung: Starke Vaguserregung, Erweiterung der Arterien, Senkung des Blutdrucks.

Indikation: Bei therapieresistenten supraventrikulären Tachykardien, wenn elektrische Möglichkeiten nicht zur Verfügung stehen.

Dosierung: 1 Amp. (0,25 mg) auf 10 ml mit physiologischer Kochsalzlösung verdünnt langsam i.v. injizieren (bis zu 5 ml in 2 min).

Cave: Alupent bereithalten.

Nebenwirkungen: Übelkeit, Erbrechen, Schweißausbruch, Speichelfluß. Als Kontraindikation hat die schwere Herzdekompensation zu gelten.

Tab. 40. Tabellarische Übersicht über die gebräuchlichsten Antiarrhythmika.

Medikament	Dosierung	Indikation	Nebenwirkungen
Antazolin (Antistin)	400–600 mg in 30 min. i.v. 400–800 mg tgl. im Dauertropf	Supraventrikuläre und ventrikuläre Tachykardien (schwach wirksames Antiarrhythmikum)	Übelkeit, Brechreiz, Hitzegefühl, zerebrale Krampfanfälle, Vorsicht bei Neigung zu zerebralen Krampfanfällen
Amiodaron Cordarex	500 µg/kg–450 mg i.o. 1. Woche 800 mg Erhaltungsdosis 100–300 mg (200) p.o.	Supraventrikuläre Tachykardien, Regularisierung von Vorhofflimmern und -flattern. Bremsung der AV-Überleitung, bei therapierefraktären ventrikulären Tachykardien und WPW-Syndrom	Ausgeprägte Fotosensibilisierung und Pigmentablagerung in der Kornea. Gefahr einer jodinduzierten Hyperthyreose, zerebrale und gastrointestinale Symptomatik
Aprindin (Amidonal)	100–200 mg i.v. oder 1–2 × 50 mg (Wirkdauer > Std., Kumulationsgefahr)	Therapierefraktäre Arrhythmieform wie: ventrikuläre Extrasystolen und ventrikuläre Tachykardien, supraventrikuläre Extrasystolen und supraventrikuläre Tachykardien, WPW-Syndrom	Agranulozytose! Zerebrale Symptome: Tremor, Ataxie, Schwindel, Sehstörungen, Schlafstörungen, Schlaflosigkeit, Sprachstörungen, Krampfanfälle, Neuralgien, gastrointestinale Beschwerden
Beta-Rezeptorenblocker s. Tab. 39		Sinustachykardie, supraventrikuläre Extrasystolie und Tachykardie, ventrikuläre Extrasystolen, insbesondere bei gleichzeitig bestehender koronarer Herzkrankheit und Hypotonie	Bronchospasmus, Diarrhö, Erbrechen (< 2%), Hypoglykämie, Hypotonie, Bradykardie, sinoatriale und atrioventrikuläre Überleitungsstörungen, negative Inotropie, Müdigkeit, Depression, Ohrensausen, Schwindel

Tab. 40. (Fortsetzung).

Medikament	Dosierung	Indikation	Nebenwirkungen
Bretylium Tosylat Bretylol	5–10 mg/kg, 10/i.m. Kurzinfusion, 1–2 mg/min. 10 (Dauertherapie)	Therapieresistente Kammertachykardien	Noradrenalin-Freisetzung, Blutdruckabfall, Ultima-Ratio-Medikament.
Chinidin (Chinidin purum – »MBK«) (Chinidin-Duriles)	0,2–0,4 alle 6 Std. oral 2 × 0,5–1 g/die. Die Tagesmaximaldosis von 2,0 g nicht länger als 3 Tage geben. Cave: Verbreitung von QRS über 0,11 sec.	Medikamentöse Regularisierung von Vorhofflimmern und Vorhofflattern. Supraventrikuläre und ventrikuläre Extrasystolen, supraventrikuläre und ventrikuläre Tachykardien	Diarrhö, Erbrechen, Ohrensausen (10–15%), Sehstörungen, Thrombozytopenie, AV- und intraventrikuläre Leitungsstörungen, Allergien, Kammerflimmern bei verlängerter QTU-Zeit
Diphenylhydantoin (Phenhydan, Zentropil, Epanutin, Cusitan)	100–f125 mg, maximal 500–750 mg i.v., 1–3 × 100 (200) mg/die per os	Mittel der Wahl bei digitalisbedingten ventrikulären und supraventrikulären Rhythmusstörungen, ventrikuläre Tachykardien	Erbrechen, Ataxie, Blutzuckerabfall, bei rascher Injektion Gefahr der Apnoe, Asystolie und Kammerflimmerns, megaloblastäre Anämie, LE-Zell-Phänomen, Gingivahyperplasie, Kumulationsgefahr bei zusätzlicher Gabe von: Dicumarol, INH, Chloramphenicol, Phenothiazine
Disopyramid (Rythmodul, Norpace, Diso-Duriles)	150 mg i.v. (mittlere Dosis) oder 3–4 × 100/200 mg peroral	Supraventrikuläre und ventrikuläre Extrasystolen und Tachykardien; medikamentöse Konversion von Vorhofflimmern und -flattern, Rezidivprophylaxe von Vorhofflimmern und -flattern. Rezidivprophylaxe nach Elektrokonversion	Anticholinerge Effekte: Mundtrockenheit, Blasenentleerungsstörungen, Erbrechen, Diarrhö oder Obstipation, Schwäche, Schwindelgefühl, Sedierung, allergische Hautreaktionen

Flecainid (Tambocor)	2 × 100–150 mg/die p.o. 1 mg/kg i.v.	Gute antiarrhytmische Wirkung auf Vorhof u. Ventrikel	Überdosierung Kammertachykardien, zentralnervöse Störungen, Toleranzminderung gegen Alkohol
Lidocain (Xylocain)	50–100 mg i.v. als Bolus, dann 1–2(4) mg/min Dauertropf	Mittel der Wahl bei ventrikulären Extrasystolen, ventrikulären Tachykardien und Kammerflimmern, insbesondere beim Herzinfarkt, Rhythmusstörungen infolge Digitalisintoxikation	Kumulation bei Schock und Leberschaden, Schwindel, Ohrensausen, bei hoher Dosierung Krampfgefahr, Muskelzuckungen
Lidoflacin (Clinium)	3(4) × 60 mg peroral	Medikamentöse Konversion und Rezidivprophylaxe von Vorhofflimmern und -flattern	Tinnitus, Kopfschmerzen, Schwindel, gastrointestimale Beschwerden
Lorainid (Remivox)	100–200 mg/die i.v. 2–3 × 100 mg/die p.o.	vorwiegend bei ventrikulären Heterotopien wirksam	Alpträume, zentralnervöse Störungen, Dosisabhängig.
Mexiletin (Mexitil)	3 × 200–300 mg peroral	Ventrikuläre Extrasystolen und Tachykardien, digitalisinduzierte ventrikuläre Ektopien	Zerebralnervöse Symptomatik: Schläfrigkeit, Verwirrtheit, Schwindel, Sprachstörungen, Doppeltsehen, Nystagmus, Ataxie, Parästhesien, Benommenheit, Hypotonie, gastrointestinale Beschwerden

Tab. 40. (Fortsetzung.)

Medikament	Dosierung	Indikation	Nebenwirkungen
Prajmaliumbitartrat (Gilurytmal i.v., Neo-Gilurytmal oral)	Bis 75 mg langsam i.v. 3 × 50 (100) mg/die peroral	Mittel der Wahl bei Anfallsunterbrechung und Prophylaxe von WPW-Tachykardien. Ventrikuläre Extrasystolen, bewährt hat sich die zusätzliche Gabe von Betablockern	Intrahepatische Cholestase, negative Inotropie, bei i.v. Gabe, AV- und intraventrikuläre Leitungsstörungen, RR-Abfall bei i.v. Gabe, gastrointestinale Beschwerden, Schwindel, Müdigkeit
Procainamid (Novocamid)	0,25–0,5 g alle 4–6 Std. peroral i.v. nicht mehr als 0,1 g/min. RR- und EGK-Kontrolle	Ventrikuläre Extrasystolen, therapierefraktäre ventrikuläre Tachykardien, WPW-Syndrom (therapierefraktäre Fälle)	Toxische Wirkung auf das RLS. Sinusknotensuppression. AV- und intraventrikuläre Leitungsstörung, LE-Zell-Phänomen (bis zu 40%), gastrointestinale Beschwerden, Agranulozytose, hämolytische Anämie. Vorwiegend bei i.v. Gabe: QRS-Verbreiterung, negative Inotropie, RR-Abfall.
Propafenon (Rytmonorm)	70–140 mg langsam i.v. oder 2–3 × 150 (300) mg peroral	Therapierefraktäre supraventrikuläre und ventrikuläre Extrasystolen und Tachykardien, Tachykardien bei WPW-Syndrom	Gastrointestinale Beschwerden, zentralnervöse Symptomatik wie: Schwindel, Parästhesien, Sehstörungen, Mundtrockenheit, Geschmacksstörungen, atrio- und intraventrikuläre Leitungsstörungen

Sotalol (Sotalex)	1–2 × 80 (160) mg/die p.o.	Supraventrikuläre + ventrikuläre Heterotopien, gutes Kombinationspräparat mit Ia, Ib – Anti-Arrhythmika	Beta-Blocker
Spartein (Depasan, Depasan ret.)	175–200 mg i.v., i.m. oder 3–4(8) × 100 mg/die peroral	Sinustachykardien, supraventrikuläre und ventrikuläre Rhythmusstörungen bei Herzinsuffizienz, Rezidivprophylaxe nach Elektrokonversion von Vorhofflimmern (insgesamt schwach wirksames Antiarrhythmikum)	Möglichkeiten der Deblockierung, bei exzessiv hohen Dosen (Vergiftungen), Lähmungserscheinungen vom Curare-Typ. Kontraindikationen: Schwangerschaft im letzten Trimenon wegen der Gefahr einer Wehenauslösung
Tocoanid Xylotocan	3–4 × 400 mg p.o. 0,5 mg/kg/min. i.v. über 15 min.	entsprechend Lidocain	zentralnervöse Störungen, Übelkeit, Lungenfibrose, LE, Agranulozytose
Verapamil (Isoptin)	5–10 mg i.v. (1–2 Amp.) 3 × 40(80) mg/die per os	Mittel der Wahl bei paroxysmal supraventrikulären Tachykardien, Bremsung der AV-Überleitung bei Vorhofflattern (-flimmern), digitalisbedingte Rhythmusstörungen, therapieresistente ventrikuläre Tachykardien, (Slow-response-Tachykardie)	Sinusknotensuppression, AV-Überleitungsstörungen, negative Inotropie bei i.v. Gabe, Blutdruckabfall. Vor einer Kombination Verapamil mit Betablockern wird wegen der Summation von kardiodepressiver und AV-Überleitungsblockierender Wirkung gewarnt

Tab. 41.

Medikament	Anwendung	Therapeutischer Bereich Plasmaspiegel	Halbwertszeit	Elimination	Dosis
Amiodaron (Cordarex)	oral, i.v.	0,9–5,3 µg/ml	2–4 Wochen		Sättigung: 600–1000 mg/die p.o. Erhaltung: 200–600 mg/die p.o. (5 mg/kg langsam i.v. < 450 mg)
Aprindin (Amidonal)	oral, i.v.	1–2 µg/ml	t 1/2 α 1,65 h[+], t 1/2 β 30,2 h[+]	hepatisch, renal (1%)	50–100 mg/24 h p.o. 20 mg i.v. < 300 mg/24 h i.v.
Chinidin (Chinidin duriles Chinidin purum)	oral	2,5–5,0 µg/ml	4–6 h	hepatisch renal (10–30%)	4–5 × 400 mg/die p.o. (Bisulfat) 3 × 250–3 × 500 mg/p.o. (Galacturonat)
Diphenylhydantoin (Phenhydan, Zentropil, Epanutin, Cusitan)	oral, i.v.	10–16 µg/ml	8–60 h	hepatisch renal (5%)	3 × 100 mg/die p.o. 2 mg/kg i.v.
Disopyramid (Rythmodul, Norpace, Diso-Duriles)	oral, i.v.	1–2 µg/ml	t 1/2 α 1,65 h[+], t 1/2 β 30,2 h[+]	hepatisch renal (1%)	150–300 mg/6 h p.o. (1–2 mg/kg langsam i.v.)

D. Übersicht über Medikamente bei Herzrhythmusstörungen

Flecainid (Tambocor)	oral, i.v.	245–980 ng/ml (um 631 ng/ml)	12 h i.o. 14–20 h p.o.	hepatisch (renal)	2 × 100–150 mg/die p.o. 1 mg/kg i.o.
Lidocain (Xylocain)	i.v.	2–6 µg/ml	t 1/2 α 8 min.[+] t 1/2 β 108 min.[+]	hepatisch renal (5)	Bolus 50(−100 mg)/5 min. Dauerinfusion 2–4 mg/min. 300 mg i.m.
Lorcainid (Remivox)	oral, i.v.	100–400 ng/ml	t 1/2 α 20 min. t 1/2 β 7,8 h	renal (hepatisch)	100–200 mg/die i.o. 2–3 × 100 mg/die p.o.
Mexiletin (Mexitil, Mexitil Depot)	oral, i.v.	0,5–0,2 µg/ml	11,5 h	hepatisch renal (< 10%)	Sättigung: 600 mg Erhaltung: 500–1000 mg/24 h p.o.
Prajmalinbitatrat (Gilurytmal, Neo-Gilurytmal)	oral, Neo-giluytmal, i.v. Gilurytmal	0,03–0,05 µg/ml	1 h (Gilurytmal) 4 h (Neogilurytmal)	hepatisch renal (10%)	1 mg/kg i.v. 3 × 20 mg/die p.o.
Procainamid (Novocamid)	oral, i.v.	4–8 µg/ml	4 h	hepatisch renal (50–60%)	25–50 mg/min. i.v. 30–50 mg/kg p.o., alle 4–6 h
Propafenon (Rythmonorm)	oral, i.v.	0,2–1 µg/ml	3,6 h	hepatisch renal (1%)	450–900 mg/24 h p.o. 0,5–1 mg/kg i.v.
Tocoanid (Xylotocan)	oral, i.v.	3–10 µg/ml	etwa 13 h	renal (hepatisch)	3–4 × 400 mg/die p.o. (0,5 mg/1 kg/min. i.v. über 15 min.).

IV. Anhang
Maßnahmen beim Herz-Kreislauf-Stillstand

A. Sofortmaßnahmen

Beim Herz-Kreislauf-Stillstand ist neben dem gestörten Herzzyklus auch die Atemfunktion zu beachten. Maßnahmen zur Sicherung eines adäquaten Herzzeitvolumens lassen sich in Sofortmaßnahmen und in Maßnahmen mit speziellen Hilfsmitteln einteilen.
Im einzelnen sind zu nennen:
1. intrathorakale Herzmassage,
2. extrathorakale Herzmassage,
   a) manuell,
   b) maschinell,
3. ggf. intrakardiale Injektion.

1. Intrathorakale Herzmassage

Die direkte intrathorakale Herzmassage erfordert einen erheblichen technischen und zeitlichen Aufwand. Sie ist auf den Operationssaal beschränkt.

2. Extrathorakale Herzmassage

KOUWENHOVEN, JUDE und KNICKERBOCKER haben die extrathorakale Herzmassage 1960 inauguriert. Es ist erwiesen, daß die extrathorakale Herzmassage eine ausreichende Minimalzirkulation gewährleisten kann. Das Prinzip der extrathorakalen Herzmassage besteht darin, daß das Herz durch äußeren Druck auf das Sternum zwischen Brustbein und Wirbelsäule zusammengedrückt wird (Abb. 300). Dadurch wird Blut aus dem Herzen in die Aorta gepreßt. Mit dem Zurückschwingen des Sternums in die Ausgangslage wird im Herzen ein relativer Unterdruck erzeugt, der die Füllung des Herzens aus den Venen begünstigt. Der venöse Reflux wird zusätzlich durch Hochlagerung der Beine des Patienten verstärkt.

Für den Erfolg einer extrathorakalen Herzmassage ist es wesentlich, daß das Sternum mindestens 3–4 cm auf die Brustwirbelsäule zu bewegt wird. Dafür muß ein Druck von ungefähr 25–50 kg aufgewendet werden. Wichtig ist es, daß die Kraft auf das untere Drittel des Sternums ausgeübt wird. Nur dadurch wird die Elastizität des

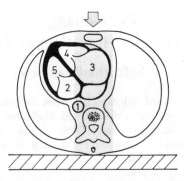

Abb. 300. Topographisches Schema zur extrathorakalen Herzmassage: 1. Aorta; 2. Linker Vorhof; 3. Rechter Vorhof; 4. Rechte Herzkammer; 5. Linke Herzkammer.

Thorax zur Komprimierung des Herzens am besten ausgenutzt, die Gefahr von Rippen- und Sternumfrakturen ist minimal.

a) Methodisches Vorgehen bei der manuellen Herzmassage

Für eine wirkungsvolle externe Herzmassage ist eine harte, nicht federnde Unterlage die wichtigste Voraussetzung. Dies wird am zweckmäßigsten durch Lagerung des Patienten auf dem Boden oder auf einem stabilen Tisch erreicht. Im Bett kann eine Herzmassage nur durchgeführt werden, wenn ein Brett unter dem Rücken des Patienten als feste Unterlage liegt. Um dem Herzen rasch ein genügend großes Rückflußvolumen zuzuführen, werden die Beine hochgehoben und auf einen umgedrehten Stuhl gelegt (sog. Taschenmesserposition) (Abb. 301). Der Arzt kniet neben dem Patienten, legt den Ballen einer Hand auf das untere Sternumdrittel (Abb. 302)

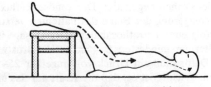

Abb. 301. Taschenmesserposition.

A. Sofortmaßnahmen

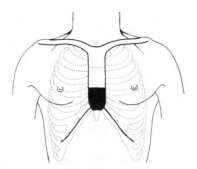

Abb. 302. Kompressionsfläche bei der extrathorakalen Herzmassage (unteres Sternumdrittel).

und legt die andere Hand darüber. Durch eine schnelle Bewegung wird das Sternum 3–5 cm in Richtung Wirbelsäule gedrückt. Die Finger müssen dabei gestreckt sein, damit die gesamte Kraftübertragung über den Handballen auf das untere Sternum gelangt. Die Arme des Helfers sollten dabei gestreckt sein, damit das ganze Gewicht seines Oberkörpers bei der Massage über die Arme auf die Handballen übertragen wird.

Die Wirksamkeit der externen Herzmassage wird außer vom Kompressionsdruck von den Thoraxverhältnissen, der Schnelligkeit und der Frequenz der Kompression beeinflußt. Mit zunehmendem Sagittaldurchmesser des Thorax, z. B. bei einem Emphysemthorax, ist eine größere Sternumexkursion notwendig, um das Herz ausreichend zu komprimieren. Die Kompression sollte schnell erfolgen, bei einer Frequenz von 60/min, um eine ausreichende Füllungszeit des Herzens zu gewährleisten.

Beim Herz-Kreislauf-Stillstand müssen externe Herzmassagen und Beatmung koordiniert erfolgen. Bei nur einem Helfer hat sich ein Massage-Beatmungs-Verhältnis von 8:2 bzw. 15:3 als optimal erwiesen. Ein solches Verhältnis wird empfohlen, da bei jedem Atemstoß der Kopf neu überstreckt werden muß und damit wertvolle Zeit für die Reanimation verlorengeht.

Bei 2 Helfern hat sich ein Massage-Beatmungs-Verhältnis von 4:1 als sinnvoll erwiesen. Nach jeder 4. Thoraxkompression wird die Atemspende durchgeführt. Während der Kompression darf wegen der Gefahr einer Lungenverletzung keine Beatmung durchgeführt werden.

Häufig wird als erste Maßnahme bei der Reanimation ein Schlag auf das Präkordium empfohlen. Dies ist nur bei reflektorischem Herzstillstand als Sofortmaßnahme sinnvoll. Es kann durch diesen äußeren Reiz wieder zu einer geregelten Herzaktion kommen. Ist mehr als 1 min seit der Asystolie vergangen, muß unverzüglich mit der externen Herzmassage begonnen werden.

Die Wirksamkeit der externen Herzmassage muß 1 min nach ihrem Beginn überprüft werden. Als Hinweis auf eine effektive Minimalzirkulation dienen die Pupillengröße, die Hautfarbe sowie das Pulsverhalten.

Unter suffizienter Wiederbelebung mit ausreichender Minimalversorgung des Gehirns werden die Pupillen enger und zeigen Reaktion auf Lichtreize; die Grauverfärbung der Haut weicht zuerst einer Zyanose, die mit Einsetzen der Herztätigkeit in eine Rötung übergeht. Schwieriger ist es, einen fühlbaren Puls der A. carotis, A. radialis bzw. A. femoralis von den rhythmischen Erschütterungen des Massageaktes zu unterscheiden. Ein gut tastbarer Puls ist ein eindeutiges Kriterium einer wirkungsvollen Herzmassage. Ist kein Puls zu tasten, so muß durch ergiebigere Sternumexkursion, durch schnellere Kompression und durch eine niedrigere Frequenz als 60/min versucht werden, einen palpablen Puls zu erzielen.

Tab. 42. Indikationen und Kontraindikationen zur extrathorakalen Herzmassage (modifiziert nach Lawin).

Indikationen	Kontraindikationen
Hypoxischer Herzstillstand a) Herz-Kreislauf-Stillstand b) Blutung außerhalb des Thorax bei Volumenersatz und Blutstillung c) Erstickung Reflektorischer Herzstillstand a) Bolus-Tod b) Peritonealer Schock c) Akute Koronarinsuffizienz Toxischer Herz-Kreislauf-Stillstand a) Überdosierung von Medikamenten b) Tetanus	Sternumfraktur Sternumnahe Rippenserienfraktur Brustwirbelsäulenverletzungen mit drohendem oder bestehendem Querschnittsyndrom Blutung größerer intrathorakaler Gefäße und/oder Herzgefäße Herzbeuteltamponade *Relative Kontraindikationen* a) Herzstillstand bei eingenähten internen Schrittmacherelektroden b) Faßthorax c) Kyphoskoliose der Brustwirbelsäule

Komplikationen: Durch die Herzmassage kann es zu Rippenfrakturen, Sternumfrakturen mit der Gefahr eines Hämatopneumothorax, zu Fettembolien, Leberrissen und auch subkapsulären Hämatomen der Leber kommen. Es muß mit einer hohen Komplikationsrate gerechnet werden.
Diese Komplikationen können nicht als wesentliche Argumente gegen die externe Herzmassage angeführt werden; sie ist bei akut eintretendem Herz-Kreislauf-Stillstand eine vorrangige, lebensrettende Maßnahme. Auch die in Tab. 42 zusammengefaßten relativen Kontraindikationen der Herzmassage können nicht im Notfall gegen diese Maßnahme sprechen. Es muß bei diesen Krankheitsbildern mit einer höheren Komplikationsrate gerechnet werden.
Beachte: Während der Herzmassage und während einer Überdruckbeatmung (Atemspende und/oder maschinelle Beatmung) dürfen wegen der Gefahr eines Spannungspneumothorax niemals intrakardiale Injektionen durchgeführt werden.

b) Methodisches Vorgehen bei der maschinellen Herzmassage

Hierfür wurden Geräte entwickelt, die z. B. auf einen fahrbaren Wiederbelebungstisch montiert sind, auf den der Patient gelegt wird. Andere können auch im Bett des Patienten angewendet werden.

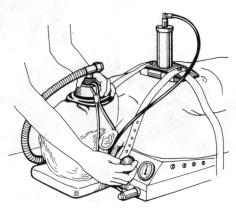

Abb. 303. Maschinelle extrathorakale Herzmassage und gleichzeitige Beatmung.

Der Patient liegt auf einer Platte, an der ein Stempel befestigt ist. Dieser Stempel übt rhythmische Druckstöße auf das Sternum aus. Der Antrieb erfolgt durch den Druck einer Sauerstoffflasche. Die Druckstöße können in ihrer Kraft, ihrem Ausmaß und ihrer Frequenz genau dosiert werden (Abb. 303).

Die Wirkung der maschinellen extrathorakalen Herzmassage kann für den Kreislauf effektiver als die der manuellen Herzmassage sein. Da die Druckwirkung auf das untere Sternumdrittel genauer und gezielter möglich ist als mit dem Handballen, können die von der manuellen Herzmassage bekannten Nebenwirkungen und Komplikationen vermindert werden. Eine Verbesserung stellt ein automatisches Herz-Lungen-Wiederbelebungsgerät (Fritz Hellige & Co. GmbH, Freiburg) dar (Abb. 304), bei dem die Herzmassage mit der Beatmung koordiniert ist. Der Antrieb des Gerätes erfolgt durch den

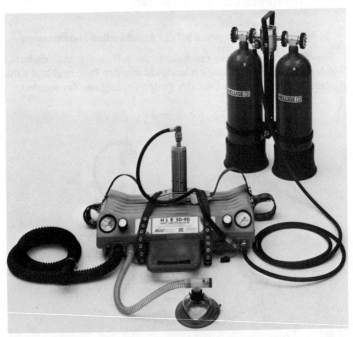

Abb. 304. Automatisches Herz-Lungen-Wiederbelebungsgerät (Firma Hellige, Freiburg).

Druck einer Sauerstoffflasche oder aus dem Zentralanschluß im Krankenhaus. Die Bedienungsorgane für Beatmung und Kompression sind voneinander unabhängig einstellbar. Beide Funktionen können getrennt eingestellt und ausgeführt werden. Der Hub des Brustkompressors hängt von der eingestellten Kraft und den jeweiligen anatomischen Gegebenheiten ab. Die Kraft kann auf der Skala eines Kraftmessers abgelesen werden. Eine Feder bringt den Stößel wieder in seine Ausgangslage zurück. Hierdurch wird der Thorax entlastet und die diastolische Füllung des Herzens ermöglicht. Das Zeitverhältnis von Systole zur Diastole ist beim Brustkompressor 1:1, die Kraft des Brustkompressors kann bis zu etwa 5,5 kp eingestellt werden. Nach jeweils 5 Kompressionen erfolgt eine Beatmung. Das einstellbare Volumen wird in weniger als 1 sec abgegeben. Die Ausatmung wird bei der jeweils 6. Kompression durch den Druck des abwärtsbewegten Kompressorstößels unterstützt.

Die maschinelle Herz-Lungen-Wiederbelebung mit Hilfe eines Herz-Lungen-Wiederbelebungsgerätes eignet sich auch zum Transport des Patienten.

B. Spezielle Maßnahmen bei Störungen der Herzfunktion

An speziellen Maßnahmen bei Störungen der Herzfunktion sind zu nennen:
1. elektrische Kardioversion (Defibrillation),
2. temporäre Elektrostimulation,
3. assistierte Zirkulation,
4. Perikardpunktion,
5. intrakardiale Injektion,
6. Aderlaß.

1. Elektrische Kardioversion (Defibrillation)

Die elektrische Defibrillation dient der Synchronisation dissoziierter elektrophysiologischer Vorgänge am Herzen. Eine hämodynamisch adäquate Leistung des Herzens kann nur bei einem koordinierten Ablauf von Erregungsbildung, Erregungsleitung und resultierender Kontraktion erfolgen.

Beim Kammerflimmern ist eine Synchronisation von Erregungsbildung, Erregungsausbreitung und Kontraktion gestört. Durch partielle Blockbildung und durch unterschiedliche Erregungsleitung befinden sich alle Muskelabschnitte in einem asynchronen Erregungszustand (sog. Dispersion). Dadurch kommt es zu einer kreisenden Erregung mit Reentry-Mechanismen. Eine hämodynamisch wirksame Herzaktion ist nicht mehr möglich.

Durch einen dem Herzen zugeführten elektrischen Stromimpuls kann eine Synchronisation dissoziierter elektrophysiologischer Vorgänge im Myokard erreicht werden.

Der Wirkungsmechanismus eines solchen elektrischen Stromimpulses am Myokard setzt sich aus 3 Komponenten zusammen:

1. Mit dem Stromimpuls kommt es zu einer plötzlichen und gemeinsamen Depolarisation aller Fasermembranen, die gerade noch erregbar sind (Angleichung der Erregungsphasen aller Herzabschnitte).
2. Nach dieser erzwungenen Koordination der elektrischen Erregungsvorgänge erlangt der Sinusknoten die Möglichkeit, die führende Schrittmachertätigkeit wieder zu übernehmen.
3. Dabei wird durch den Stromimpuls die heterotope Erregungsbildung stärker gebremst als diejenige im Sinusknoten. Elektrokardiographische Untersuchungen sofort nach der Elektroschocktherapie weisen darauf hin, daß außerdem eine Vagusstimulation durch den starken Impulsstrom wirksam wird.

Die Elektroschocktherapie als Notfallmaßnahme ist indiziert, wenn supraventrikuläre oder ventrikuläre Tachykardien persistieren, wenn derartige Tachykardien zu akuter Herzinsuffizienz führen und wenn ein Adams-Stokes-Syndrom der hyperdynamen Form eintritt (Tab. 43). In diesen Situationen sind Therapieversuche mit Antiarrhythmika und/oder Digitalisglykosiden kontraindiziert. Erst nach Beseitigung der bedrohlichen tachykarden Rhythmusstörungen mittels Elektrokardioversion schließt sich die medikamentöse Therapie an. In Tab. 44 sind die Indikationen zur Elektrokardioversion als Notfallmaßnahme zusammengefaßt.

Tab. 43 Indikationen zur Notkardioversion.

1. Zeichen der Herzinsuffizienz beim hyperdynamen Morgagni-Adams-Stokes-Syndrom infolge
   a) supraventrikulärer Tachykardie
   b) ventrikulärer Tachykardie
2. Unverträglichkeit antiarrhythmischer Substanzen
3. Unwirksamkeit antiarrhythmischer Substanzen

B. Spezielle Maßnahmen bei Störungen der Herzfunktion 479

Tab. 44. Indikationen zur Kardioversion und Defibrillation (modifiziert nach GROSSER).

Elektroschockbehandlung

Kardioversion		Defibrillation
Notkardioversion	Kardioversion zum Zeitpunkt der Wahl	Kammerflattern, Kammerflimmern
↓	↓	
Supraventrikuläre Tachykardie, Ventrikuläre Tachykardie, Vorhofflattern, Vorhofflimmern	Vorhofflattern, Vorhofflimmern	

Methodisch kann die Elektroschockbehandlung von Herzrhythmusstörungen mit Gleichstrom oder mit Wechselstrom erfolgen. Heute wird ausschließlich die Gleichstromdefibrillation angewandt (Stromfluß dabei etwa 1/100 sec). Dadurch werden thermische Schädigung der Haut und des Myokards vermieden. Die Stärke des Stromimpulses wird in Watt sec angegeben, der Spannungsbereich liegt bei den verwendeten Stromimpulsen von 10 bis 400 Wsec zwischen 2000 Volt und 7000 Volt. Die Synchronisation des Stromstoßes mit der Kammererregung (R-Zacke) mit anschließender Verzögerung von 20 msec ist heute üblich (sog. Kardioversion). Dadurch wird ein Einfall des Stromes in die vulnerable Herzphase vermieden.

Zur Kardioversion (Defibrillation) stehen folgende Methoden zur Verfügung:
a) Interne Kardioversion (Defibrillation),
b) Externe Kardioversion (Defibrillation).

a) Interne Kardioversion (Defibrillation)

Die interne Defibrillation kommt bei internen Notfällen praktisch nicht in Betracht. Sie ist an den Operationssaal mit Thoraxeröffnung gebunden.

b) Externe Kardioversion (Defibrillation)

Instrumentarium: Scheibenelektroden, Plattenelektroden, Gleichstromimpulsgerät, EKG-Gerät (Monitor), 1–3 Ampullen Epontol

Tab. 45. Vorgehen bei Elektroschocktherapie von Herzrhythmusstörungen.

1. Lagerung des Patienten	Rückenlage, im Bett oder auf Liege
2. EKG	Ableitung mit größter R-Zacke wählen (Triggerung)
3. Intravenöse Narkose	Zahnprothesen entfernen Epontol 0,2–0,5 g i.v. (−1,0–1,5 g) Trapanal 0,1–0,5 g i.v. (−1,0 g) Valium 10–50 mg i.v.
4. Wahl der Konversionsenergie	50–100 Wsec (bis 400 Wsec)
5. Anlegen der Elektroden	Guter Hautkontakt erforderlich anterior – anterior (V_1 und V_5) anterior – posterior (V_1 und li. Skapulaspitze)
6. Auslösen des Schocks	Triggerung!
7. Überwachung des Patienten	EKG-Monitoring dringlich Überwachung der vitalen Funktionen (RR, Atmung etc.)

(0,5 g), 1 Ampulle Trapanal (0,5 g), 1 Ampulle Valium (10 mg), 30 ml Rekordspritze, Kanülen, Tupfer.

Methodisches Vorgehen: Folgendes Vorgehen hat sich bewährt (Tab. 45).

1. Rückenlagerung des Patienten.
2. Elektrokardiographische Überwachung (Cave: Abschaltung bei Defibrillation).
3. Intravenöse Kurznarkose (wenn möglich).
4. Laden des Kondensators [Wahl der Konversionsenergie, Spannung, Stromstärke (W)].
5. Anlegen der Elektroden.
6. Auslösen des Elektroschocks.
7. Elektrokardiographische Überwachung des Patienten (Blutdruck-, Atemkontrolle).
8. Medikamentöse Nachbehandlung.

Ad 1. Die externe Defibrillation (Kardioversion) wird in Rückenlage des Patienten durchgeführt. Optimal ist die Lagerung im Bett oder auf einem Untersuchungstisch. Auf das Herausnehmen von Zahnprothesen ist zu achten.

Ad 2. Nunmehr werden die EKG-Elektroden angelegt, das EKG-Gerät eingeschaltet. Soweit ein Monitor vorhanden ist, wird die Ableitung mit der größten R-Zacke eingestellt (Triggerung). Auch

B. Spezielle Maßnahmen bei Störungen der Herzfunktion 481

bei akut lebensbedrohlichen Zuständen mit Kammerflimmern und Kammerflattern sollte vor dem 1. Stromstoß eine Registrierung des Elektrokardiogramms oder dessen Beobachtung auf einem Monitor vorgenommen werden.

Ad **3.** Jede Elektroschockbehandlung sollte, wenn möglich, in Kurznarkose durchgeführt werden. Der Stromstoß selbst ruft offenbar keine Schmerzen hervor, jedoch führt die heftige Mitreaktion der Thoraxmuskulatur bei dem Patienten zu unangenehmen Mißempfindungen und zu Angstgefühlen. Es empfiehlt sich, 0,2–0,5 g Epontol i. v., 0,1–0,5 g Trapanal i. v. oder 10–50 mg Valium i. v. zu geben. Bei Erfolglosigkeit des 1. Elektroschocks kann die intravenöse Kurznarkose, z. B. mit Epontol, ohne Gefahr bis zu einer Gesamtdosis von 1,0 bis 1,5 g verlängert werden.

Ad **4.** Die Wahl der Konversionsenergie (W) ist besonders wichtig, da die Komplikationen der Elektroschocktherapie mit der Intensität des Stromstoßes zunehmen. Es hat sich bewährt, mit kleinen Konversionsenergien (50–100 Wsec) zu beginnen und bei Mißerfolg in Stufen von 50–100 Wsec zu steigern. Die besten Ergebnisse werden bei der Anwendung von 100–200 Wsec beschrieben. Bei Kammertachykardien können Gleichstromstöße zwischen 100 und 200 Wsec und beim Vorhofflimmern und Vorhofflattern sogar Impulse unter 100 Wsec einen Sinusrhythmus wiederherstellen. Beim rezidivierenden Kammerflimmern sind oft Stromimpulse von 400 Wsec zur Entflimmerung notwendig. Muß bei volldigitalisierten Patienten (Vollwirkspiegel erreicht) eine Kardioversion durchgeführt werden, so sollte vorher Lidocain (Xylocain) oder Diphenylhydantoin (z. B. Phenhydan) zugeführt werden. Die Kardioversion sollte mit kleinen Konversionsenergien (10 Wsec) begonnen werden. Digitalisintoxikation bzw. digitalisinduzierte Tachykardien sind eine Kontraindikation für die Defibrillation.

Ad **5.** Die zur externen Defibrillation vorgesehenen paarigen Elektroden sind mit Elektrodenpaste zu bestreichen. Die Position der Elektroden ist für den Erfolg der externen Defibrillation entscheidend. Der Stromfluß sollte möglichst homogen sein. Die Herzkammern sollen im Stromfluß zwischen den beiden Elektroden liegen. Bei Benutzung von Scheibenelektroden werden diese der Vorder- und Rückseite des Thorax so angelegt, daß eine virtuelle Verbindungslinie zwischen beiden Elektroden durch das Herz läuft (Abb. 305).

Bei Benutzung von Plattenelektroden ist die anterio-anteriore Plazierung von der anterio-posterioren Plazierung zu unterscheiden.

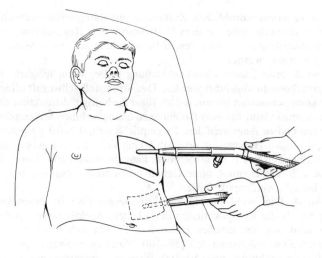

Abb. 305. Externe Defibrillation mittels Scheibenelektroden.

Anterio-anteriore Plazierung (Abb. 306): 1 Elektrode wird über der Herzspitze (Ableitungspunkt V_5 des EKG), die andere Elektrode über dem Manubrium sterni aufgesetzt.

Anterio-posteriore Plazierung: 1 Elektrode wird linksparasternal (Ableitungspunkt V_3 des EKG), die andere Elektrode über der linken Skapularspitze aufgesetzt.

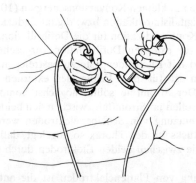

Abb. 306. Anterio-anteriore Plazierung der Plattenelektroden.

B. Spezielle Maßnahmen bei Störungen der Herzfunktion

Die anterio-posteriore Elektrodenlage wird gegenüber der anterio-anterioren Position als effektiver beschrieben und benötigt eine geringere Stromintensität.

Beim Elektroschock müssen die Elektroden mit kräftigem Druck der Thoraxwand angepreßt werden. Der Stromstoß wird durch einen, an einer Elektrode befindlichen Druckschalter oder einen Fußschalter ausgelöst.

Der Erfolg der elektrischen Defibrillation wird durch die Registrierung des EKG oder am Monitor beurteilt. Ist z. B. ein Kammerflimmern auch mit höchster elektrischer Energie (400 Wsec) nicht zu beseitigen, so sollten 3–4 in Serie aufeinanderfolgende Elektroschocks (sog. Seriendefibrillation) mit 400 Wsec angewendet werden (Abb. 307).

Spricht das Herz auf wiederholte Elektroschocks nicht an, können zusätzlich Antiarrhythmika zugeführt werden, z. B. Beta-Rezeptorenblocker (Dociton 5–10 mg i. v., Aptin 5–10 mg i. v., Visken 10 mg i. v.), Xylocain 200–500 mg intrakardial bzw. 1–2 mg pro kg Körpergewicht i. v., Depasan 200 mg i. v.

Beim therapieresistenten Kammerflimmern der trägen Form läßt sich die Chance der Defibrillation erhöhen, wenn durch 1 mg intrakardial verabreichtes Alupent das träge Kammerflimmern in ein grobes tonisiertes Kammerflimmern übergeführt wird.

Tab. 46 gibt die empirisch ermittelten Stromimpulse (Watt sec) bei verschiedenen tachykarden Rhythmusstörungen wieder.

Manchmal ist auch durch eine Seriendefibrillation in Kombination mit antiarrhythmischen Pharmaka eine Rhythmisierung durch die Elektroschocktherapie nicht zu erreichen. Als Ultima ratio kann dann die temporäre Elektrostimulation auf Vorhof- bzw. Ventrikelebene (siehe temporäre Elektrostimulation Seite 485) die lebensbedrohliche Tachykardie unterdrücken (Tab. 47).

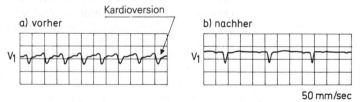

Abb. 307. Ventrikuläre Tachykardie, Rhythmisierung durch Kardioversion.

Tab. 46. Konversionsenergien (in Wsec) zur elektrischen Einflimmerung des Herzens verschiedener Herzrhythmusstörungen.

Art der Rhythmusstörung	Einzustellende Konversionsenergie in Wsec
Kammerflimmern Kammerflattern	200–400
Kammertachykardie	100–200
Supraventrikuläre Tachykardie	100–200
Vorhofflimmern Vorhofflattern	10–100
Volldigitalisierte Patienten mit Rhythmusstörungen	10 (unter Lidocain- oder Diphenylhydantoin-Schutz)

Tab. 47. Differentialtherapie der supraventrikulären und ventrikulären Tachykardien (modifiziert nach GROSSER).

I. Normaler Blutdruck	a) medikamentös b) Kardioversion
II. Hypertonie, Zeichen der akuten Herzinsuffizienz	a) Kardioversion b) medikamentös
III. Digitalisbedingte Tachykardie	a) Digitalis absetzen, Kaliumzufuhr, Phenhydan, keine Kardioversion
IV. I.–III. ohne Effekt	a) Supraventrikuläre Tachykardie, Rapid-atrial-Stimulation, Doppelstimulation b) Ventrikuläre Tachykardie, Elektrische Doppelstimulation

An die erfolgreiche Kardioversion, besonders bei latenter und/ oder manifester Herzinsuffizienz bei Sinustachykardie schließt sich eine Glykosidbehandlung an. Die gleichzeitige Gabe von Antiarrhythmika zur Prophylaxe hat sich bewährt (Tab. 33).

Komplikationen: Durch eine zu hohe Konversionsenergie, durch mangelhafte Synchronisation des Gleichstromimpulses mit der R-Zacke des EKG, durch Benutzung eines Wechselstromimpulses und/ oder einer schlechten Elektrodenlage können ein längerdauernder Sinusarrest (Sinusstillstand) und/oder eine ventrikuläre Tachy-

B. Spezielle Maßnahmen bei Störungen der Herzfunktion

Tab. 48. Wichtige Komplikationen bei der Kardioversion.

Technische Fehler	Falsch synchronisierter Gleichstromimpuls Zu hohe Konversionsenergie (>400 Wsec) (»Verletzungsstrom«) Schlechte Elektrodenlage
Medikamentöse Vor- und Nachbehandlung	Digitalisvorbehandlung Chinidin-Therapie Diuretika-Therapie (Hypokaliämie)
Vorbestehende Veränderungen im Vorhof und Ventrikel	Keine Erregungsbildung möglich Gestörte Erregungsleitung (SA-Block) Vorhofthromben

arrhythmie (Kammerflimmern) ausgelöst werden. Gleiche Risikofaktoren beinhaltet die Defibrillation bei mit Digitalisglykosiden und Chinidin vorbehandelten Patienten. Auch die Hypokaliämie ist anzuführen. Tab. 48 gibt wichtige Komplikationsmöglichkeiten wieder.

Manche Autoren neigen deshalb dazu, bei tachykarden Rhythmusstörungen vor der Defibrillation, soweit möglich, einen temporären Herzschrittmacher zu legen. Führt ein Elektroschock zur Asystolie, so kann sofort eine Elektrostimulation vorgenommen werden.

2. Temporäre Elektrostimulation des Herzens

a) Methoden der temporären Elektrostimulation

Die temporäre Elektrostimulation des Herzens hat sich zur Überbrückung lebensbedrohlicher, bradykarder Rhythmusstörungen bewährt. In seltenen Fällen wird sie auch zur Unterbrechung therapieresistenter Tachykardien und zur unterstützenden Behandlung therapieresistenter Tachykardien sowie zur unterstützenden Behandlung therapieresistenter Herzinsuffizienzen eingesetzt.

Verfügbare Methoden
1. Externe Stimulation
2. Transthorakale Stimulation
   a) Perikardiale Stimulation
   b) Endomyokardiale Stimulation
   c) Endovenöse Stimulation
3. Transvenöse Stimulation
   a) Vorhofstimulation
   b) Ventrikelstimulation
   c) Doppelstimulation

b) Indikationen der Arten temporärer Elektrostimulation

Die unterschiedlichen Rhythmusstörungen des Herzens lassen folgende Indikationen für die Art der temporären Elektrostimulation zu:

α) Externe Stimulation

Notfallsmaßnahme zur Überbrückung akut auftretender Bradykardien mit hypodynamen Adams-Stokes-Syndrom und/oder akuter Herzinsuffizienz (kaum noch angewendet).

β) Transthorakale (perikardiale, endomyokardiale, endovenöse) Stimulation

Notfallsmaßnahmen zur Überbrückung akut auftretender Bradykardien mit hypodynamem Adams-Stokes-Syndrom und/oder akuter Herzinsuffizienz.

γ) Transvenöse Stimulation

Vorhofstimulation:
1. Zur Frequenzsteigerung bradykarder Rhythmusstörungen auf Vorhofebene gehäuft beim Sinusknotensyndrom auftretend: Sinusbradykardie mit intakter atrioventrikulärer Überleitung. Sinuatriale Blockierung (SA-Block I.–III. Grades), Sinusarrest, Sinusstillstand.
2. Unterbrechung und/oder Frequenzreduzierung von Tachykardien auf Vorhofebene (sog. Rapid-atrial-Stimulation). Paroxysmale, supraventrikuläre Tachykardie, sog. Reentry-Tachykardie bei WPW-Syndrom, Lown-Ganong-Levine-Syndrom; Vorhoftachykardie, paroxysmales Vorhofflattern.
3. Unterdrückung supraventrikulärer und ventrikulärer Extrasystolen (atrial overdriving).

Ventrikelstimulation:
1. Zur Frequenzsteigerung bradykarder Rhythmusstörungen bei:
Totaler atrioventrikulärer Block,
bradykarde Rhythmusstörungen auf Vorhofebene mit gestörter atrioventrikulärer Überleitung,
asystolische Form des Karotissinussyndroms.

2. Unterbrechung supraventrikulärer Reentrytachykardien WPW-Syndrom, Lown-Ganong-Levine-Syndrom (rapid-Ventrikel-Stimulation).
3. Zur Unterdrückung ventrikulärer Extrasystolen (Ventrikel-Overdriving).
4. Zur Unterstützung der bradykarden Herzinsuffizienz.
5. Prophylaktisch beim Herzinfarkt.

Doppelstimulation:
1. Frequenzreduzierung therapierefraktärer, supraventrikulärer und ventrikulärer Tachykardien.
2. Unterstützung therapieresistenter Herzinsuffizienzen.

c) Arten der Reizelektroden

Die temporäre Elektrostimulation kann mit uni- oder bipolaren Elektroden durchgeführt werden. Die Elektroden lassen sich in externe, transthorakale und transvenöse Arten einteilen. Folgende Stimulationskatheter haben sich uns bewährt:

α) Katheter zur externen Stimulation

Plattenförmige Stimulationselektrode.

β) Katheter zur transthorakalen Stimulation

Bipolare Stimulationselektroden nach PORTHEINE,
unipolare Stimulationselektrode nach FRIESE, DITTMAR, NUSSER,
bipolare, abgewinkelte und/oder gerade Stimulationselektrode (Notbesteck Emergency).

γ) Katheter zur transvenösen Stimulation

Bipolare, transvenöse Einschwemmelektrodenkatheter nach HARMJANZ, Typ A, halbsteife, bipolare Katheter nach HARMJANZ, Typ B, Elektrodenkatheter nach SOMMER 5 und 6 F (USCI), bipolarer Ballelektrodenkatheter (Elecath).

Bei unipolarer Schaltung sollte die Katheterelektrode als Kathode (Minuspol) angeschlossen sein. Die indifferente Elektrode wird in V_1- oder V_2-Position fest auf die Brustwand aufgesetzt oder subkutan verlegt.

d) Arten der Impulsgeneratoren

Impulsgeber zur temporären Elektrostimulation können netz- oder batteriebetriebene Geräte sein. Netzbetriebene Geräte sind meist Bauelemente einer elektrotherapeutischen Einheit, zu der ein Kontrollmonitor, ein Pulsfrequenzanzeiger, ein Warnsystem und häufig ein Defibrillator gehören (z.B. Servokard, Firma Hellige). Bei Verwendung eines netzbetriebenen Gerätes ist darauf zu achten, daß alle elektrischen Geräte, die mit dem Patienten in Verbindung stehen, gemeinsam geerdet sind. Die batteriebetriebenen Stimulatoren (Medtronic, Biotronik) haben den Vorteil des ubiquitären Einsatzes und ihrer elektrischen Ungefährlichkeit. Die zur temporären Elektrostimulation benutzten Gleichstromreizgeräte müssen stufenlos regelbar sein, sowohl hinsichtlich der Reizfrequenz (20–400/min, bei Rapid-atrial-Stimulation bis 1200/min) als auch hinsichtlich der Reizstromstärke (0–20 mA bzw. 0–20 V für transthorakale Stimulation). Die gepaarte Stimulation sollte möglich sein. Vorteilhaft ist es, wenn der Reizimpuls über einen Triggermechanismus dem Herzzyklus zeitlich definiert abgegeben werden kann (gekoppelte Stimulation), z.B. Doppelstimulationsgerät Firma Medtronic USA. Je nach Art der Impulsgeber unterscheidet man:

1. Festfrequente (asynchrone) Schrittmacher, bei denen die Stimulation unabhängig von der Herzeigenaktion erfolgt. Sie haben den wesentlichen Nachteil der mangelnden physiologischen Frequenzanpassung sowie der Gefahr der Parasystolie und Reizsetzung in die vulnerable Phase.
2. Vorhofgesteuerte (synchrone) Schrittmacher, die bei intakter Vorhofaktion eine vorhofsynchrone Kammerstimulierung haben und somit durch Frequenzanpassung an die jeweilige körperliche Beanspruchung optimal hämodynamisch arbeiten. Diese Stimulationsart verbietet sich bei Vorhofflimmern, Vorhofflattern, totalem SA-Block und Sinusbradykardie.
3. Ventrikelgesteuerte, R-inhibierte Schrittmacher, bei denen die Entstehung eines Schrittmacherimpulses durch eine spontane R-Zacke verhindert wird. Der Schrittmacher wird tätig, wenn die Eigenfrequenz des Herzens unter einen kritischen Wert absinkt.
4. Ventrikelgesteuerte, R-synchronisierte Schrittmacher, bei denen die Schrittmacherimpulse durch spontane R-Zacken ausgelöst werden. Sie fallen aber in die absolute Refraktärphase und sind deshalb ineffektiv. Fallen herzeigene R-Zacken aus, so übernimmt der Schrittmacher die Führung.

B. Spezielle Maßnahmen bei Störungen der Herzfunktion

Die vorhof- und ventrikelgesteuerten Schrittmacher sind sogenannte Demand-Schrittmacher.

e) Methodisches Vorgehen

α) Externe Stimulation

Die externe Stimulationsmethode mit Plattenelektroden wird wegen der starken schmerzhaften Mitreaktion der Thoraxmuskulatur nur noch selten eingesetzt. Auch ist die Reizwirkung im Vergleich zu den anderen Stimulationsmethoden unsicher.

Instrumentarium: Plattenförmige Stimulationselektrode, Elektrodenpaste, Gummiband, Gleichstromimpulsgerät, EKG-Gerät und/oder Monitor.

Die 2 Plattenelektroden mit einem Durchmesser von je etwa 3 cm werden der vorderen Thoraxwand angelegt. Ein guter elektrischer Kontakt wird durch Elektrodenpaste hergestellt. Eine Elektrode wird im Bereich des Herzspitzenstoßes angebracht, die andere Elektrode in gleicher Höhe am rechten oder linken Sternalrand aufgelegt. Durch ein zirkulär um den Thorax angelegtes Gummiband lassen sich die Elektroden gut befestigen. Nun werden sie mit dem zuführenden Kabel des Gleichstromimpulsgebers verbunden. Dabei ist es zweckmäßig, die herznahe Elektrode mit dem negativen Pol in Verbindung zu bringen. Durch hohe Spannungen von 80–150 V kommt es zu einer Erregung des Myokards. Gleichzeitig kommt es zu einer schmerzhaften Mitkontraktion der Thoraxmuskulatur.

Beachte: Der große Nachteil der externen Myokardreizung sind die während der Reizung auftretenden, z. T. erheblichen Muskelzuckungen mit empfindlichen Schmerzsensationen für den Patienten. Daher kommt die externe myokardiale Stimulationsmethode nur an bewußtlosen Patienten in Frage. Da gleichzeitig die Wirksamkeit dieser Reizungsart geringer ist als die direkte Reizung des Herzens, wird sie praktisch kaum mehr angewandt.

β) Transthorakale Elektrostimulation

Als Methode der Wahl ist die Reizung des Myokards mittels transvenöser Stimulationskatheter anzustreben. Die transthorakalen Stimulationsmethoden (perikardial, endomyokardial, endovenös) sollten erste Notfallsmaßnahmen bei akut auftretenden Bradykardien mit hypodynamem Adams-Stokes-Syndrom und/oder akuter

Herzinsuffizienz sein. In diesen kritischen Notfallsituationen ist die transvenöse Plazierung des Stimulationskatheters häufig zu zeitraubend. Der transthorakalen Stimulation sollte sich grundsätzlich die transvenöse Reizung anschließen.

Perikardial:
Instrumentarium: Unipolare Stimulationselektrode (Abb. 308), Trokar, Mandrin, Rückenelektrode, Gleichstromimpulsgerät, Heftpflaster, Sandsack, EKG-Gerät und/oder Monitor.
Methodisches Vorgehen: Im 4. ICR links, parasternal am oberen Rand der unteren Rippe wird ein Trokar mit Mandrin eingeführt. Er wird so weit vorgeschoben, bis die Fascia endothoracica durchstochen ist, was meist an einem spürbaren Knacks und einem Nachlassen des Widerstandes bemerkt wird.

Dann wird der Mandrin entfernt und die kurze Trokarhülse so weit eingeführt, daß der Flügel des Trokars fest der Brustwand anliegt. In die Lichtung des Trokars wird die Innenelektrode eingelegt und mit der auf dem Trokarflügel angebrachten Feder fixiert. Somit liegt die Elektrode dem Perikard an. Nunmehr wird eine indifferente Nadelelektrode in der linken Thoraxhälfte außerhalb des Spitzenstoßes subkutan angelegt. Die herznahe differente Stimulationselektrode wird mit dem negativen Pol, die Hautelek-

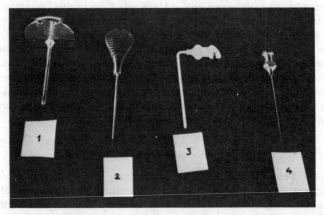

Abb. 308. Elektrodensatz für die transthorakale, perikardiale Stimulation:
1. Trokar, 2. Mandrin, 3. Trokar-Elektrode, 4. Rückenelektrode.

trode mit dem positiven Pol des Zuleitungskabels des Gleichstromimpulsgebers verbunden. Herznahe und herzferne Elektroden werden mit Heftpflaster fixiert. Die herznahe Stimulationselektrode liegt oft besser, wenn man sie mit einem leichten Sandsack (200 g) beschwert. Liegt die Spitze der Stimulationselektrode optimal dem Perikard an, reicht eine Reizung von 10–30 V aus, um das Myokard zur Kontraktion zu bringen. Eine Lokalanästhesie ist nicht unbedingt erforderlich, sie kann aber vorausgehen.

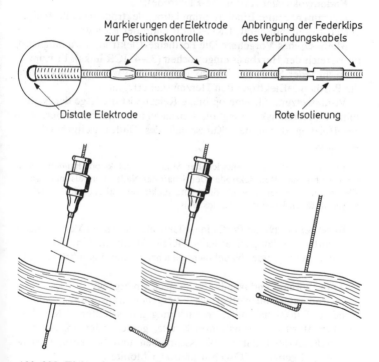

Abb. 309. Elektrodensatz für die transthorakale endo-myokardiale Stimulation (Notbesteck Emergency):
Verfahren:
a) Punktionsnadel durch 4. oder 5. ICR bis in den Ventrikel vorschieben,
b) Mandrin entfernen,
c) bipolare Stimulationselektrode einführen,
d) Kanüle zurückziehen,
e) externen Schrittmacher anschließen.

Beachte: Externe Herzmassage und transthorakale, perikardiale Stimulation des Myokards können nicht gleichzeitig durchgeführt werden. Die Stimulationselektrode kann zu Verletzungen des Myokards führen. Bei Notfallsituationen kann ein wiederholtes Entfernen und Einstechen mit Trokar und Nadel notwendig werden. Dies ist umständlich und zeitraubend und muß als entscheidender Nachteil dieser Stimulationsmethode angesehen werden.

Endomyokardial (Portheine-Elektrode):
Instrumentarium: Bipolare Stimulationselektrode nach Portheine, Gleichstromimpulsgerät, EKG-Gerät und/oder Monitor.
Methodisches Vorgehen: Die Portheine-Elektrode wird möglichst im Bereich der Herzbasis eingestochen (3.–4. ICR links). Prinzipiell kann an jeder Stelle des Thorax eingestochen werden, von der aus die Portheine-Elektrode den Herzmuskel erreicht.

Voraussetzung für eine optimale Reizung ist die Lage der Nadelspitze im Herzmuskel. Liegt die Reiznadel in der Herzkammer, wird die Reizung durch den Kurzschluß des Blutes weitgehend unwirksam.

Bei der von Portheine entwickelten Stimulationselektrode handelt es sich um eine bipolare Reizelektrode. Der Schaft der Nadel dient als indifferente Elektrode, die innen liegende differente Elektrode schließt mit dem schräg angeschliffenen Ende des Schaftes glatt ab.

Beachte: Durch die Portheine-Elektrode kann es zu Verletzungen myokardialer oder perikardialer Gefäße kommen. Eine Herzmassage darf bei liegender Nadel nicht gleichzeitig durchgeführt werden.

Transthorakal endovenös (Notbesteck Emergency):
Instrumentarium: Notbesteck Emergency: transthorakale, dünnwandige Punktionskanüle, trokarförmig angeschliffener Mandrin, bipolare flexible Stimulationselektrode, gerade oder abgewinkelt, Verbindungskabel mit Fixationsschrauben und Steckern, Gleichstromimpulsgeber, EKG-Gerät und/oder Monitor.
Methodisches Vorgehen: Die dickwandige Punktionskanüle wird durch den 4. oder 5. ICR links durch die Herzwand bis in den Ventrikel vorgeschoben. Bei richtiger Lage der Nadel tritt nach Entfernung des Mandrins Blut aus der Kanüle aus. Nunmehr wird die ösenförmige Schrittmacherelektrode durch die Kanüle direkt in den Ventrikel eingeführt. Dabei sind die weißen Markierungsringe an der Elektrode zu beachten.

Distaler Ring am Kanülenansatz bedeutet: Elektrodenköpfchen befindet sich an der Kanülenspitze.

Proximaler Ring am Kanülenansatz bedeutet: Elektrode ragt 3 cm über die Kanülenspitze hinaus.

Die Elektrode wird nunmehr ungefähr 18 cm von der Haut entfernt festgehalten, die Punktionsnadel bis hierhin zurückgezogen. Die Elektrode wird erneut vor der Brustwand festgehalten und die Kanüle vollkommen über die Elektrode hinweg zurückgezogen. Nunmehr werden die 2 Klips des Verbindungskabels vor und hinter dem isolierten Teil der Elektrode abgeklemmt. Der Stecker des Verbindungskabels wird mit dem externen Schrittmacher verbunden. Dabei wird die gleiche Impulsstärke verwendet wie bei der transvenösen Stimulationsmethode (Abb. 309).

Beachte: Die abgewinkelte bipolare Stimulationselektrode liegt eng dem Endokard an und gewährleistet eine wirkungsvolle Stimulation. Die Gefahr der Dislokation ist gering. Die Markierungen an der Elektrode erlauben eine genaue Positionskontrolle. Im Gegensatz zur Portheine-Elektrode ist eine extrathorakale Herzmassage gleichzeitig möglich.

γ) Transvenöse Elektrostimulation

Die transvenöse Reizung des Herzens kann über die Vorhöfe und über die Ventrikel (vorwiegend rechter Ventrikel) erfolgen. Eine Sonderform der elektrischen Reizung ist die Doppelstimulation.

Zur transvenösen temporären Elektrostimulation haben sich folgende Kathetertypen bewährt:
a) bipolare, transvenöse Einschwemmelektrodenkatheter nach Harmjanz, Typ A,
b) halbsteifer, bipolarer Katheter nach Harmjanz, Typ B,
c) Elektrodenkatheter nach Sommer 5 und 6F (USCI),
d) Ballelektrodenkatheter (Elecath).

Bei Patienten mit extremer Bradykardie und damit geringem venösen Rückfluß ist der Einschwemmkatheter häufig nicht zu applizieren. Halbsteife Katheter sind hier vorteilhaft.

Bipolarer Einschwemmelektrodenkatheter (Harmjanz, Typ A):
Instrumentarium: Zur Lokalanästhesie Watteträger für Hautdesinfektion, Lokalanästhetikum (z.B. Novacain 1%ig, ohne Suprareninzusatz), Kanülen, Rekordspritze, Einmalschlitztücher, sterile Gummihandschuhe, Kanüle mit 1–2 mm Durchmesser, Braunüle IR, Einschwemmkatheter Harmjanz Typ A, Gleichstromimpulsgerät,

Kupplung (302821), EKG-Gerät und/oder Monitor (z.B. Hellige Servokard-System), Tupfer, Heftpflaster.

Methodisches Vorgehen: Die Elektrokardiogrammelektroden einer Brustwandableitung nach Wilson werden angelegt (ohne Brustwandelektroden). Der weiße Stecker des Patientenkabels wird mit einer Kupplung (302821) versehen. Das Patientenkabel wird an ein Registrier- oder Sichtgerät (z.B. Monitor des Hellige-Servokard-Systems) angeschlossen. Die V. basilica des rechten oder linken Armes wird aufgesucht. Bei Fehlen geeigneter Venen am Arm kann die V. subclavia verwendet werden. Der Arm wird steril abgedeckt und der Katheter steril der Verpackung entnommen. Der längere Teil der beiden Steckerstifte wird über die Kupplung mit dem weißen Stecker C des Patientenkabels verbunden. Mit einer Braunüle IR wird die V. basilica punktiert und der Mandrin entfernt. Der Katheter wird durch die Kanüle in die Vene eingeführt und langsam vorgeschoben bei gleichzeitiger Beobachtung des EKG. Hohe P-Wellen bei normalgroßen Kammerpotentialen zeigen die Lage der Elektrodenspitze im rechten Vorhof an. Nach weiterem Vorschieben des Katheters kommt ein Ventrikel-EKG zur Darstellung. Dies ist durch sehr große Kammerpotentiale (linksschenkelblockähnliches Bild) bei normal großen Vorhofwellen aufgezeichnet (Abb. 310). Durch Umstecken der Kupplung des Patientenkabels an den zweiten (kürzeren) Steckerstift des Katheters wird die 2. Elektrode kontrolliert. Es muß auch hier ein Ventrikel-EKG erscheinen. Hiermit ist der Einschwemmkatheter gelegt, d.h., die Elektroden befinden sich im Ausflußtrakt des rechten Ventrikels und das Katheterende liegt an der A. pulmonalis. Bei dieser Lokalisation sind zur Stimulation erfahrungsgemäß die geringsten Reizintensitäten erforderlich. Die Gefahr ventrikulärer Rhythmusstörungen durch mechanische Reizung des Myokards ist hier am geringsten.

Die Überprüfung der Elektrodenlage ist bei internen Notfällen mit Hilfe der intrakardialen EKG-Abteilung ausreichend; sie hat den Vorteil des geringen apparativen Aufwandes und macht so die temporäre Elektrostimulation zu einer sog. Bed-side-Methode. Ein weiterer Hinweis einer optimalen Katheterposition in der Spitze des rechten Ventrikels ist, wenn zur Stimulation nicht mehr als 0,5–1,0 V und 1,0–1,5 mA notwendig sind. Die sicherste Methode einer optimalen Lokalisation des Stimulationskatheters ist seine Einführung unter röntgenologischer Kontrolle. Unter dem Aspekt interner Notfälle steht diese Methode etwas zurück, da sie zeitraubend und für den Patienten insgesamt belastend ist. Die gleichzeitige intrakardiale Druckmessung durch den Katheter kann ebenfalls Auskunft über seine optimale Lokalisation geben.

Nach richtiger Lage des Katheters wird dieser vom Patientenkabel getrennt und über das Schrittmacherkabel mit dem Schrittmacher verbunden (Polarität ist ohne Bedeutung). Nunmehr wird eine Probestimulation mit einem Demand-Schrittmacher durchgeführt. Dadurch wird im Gegensatz zur fixfrequenten Probestimulation der Auslösung einer Pararrhythmie bzw. eines Kammerflimmerns vorgebeugt. Sind zur Probestimulation nicht mehr als 0,5–1,0 V bzw. 1,0 bis 1,5 mA notwendig, so ist die Katheterposition optimal. Die Stimulation sollte mit der doppelten Stromstärke der Probestimulation durchgeführt werden. Abschließend wird die Punktionskanüle zurückgezogen und der Katheter am Unterarm fixiert.

Beachte: Stromstärke und Spannung sollten täglich mindestens 2mal überprüft werden. Der Katheter darf maximal 6 Tage im Herzen verweilen. Täglich ist die Einstichstelle auf lokale Thrombophlebitis zu kontrollieren (Heparinisieren des Patienten verhütet weitgehend Thrombose der Armvenen).

Die dünnen und flexiblen Einschwemmkatheter haben den Nachteil, daß es manchmal zu einem Verknoten der Katheter im Ventrikel kommt. Beim Zurückziehen besteht dann die Gefahr eines Katheterabrisses.

Halbsteifer Elektrodenkatheter (Harmjanz, Typ B):
Der halbsteife Elektrodenkatheter wurde für Patienten mit extremer Bradykardie entwickelt. Er bietet jedoch grundsätzliche Vorteile beim Einführen.

Instrumentarium: Entsprechend der Applikation des Einschwemmkatheters.

Methodisches Vorgehen: Nach Anlegen der Elektrokardiogrammelektroden für eine Brustwandableitung nach Wilson wird der weiße Stecker C des Patientenkabels mit einer Kupplung (302 821) versehen. Das Patientenkabel wird an ein Registrier- oder Sichtgerät (z.B. am Monitor des Hellige-Servokard-Systems) angeschlossen. Für die Applikation des halbsteifen Elektrodenkatheters können als Einführungsweg die linke V. subclavia, die V. basilica, die V. fermoralis oder die V. jugularis benutzt werden. Es hat sich die Punktion der linken V. subclavia bewährt. Dazu wird der linke Schlüsselbeinbezirk steril abgedeckt und die Beine des Patienten werden hoch gelagert. Dadurch wird der zentrale Venendruck erhöht und einer Luftembolie vorgebeugt. Ein steril bereitliegender Katheter wird in die Punktionskanüle eingeführt und unter Beobachtung des EKG langsam vorgeschoben, bis zuerst ein Vorhof-EKG und schließlich ein Ventrikel-EKG erscheint [siehe (a)] Einschwemmkatheterismus). Durch Umstecken der Kupplung des Patientenkabels auf den 2. Katheteranschluß wird die 2. Elektrode kontrolliert. Es muß ebenfalls ein Ventrikel-EKG erscheinen. Der Elektrodenkatheter wird über das Schrittmacherkabel mit dem Schrittmacher verbunden (Polarität ist ohne Bedeutung). Amplitude und Frequenz der Stimulationsreize werden eingestellt.

Bei Asystolie wird der Katheter ohne EKG-Kontrolle blind vorgeschoben. Die Abnahme eines Extremitäten-EKG oder des peripheren Pulses gilt hierbei als Erfolgskontrolle.

Beachte: Überwachungsprogramm wie bei Einschwemmkatheter (s. Seite 494).

Als Komplikation des halbflexiblen Katheters nach Harmjanz, Typ B, kann es zur Perforation zentraler Gefäße oder des Herzens

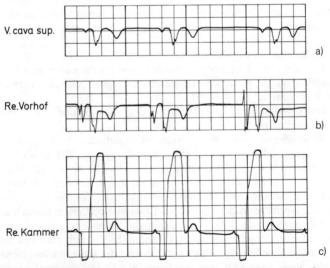

Abb. 310. Typische EKG-Kurven, abgeleitet durch Schrittmacherkatheter:
a) Lage in der V. cava superior. Beachte: allgemeine negative Hauptausschlagrichtung,
b) Lage im rechten Vorhof. Beachte: hohe A-Wellenpotentiale,
c) Lage im rechten Ventrikel. Beachte: hoher QRS-Komplex.

kommen. Als häufige Komplikation tritt die Dislokation der Elektrode mit ineffektiver Stimulation auf.

Elektrodenkatheter nach Sommer 5–9 F (USCI):
Instrumentarium: Zur Lokalanästhesie: Watteträger für Hautdesinfektion, Lokalanästhetikum Novocain 1%ig ohne Suprareninzusatz, Kanülen, Rekordspritze. Einmalschlitztücher, sterile Gummihandschuhe, Einführungsinstrumentarium nach Desilets Hoffmann: Spiralmandrin, passend für die Seltinger Punktionskanüle 35, eine Innenkanüle aus Teflon, die in ihrer Stärke dem später einzuführenden Katheter entspricht, eine Außenkanüle aus röntgenfähigem Mylar und einem weiblichen Luer-Lock-Ansatz am proximalen Ende. EKG-Gerät und/oder Monitor (z. B. Hellige-Servokard-System), Gleichstromimpulsgerät, Tupfer, Pflaster.

Die Katheter nach Sommer Nr. 5 F und 6 F (USCI-Katheter) sind bei Zimmertemperatur verhältnismäßig steif und werden erst bei Körpertemperatur weicher. Aufgrund dieser Eigenschaften läßt sich der Katheter bei der Sondierung des rechten Ventrikels gut dirigieren.

Methodisches Vorgehen: Während der Katheter nach Sommer Nr. 5 F nach Punktion der zentralen Vene auch durch eine starke dünnwandige Punktionskanüle (z. B. Intrakardnadel) eingeführt werden kann, ist für das Einführen der Katheter 6 F–9 F ein Einführungsinstrumentarium nach Desilets Hoffmann nötig.

Folgendes Vorgehen hat sich bewährt (Abb. 311):

Die Außenkanüle wird in die vorgesehene größere oder zentrale Vene (V. basilica, V. femoralis, V. jugularis, V. subclavia links) eingestochen. Die Wandung dieser Außenkanüle ist zwecks schonender Einführung extrem dünnwandig gehalten. Der Außendurchmesser ist nur etwa 0,15 mm größer als der zu verwendende Katheter. Nach Entfernen des Spiralmandrins wird in die Außenkanüle die aus Teflon bestehende Innenkanüle, die in ihrer Stärke dem später einzuführenden Katheter entspricht, eingeführt. Diese Teflon-Innenkanüle ist am proximalen Ende trichterförmig aufgewölbt, um eine versehentliche totale Einführung in das Blutgefäß zu verhindern. Die Außenkanüle wird entfernt. Der bipolare Elektrodenkatheter wird über die Teflon-Innenkanüle als Leitschiene vorgeschoben. Durch Anschluß des Katheters an eine Wilson-Elektrode des EKG wird der Weg zum rechten Ventrikel durch fortleitende EKG-Schreibung kontrolliert. Nach richtiger Plazierung im Bereich des rechten Ventrikels bzw. der Spitze des rechten Ventrikels wird der Katheter an das Reizstromstimulationsgerät angeschlossen. Reizstromstärke und Reizstromspannung entsprechen a und b, auch sind die gleichen Kautelen zu beachten.

Ballelektrodenkatheter (Firma Elecath):
Instrumentarium: Zur Lokalanästhesie: Watteträger zur Hautdesinfektion, Lokalanästhetikum: z.B. Novocain 1%ig ohne Suprareninzusatz, Kanülen, Rekordspritze. Einmalschlitztücher, sterile Gummihandschuhe, Ballelektrodenkatheter (Elecath, Abb. 312), Spezialspritze, Venenpunktionskanüle mit flexibler Innenkanüle, EKG-Adapter, EKG-Gerät und/oder Monitor (z.B. Hellige-Servokard-System), Gleichstromimpulsgerät, Tupfer, Heftpflaster.

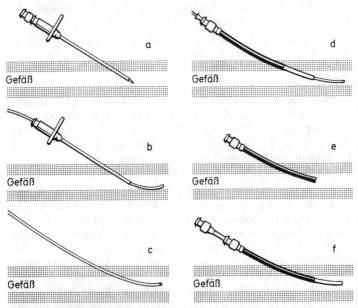

Abb. 311. Schematische Darstellung der Applikation eines transvenösen Elektrodenkatheters nach Sommer Nr. 6 F (USCI) (Seldinger-Methode):
a) Venenpunktion,
b) Einführen des Führungsdrahtes,
c) Führungsdraht in der Vene,
d) Vorschieben der Führungshülse über den Einführungsdraht,
e) Führungshülse in der Vene, Führungsdraht entfernt,
f) Vorschieben des Katheters über die Führungshülse.

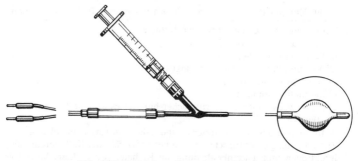

Abb. 312. Ballelektrodenkatheter (Elecath).

Methodisches Vorgehen: Mit Hilfe der beiliegenden Kanüle wird eine größere Vene punktiert. Durch die weiche Plastikverweilkanüle wird der Ballonkatheter vorgeschoben. Durch den Ballon ist eine sichere, gezielte und schnelle Einführung des Katheters bei der Versorgung von Notfällen ohne Röntgenanwendung möglich. Befindet sich die Katheterspitze in der Hohlvene, wird der Ballon mit Luft gefüllt (mit beiliegender Spezialspritze). Die Ableitung und Beobachtung eines unipolaren oder bipolaren EKG zeigt die Position der Elektrodenspitze. Hat der gefüllte Ballon die V. cava superior passiert, so läßt man den Patienten rasch inspirieren, und der Katheter wird mit der Blutströmung in den Vorhof (hohe P-Wellen-Potentiale) bzw. danach in die Kammer eingeschwemmt. Der Ballon wird nun entlastet (leere Spritze auf den Verschluß bzw. auf das Ventil stecken). Der EKG-Adapter wird entfernt, und die beiden Stecker werden an den externen Schrittmacher angeschlossen.

Beachte: Beim Einführen transvenöser Elektrodenkatheter in das Herz muß mit dem Auftreten supraventrikulärer und ventrikulärer Extrasystolen, seltener mit ventrikulären Tachykardien gerechnet werden. Insbesondere Kranke mit frischem Herzinfarkt und Patienten mit vorausgegangener hochdosierter Alupent-Behandlung sind gefährdet. Soweit therapeutisch keine Kontraindikationen vorliegen, sollten die transvenösen Elektrodenkatheter unter Xylocain- oder Depasan-Schutz eingeführt werden. Weitere Komplikationen sind in Tab. 49 zusammengefaßt.

Nach Plazierung der transvenösen Elektrodenkatheter kann die Reizung des Herzens über die Vorhöfe oder die Ventrikel erfolgen. Eine Sonderform der elektrischen Reizung ist die Doppelstimulation.

Tab. 49. Komplikationen der temporären transvenösen Elektrostimulation.

1. Verletzung des Herzens durch den Katheter
   a) Perforation des Vorhofs
   b) Perforation des Septums
   Dislokation der intrakardialen Elektrode
   a) Reizschwellenerhöhung
   b) ineffektive Stimulation
   c) mechanisch und/oder Schrittmacher-induziertes Kammerflimmern bzw. -flattern
   d) Intubation des Sinus coronarius und induzierte Rhythmusstörung
   e) Verknotung eines Einschwemmkatheters (Gefahr der Katheterembolie)
3. Infektionen und Thrombenbildung am Katheter [Cave: Liegedauer (bis 1 Woche)]
   Klinische Zeichen: EKG-Veränderungen (ST-T/V_1-$V_{4(5)}$)

f) Differentialtherapie mit den Arten der transvenösen Elektrostimulation

α) Transvenöse Vorhofstimulation

Der Vorteil der Vorhofstimulation liegt in einem größeren Herzzeitvolumen. Der atriosystolische Beitrag zur Kammerfüllung bleibt erhalten, wodurch die Auswurfleistung des Herzens um 35% höher liegt als bei anderen Stimulationsarten. Die Voraussetzung für die Vorhofstimulation ist die Leitfähigkeit des AV-Knotens. Diese muß durch die sog. kontrollierte Vorhoftachykardie überprüft werden.

Dies geschieht wie folgt:

Die Stimulation beginnt mit einer Reizfrequenz, die ca. 5 Schläge über der spontanen Sinusfrequenz liegt: Anschließend wird die Reizfrequenz um weitere 10 Schläge stufenweise erhöht. Dabei wird das EKG in einer beliebigen Anzahl von Ableitungen, mindestens aber V_4–V_6, fortlaufend beobachtet und registriert. Treten bei niedrigen Frequenzen atrioventrikuläre Blockierungen II. oder III. Grades auf, so ist auf die Vorhofstimulation zu verzichten und die Ventrikelstimulation einzusetzen.

Absolute Richtzahlen, ab welcher Reizfrequenz auftretende AV-Blockierungen als pathologisch anzusehen sind, liegen nicht vor. Als Erfahrungstatsache kann gelten, daß das gesunde Erregungsleitungssystem bis zu einer Frequenz von 140 min 1:1 leitet. Treten unterhalb dieser Stimulationsfrequenz AV-Blockierungen auf (insbesonders Wenckebachsche Perioden), so ist dies als pathologisch anzusehen.

Besondere Methoden der Vorhofstimulation:
1. Rapid-atrial-Stimulation (hochfrequente Vorhofstimulation),
2. »Atrial-Overdriving«.

Die Rapid-atrial-Stimulation:
Zur Unterbrechung von Vorhoftachykardien kann die Rapid-atrial-Stimulation eingesetzt werden.
Für ihre Wirkung auf supraventrikuläre Tachykardien sind folgende elektrophysiologische Mechanismen denkbar:
1. Unterbrechung einer eingefahrenen Kreisbewegung, die möglicherweise durch einen Reentry-Mechanismus diese Tachykardie unterhält.
2. Suppression eines ektopischen Vorhofschrittmachers (Overdrive-Stimulation, s. Seite 503).

Gelingt die Unterbrechung einer Vorhoftachykardie nicht, so kann durch diese Methodik eine Verlangsamung der Kammerfrequenz erreicht werden. Dies gelingt durch Erhöhung der Überleitungsverhältnisse im AV-Bereich.

Folgende elektrophysiologische Gegebenheiten können dies bewirken:
1. Verlängerung der funktionellen Refraktärperiode des AV-Knotens.
2. Auftreten des Phänomens der repetitiven verborgenen Leitung (sog. decremental conduction). Die elektrische Aktivitätsübermittlung durch den AV-Knoten wird um so mehr verzögert, je höher die Frequenz ist, mit der der Vorhof stimuliert wird.

Methodisches Vorgehen: Bei der Rapid-atrial-Stimulation kommen Frequenzen von 150–1200/min zum Einsatz. Man beginnt zunächst mit niedriger Reizfrequenz (z.B. 150–400/min). Die Reizdauer beträgt nur wenige Sekunden. Die angewandte Reizstromstärke von 2–22 mA gewährleistet eine sichere Führung des Vorhofs durch den Schrittmacher. Je schneller der Vorhof stimuliert wird, desto gefahrloser ist die Durchführung (Phänomen der repetitiven verborgenen Leitung).

Am Beispiel des Vorhofflatterns sollen das methodische Vorgehen und die Wirkung der Rapid-atrial-Stimulation erläutert werden: Ein Stimulationskatheter wird im rechten Vorhof plaziert. Durch eine zunehmende Phasenverschiebung zwischen der Flatterfrequenz und der Reizfrequenz wird der Impuls des elektrischen Schrittmachers frühzeitiger als die kreisende Erregung einsetzen. Die nachkommende pathologische Erregung der Rhythmusstörung trifft auf ein refraktäres Vorhofgewebe und wird unterbrochen. Von diesem Augenblick an übernimmt der Vorhofschrittmacher die Führung. Schaltet man den Schrittmacher nun ab (20–120 sec nach eingetretener Führung durch den elektrischen Schrittmacher), so tritt meist ein Sinusrhythmus auf. In anderen Fällen kommt es zum Vorhofflimmern mit entsprechend niedriger Überleitung auf das Kammermyokard, ein ebenfalls therapeutisch erwünschter Effekt (Phänomen der repetitiven verborgenen Leitung). Es kann unter Umständen erst nach Stunden in einen Sinusrhythmus umschlagen. Sollte dieser Mechanismus nicht wirksam werden, besteht die Chance, die Arrhythmie durch einen Overdrive-Mechanismus zu beenden (s. Seite 503).

a) Vorhofflattern, 2:1 Überleitung,
   Kammerfrequenz 188/min, Flatterfrequenz 376/min

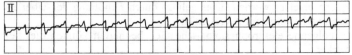

b) Hochfrequente Vorhof-Stimulation mit 600 Impulsen/min

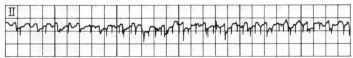

c) Übergang des Vorhofflatterns in Fibrilloflattern,
   Senkung der Kammerfrequenz auf 110/min

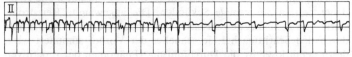

d) 2 Std. 15 Min. nach Stimulation: Sinusrhythmus

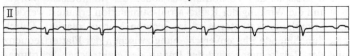

Abb. 313. Unterbrechung von Vorhofflattern mit 2:1-Überleitung durch Rapid-atrial-Stimulation.

B. Spezielle Maßnahmen bei Störungen der Herzfunktion

Beachte: Ein Gefahrenmoment bietet die rasche Vorhofstimulation dadurch, daß die Elektrodenspitze in den Ventrikel dislozieren kann. Dadurch kann ein Kammerflimmern ausgelöst werden. Es muß deshalb vor jedem einzelnen Stimulationsversuch die Elektrodenanlage mittels intrakardialer EKG-Ableitung überprüft werden.

Die mechanische Irritation des Vorhofs während der Elektrodenplazierung kann gelegentlich eine Vorhofextrasystolie auslösen. Diese Extrasystolie kann bei entsprechendem zeitlichen Einfall den Vorhof für die kreisende Erregung refraktär machen und die Tachykardie beenden.

Der Vorteil der raschen Vorhofstimulation gegenüber der Kardioversion ist die Möglichkeit der beliebig häufigen Anwendung. Bei volldigitalisierten Patienten treten dabei auch weniger häufige Komplikationen (Asystolie, Sinusarrest, Kammerflimmern) auf.

Einer breiten Anwendung der schnellen Vorhofstimulation steht die Kompliziertheit des Verfahrens entgegen. Nach eigenen Erfahrungen kann bei den Tachykardien auf Vorhofebene folgender Stufenplan empfohlen werden:
Primär Versuch einer medikamentösen Rhythmisierung. Führt dies nicht zu einem Erfolg, ist die Kardioversion einzusetzen. Ausschließlich bei volldigitalisierten Patienten sowie bei rezidivierend therapieresistenten supraventrikulären Tachykardien verdient die temporäre Vorhofstimulation zur Beseitigung der Rhythmusstörung den Vorzug (Abb. 313).

»Atrial-Overdriving«:
Zur Unterdrückung ventrikulärer Extrasystolen kann das sog. Overdriving eingesetzt werden.
Methodisches Vorgehen: Nach Plazierung eines Vorhofstimulationskatheters wird dem Vorhof eine Frequenz aufgezwungen, die höher liegt als die Ventrikelfrequenz. Die vorgewählte Vorhofstimulationsfrequenz fließt über den leitungsfähigen AV-Knoten dem Ventrikel zu. Dadurch wird eine entsprechend hohe Ventrikelfrequenz induziert. Diese überspielt dann die ektopischen, ventrikulären Erregungsbildungszentren. Wird nach einiger Zeit (ca. 10 sec) die Schrittmacherfrequenz verlangsamt, so kann manchmal der Sinusrhythmus sofort wieder einsetzen. Erscheinen wieder ventrikuläre Extrasytolen, so muß die Herzfrequenz wieder auf die gleiche Weise erhöht werden, bis medikamentöse Maßnahmen zur weiteren Unterdrückung der ektopischen ventrikulären Erregungsbildungszentren wirksam geworden sind.

β) Transvenöse temporäre Ventrikelstimulation

Die temporäre Ventrikelstimulation hat ihre Domäne bei bradykarden Rhythmusstörungen. Bei höhergradiger AV-Blockierung und Bradykardien mit AV-Überleitungsstörungen, kann die Frequenzsteigerung über einen im rechten Ventrikel plazierten Stimulationskatheter erfolgen. Bei bradykarder Herzinsuffizienz wird durch die ventrikuläre temporäre Ventrikelstimulation der therapeutische Spielraum entscheidend erweitert. Es wird möglich, die positiv inotropen Herzglykoside mit ihrer hier nachteiligen negativ chronotropen und negativ dromotropen Wirkung dem insuffizienten Herzen zuzuführen.

Als besondere Methoden der Ventrikelstimulation sind außerdem zu nennen:
1. Rapid-Ventrikel-Stimulation,
2. Ventrikuläres Overdriving.

Rapid-Ventrikel-Stimulation:

Entsprechend der Rapid-atrial-Stimulation können Reentry-Tachykardien, die Vorhöfe und Kammern erfassen, auch durch einen im rechten Ventrikel lokalisierten Katheter unterbrochen werden. Dabei ist es wesentlich, daß die Ektopie der Kammern infolge mangelnder Schutzblockierung der Vorhöfe diese miterfaßt. Das methodische Vorgehen entspricht der der Rapid-atrial-Stimulation (s. Seite 501). Die Frequenz sollte langsam reduziert werden, um einen Sinusrhythmus zu erreichen; sonst besteht die Gefahr eines sofort auftretenden Tachykardie-Rezidivs.

Einschränkend ist zu sagen, daß das Verfahren der »Rapid-Ventrikel-Stimulation« nur beim intakten AV-Leitungssystem eingesetzt werden darf. Intakt bedeutet dabei auch, daß kein akzessorischer Weg existiert. Es besteht die Gefahr, daß durch diese Stimulationsmethode Vorhofflimmern ausgelöst wird. Bei Existenz einer stabilen akzessorischen Bahn kann so eine bedrohliche Kammertachykardie bis zum Kammerflimmern ausgelöst werden.

Ventrikuläres Overdriving:

Das sog. Overdriving zur Unterdrückung ventrikulärer Extrasystolen kann auch durch ventrikuläres Overdriving durchgeführt werden (Abb. 314). Die Methodik entspricht dem Vorgehen mittels Vorhofkatheter (s. Seite 489).

Eine weitere Indikation, eine temporäre Elektrostimulation auf Ventrikelebene durchzuführen, ist prophylaktisch beim Herzinfarkt gegeben, wenn eines der in Tab. 50 zusammengefaßten Kriterien erfüllt ist.

Bei Patienten mit Hinterwandinfarkt wird häufig ein kompletter AV-Block beobachtet (50%). Er wird meist durch ein Ödem im Bereich des AV-Knotens hervorgerufen, ist prognostisch günstig und neigt zur Rückbildung. Der komplette AV-Block des Vorderwandinfarktes ist meist ein trifaszikulärer Block, der sich aus einer Septumnekrose mit zunehmender Unterbrechung der Schenkel des Hisschen Bündels entwickelt. Er ist prognostisch wesentlich ungünstiger und neigt zur Persistenz.

γ) *Doppelstimulation*

Die Doppelstimulation des Herzens wird zur Behandlung lebensbedrohlicher, therapieresistenter Tachykardien und therapieresistenter Herzinsuffizienz eingesetzt (Ultima ratio). Sie kann über die Vorhöfe oder über die Kammern erfolgen.

Im Prinzip handelt es sich bei der Doppelstimulation des Herzens darum, das Herz (Ventrikel) in die Rhythmusform einer Bigeminie zu treiben. Wird der 2. Impuls unmittelbar nach Beendigung der Refraktärphase ausgelöst, so kommt es zu einer Depolarisation, aber nicht zu einer mechanischen Kontraktion des Myokards, da die Kontraktilität später als die Erregbarkeit zustandekommt. Dadurch bedingt sind zwei Effekte der Doppelstimulation zu unterscheiden:
1. Drosselung der mechanischen Herzfrequenz (Halbierung),
2. Stärkung der mechanisch wirksamen Herzaktion.

Ventrikuläre Extrasystolen   25 mm/sec

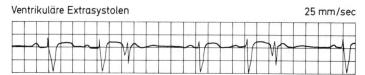

Frequente elektr. Stimulation: ventrikuläre Extrasystolen beseitigt (Frequenz: 120/min)

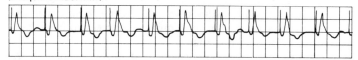

Abb. 314. Unterdrückung einer hartnäckigen Extrasystolie durch ventrikuläres Overdriving.

Tab. 50. Indikationen zur temporären Schrittmachertherapie bei akutem Myokardinfarkt (nach HERBINGER).

AV-Block 3° (evtl. 2°)	
– bei VW-Infarkt	
– mit Herzinsuffizienz, Schock	
– mit ventr. ES o.-Tachykardie	
– mit Adams-Stokes-Syndrom	
– mit Bradykarie <50/min	
– mit verbreiterten QRS-Komplexen	
Schenkelblock	
	RSB + li. ant. Hemiblock
– bei Hinweisen	RSB + li. post. Hemiblock
für bilat. Block	RSB, LSB + AV-Bl. 1°, 2°
	Altern. Block
Andere medik. refraktäre Bradyarrhythmien	
Medik. refraktäre, rezidiv. Kammertachyarrhythmien	

Die Doppelstimulation des Herzens ist in die gekoppelte und in die gepaarte Stimulation zu unterteilen.

Bei der gekoppelten Stimulierung wird der Normalschlag benutzt, um den Schrittmacher zu triggern, d. h., der Schrittmacherimpuls erfolgt nach einem bestimmten Zeitintervall nach dem Normalschlag. Bei der gepaarten Stimulierung wird ein Schrittmacher benutzt, der in kontinuierlicher Folge 2 Impulse in bestimmten zeitlichen Abständen abgibt.

Die gekoppelte Stimulation wird bei regelmäßigem Grundrhythmus eingesetzt, die paarweise bei einer Arrhythmie.

Die Doppelstimulation bleibt der Behandlung therapieresistenter Tachykardien und therapieresistenter Herzinsuffizienz vorbehalten. Sie kann zum Kammerflimmern führen (Abb. 315, 316).

3. Assistierte Zirkulation

Wenn medikamentöse Maßnahmen bei akuter Herzinsuffizienz und beim kardiogenen Schock versagen, dann kann durch eine kurzzeitige mechanische Unterstützung des Herzens noch ein therapeutischer Erfolg erzielt werden.

Nach den bisherigen klinischen Erfahrungen ergibt sich die Indikation zur assistierten Zirkulation, wenn folgende Parameter gegeben sind:

Supraventrikuläre paroxysmale Tachykardie   50 mm/sec

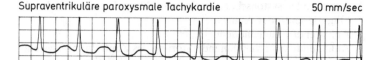

Gekoppelte Stimulation

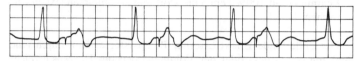

Abb. 315. Unterbrechung einer supraventrikulären, paroxysmalen Tachykardie durch gekoppelte Stimulation.

Vorhofflimmern mit Kammertachykardie

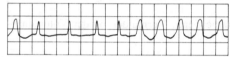

Beginn der elektr. gekoppelten Stimulation (Pfeil)

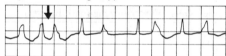

Mit Stimulation Frequenzsenkung eingetreten

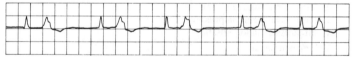

Nach Stimulation normalfrequente Kammertätigkeit

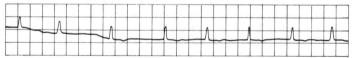

Abb. 316. Ventrikuläre Tachykardie, Rhythmisierung durch gekoppelte Stimulation. Vorhofflimmern mit Übergang in regelmäßige Tachykardie – Unterbrechung der Tachykardie durch Elektrosystole (Pfeil) – Fortsetzung der Doppelstimulation (3. Reihe) wegen unbeeinflußbarer Tachyarrhythmie. 4. Reihe: Beendigung der gekoppelten Stimulation nach kombinierter medikamentöser Therapie.

1. Anhaltender systolischer Druck unter 80 mmHg und bestehende Oligurie und/oder Anurie.
2. Anhaltendes Lungenödem.
3. Anhaltende oder zunehmende Störung des Zentralnervensystems als Hypoxiefolge bzw. als Folge der Hypozirkulation.
4. Anhaltender PO_2 unter 40–35 mmHg bei volumengesteuerter Beatmung mit 100%igem Sauerstoff und erhöhtem endexspiratorischem Druck.

Der entlastende Effekt externer Pumpsysteme kann durch eine Senkung der Druck- oder der Volumenarbeit des Herzens erreicht werden.

Differenzierung:
a) temporäre Assistsysteme durch Verminderung der Druckarbeit des Herzens.
b) Temporäre Assistsysteme durch Verminderung der Volumenarbeit des Herzens (Tab. 51).

Tab. 51. Systeme mechanischer Kreislaufunterstützung (nach BLEIFELD).

A. *Temporäre Unterstützung*

I. Externe Systeme
Druckentlastung:
1. arterio-arterielle Pulsation
2. diastolische Augmentation
3. diastolische Beinkompression
4. intraaortale Ballonpulsation

Volumenentlastung:
1. veno-arterieller Bypass } partiell / total } mit / ohne } Oxygenator

Kombinierte Druck- und Volumenentlastung:
1. veno-arterieller, partieller phasischer pulsierender Bypass (VAPPPB)

II. Interne (implantierbare) Systeme
1. Hilfsventrikel nach Kantrowitz-Birtwell
2. Linksherz-Bypass

B. *Permanente Unterstützung*
1. Bypass linker Ventrikel – Aorta
2. Totalersatz des Herzens

B. Spezielle Maßnahmen bei Störungen der Herzfunktion 509

a) Temporäre Assistsysteme durch Verminderung der Druckarbeit

Die Senkung der Druckarbeit des Herzens durch assistierende Pumpsysteme ist am meisten effektiv. Der Sauerstoffverbrauch des Myokards ist direkt proportional der geleisteten Druckarbeit. Um eine Senkung des Sauerstoffverbrauchs des Herzens über das Schlagvolumen zu erzielen, muß dieses um mehr als 80% vermindert werden.

Den Systemen zur temporären Unterstützung der Herzfunktion durch Verminderung der Druckarbeit liegt das Prinzip einer Phasenverschiebung zwischen systolischem und diastolischem Abschnitt des Druckpulses zugrunde, und zwar Senkung des systolischen und Anhebung des diastolischen Druckes. Durch diese exogene Druckmanipulation im Ablauf des Arterienpulses ergeben sich hämodynamisch 3 Effekte:
Senkung der Druckarbeit des linken Ventrikels,
Aufrechterhaltung des mittleren Aortendruckes,
Steigerung der Koronardurchblutung in der Zeit des niedrigsten Koronargefäßwiderstandes.

Folgende externe Systeme zur temporären Unterstützung der Herzfunktion durch Verminderung der Druckarbeit sind zu nennen:
α) arterio-arterielle Gegenpulsation,
β) diastolische Augmentation,
γ) diastolische Beinkompression,
δ) intraaortale Ballonpulsation.

α) Arterio-arterielle Gegenpulsation

Bei der arterio-arteriellen Gegenpulsation erfolgt die Senkung des Aortendruckes zu Beginn der Systole durch Absaugen einer bestimmten Blutmenge, die in der folgenden Diastole unter erhöhtem Druck wieder injiziert wird. Verschiedene Pumpsysteme für die arterio-arterielle Gegenpulsation sind erhältlich; sie bestehen aus einem Pumpteil mit Kathetern zum Anschluß an den Kreislauf, dem Antriebs- und dem Steuerteil. Eine hydraulisch betriebene Kolbenpumpe entnimmt das Blut über einen oder zwei Plastikkatheter mit distaler konischer Verjüngung aus den Femoralarterien und treibt es auf demselben Wege in den Kreislauf wieder zurück. Bei Anschluß nur eines Katheters ist das Pumpvolumen zu gering. Die Pumpaktion folgt einem Druckvolumenimpuls mit langsamer Injektion und gleichschnellem Sog. Eine Koordinierung mit dem Herzzyklus wird von der R-Zacke des Elektrokardiogramms gesteuert. Unter Berücksichtigung der druckabhängigen Pulswellengeschwindigkeit setzt sich die erzeugte Pulswelle etwa 180 msec nach Injektion auf den Aortenklappenschluß. Die Wirkung der Sogwelle ist rund 125 msec später im Aortenbogen festzustellen. Einige Geräte, wie die Simas-Pumpe, arbeiten unter Berücksichtigung der wahrscheinlichen Systolendauer der benutzten Katheter und der Blutdruckwerte weitgehend automatisch. Zur Vermeidung großer Hämolysen wird das Schlagvolumen nach theoretischer Berechnung der Strömungsgeschwindigkeit in den verschiedenen Kathetern nach oben limitiert.

β) Diastolische Augmentation

Die diastolische Augmentation nach GOLDFARB et al. stellt nur eine Variante der arterio-arteriellen Pulsation dar. Es wird lediglich diastolisch gepulst, die Pumpenfüllung in der Systole erfolgt druckpassiv.

Beachte: Die praktische Anwendung der arterio-arteriellen Gegenpulsation bzw. der diastolischen Augmentation wird bei Tachyarrhythmien schwierig. Es besteht die Gefahr, daß das Herz gegen die von der Pumpe erzeugte Druckwelle auswirft. Im Schock, in dem es häufig zu einem Absinken des Aortendruckes kommt, ist eine ausreichende systolische Füllung der Pumpe nicht mehr gewährleistet. Die Förderung einer ausreichenden Blutmenge wird weiter erschwert, wenn die Femoralarterien arteriosklerotisch verengt sind. Schließlich geht eine langdauernde Gegenpulsation mit einer mechanischen Hämolyse einher. Nach einer Pumpzeit von 9–10 Std. ist sie meist nicht mehr tolerabel. Schließlich kommt hinzu, daß das System im Kreislaufstillstand unwirksam bleibt.

γ) Diastoliche Beinkompression

Diese Methodik stellt eine Art externer Gegenpulsation dar. Sie geht von der Überlegung aus, daß die Gefäßkapazität eine Funktion des transmuralen Drucks ist. Schwankungen des extravasalen Druckes lassen sich so leicht auf das Gefäßsystem übertragen. Da der Mensch in den Extremitäten ein erhebliches Gefäßvolumen vorwiegend in den Muskeln besitzt, sind die theoretischen Voraussetzungen für diese Art der assistierten Zirkulation günstig.

Methodisch werden die Beine von einem Tanksystem umschlossen, das alternierend Druck und Sog ausübt. Durch zeitgerechte

Synchronisation mit der Herzaktion wird eine Phasenverschiebung des Pulses mit hoher diastolischer und niedriger systolischer Pulswelle erzeugt. Es handelt sich um das einzige externe Assistsystem, bei dem chirurgische Maßnahmen entfallen.

δ) Intraaortale Ballonpulsation

Bei der intraaortalen Ballonpulsation wird ein in die Brustaorta vorgeschobener Ballonkatheter durch ein vom Elektrokardiogramm getriggertes Pumpsystem zu Beginn der Diastole mit Helium oder CO_2 gefüllt. Durch die rasche Füllung wird das den Ballon umgebende Blut plötzlich verdrängt und der arterielle Druck in der Diastole mit konsekutiver Steigerung der Koronardurchblutung erhöht. Durch plötzliche Dekompression unmittelbar vor Beginn der mechanischen Systole wird erreicht, daß der Auswurf von Blut aus dem linken Ventrikel gegen einen erniedrigten Aortendruck erfolgen kann (Abb. 317). Im Gegensatz zur arterio-arteriellen Gegenpulsation erfolgt die Verschiebung des aortalen Blutvolumens nicht durch Entnahme von Blut aus einem Kreislaufabschnitt, sondern durch phasische Zufuhr und Abzug eines definierten Gasvolumens in den Ballon. Dadurch wird ebenfalls eine Phasenumkehr des Pulses erreicht. Der hämodynamische Effekt der intraaortalen Ballonpulsation ist abbhängig von der Größe des eingebrachten Ballons und seiner Distanz zur Aortenklappe. Die Einbringung des Ballonkatheters von der A. femoralis aus erfordert eine Arteriotomie und ist durch ateriosklerotische Prozesse erschwert. Als Komplikation der Methodik ist die intraaortale Ruptur des Ballons zu nennen.

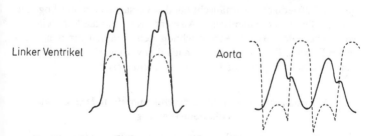

----- Druckkurve bei intraaortaler Ballonpulsation

Abb. 317. Linksventrikuläre und arterielle Druckkurve bei intraaortaler Ballonpulsation. Beachte: Phasenumkehr des Pulses.

Die bisherigen klinischen Erfahrungen mit der intraaortalen Ballonpulsation bei Patienten im kardiogenen Schock sind hoffnungsvoll. Demgegenüber ließen sich durch arterio-arterielle Gegenpulsation noch keine Erfolge erzielen (WATKINS und CALLAGHAN), klinische Erfahrungen mit der diastolischen Beinkompression sind nicht bekannt.

b) Temporäre Assistsysteme durch Verminderung der Volumenarbeit

Die Assistsysteme zur Volumenentlastung des Herzens basieren auf dem Prinzip der Herz-Lungen-Maschine. So wird z. B. das Blut aus der V. cava kontinuierlich abgesaugt und unmittelbar oder nach Zwischenschaltung eines Membranoxygenators unter Umgehung des Herzens in die A. femoralis rückinfundiert (partieller oder totaler Bypass).

Methoden zur temporären Assistierung durch Verminderung der Volumenarbeit des Herzens:
1. Veno-venöser, veno-arterieller, arterio-venöser Bypass, partiell, total mit oder ohne Oxygenator.
2. Kombinierte Druck- und Volumenentlastung, veno-arterieller, partieller, phasischer pulsierender Bypass (VAPPPB).

Die Assistsysteme mit Volumenentlastung des Herzens haben den Nachteil, daß vorwiegend der rechte Ventrikel entlastet wird. Die Druckarbeit der linken Kammer bleibt dagegen unverändert; sie hat auch weiterhin den normal hohen Aortendruck zu überwinden, der durch den veno-arteriellen Bypass nicht verändert wird. Aus diesen Gründen sind die Ergebnisse beim akuten Linksversagen überwiegend unbefriedigend. Enttäuscht hat das Versagen beim kardiogenen Schock. Die hämodynamischen Auswirkungen und die Nachteile des veno-arteriellen Bypass kennzeichnen den Rahmen für den klinischen Einsatz. Die Indikation ist nach den vorliegenden Ergebnissen nur bei akuter reversibler Rechtsinsuffizienz gegeben.

c) Temporäre Assistsysteme durch kombinierte Druck- und Volumenentlastung

In dem veno-arteriellen, phasischen, pulsierenden, partiellen Bypass (VAPPPB) ist die Kombination von Druck- und Volumenentlastung verwirklicht. Er vereinigt veno-arteriellen Bypass mit diastolischer Gegenpulsation. Die Pumpe, wie bei der Gegenpulsation an die Femoralarterien angeschlossen, erhält hier einen weiteren Zufluß von den Hohlvenen. Das venös drainierte Blut wird unter Einschaltung eines Oxygenators arterialisiert und phasengesteuert diastolisch reinjiziert. Sinkt der arterielle Druck der Pumpenfüllung mit abnehmendem Aortendruck, so läßt sich der venöse Zufluß erhöhen. Bypass und Gegenpulsation sind auf diese anteilmäßig den Erfordernissen entsprechend zu variieren. Im Gegensatz zur arterioarteriellen Gegenpulsation wird neben der Koronardurchblutung auch die periphere Durchblutung gesteigert und die Nierendurchblutung verdoppelt.

Den extern angeschlossenen Systemen stehen die implantierbaren internen Assistsysteme gegenüber. Auch sie arbeiten entweder nach dem Prinzip der Volumen- oder Druckentlastung des Herzens. Der Einsatz dieser Systeme (Tab. 41) ist an ein entsprechend ausgebildetes Fachpersonal gebunden und kommt bei akuten internen Notfällen nicht in Betracht. Auch die permanente Unterstützung des Herzens durch einen Bypass, linker Ventrikel – Aorta, oder einen Totalersatz des Herzens bleibt chronisch herzinsuffizienten Patienten vorbehalten.

4. Intrakardiale Injektion

Die intrakardiale Injektion wird häufig beim Herzstillstand angewandt. Sie ist dabei nicht unbedingt notwendig. In eine zentrale Vene (z. B. V. subclavia) injizierte Medikamente werden durch die Herz-

Tab. 52. Intrakardial zu injizierende Medikamente beim Herz-Kreislauf-Stillstand.

EKG: *Kammerflimmern oder Kammerflattern*
Lidocain 200–500 mg intrakardial
Ajmalin 50 mg intrakardial
Kalium-Magnesium-Aspertat 10–20 ml intrakardial
oder
Calcium gluconicum 10% 4 ml intrakardial
Alupent 1 mg intrakardial
Natriumkarbonat 100–200 mval intrakardial

EKG: *Asystolie*
Alupent 1 mg intrakardial
Calcium chlorid 1%ig 10 ml intrakardial oder
Calcium gluconicum 10%ig 4 ml intrakardial
Natriumbikarbonat 100–200 mval intrakardial

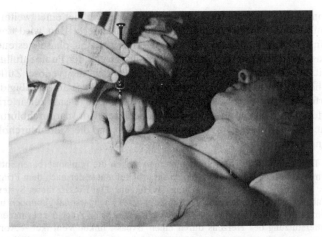

Abb. 318. Technik der intrakardialen Injektion (nach KAISER).

massage meist zum Herzen gefördert. Die intrakardiale Injektion ersetzt bei Wiederbelebungsmaßnahmen nicht die Lege artis durchgeführte Herzmassage. Nur durch einen entsprechenden Herzauswurf können die intrakardial applizierten Medikamente über eine entsprechende Koronarstromstärke zum Herzmuskel gelangen. Hinzugefügt sei, daß die Wirkung eines Medikamentes auf das Herz nicht endomyokardial erfolgt, sondern daß es über das Koronargefäß an die Herzmuskelzellen herangebracht werden muß. Die intrakardiale Injektion kann außerdem zu Verletzungen von Koronargefäßen führen mit der Gefahr eines Hämoperikards. Eine versehentliche intramyokardiale Injektion kann Kammerflimmern auslösen. Wird die Injektion unbedacht bei gleichzeitiger Beatmung und Herzmassage durchgeführt, besteht die Gefahr eines Spannungspneumothorax. Die intrakardiale Injektion sollte sich auf die in Tab. 52 zusammengestellten Medikamente begnügen. Somit kann die intrakardiale Injektion nur als Ultima ratio empfohlen werden.

Instrumentarium: 15 cm lange Punktionskanüle (1,2 mm Durchmesser), 20-ml-Rekordspritze.

Methodisches Vorgehen: Zur intrakardialen Injektion haben sich zwei Techniken bewährt:
a) Die Punktionskanüle wird senkrecht in den 4. oder 5. ICR parasternal links eingestochen. Unter leichter Aspiration wird sie

in Richtung auf das Herz vorgeschoben. Aspiration von Blut zeigt die optimale Lage der Punktionskanüle im Ventrikel an (Abb. 318).
b) Die Punktionskanüle wird unterhalb des Processus xyphoideus des Sternums eingestochen. Unter leichter Aspiration wird sie nach links oben dorsal vorgeschoben. Aspiration von Blut gibt die optimale Lage der Punktionskanüle im Ventrikel an.

5. Perikardpunktion

Die Herzbeuteltamponade erfordert ein sofortiges Handeln. Die Entlassung des Herzbeutels um 15–20 ml Blut bzw. Flüssigkeit durch die Perikardpunktion kann lebensrettend sein.

Instrumentarium: 15 cm lange, 1,2 mm dicke Punktionskanüle, 20-ml-Rekordspritze, Heftpflaster.

Methodisches Vorgehen: Zur Perikardpunktion haben sich zwei Techniken bewährt (Abb. 319).
1. Nach Lokalanästhesie wird unter sterilen Kautelen die Punktionskanüle zwischen linkem sternalen Rippenansatz und Processus xyphoideus eingestochen. Unter leichtem Sog der aufgesetzten Rekordspritze wird sie unter dem Sternum her auf die Mitte der rechten Klavikula vorgeschoben. Die Aspiration von Flüssigkeit zeigt die exakte Lage der Punktionskanüle in der Perikardhöhle an.

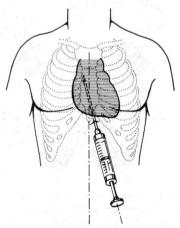

Abb. 319. Schema zur Perikardpunktion.

2. Unter leichtem Sog der aufgesetzten Rekordspritze wird die Punktionskanüle im linken 5. ICR am linken Rand der relativen Herzdämpfung eingestochen. Sie wird in Richtung auf den linken Ventrikel vorgeschoben. Die Aspiration blutiger oder nichtblutiger Flüssigkeit zeigt die exakte Lage der Punktionskanüle in der Perikardhöhle an. Nach Beendigung wird die Punktionsstelle mit einem Heftpflaster versorgt.

Beachte: Bei Trichterbrust und starkem Meteorismus darf nur die zweite Methode der Perikardpunktion durchgeführt werden.

6. Aderlaß

Bei akuter Überlastung des linken und/oder rechten Herzens empfiehlt sich die Verringerung der Gesamtblutmenge. Besonders beim Lungenödem haben sich ausreichende Aderlässe als wirkungsvoll erwiesen. Der Aderlaß kann auf 2 Arten erfolgen:
a) blutig,
b) unblutig.

a) Blutiger Aderlaß

Instrumentarium: Venenkanüle entsprechenden Kalibers, graduiertes Meßgefäß, Staumanschette.

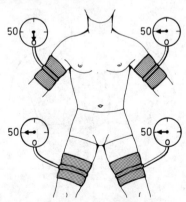

Abb. 320. Schematische Darstellung des »unblutigen Aderlasses«. Sämtliche Extremitäten sind mit Blutdruckmanschetten versehen. Jeweils eine Stauung bleibt 10 min geöffnet, die restlichen drei sind mit einem Druck von 50 mm Hg gestaut.

Methodisches Vorgehen: Nach einer Stauung mittels einer Blutdruckmanschette (es empfiehlt sich, 10 mm Hg über den diastolischen Druck zu stauen) wird nach Desinfektion der Haut die V. basilica, evtl. die V. femoralis punktiert. Ist dies nicht möglich, so kann auch die Punktion einer Arterie (A. brachialis, A. femoralis) erwogen werden. Das entzogene Blut wird in einem graduierten Gefäß gemessen. Man sei sich bewußt, daß beim blutigen Aderlaß nur eine entsprechende Blutmenge von über 500 ml wirksam ist.

b) Unblutiger Aderlaß

Instrumentarium: Mindestens 2 Blutdruckmeßgeräte (Sphygmomanometer) (Abb. 320).

Methodisches Vorgehen. Die Blutdruckmanschetten werden entweder den beiden Oberarmen oder besser an beiden unteren Extremitäten möglichst proximal zum Rumpf angelegt. Der Druck in der Manschette wird so weit gesteigert, daß der periphere Puls tastbar bleibt. Durch die eintretende venöse Stase kann dem zentralen Kreislauf etwa 600–700 ml Blut unblutig entzogen werden.

Eine Kombination der unblutigen mit der blutigen Methode des Aderlasses ist möglich.

Literaturverzeichnis

ADAMS, R.: Cases of diseases of the heart, accompanied with pathological observations. Dublin. Hosp. Rep. *4:* 353 (1827).

ANTONI, H.: Elektrophysiologische Aspekte zum Problem des Herzflimmerns und der elektrischen Defibrillation. Schweiz. med. Wschr. *99:* 1530 (1969).

ANTONI, H.: Über den elektrophysiologischen Mechanismus der Refraktärperiode des Myocards und ihre Beeinflussung durch Antiarrhythmica. In: Die therapeutische Anwendung β-sympatholytischer Stoffe, hrsg. von H. J. DENGLER, S. 191–207, Schattauer, Stuttgart 1972.

ANTONI, H.: Physiologische Grundlagen der Elektrostimulation des Herzens. Intensivmedizin *9:* 166 (1972).

ANTONI, H., S. EFFERT: Herzrhythmusstörungen, neue experimentelle Ergebnisse und klinisch-therapeutische Gesichtspunkte. (2. Wiener Symposium 1973). Schattauer, Stuttgart 1974.

AVENHAUS, H.: Rhythmusstörungen des Herzens und Elektrolytstoffwechsel. Z. prakt. Med. *22:* 116 (1972).

BARGMANN, W., W. DOERR: Das Herz des Menschen. Thieme, Stuttgart 1963.

BAUR, H. R., C. A. PIERACH: Electrocardiographic changes after bilateral carotid endartectomy. New Engl. J. Med. *291:* 1121 (1974).

BAYLEY, R. H.: Frequency and significance of right bundle-branch block. Amer. J. med. Sci. *188:* 236 (1934).

BAZETT, H. C.: Analysis of the time relation of Ecg. Heart *7:* 353 (1920).

BECKER, H.-J., K. U. HOFFMANN, G. E. SCHÄFER, M. KALTENBACH: Das Belastungselektrokardiogramm bei Zustand nach Herzinfarkt. Dtsch. med. Wschr. *99:* 2079 (1974).

BECKER, H.-J., G. E. SCHÄFER, K. U. HOFFMANN, G. KOBER, M. KALTENBACH: Zur Wertigkeit von Veränderungen im Belastungselektrokardiogramm bei Zustand nach Herzinfarkt. Verh. dtsch. Ges. inn. Med. *79:* 1106 (1973).

BELLET, S.: Clinical disorders of the heart beat. Third edition. Lea & Febiger, Philadelphia 1971.

BELLET, S.: Essentials of cardiac arrhythmias. W. B. Saunders Co., Philadelphia, London, Toronto 1972.

BELZ, G. G., G. v. BERNUTH: Linke Vorhofrhythmen. Dtsch. med. Wschr. *99:* 257 (1974).

BERNSTEIN, J.: Untersuchungen zur Thermodynamik der bioelektrischen Ströme. Pflügers Arch. ges. Physiol. *92:* 521 (1902).

BIGGER, J. T.: A simple, rapid method for the diagnosis of first-degree sinoatrial block in man. Amer. Heart J. *87:* 731 (1974).

BIGGER, J. T. Jr., H. C. STRAUSS: Digitalis toxicity: Drug intractions promoting toxicity and the management of toxicity. Semin. Drug Treat. *2:* 147 (1972).

BIGGER, J. T. Jr., R. J. DRESDALE, R. H. HEISSENBUTTEL, F. M. WELD, A. L. WIT: Ventricular arrhythmias in ischemic heart disease: Mechanism, prevalence, significance and management. Progr. cardiovasc. Dis. *19:* 255 (1977).

BIRCHFELD, R. I., E. E. MENEFEE, G. D. N. BRYANT: Disease of the sino-atrial node associated with bradycardia, asystole, syncope, and paroxysmal atrial fibrillation. Circulation *16:* 20 (1957).

BLACKBURN, H., L. H. TAYLOR, N. OKAMOTO, R. RAUTAHARJU, P. L. MITCHELL, A. C. KERKHOFF: Standardization of the electrocardiogram. A systematic comparison of chest lead configurations employed for monitoring during exercise. Physical activity and the heart. Thomas, Springfield 1967.

BLEIFELD, W.: Der neueste Stand der klinischen Therapie der tachykarden Arrhythmien. Dtsch. med. J. *22:* 308 (1971).

BLEIFELD, W., M. RUPP, D. FLEISCHMANN, S. EFFERT: Syndrom des kranken Sinusknotens (»Sick-Sinus«-Syndrom). Dtsch. med. Wschr. *99:* 795 (1974).

BLÖMER, H., A. WIRTZFELD, W. DELIUS, H. SEBENING: Das Sinusknoten-Syndrom. Z. Kardiol. *64:* 697 (1975).

BOUVERET, L.: De la tachykardie essentielle paroxystique. Rev. Med. *9:* 752, 837 (1889).

BOUVRAIN, Y., P. FORTIN, J. HECK: Block sino-auriculare traité par entraînement electrosystolique auriculaire. Arch. Mal. Coeur *60:* 723 (1967).

BOUVRAIN, Y., R. SLAMA, J. TEMKINE: Le bloc sino-auriculaire et les "emaladies du sinus". Reflexions a propos de 63 observations. Arch. Mal. Coeur *60:* 753 (1967).

BREITHARDT, G., L. SEIPEL, A. BOTH, F. LOOGEN: The effect of atropine on calculated sinoatrial conduction in man. Europ. J. Cardiol. *4:* 49 (1976).

BREITHARDT, G., L. SEIPEL: The influence of drugs on sinoatrial conduction time in man. In: LÜDERITZ, B. (ed.): Cardiac pacing, diagnostic and therapeutic tools. Springer, Berlin, Heidelberg, New York 19786.

BREITHARDT, G., L. SEIPEL, F. LOOGEN, U. GLEICHMANN: Art und Häufigkeit der Nebenwirkungen während einer antiarrhythmischen Behandlung mit Aprindin (AC 1802). Verh. dtsch. Ges. inn. Med. *80:* 1114 (1974).

BREITHARDT, G., K. HAERTEN, L. SEIPEL: Zur antiarrhthmischen Wirksamkeit von Disopyramid bei ventrikulärer Extrasystolie und Vorhofflimmern. Z. Kardiol. *65:* 713 (1975).

BÜCHNER, M., S. EFFERT: Extrasystolie und Herzflimmern. Z. Kreisl.-Forsch. *57:* 18 (1968).

BÜCHNER, Ch., W. DRÄGERT, V. SCHLOSSER, TH. ARNOLD, B. NUBER: Schrittmachertherapie des Herzens. Forum Cardiologicum *14:* Böhringer, Mannheim 1973.

CABRERA, E. C.: Les bases électrophysiologiques de l'électrocardiographie. Masson, Paris 1948.

CABRERA, E. C., J. R. MONROY: Systolic and diastolic loading of the heart – I. Physiologic and clinical data – II. Electrocardiographic data. Amer. Heart J. *43:* 661, 669 (1952).

CASTELLANOS, A., L. LEMBERG: Electrophysiology of pacing and cardioversion. Meredith Corp. New York 1969.

CHUNG, E. K.: Principles of cardiac arrhythmias. The Williams & Wilkins Company, Baltimore 1971.

CHUNG, K. E.: Prophylactic antiarrhythmic therapy in acute myocardial infarction. In: Controversy in Cardiology.

COHEN, H. E.: Sick sinus syndrome treatment. Circulation *48:* 671 (1973).

COUMEL, P., P. ATTUEL: Reciprocating tachycardia in overt and latent preexcitation. Europ. J. Cardiol. *1:* 423 (1974).

CRAMER, G., R. SANNERSTEDT, O. THULESIUS, L. WERKÖ: Herzrhythmusstörungen und Chinidin. Pharmaka-Stern A.G., Wedel b. Hamburg s.J.

CRANEFIELD, P. F., A. L. WIT, B. F. HOFFMAN: Genesis of cardiac arrhythmias. Circulation *47:* 190 (1973).

CRANEFIELD, P. F., R. S. ARONSON, A. L. WIT: Effect of verapamil on the normal action potential and on a Ca-dependent slow response of canine cardiac Purkinje fibers. Circulat. Res. *34:* 204 (1974).

COHEN, ST. J., A. DEISSEROTH, H. S. HECHT: Infra-His-bundle origin of bidirectional techycardia. Circulation *47:* 1260 (1973).

CUMMING, G. R., C. BUFRESNE, L. KICH, J. SAMM: Exercise electrocardiogram patterns in normal women. Brit. Heart J. *35:* 1055 (1973).

DAMATO, A. N., S. H. LAU: Clinical value of the electrocardiogram of the conducting system. Progr. cardiovasc. Dis. *13:* 119 (1970).

DAMATO, A. N., S. H. LAU, W. D. BERKOWITZ, K. M. ROSEN, K. R. LISI: Recording of specialized conduction fibers (A–V-nodal, His bundle and right bundle branch) in man using an electrode catheter technique. Circulation *39:* 435 (1969).

DAVIES, M. J.: Pathology of conducting tissue of the heart. Butterworth, London 1971.

DAVIES, M. J.: Pathology of atrioventricular block. 1. European Symposium of the British Heart Foundation on cardiac arrhythmias. London 9.–11.6.1975.

DE BOER, S.: On recurring extrasystoles and their relation to fibrillation. J. Physiol. (Lond.) *54:* 410 (1920/21).

DELIUS, L.: Herzrhythmusstörungen in ihren Beziehungen zu den Kreislaufreflexen und zum Zentralnervensystem. Steinkopff, Darmstadt 1974.

DELIUS, W., A. WIRTZFELD, H. SEBENING, H. BLÖMER: Bedeutung der Sinusknotenerholungszeit beim Sinusknotensyndrom. Dtsch. med. Wschr. *45:* 2305 (1975).

DIMON, E. G.: The exercise electrocardiogram in office practice. Thomas, Springfield 1961.

DITTRICH, J., P. HASSENSTEIN, K. D. HÜLLEMANN, U. MÖSSLER: Akute Koronarinsuffizienz bei koronarer Herzkrankheit während psychovege-

tativer Belastung: Beziehung zu somatischen Risikofaktoren? Herz/Kreisl. *7:* 131 (1975).
DOERR, W.: Normale und pathologische Anatomie des reizbildenden und erregungsleitenden Gewebes. Verh. dtsch. Ges. Kreisl.-Forsch. *35:* 1–36 (1969).
DOERR, W.: Zur normalen und pathologischen Anatomie des impulsegebenden und impulseleitenden Gewebes. Intensivmedizin *9:* 145 (1972).
DRAPER, H. W., C. J. PEFFER, F. W. STALLMANN, D. LITTMANN, H. V. PIPBERGER: The corrected orthogonal electrocardiogram and vectorcardiogram in 510 normal men (Frank lead system). Circulation *30:* 853 (1964).
DREIFUS, L. S., W. LIKOFF, J. H. MOYER: Mechanisms and therapy of cardiac arrhythmias. The 14th Hahnemann Symposium. Grune & Stratton, New York 1966.
DREIFUSS, L., A. PICK: Circulation *14:* 815 (1956) zit. bei H. AVENHAUS 1972.
DREIFUS, L. S., W. LIKOFF: Cardiac arrhythmias. The 25th Hahnemann Symposium. Grune & Stratton, New York 1973.
DUCHOSAL, P. W., P. MORET: Individualité de l'électrocardiogramme étudiée par la vectographie. Cardiologia *32:* 129 (1958).
DUCHOSAL, P. W., P. SULZER: La vectocardiographie, Bibl. Cardiol. *3.* Karger, Basel 1949.
DURRER, D., R. M. SCHULENBURG, H. J. J. WELLENS: Pre-excitation revisited. Amer. J. Cardiol. *25:* 690 (1970).
DURRER, D., R. T. VAN DAM, G. E. FREUD et al.: Reentry and ventricular arrhythmias in local ischemia and infarction of the intact dog heart. Proc. Kon. Ned. Acad. Wet. Ser. C. (Biol. Med.) *74:* 321 (1971).
EBSTEIN, W.: Über einen sehr seltenen Fall von Insuffizienz der Valvula tricuspidalis, bedingt durch eine angeborene hochgradige Mißbildung derselben. Arch. Anat. Physiol. 238 (1866).
EFFERT, S., F. GROSSE-BROCKHOFF, A. RIPPERT: Elektrokardiographische Befunde bei Subarachnoidalblutung. Dtsch. med. Wschr. *86:* 1508 (1961).
EINTHOVEN, W.: Le télécardiogramme. Arch. int. Physiol. *4:* 132 (1906/07).
EINTHOVEN, W., G. FAHR, A. DE WAART: Über die Richtung und die manifeste Größe der Potentialschwankungen im menschlichen Herzen und über den Einfluß der Herzlage auf die Form des Elektrokardiogramms. Pflügers Arch. ges. Physiol. *150:* 275 (1913).
EISENMENGER, V.: Die angeborenen Defekte der Kammerscheidewand des Herzens. Z. klin. Med. *32:* Suppl. 1 (1897).
EISENMENGER, V.: Ursprung der Aorta aus beiden Ventrikeln beim Defekt des Septum ventriculorum. Wien. klin. Wschr. *11:* 26 (1898).
ELKINTON, J. R., R. D. SQUIRES: Distribution of body fluids in congestive heart failure: theoretic considerations. Circulation *4:* 679 (1951).
El. SHERIF, N., R. J. MEYERBURG, B. J. SCHERLAG, B. BELEFER, J. M. ARANDA, A. CASTELLANOS, R. LAZZARA: Electrocardiographic antecedents of primary ventricular fibrillation, value of R-on-T-phenomen in myocardial infarction. Brit. Heart J. *38:* 715 (1976).

ENENKEL, W.: Elektrokardiographische und vektorkardiographische Befunde nach Schrittmacherimplantation. Wien. klin. Wschr. *85:* Suppl. 18 (1973).

ENGELMANN, T. W.: Leitung und Erregung im Herzmuskel. Pflügers Arch. ges. Physiol. *11:* 465 (1875).

ENGSTFELD, G., H. ANTONI, A. FLECKENSTEIN: Restitutive Adrenalinwirkungen auf Aktionspotential und Mechanogramm des K^+-gelähmten Frosch- und Säugetiermyokards. Pflügers Arch. ges. Physiol. *273:* 145 (1961).

EPSTEIN, M., R. H. WASSERBURGER: Electrocardiograms simulating myocardial infarction in the presence of normal coronary arteries. Vascular diseases *4:* 215 (1967).

ERIKSSEN, J., C. MÜLLER: Comparison between scalar and corrected orthogonal electrocardiogram in diagnosis of acute myocardial infarction. Brit. Heart. *34:* 81 (1972).

FALLOT, A.: Contribution à l'anatomie pathologique de la maladie bleue (cyanose cardiaque). Marseille méd. 25, 77, 138, 207, 270, 341, 403 (1888).

FERRER, I.: The sick sinus syndrome in atrial disease. J. Amer. med. Ass. *206:* 645 (1968).

FERRER, I.: The sick sinus syndrome. Circulation *47:* 635 (1973).

FILIAS, N., G. ZANONI: Klinische Analyse der antiarrhythmischen Wirkung des Verapamils. Schweiz. med. Wschr. *102:* 406 (1972).

FISCH, Ch., J. M. STONE: Recognition and treatment of digitalis toxicity. In: Digitalis, hrsg. von Ch. FISCH, B. SURAWICZ. Grune & Stratton, New York 1969.

FLECKENSTEIN, A.: Der Kalium-Natrium-Austausch als Energieprinzip in Muskel und Nerv. Springer, Berlin 1955.

FLECKENSTEIN, A.: Physiologie und Pathophysiologie des Myokardstoffwechsels im Zusammenspiel mit den bioelektrischen und mechanischen Fundamentalprozessen. In: Das Herz des Menschen, hrsg. von W. BARGMANN, W. DOERR. Thieme, Stuttgart 1963.

FLECKENSTEIN, A.: Experimentelle Pathologie der akuten und chronischen Herzinsuffizienz. Verh. dtsch. Ges. Kreisl.-Forsch. *34:* 15 (1968).

FLECKENSTEIN, A.: Neuere Ergebnisse zur Physiologie, Pharmakologie und Pathologie der elektromechanischen Koppelungsprozesse im Warmblütermyokard. In: Vorträge der Erlanger Physiologentagung 1970, hrsg. von W. D. KEIDEL, K. H. PLATTIG. Springer, Berlin 1971.

FLECKENSTEIN, A., H. KAMMERMEIER, H. J. DÖRING, H. J. FREUND: Zum Wirkungsmechanismus neuartiger Koronardilatatoren mit gleichzeitig Sauerstoff-einsparenden Myokardeffekten, Prenylamin und Iproveratril. Z. Kreisl.-Forsch. *56:* 716–744, 839–858 (1967).

FOWLER, N. O.: Treatment of cardiac arrhythmias. Harper & Row, New York 1970.

FRANKE, H.: Über das Karotissinussyndrom und den sogenannten hyperaktiven Karotissinusreflex. Schattauer, Stuttgart 1963.

FRANKE, H.: Diagnose des Karotissinussyndroms. Dtsch. med. Wschr. *92:* 1155 (1967).
FRIDERICIA, L. S.: Die Systolendauer im Elektrokardiogramm bei normalen Menschen und bei Herzkranken, I und II. Acta med. scand. *53:* 469, 489 (1920).
FRIEDBERG, CH. K.: Erkrankungen des Herzens, 2. Aufl., hrsg. von M. HEGGLIN, J. DAHMER, H. RUBLI. Thieme, Stuttgart 1972.
FRIEDEMANN, M.: Die Kardioversion. Huber, Bern 1968.
FRIESE, G.: Differentialdiagnose der Herzstromkurve. Springer, Berlin, Heidelberg 1961.
GALLAVARDIN, L.: Extrasystolie ventriculaire à paroxysmes tachycardiques prolongés. Arch. Mal. Cœur *15:* 298 (1922).
GALLAVARDIN, L., A. DUMAS: Contribution à l'étude des tachycardies en salves. Arch. Mal. Cœur *17:* 87 (1924).
GANTER, G., A. ZAHN: Zur Lokalisation der automatischen Kammerzentren. Zbl. Physiol. *27:* 211 (1913).
GARREY, W. E.: Auricular fibrillation. Physiol. Rev. *4:* 214 (1924).
GASIC, S.: Erregungsleitungsstörungen des Herzens. Witzstrock, Baden-Baden, Brüssel, Köln 1976.
GIBSON, D., E. SOWTON: The use of beta adrenergic blocking drugs in dysrhythmias. Progr. cardiovasc. Dis. *12:* 16 (1949).
GILLMANN, H.: Einführung in die vektorielle Deutung des Elektrokardiogramms. Steinkopff, Darmstadt 1954.
GLEICHMANN, U., L. SEIPEL, F. LOOGEN: Der Einfluß von Antiarrhythmika auf die intrakardiale Erregungsleitung (His-Bündel-Elektrographie) und Sinusknotenautomatie beim Menschen. Dtsch. med. Wschr. *98:* 1487 (1973).
GLEICHMANN, U., L. SEIPEL, B. GRABENSEE, F. LOOGEN: Intraventrikuläre Erregungsausbreitungsstörungen. Dtsch. med. Wschr. *97:* 569 (1972).
GLOMSET, D. J., A. T. A. GLOMSET: Morphologie study of cardiac conduction system in ungulates, dog, and man; sinoatrial node. Amer. Heart J. *20:* 389 (1940).
GODMAN, M. J., B. W. LASSERS, D. G. JULIAN: Complete bundle-branch block complicating acute myocardial infarction. New Engl. J. Med. *282:* 237 (1970).
GOLDBERGER, E.: A simple indifferent electrocardiographic electrode of zero potential and a technique of obtaining augmented unipolar extremity leads. Amer. Heart J. *23:* 483 (1942).
GOLDBERGER, E.: Unipolar lead electrocardiography, 2. Aufl. Lea & Febiger, Philadelphia 1949.
GOODMANN, D. J., R. M. ROSSEN, D. S. CANNOM, A. K. RIDER, D. C. HARRISON: Effect of digoxin on atrioventricular conduction. Studies in patients with and without cardiac autonomic innervation. Circulation *51:* 251 (1975).

GOUAUX, J. L., R. ASHMAN: Auricular fibrillation with aberration simulating ventricular paroxysmal tachycardia. Amer. Heart J. *34:* 366 (1947).
GRANT, R. P.: Clinical electrocardiography. McGraw-Hill, New York 1957.
GRISHMAN, A., I. G. KROOP, M. F. STEINBERG: The course of the excitation wave in patients with electrocardiograms showing short P-R intervals and wide QRS complexes (Wolff-Parkinson-White-Syndrome). Amer. Heart J. *40:* 554 (1950).
GROEDEL, F. M.: Das Extremitäten-, Thorax- und Partialelektrokardiogramm des Menschen. Steinkopff, Dresden 1934.
GUBNER, R. S., H. E. UNGERLEIDER: Electrocardiographic criteria of left ventricular hypertrophy; factors determining evolution of electrocardiographic patterns in hypertrophy and bundle-branch block. Arch. intern. Med. *72:* 196 (1943).
GUTHEIL, H.: Kinder-EKG-Fibel, 2. Aufl. Thieme, Stuttgart 1974.
GUYTON, A. C.: Textbook of medical physiology, 3. Aufl. Saunders, Philadelphia 1968.
HAAN, D.: Diagnostik und Therapie von Herzrhythmusstörungen und akuten Herzerkrankungen. Berichte über die 3. Fortbildungstagung in Hamburg und das 4. Symposion in Königstein/Taunus der Arbeitsgemeinschaft für Internistische Intensivmedizin. Medizin. Literarische Verlagsgesellschaft, Uelzen 1973.
HAN, J., G. K. MOE: Nonuniform recovery of excitability in ventricular muscle. Circulat. Res. *14:* 516 (1964).
HAN, J., B. G. GOEL, C. S. HANSON: Re-entrant beats induced in the ventricle during coronary occulsion. Amer. Heart J. *80:* 778 (1970).
HAGER, W., A. SELING: Praxis der Schrittmachertherapie. Schattauer, Stuttgart 1974.
HARDEWIG, A., R. DIETRICH: Was ist gesichert in der Therapie von Rhythmusstörungen des Herzens? Internist *13:* 485 (1974).
HARMJANZ, D., P. HEIMBURG, K. KOCHSIEK, J. EMMRICH: Vergleichende Untersuchungen zwischen Elektrokardiogramm und Angiokardiogramm bei irregulär hypertrophischer Kardiomyopathie. Z. Kreisl.-Forsch. *56:* 580 (1967).
HAUSS, W.: Angina pectoris. Thieme, Stuttgart 1954.
HEGGLIN, R.: Die verlängerte QT-Dauer im EKG. Arch. Kreisl.-Forsch. *13:* 173 (1943).
HEINECKER, R.: EKG-Fibel, 9. Aufl. Thieme, Stuttgart 1973.
HEINECKER, R., K. SIEDOW: Über abortive Myokardinfarkte mit abnormen elektrokardiographischem Formablauf. Med. Welt 175 (1961).
HERBINGER, W. VON: Gehäufte Synkopen bei sino-auriculärem Block. Cardiologia *38:* 267 (1961).
HERING, H. E.: Zur experimentellen Analyse der Unregelmäßigkeiten des Herzschlags. Pflügers Arch. ges. Physiol. *82:* 1 (1900).
HODGKIN, A. L., A. F. HUXLEY, B. KATZ: Ionic currents underlying activity in the giant axon of the squid. Arch. Sci. physiol. *3:* 129 (1949).

HODGKIN, A. L., A. F. HUXLEY: A quantitative description of membrane current and its application to conduction and excitation in nerve. J. Physiol. (Lond.) *117:* 500 (1952).

HOFF, F., M. FLUCH: Über zentral-nervös ausgelöste Herzstörungen. Münch. med. Wschr. *90:* 503 (1943).

HOFFMANN, A.: Die paroxysmale Tachykardie. Bergmann, Wiesbaden 1900.

HOFFMANN, B. F., P. E. CRANEFIELD: Electrophysiology of the heart. McGraw Hill, New York 1960.

HOFFMAN, B. F.: Possible mode of action of antiarrhythmic agents. In: The myocardial cell, S. 251. BRILLER, S. A., CONN, H. I., Jr. (eds.) Philadelphia, University of Pennsylvania Press 1966.

HOFFMAN, B. F., J. T. BIGGER, Jr.: Antiarrhythmic drugs. In: DI-PALMA, J. R. (eds.): Drill's pharmacology in medicine. S. 824. McGraw-Hill Book Company Inc. New York, 1971.

HOFFMAN, B. F., M. R. ROSEN, A. L. WIT: Electrophysiology and pharmakology of cardiac arrhythmias. VII. Cardiac effects of quinidine and procaniamide. B. Amer. Heart J. *90:* 117 (1975).

HOLLDACK, K., D. WOLF: Atlas und kurzgefaßtes Lehrbuch der Phonokardiographie und verwandter Untersuchungsmethoden. 4. Aufl., Thieme, Stuttgart 1974.

HOLTMEIER, H. J.: Das Magnesiummangel-Syndrom. Mkurse ärztl. Fortbild. *22:* 92 (1972).

HOLZMANN, M.: Klinische Elektrokardiographie. 5. Aufl., Thieme, Stuttgart 1965.

HOLZMANN, M.: Herzrhythmusstörungen, neue experimentelle, klinische und therapeutische Gesichtspunkte (Wiener Symposion 1968). Schattauer, Stuttgart 1968.

HOLZMANN, M.: Linksschenkelblock. Lebensversicher.-Med. *22:* 73 (1970).

HOLZMANN, M.: Erscheinungsformen und Differentialdiagnose von Herzrhythmusstörungen. Med. Welt *24:* 1075 (1973).

HOLZMANN, M., D. SCHERF: Über Elektrokardiogramme mit verkürzter Vorhof-Kammer-Distanz und positiven P-Zacken. Z. klin. Med. *121:* 404 (1932).

HOPE, R. R., D. O. WILLIAMS, N. El SHERIF, R. LAZZARA, B. J. SCHERLAG: The efficacy of antiarrhythmic agents during acute myocardial ischemia and role of heart rate. Circulation *50:* 507 (1974).

JAMES, T. N.: Anatomy of the human sinus node. Anat. Rec. *141:* 109 (1961).

JAMES, T. N.: The connecting patways between the sinus node and A-V node and between the right and left atrium in the human heart. Amer. Heart J. *66:* 498 (1963).

JAMES, T. N.: The Wolff-Parkinson-White syndrome. Ann. intern. Med. *71:* 399 (1969).

JAMES, T. N., L. SHERF: Ultrastructure of human atrioventricular node. Circulation *37:* 1049 (1968).

JANSE, M. J., R. H. ANDERSON: Specialized internodal atrial pathways – fact or fiction? Europ. J. Cardiol. *2/2,* 117, Excerpta med. (1974).

JERVELL, A., F. LANGE-NIELSEN: Congenital deaf mutism, functional heart disease with prolongation of the Q-T interval, and sudden death. Amer. Heart J. *54:* 59 (1957).

JESSE, R., K. W. SCHNEIDER, P. DEEG: Quantitative Auswertung des ST-Streckenverhaltens im EKG unter Belastung. Ableitprogramm und Belastungsmodus. Herz/Kreisl. *6:* 200 (1974).

JOHANNES, E., A. FEIGE, G. KUGLER, W. RÖDIGER, K.-W. WESTERMANN: Zur Differentialdiagnose des elektrokardiographischen paradoxen Belastungseffekts. Herz/Kreisl. *6:* 64 (1974).

KAISER, W., H. KLEPZIG: Können digitalisbedingte Veränderungen des Belastungs-Elektrokardiogramms durch Kaliumgabe verhindert werden? Med. Klin. *62:* 873 (1967).

KALLFELZ, H. C.: Über ein neues EKG-Syndrom bei Kindern mit synkopalen Anfällen und plötzlichem Tod. Dtsch. med. Wschr. *93:* 1046 (1968).

KALTENBACH, M.: Beurteilung der Leistungsreserven von Herzkranken mit Hilfe von Stufenbelastungen. Studienreihe Boehringer, Mannheim 1968.

KAPLAN, B. M., R. LANGENDORF, M. LEV, A. PICK: The sick sinus syndrome: Mechanismus, pathology and treatment. Amer. J. Cardiol. *26:* 641 (1970).

KAPLAN, B. M., R. LANGENDORF, M. LEV, A. PICK: Tachycardia-bradycardia syndrome (so called sick sinus syndrome). Amer. J. Cardiol. *31:* 497 (1973).

KASTOR, J. A., B. N. GOLDREYER: Ventricular origin of bidirectional tachycardia, case report of a patient not toxic from digitalis. Circulation *48:* 897 (1973).

KATZ, L. N., A. PICK: Clinical electrocardiography, Part 1. The arrhythmias, Lea & Febiger, Philadelphia 1956.

KATZ, L. N., H. WACHTEL: The diaphasic QRS type of electrocardiogram in congenital heart disease. Amer. Heart J. *13:* 202 (1937).

KAUFMANN, G.: Medikamentöse Therapie tachykarder Rhythmusstörungen. Schweiz. med. Wschr. *106:* 607 (1976).

KAUFMANN, R.: Differenzierung verschiedener Kalziumantagonisten. Münch. med. Wschr. Suppl. 1. *119:* 6 (1977).

KENT, A. F. S.: Observations on the auriculoventricular junction of mammalian hearts. Quart. J. exper. Physiol. *7:* 193 (1913).

KISCH, B.: Mechanics of flutter and fibrillation. Cardiologia *17:* 244 (1950).

KLEPZIG, H., M. KALTENBACH: Erkennung und Begutachtung der Coronarsklerose. Z. ärztl. Fortbild. *51:* 677 (1962).

KNIERIEM H.-J., E. FINKE: Morphologie und Ätiologie des totalen AV-Blocks. Urban & Schwarzenberg, München 1974.

KOHLHARDT, M.: Der Einfluß von Propafenon auf den transmembranären Na^+ und Ca^{++}-Strom der Warmblüter Myokardfasermembran. In: HOCHREIN, H., H.-J. HAPKE, O. A. BECK (eds.): Fortschritte in der

Pharmakotherapie von Herzrhythmusstörungen, S. 35. Fischer, Stuttgart 1977.
KÖRM, C., J. SCHMIDT: Klinische Elektrokardiographie. Urban & Schwarzenberg, München 1969.
KRELHAUS, W., F. LOOGEN, A. SAWOWA, L. SEIPEL: Die Wertigkeit des Belastungs-EKG im Vergleich zur Koronarographie. Verh. dtsch. Ges. Kreisl.-Forsch. *41* (1975) im Druck.
KUBICEK, F.: Die Klinik der nicht-transmuralen Infarkte der Herzvorderwand. Arch. Kreisl.-Forsch. *32:* 110 (1960).
LAWIN, P.: Praxis der Intensivbehandlung. 2. Aufl., Thieme, Stuttgart 1971.
LEMMERZ, A. H.: Das orthogonale EKG-Ableitungssystem nach Frank im Routinebetrieb. 3. Aufl., Karger, Basel 1971.
LENÈGRE, J.: Bilateral bundle branch block. Cardiologia (Basel) *48:* 134 (1966).
LEPESCHKIN, E.: Das Elektrokardiogramm. 3. Aufl., Steinkopff, Dresden 1957.
LEPESCHKIN, E., B. SURAWICZ: Characteristics of truepositive and false-positive results of electrocardiographic Master two-step exercise tests. New Engl. J. Med. *258:* 511 (1958).
LEV, M.: Aging changes in the human sinoatrial node. J. Geront. *9:* 1 (1954).
LEV, M.: Anatomic basis for atrioventricular block. Amer. J. Med. *37:* 742 (1964).
LEV, M., S. G. KINARE, A. PICK: The pathogenesis of atrioventricular block in coronary disease. Circulation *42:* 409 (1970).
LEWIS, TH.: Observation upon flutter and fibrillation. Heart *7:* 127, 293 (1918–20).
LEWIS, TH., M. A. ROTHSCHILD: The excitatory process in the dog's heart. Part II. The ventricles. Phil. Trans. B. *206:* 181 (1915).
LICHTLEN, P.: Klinische Vektor-Elektrokardiographie. Springer, Berlin 1969.
LINZBACH, A. J.: Herzhypertrophie und kritisches Herzgewicht. Klin. Wschr. *26:* 459 (1948).
LLOYD-THOMAS, H. G.: The effect of exercise on the electrocardiogram in healthy subjects. Brit. Heart J. *23:* 260, 561 (1961).
LOWN, B.: Electrical reversion of cardiac arrhythmias. Brit. Heart J. *29:* 469 (1967).
LOWN, B., W. F. GANONG, S. A. LEVINE: Syndrome of short P-R interval, normal QRS complex and paroxysmal rapid heart action. Circulation *5:* 693 (1952).
MAHAIM, I.: Les maladies organiques du faisceau de His-Tawara, Masson, Paris 1931.
MAHAIM, I.: Le syndrome de Wolff-Parkinson-White et sa pathogénie. Helv. med. Acta *8:* 483 (1941).
MANDEL, W. J., G. HAYAKAWA, R. DANZIG, H. S. MARCUS: Evaluation of sinuatrial node formation in man by overdrive suppression. Circulation *44:* 59 (1971).

MANNING, G. W., J. R. SMILEY: QRS-voltage criteria for left ventricular hypertrophy in a normal male population. Circulation *29:* 224 (1964).

MASSUMI, R. A.: Aberration of intraventricular conduction. In: Cardiac arrhythmias, hrsg. von H. HAN. Thomas, Springfield 1972.

MASTER, A. M.: Two-step test of myocardial function. Amer. Heart J. *10:* 495 (1935).

MASTER, A. M., J. ROSENFELD: The "2-step" exercise test brought up to date. N. Y. St. J. Med. *61:* 1850 (1961).

MATTINGLY, TH. W.: The post-exercise electrocardiogram. Amer. J. Cardiol. *9:* 395 (1962).

MCGINN, S., P. D. WHITE: Acute cor pulmonale resulting from pulmonary embolism. J. Amer. med. Ass. *104:* 1473 (1935).

MERIDETH, J., J. L. TITUS: The anatomic atrial connections between sinus and A-V-node. Circulation *37:* 566 (1968).

MERX, W., W. WENDE, D. FLEISCHMANN, S. EFFERT: Bidirektionale paroxysmale Tachykardie mit Ursprung im linken Ventrikel. Z. Kardiol. *63:* 78 (1974).

MINES, G. C.: On circulating excitations in the heart muscle and their possible relation to tachycardia and fibrillation. Trans. roy. Soc. Can. ser. *3:* 8, 43 (1914).

MIROWSKI, M., C. A. NEILL, H. B. TAUSSIG: Left atrial ectopic rhythm in mirror-image dextrocardia and in normally placed malformed hearts. Report on twelve cases with "done and dart" P-waves. Circulation *27:* 864 (1963).

MOBITZ, W.: Frage der atrioventrikulären Automatie. Die Interferenzdissoziation. Dtsch. Arch. klin. Med. *141:* 257 (1923).

MOE, G. K., C. MENDEZ: Functional block in the intraventricular conduction system. Circulation *48:* 949 (1971).

MORGAGNI, J. B.: De sedibus causis morborum 2. Aufl. Patavii, sumpt. Remondini, 1765.

MYERS, G. B., H. A. KLEIN, B. E. STOFER: The electrocardiographie diagnosis of right ventricular hypertrophy. Amer. Heart J. *35:* 1 (1948).

NARULA, O. S.: Atrioventricular conduction defects in patients with sinus bradycardia. Circulation *44:* 1096 (1971).

NARULA, O. S., P. SAMET, R. P. JAVIER: Significance of the sinus node recovery time. Circulation *45:* 140 (1972).

NARULA, O. S.: Wolff-Parkinson-White syndrome, a review. Circulation *47:* 872 (1973).

NARULA, O. S., B. J. SCHERIAG, P. SAMET, R. P. JAVIER: Atrioventricular block: Localization and classification by His bundle recordings. Amer. J. Med. *50:* 146 (1971).

NAVAL, I. A., J. COSMA, H.-V. PIPBERGER: Reevaluation of the Q-wave in the electrocardiographic diagnosis of myocardial infarction. Med. Ann. D. C. *36:* 349 (1967).

Nehb, W.: Standardisierung der Brustwandableitungen des Elektrokardiogramms. (Mit Bemerkungen zum Frühbild des Hinterwandinfarkts und des Infarktnachschubs in der Vorderwand.) Klin. Wschr. *17:* 1807 (1938).

Nehb, W.: Das Brustwand-Elektrokardiogramm. Verh. dtsch. Ges. Kreisl.-Forsch. *12:* 177 (1939).

Neuss, N., M. Schlepper: Influence of various antiarrhythmic drugs on functional properties of accessory AV-pathways. Acta cardiol. Suppl. *18:* 279 (1974).

Noble, D.: A modification of the Hodgkin-Huxley equations applicable to Purkinje fibre action and pace-maker potentials. J. Physiol. (Lond.) *160:* 317 (1962).

Nusser, E., H. Donath: Herzrhythmusstörungen. Schattauer, Stuttgart 1974.

Nusser, E., G. Trieb: Dringliche Eingriffe bei internen Notfällen. Schattauer, Stuttgart 1976.

Öhnell, R. F.: Pre-excitation. A cardiac abnormality. Acta med. scand. Suppl. *152:* 1 (1944).

Pardee, H. E. B.: Clinical aspects of the electrocardiogram. Lewis, London 1941.

Praetorius, F., G. Neuhaus: Zur Beurteilung der haemodynamischen Situation aus dem Vorhof-Elektrokardiogramm. Arch. Kreisl.-Forsch. *53:* 131 (1967).

Prinzmetal, M., E. Corday, J. Britt, R. Oblath, H. Kruger: The auricular arrhythmias. Thomas, Springfield 1952.

Prinzmetal, M., R. Kennamer, E. Corday, J. A. Osborne, S. J. Field: Accelerated conduction – The Wolff-Parkinson-White-Syndrome and related conditions. Modern medical monographs. Grune & Stratton, New York 1952.

Prinzmetal, M., R. Kennamer, R. Merliss, T. Wada, N. Bor: Angina pectoris, I. A variant form of angina pectoris. Amer. J. Med. *27:* 375 (1959).

Puech, P.: Intrahisian blocks. 1. European Symposium of the British Heart Foundation on cardiac arrhythmias. London, 9.–11.6.1975.

Puech, P., H. Latour, R. Grolleau, R. Dufoix, J. Cabasson, J. Robin: L'activité du tissu de conduction auriculo-ventriculaire en électrocardiographie endocavitaire. Identification. Arch. Mal. Coeur *63:* 500 (1970).

Recke, S. H., A. Glück: Vektorkardiographische Diagnostik inferiorer Myokardinfarkte bei rS-Typ in III und aVF. Herz/Kreisl. *6:* 278 (1974).

Recke, S. H., P. Hain: Linksschenkelblock und überdrehter Linkstyp. Herz/Kreisl. *5:* 421 (1973).

Reindell, H., H. Klepzig: Die neuzeitlichen Brustwand- und Extremitäten-Ableitungen in der Praxis. 3. Aufl., Thieme, Stuttgart 1958.

Ritter, O., V. Fattorusso: Atlas der Elektrokardiographie. 4. Aufl., Karger, Basel 1974.

Ritter, H., H. Klepzig: Belastungs-EKG beim digitalisierten Patienten. Med. Klin. *69:* 794 (1974).

ROMANO, C., G. GEMME, R. PONGIGLIONE: Aritmie cardiache rare dell'età pediatrica. II. Accessi sincopali per fibrillazione ventricolare parossistica. (Presentazione del primo caso della leteratura pediatrica Italiana.) Clin. pediat. (Bologna) *45:* 656 (1963).

ROSENBAUM, M. B., M. V. ELIZARI, J. O. LAZZARI: Los nemibloqueos. Editorial Paido, Buenos Aires 1967.

ROSENBAUM, M. B., M. V. ELIZARI, J. O. LAZZARI: The mechanism of bidirectional tachycardia. Amer. Heart J. *78:* 4 (1969).

ROSENBAUM, M. B., M. V. ELIZARI, J. O. LAZZARI, G. J. NAU, R. J. LEVI, M. S. HALPERN: Intraventricular bifascicular blocks. Review of the literature and classification. Amer. Heart J. *78:* 450 (1969).

ROSENBLUETH, A.: The mechanism of auricular flutter and auricular fibrillation. Circulation *7:* 612 (1953).

ROSKAMM, H.: Das Belastungs-EKG. Studienreihe Boehringer, Mannheim 1968.

ROTHBERGER, C. J., H. WINTERBERG: Vorhofflimmern und Arrhythmia perpetua. Wien. klin. Wschr. *22:* 839 (1909).

ROTHBERGER, C. J., H. WINTERBERG: Über Vorhofflimmern und Vorhofflattern. Pflügers Arch. ges. Physiol. *160:* 42 (1914).

ROTHSCHUH, K. E.: Elektrophysiologie des Herzens. Steinkopff, Darmstadt 1952.

ROTMAN, M., J. H. TRIEBWASSER: A clinical and follow-up study of right and left bundle branch block. Circulation *51:* 477 (1975).

RUBINSTEIN, J. J., C. L. SCHULMAN, P. M. YURCHAK, R. W. DE SANCTIS: Clinical spectrum of the sick sinus syndrome. Circulation *46:* 5 (1972).

RUBLI, H., M. HOLZMANN: Die klinische und prognostische Bedeutung des ausgesprochenen Linksschenkelblockbildes unter besonderer Berücksichtigung hetero- und homophasischer Typen. Herz/Kreisl. *1:* 205 (1969).

RUNGE, M., O. S. NARULA: Exploration des spezifischen Reizleitungssystems des Herzens durch Aktivitäts-Ableitung vom Hisschen Bündel. Dtsch. med. Wschr. *97:* 946 (1972).

SANDOE, E., F. FLENSTED-Jensen, K. H. OLESEN: Symposium on Cardiac Arrhythmias (Elsinore 1970). A. B. Astra, Södertalje 1970.

SCHAEDE, A., M. HASPER, A. DÜX: Vergleich koronarographischer und elektrokardiographischer Befunde bei Angina pectoris. Z. Kreisl.-Forsch. *53:* 1209 (1964).

SCHAEFER, H.: Das Elektrokardiogramm – Theorie und Klinik. Springer, Berlin 1951.

SCHAEFER, H.: Die Bedeutung der Elektrokardiographie für die Funktionsdiagnostik des Herzens. In: Die Funktionsdiagnostik des Herzens. 5. Freiburger Symposion. Springer, Berlin 1957.

SCHAEFER, H., W. TRAUTWEIN: Über die elementaren elektrischen Prozesse im Herzmuskel und ihre Rolle für eine neue Theorie des Elektrokardiogramms. Pflügers Arch. ges. Physiol. *251:* 417 (1949).

SCHAMROTH, L.: The disorders of cardiac rhythm. Blackwell, Oxford, London, Edinburgh, Melbourne; 2. Druck 1973.
SCHELLONG, F.: Elektrokardiographische Diagnostik der Herzmuskelerkrankungen. Verh. dtsch. Ges. inn. Med. *48:* 288 (1936).
SCHELLONG, F.: Grundriß einer klinischen Vektordiagraphie. Springer, Berlin 1939.
SCHELLONG, F., B. LÜDERITZ: Regulationsprüfung des Kreislaufs. Steinkopff, Darmstadt 1954.
SCHERF, D.: The mechanism of flutter and fibrillation. Amer. Heart J. *71:* 273 (1966).
SCHERF, D., J. COHEN: The atrioventricular node and selected cardiac arrhythmias. Grune & Stratton, New York 1964.
SCHERF, D., A. SCHAFFER, P. BLUMENFELD: Mechanism of flutter and fibrillation. Arch. intern. Med. *91:* 333 (1953).
SCHERLAG, B. J., P. SAMET, R. A. HELFAUT: His bundle electrogram. Circulation *46:* 60 (1972).
SCHERLAG, B. J., N. El-SHERIF, R. HOPE et al.: Characterization and localization of ventricular arrhythmias resulting from myocardial ischemia and infarction. Circulat. Res *35:* 372 (1972).
SCHERLAG, B. J., S. H. LAU, R. H. HELFANT, W. D. BERKOWITZ, E. STEIN, A. N. DAMATO: Catheter technique for recording his bundle activity in man. Circulation *39:* 13 (1969).
SCHLEPPER, M., H. NEUSS: Die Elektrographie vom menschlichen Reizleitungssystem. Z. Kreisl.-Forsch. *61:* 865 (1972).
SCHMIDT, J.: Hämodynamik und Elektrokardiogramm. Urban & Schwarzenberg, München 1961.
SCHMIDT, J.: Die Varianten des Herzens. Hippokrates *40:* 341 (1969).
SCHMIDT-VOIGT, J.: Herzrhythmusfibel. J. F. Lehmann, München 1959.
SCHOLL, O.: Das pränatale Elektrophonogramm. Med. Klin. *56:* 1992 (1961).
SCHRADE, W., R. HEINECKER: Alimentäre Kreislaufstörungen als Ursache des sogenannten Dumping-Syndroms. Schweiz. med. Wschr. *85:* 48 (1955).
SCHÜTZ, E.: Physiologie des Herzens. Springer, Berlin 1958.
SEGERS, M., T. SANABRIA, J. LEQUIME, H. DENOUN: Le syndrome des Wolff-Parkinson-White. Mise en évidence d'un connection A-V septal direct. Acta cardiol. *2:* 21 (1947).
SEIPEL, L., A. BOTH, F. LOOGEN: Klinische Bedeutung der His-Bündel Elektrographie. Klin. Wschr. *53:* 499 (1975).
SEIPEL, L., A. BOTH, F. LOOGEN: Die atrioventrikuläre Erregungsleitung beim Lown-Ganong-Levine-Syndrom. Z. Kardiol. *64:* 20 (1975).
SEIPEL, L., G. BREITHARDT, A. BOTH, F. LOOGEN: Messung der »sinuatrialen Leitungszeit« mittels vorzeitiger Vorhofstimulation beim Menschen. Dtsch. med. Wschr. *99:* 1895 (1974).
SEIPEL, L., E. BUB, S. DRIWAS: Kammerflimmern bei Funktionsprüfung eines Demand-Schrittmachers. Dtsch. med. Wschr. *100* (1975) im Druck.

Seipel, L., U. Gleichmann, F. Loogen: His-Bündel-Elektrographie. Methodik und Möglichkeiten. Med. Techn. *93:* 27 (1973).

Seipel, L., G. Breithardt: Sinusknotenautomatie und sinuatriale Leitung. Z. Kardiol. *64:* 1014 (1975).

Seipel, L., G. Breithardt, A. Both, F. Loogen: Diagnostische Probleme beim Sinusknotensyndrom. Z. Kardiol. *64:* 1 (1975).

Sherf, L., T. N. James: A new electrocardiographic concept: synchronized sinoventricular conduction. Dis. Chest *55:* 127 (1969).

Simon, H.: Herzwirksame Pharmaka. 2. Aufl., Urban & Schwarzenberg, München 1974.

Singh, B. N., E. M. Vaughan Williams: Effect of altering potassium concentration on the action of lidocaine and diphenyl-hydantoin on rabbit atrial and ventricular muscle. Circulat. Res. *29:* 286 (1971).

Singh, B. N., O. Hauswirth: Comparative mechanisms of action of antiarrhythmie drugs. Amer. Heart J. *87:* 367 (1974).

Sodi Pallares, D., F. Marsico: The importance of electrocardiographic patterns in congential heart disease. Amer. Heart J. *49:* 202 (1955).

Sokolow, M., Th. P. Lyon: Ventricular complex in left ventricular hypertrophy as obtained by unipolar precordial and limb leads. Amer. Heart J. *37:* 161 (1949).

Spang, K.: Rhythmusstörungen des Herzens. Thieme, Stuttgart 1957.

Spurrel, R. A., C. W. Thorburn, J. Camm, E. Sowton, D. C. Deuchar: Effects of disopyramide on electrophysiological properties of spezialized conduction system in man and on acessory atrioventricular pathways in Wolff-Parkinson-White syndrome. Brit. Heart J. *37:* 86 (1975).

Stock, J. P. P.: Diagnosis and treatment of cardiac arrhythmias. 3rd ed. Butterworth, London 1974.

Stoermer, J., W. Heck: Pädiatrischer EKG-Atlas. 2. Aufl., Thieme, Stuttgart 1971.

Stokes, W.: Observations on some cases of permanent ly slow pulse. Dublin, J. med. Sci *2:* 73 (1846).

Strauss, H. C., A. L. Saroff, J. T. Bigger, E. G. V. Giardina: Premature atrial stimulation as a key to the understanding of sinoatrial conduction in man. Circulation *47:* 86 (1975).

Strauss, H. C., J. T. Bigger, A. L. Saroff, E. G. V. Giardina: Electrophysiologic evaluation of sinus node function in patients with sinus node dysfunction. Circulation *53:* 763 (1976).

Surawicz, B., M. McDonald: Ventricular ectopic beats with fixed and variable coupling. Amer. J. Cardiol. *13:* 198 (1964).

Tänzer, H., L. Weymann, H. Zipp, G. Hildebrandt: Herz und Kreislaufuntersuchungen bei Koronarkranken während dosierter psychovegetativer Belastung am Wiener Determinationsgerät. Herz/Kreisl. *6:* 249 (1974).

Taussig, H. B.: Congenital malformations of the heart. Commonwealth Fund, London 1947.

THEISEN, K., M. HAIDER, H. JAHRMÄRKER: Untersuchungen über ventrikuläre Tachykardien durch Re-entry bei inhomogener Repolarisation. Dtsch. med. Wschr. *100:* 1099 (1975).
THEISEN, K., H. JAHRMÄRKER: Re-entry-Mechanismus ventrikulärer Tachykardien bei inhomogener Repolarisation. Unter besonderer Berücksichtigung des Jervell- und Lange-Nielsen-Syndroms sowie ähnliche Zustände und ihrer Therapie. Dtsch. med. Wschr. *100:* 1141 (1975).
THORSPECKEN, R., P. HASSENSTEIN: Rhythmusstörungen des Herzens. Ursache, Erkennung, Behandlung. Thieme, Stuttgart 1975.
TRAUTWEIN, W.: Elektrophysiologie des reizbildenden und leitenden Gewebes. Verh. dtsch. Ges. Kreisl.-Forsch. *35:* 37 (1969).
TRAUTWEIN, W., O. H. GAUER, H. P. KOEPCHEN: Herz und Kreislauf (Physiologie des Menschen, Bd. 3). Urban & Schwarzenberg, München 1972.
TRITTHART, H., B. FLECKENSTEIN, A. FLECKENSTEIN: Some fundamental actions of antiarrhythmic drugs on excitability and contractility of single myocardial fibres. Naunyn-Schmiedebergs Arch. Pharmak. *269:* 212 (1971).
TRITTHART, H., B. FLECKENSTEIN, A. FLECKENSTEIN, H. KRAUSE: Frequenzabhängige Einflüsse von antiarrhythmisch wirksamen Substanzen auf die Aufsichtsgeschwindigkeit des Aktionspotentials (Versuche an isolierten Meerschweinchenpapillarmuskeln). Pflügers Arch. ges. Physiol. *300:* 52 (1968).
ULLRICH, O., TH. PÜTZ: Arch. Gynäkol. *175:* 295 (1944) zit. bei. O. SCHOLL 1961.
VAUGHAN WILLIAMS, E. M.: The classification of antiarrhythmic drugs. In: SANDOE, E., E. FLENSTEDT-JENSEN, K. H. OLESEN (eds.): Symposium on cardiac arrhythmias. Sodertalje, Sweden. S. 449. A.B. Astra 1970.
VAUGHAN WILLIAM, E. M.: The development of new antidysrhythmic drugs. Schweiz. med. Wschr. *103:* 262 (1973).
WALLER, A.: A demonstration on man of electromotive changes accompanying the heart beat. J. Physiol. *8:* 229 (1887).
WALZ, L., F. RUF, H. RÖSCH: Zur Differentialdiagnose des Elektrokardiogramms bei Herzverletzung (»Verletzungsstrom«, »Infarktstrom«, Lokalisation, Wundperikarditis) mit Stellungnahme zum Einfluß der Perikarditis auf die PR-Strecke und zur Theorie des Kammerflatterns. Z. Kreisl.-Forsch. *39:* 216 (1949).
WARD, O. C.: A new familal cardiac syndrome in children. J. Irish. med. Ass. *53:* 104 (1964).
WATANABE, Y.: Reassessment of parasystole. Amer. Heart J. *81:* 451 (1971).
WATANABE, Y.: Genesis of cardiac arrhythmias. Intensivmed. *10:* 109 (1973).
WATANABE, Y., L. S. DREIFUS: Fed. Proc. *30:* 554 (1971) zit. bei WATANABE 1973.
WEBER, A.: Die Elektrokardiographie und andere graphische Methoden in der Kreislaufdiagnostik, Springer, Berlin 1948.

WEIDMANN, S.: Elektrophysiologie der Herzmuskelfaser. Huber, Bern 1956.

WELLENS, H. J. J.: Electrial stimulation of the heart in the study and treatment of tachycardias. University Park Press, Baltimore 1971.

WELLENS, H. J. J., K. I. LIE, D. DURRER: Further observations on ventricular tachycardia as studied by electrical stimulation of the heart. Circulation *49:* 647 (1974).

WENCKEBACH, K., H. WINTERBERG: Die unregelmäßige Herztätigkeit. Engelmann, Leipzig 1927.

WIGGERS, C. D., R. WEGRIA: Ventricular fibrillation due to single localized induction and condenser shocks applied during the vulnerable phase of ventricular systole. Amer. J. Physiol. *128:* 500 (1946).

WILSON, F. N., A. G. MACLEOD, P. S. BARKER: The distribution of the action currents produced by heart muscle and other excitable tissues immersed in extensive conducting media. J. gen. Physiol. *16:* 423 (1933).

WILSON, F. N., F. F. ROSENBAUM, F. D. JOHNSTON: Interpretation of the ventricular complex of the electrocardiogram. Advanc. intern. Med. *2:* 1 (1947).

WILSON, F. N., F. D. JOHNSTON, F. F. ROSENBAUM, H. ERLANGER, H. HECHT, M. COTRIM, P. S. BARKER, R. SCARSI, R. MENEZES DE OLIVEIRA: The precordial electrocardiogram. Amer. Heart J. *27:* 19 (1944).

WINTERBERG, H.: Herzflimmern und Herzflattern. In: BETHE-BERGMANN, Handbuch der Physiologie, Bd. VII/1. Springer, Berlin 1932.

WINTERNITZ, M.: Der Einfluß der Digitalisdroge auf den Kammerkomplex des insuffizienten menschlichen Herzens. Z. klin. Med. *119:* 632 (1932).

WIRTZFELD, A., W. BAEDEKER: T-Wellen Negativierung nach Schrittmacherimplantation. Z. Kreisl.-Forsch. *61:* 828 (1972).

WIRTZFELD, A., H. SEBENNING: Das Sinusknotensyndrom. Dtsch. med. Wschr. *98:* 1 (1973).

WIRTZFELD, A., W. D. BAEDEKER: Rhythmusstörungen des Herzens. Urban & Schwarzenberg, München 1974.

WIT, A. L., M. R. ROSEN, B. F. HOFFMAN: Electrophysiology and pharmacology of cardiac arrhythmias. VIII. Cardiac effects of diphenylhydantoin B. Amer. Heart J. *90:* 397 (1975).

WIT, A. L., M. R. ROSEN, B. F. HOFFMAN: Relationship of normal and abnormal electrical activity of cardiac fibers to the genesis of arrhythmias. I. Automaticity. Amer. Heart J. *88:* 515 (1974).

WOLFERTH, CH. C., F. C. WOOD: Mechanism of production of short P-R intervals and prolonged QRS complexes in patients with presumably undamaged hearts; hypothesis of accessory pathway of auriculoventricular conduction (bundle of Kent). Amer. Heart J. *8:* 297 (1933).

WOLFF, G. A., F. VEITH, B. LOWN: A vulnerable period for ventricular tachycardia following acute myocardial infarction. Cardiovasc. Res. *2:* 111 (1968).

WOLFF, L., J. PARKINSON, P. D. WHITE: Bundle-branch block with short P-R interval in healthy young people prone to paroxysmal tachycardia. Amer. Heart J. *5:* 685 (1930).

WOLTER, H. H., R. THORSPECKEN, K. J. PAQUET: Schrittmacher-EKG, 2. Aufl. Studienreihe Boehringer, Mannheim 1968.

WOOD, F. C., C. C. WOLFERTH, G. D. GECKELER: Histologie demonstration of accessory connecctions between auricle and ventricle in a case of short P-R interval and prolonged QRS complex. Amer. Heart J. *25:* 454 (1943).

WUHRMANN, F., S. NIGGLI: Herz und Eiweißstoffe, Z. Kreisl.-Forsch. *48:* 967 (1959).

WUHRMANN, F., Ch. WUNDERLY: Die Bluteiweißkörper des Menschen. 3. Aufl., Schwabe, Basel 1957.

ZANONI, G.: Oesophagus-Elektrokardiogramm, intrakardiales Elektrokardiogramm, His-Bündel-Elektrogramm, lokale Ableitungen. Huber, Bern 1973.

ZIPP, H., I. MARTH: Diagnostische und sozialmedizinische Aspekte bei Koronarerkrankungen. Herz/Kreisl. *3:* 261 (1971).

ZIPP, CHR., H. ZIPP: Tagesrhythmische Schwankungen der Ischämiereaktion im Belastungs-EKG und ihre Beziehungen zur Herzdynamik. Med. Welt *25:* 1288 (1974).

ZUCKERMANN, R.: Grundriß und Atlas der Elektrokardiographie. 3. Aufl., VEB Thieme, Leipzig 1959.

Sachverzeichnis

Aberrierende Leitung 150
– bei supraventrikulärer Tachykardie 313
Ableitungen 21
–, Ösophagus 21
–, His-Bündel 21, 22
–, Langzeit- 25
Adams-Stokes-Anfall 372
–, hyperdyname Form 375
–, hypodyname Form 372
–, Mischform 376
–, Therapie 376
Aderlaß
–, blutiger 516
–, unblutiger 517
A-H-Intervall 23
Ajmalin 440, 451
–, Anwendung 266, 451, 466
– bei WPW-Syndrom 254, 265
–, Dosierung 451
–, Nebenwirkungen 442, 451
– -Test 254
Aktionspotential 8, 443
–, monophasisch 8
Allorhythmie 80
Alprenolol 45, 454, s. Aptin
Alternans, elektrischer 18, 61, 142
Aludrin s. Sympathikomimetika
Alupent s. Sympathikomimetika
Amidonal s. Aprindin
Amiodaron 441, 463
–, Anwendung 452, 463
–, Dosierung 452, 463
–, Nebenwirkungen 441, 444, 452, 463
Antazolin 452, 463
–, Anwendung 452, 463
–, Dosierung 452, 463
Antazolin, Kontraindikationen 452, 463
–, Nebenwirkungen 452, 463

Antesystolie s. Präexzitationssyndrom
Antiarrhythmika
–, Einteilung nach His-EG 220, 446, 449
–, elektrophysiologische Hauptwirkung 439 ff.
–, Gruppe 1 a 440
–, Gruppe 1 b 440
–, Gruppe 2 441
–, Gruppe 3 441
–, Gruppe 4 443
–, h-Typen 444
–, m-Typen 444
–, pathophysiologische Grundlagen 439
–, r-Typen 443
Antistin s. Antazolin
Aprindin 453, 463
–, Anwendung 122, 127, 142, 265, 453, 463
–, Dosierung 122, 127, 142, 265, 453, 463
–, Nebenwirkungen 453, 463
Aptin 454
Arborisationsblock 223
Arrhythmie 335 (s. auch Herzrhythmusstörungen)
–, absolute 120, 261, 302, 431
–, Differentialdiagnose 335
–, respiratorisch 40, 336
–, Sinus 40, 336
–, ventrikulophasisch 43, 236
Arterio-arterielle Gegenpulsation 509
Ashman-Phänomen 155
Assistierte Zirkulation 506
–, Assistsysteme, temporäre 508
atrial overdriving 503 (s. auch Vorhofstimulation)
Atriale Blockformen 170

–, Bachmannsches Bündel 4, 173
–, bifaszikulär 172
–, tetrafaszikulär 173
–, trifaszikulär 173
–, unifaszikulär 172
Atriales Reizleitungssystem 3, 170, 172
Atrioventrikularknoten s. AV-Knoten
Atropin 362, 462
–, Anwendung 170, 378, 462
–, Dosierung 170, 378, 462
–, Nebenwirkungen 462
Atropin-Versuch 389
Austrittsblock (Exit-Block) 149, 227, 277, 284, 357
Automatie 14, 56, 61, 278
AV-Block 205
–, Doppelblock 306, 308, 361
–, funktioneller 150
– I. Grades 196, 207
– II. Grades
– – Mobitz Typ 1 (Wenckebach) 198, 208, 284, 306, 361, 362
– – Mobitz Typ 2 198, 210, 273, 284, 306, 361, 362
– III. Grades 198, 212
– – bei AV-Dissoziation 236
– – bei Sinusrhythmus 274
– – bei Vorhofflattern 281
– – bei Vorhofflimmern 280
– – bei Vorhoftachykardie 295
–, intermittierender 158
–, prognostische Bedeutung 220
–, retrograder 318, 329
–, subtotaler 277
–, Topographie 216
AV-Block, trifaszikulärer 196, 198
–, verborgener 158
–, Vorkommen 205, 219
AV-Dissoziation 230
– bei ventrikulärer Tachykardie 112, 317, 329
–, einfache 232
–, inkomplett 230

–, Interferenzdissoziation 230
–, isorhythmische 238
–, komplett 230
–, Therapie 238
–, Ursachen 238
–, –, blockbedingte 236
–, –, frequenzbedingte 232, 234
AV-Knoten 4, 14, 28
–, AN-Region 15
–, Automatie 14
–, Blutversorgung 7
–, NH-Region 15
–, wandernder Schrittmacher im 46, 60
AV-Knoten-Block 205
–, Ersatzrhythmen 29, 46
–, Ersatzsystolen 29, 47, 365
–, Parasystolie 227, 356
AV-Knoten-Extrasystolie 345, 357, 366
AV-Knoten-Rhythmen 46, 103
AV-Knoten-Tachykardie 103, 132
–, idionodale 136, 292
–, nicht paroxysmal 136
–, paroxysmal 107, 292, 309
–, Therapie 108, 416
–, Vorkommen 108

Bachmannsches Bündel 3, 4, 170
Ballelektrodenkatheter 498
Bayley-Block s. Rechtsschenkelblock
Belastungs-EKG
– bei Rhythmusstörungen 99
– bei Sinusknotensyndrom 389
Beloc 454
Beta-Rezeptorenblocker
–, Anwendung 40, 108, 121, 265, 453, 454
–, Dosierung 108
–, Nebenwirkungen 453, 454
Bigeminus 80, 357, 359
–, Differentialdiagnose 359
– durch interponierte Extrasystolen 363

–, verborgen (concealed) 357
Block
–, Arborisation 223
–, asymmetrischer 185
–, Austrittsblock 149, 226, 277
–, diffuser intramyokardialer 224
–, Doppel- 306, 308, 361
–, Eintrittsblock 149
– I. Grades 163, 175, 196
– II. Grades
– – Mobitz Typ 1 163, 175, 198
– – Mobitz Typ 2 163, 175, 198
– III. Grades 163, 175, 198
– im Block 277
–, intermittierender 158
–, Phase 3, 152
–, Phase 4, 157
–, subtotaler 275

Blockierung
–, antegrad 149
–, bidirektional 149, 445
–, retrograd 149
–, unidirektional 65, 72, 445

Blockierungen
–, atriale Blockformen 164, 170, s. atriale Blockierungen
–, AV- s. AV-Block
–, bifaszikuläre 185
–, Hemiblock 181
–, –, linksanteriorer 181
–, –, linksposteriorer 181
–, intraventrikuläre Blockformen 174
–, Linksschenkelblock 178

Blockierungen, Rechtsschenkelblock 176
–, sinoatrialer Block s. SA-Block
–, trifaszikuläre 193
–, unifaszikuläre 175

Blutversorgung des Herzens 5
–, Linksversorgungstyp 5
–, Normalversorgungstyp 5
–, Rechtsversorgungstyp 5
–, Reizbildungs-Leitungssystem 7

Bradykardie
– bei AV-Block III. Grades 281
– bei Ersatzrhythmus 43, 57, 270
– bei Vorhofflattern 116, 281
– bei Vorhofflimmern 118, 280
–, rhythmisch 116
–, Sinus- 37, 271
–, Therapie 434
Bradykardie-Tachykardie-Syndrom
s. Sinusknotensyndrom
Bretyliumtosylat 77, 453
Bündel 4
–, Bachmann 3, 4, 170
–, His 4
–, James 4, 243, 256
–, Kent 242
–, Mahaim 3, 242, 256
–, Thorell 172
–, vorderes oberes 4
–, vorderes unteres 4
–, Wenckebach 172
Bündelstammextrasystole 89

Calcium 11, 12
–, Kanal, langsamer 19
Cature beats
–, atriale 230
–, mit Fusion 230, 330
–, ventrikuläre 230, 277, 330
Chinidin 456
–, Anwendung 109, 114, 122, 266, 456, 464
Chinidin, Dosierung 109, 114, 122, 456, 464
–, Nebenwirkungen 122, 266, 456, 464
Chinidin bisulfat 114, 266
Chinidin-Duriles 109, 114, 122, 266, 456, 464,
Chinidin purum 456, 464
Clinium s. Lidoflacin
Concertina-Effekt 249
Conduction 66
–, decremental 66
–, slow 66, 69, 70
–, verborgen 158

Defibrillation 477 (s. auch Kardioversion) 477
–, Indikation 478
Depasan (Depasan ret.) s. Sparteinsulfat
Depolarisation 10
–, langsame diastolische 13
–, Phase 1 10, 11, 443
Diastole 13
Diastolische Nachpotentiale 63
–, Augmentation 510
–, Beinkompression 510
Digitalis 397
–, EKG-Veränderungen 397
–, Halbseiteneffekt 401
–, Imprägnation 398
–, Intoxikation 398, 399
–, Therapie 401, 414
Diphenylhydantoin 456
–, Anwendung 114, 456, 464
–, Dosierung 114, 456, 464
–, Nebenwirkungen 456, 464
Disopyramid 109, 114, 122, 457, 464
–, Anwendung 109, 114, 122, 457, 464
–, Dosierung 109, 114, 122, 457, 464
–, Nebenwirkungen 457, 464
Dissoziation
–, atrioventrikuläre 112, 236, 321, 332
–, blockbedingt 236
–, frequenzbedingt 232, 234
–, inkomplett 35, 230
–, komplett 35, 230
–, Ventrikel 35, 241
–, Vorhof 35, 239
Doberol 454
Dociton 454
Dome-and-dart-P-Wellen 51
Doppeltachykardie 236
–, supraventrikulär 235
Doryl 462

Echo-Pseudoumkehrsystolen 371
– -Rhythmen 127
– -Systolen 132, 278, 366
Echosystole 132, 278, 363, 366
–, AV 134, 278, 363, 366
–, Differentialdiagnose 366, 367, 369
–, Kammer 132, 134, 363, 366
–, Vorhof 135
Einschwemmelektrodenkatheter
–, bipolarer 493
Eintrittsblock 149, 226
Elektrischer Alternans 18
Elektrodenkatheter
–, halbsteifer 495
– nach SOMMER 497
Elektrokardiographie
–, Belastungs 389
–, His-Bündel 21
–, Langzeit 25
–, Ösophagus 21
Elektrokardioversion s. Defibrillation, Kardioversion
Elektroreduktion s. Kardioversion
Elektroschocktherapie bei Herzrhythmusstörungen 479
Elektrostimulation 485
–, Arten der Impulsgeneratoren 488
–, – Reizelektroden 487
–, atrial overdriving 503
–, Doppelstimulation 487, 505
–, endomyokardial 492
–, endovenös 492
–, externe, Methode 489
–, gekoppelte 506
–, gepaarte 506
–, perikardial 490
–, rapid atrial 501
–, – Ventrikel 504
–, temporäre 485
–, –, Komplikationen 500
–, –, Methode 485
–, transthorakal 492
–, transvenös (Differentialtherapie) 486, 493, 500
–, Ventrikelstimulation 504
–, ventrikuläres Overdriving 504
–, Vorhofstimulation 392

Erholungsphase 13
Erregbarkeit 17
Erregung, kreisende 65, 445
Erregungsbildungsstörungen 28
–, aktiv 28
–, heterotop 28
–, nomotop 28
–, passiv 28
Erregungsbildungszentren 14, 15
–, ektop 15
–, nomotop 14
–, primär (nomotop) 14
–, sekundär (ektop, heterotop) 14
–, tertiär (ektop, heterotop) 15
Erregungsleitung 17
–, aberrierende 150
–, antegrad 149
–, bidirektional 149
–, langsame 19
–, retrograd 149
–, schnelle 19
–, supranormal 162
–, verborgene 158
Ersatzrhythmen 43 f.
Ersatzsystole 43 f., 364
–, AV-Knoten 47 f., 365
–, ventrikulär 56 f., 365
–, supraventrikulär 365
escape capture bigeminy 371, 391
Exit-Block 149, 226, 357
– bei AV-Block 277
– bei Parasystolie 226
– bei Tachykardie 284, 304
Extrasystolen
–, AV-Knoten 86, 87
–, blockierte 342
–, Differentialdiagnose 346, 354
–, Entstehung 79
–, funktionelle 413
–, His-Purkinje 87 f., 346, 349, 352
–, interponierte 85, 91, 94, 159, 353
–, klinische Bedeutung 97
– mit aberrierender Leitung 154, 356
– mit kompensatorischer Pause 80, 92, 353

–, monotope 79, 80
– ohne kompensatorische Pause 80, 87
–, organisch bedingte 97, 99, 416
–, polymorphe 80
–, polytope 70
–, prognostische Bedeutung 97
–, Sinus- 86, 342, 344
–, supraventrikulär 82, 342, 344, 366
–, Therapie 413
–, ventrikulär 87, 278, 352, 366
–, Vorhof 82, 344

fast response 19
Faszikel s. Bündel
Flimmerarrhythmie s. Vorhofflimmern
Fusionssystole s. Kombinationssystolen
F-Wellen 268
f-Wellen 268

Galactoquin 456
Gallavardin-Tachykardie 105, 111
Gap-Phänomen 162
Gilurytmal s. Ajmalinbitartrat
Glykoside s. Digitalis

Halbseiteneffekt bei Digitalis 401
Hemiblock 181
–, linksanteriorer 181
–, linksposteriorer 181
Herz-Kreislauf-Stillstand, Sofortmaßnahmen 471
Herzmassage
–, extrathorakale, manuell 471, 472
–, –, maschinell 475
–, Indikationen 474
–, intrathorakale 471
–, Komplikationen 475
–, Kontraindikationen 474
Herzrhythmusstörungen
–, Elektrotherapie 479
–, Konversionsenergie 484
Herzschrittmacher
–, permanent 434, 439
–, temporär 434, 485

Heterotopie 43
–, aktiv 29, 61
–, –, fokale Reexzitation 63
–, –, Fokusgenese 61, 76
–, –, Reentry-Mechanismus 65
–, passiv 43
His-Bündel 4
–, Ableitungen 21, 22
HV-Zeit 23, 73, 77

Idionodale Tachykardien 136
–, AV-Knoten 139
–, ventrikulär 139
Interferenzdissoziation s. AV-Dissoziation
Intraaortale Ballonpulsation 511
Intrakardiale Injektion 513
Intramyokardialer Block 224
Intraventrikuläre Blockierungen 174
Iproveratril s. Verapamil
Isoprenalin s. Sympathikomimetika
Isoptin s. Verapamil

James-Bündel 4, 243, 256
Jervell-Lange-Nielsen-Syndrom 72, 125

Kaliumgradient 8, 18
Kammer-Echo 134, 278, 363, 366
–, Differentialdiagnose 367
Kammerersatzrhythmen s. Ersatzrhythmen
Kammerersatzsystolen s. Ersatzsystolen
Kammerextrasystolen s. Extrasystolen
Kammerflattern 123, 325
–, paroxysmal 124 f., 325
–, Therapie 126, 127
–, Vorkommen 126
Kammerflimmern 126, 326
– bei WPW-Syndrom 265
–, paroxysmal 124, 325
–, Therapie 126, 127
–, Vorkommen 126

Kammerleitungsbahnen
–, Anatomie 3
–, Blockierung s. Block
–, Blutversorgung 5, 7
Kammertachykardie (s. auch Tachykardie)
Kammertachykardie, arrhythmische 322
–, Differentialdiagnose 326
–, extrasystolische 112, 322
–, paroxysmal 109, 318, 321
–, rhythmische 319
–, Therapie 113
– Typ Bouveret-Hoffman 111
– Typ Gallavardin 111, 112, 324
Kardio-auditives Syndrom 72, 125
   (s. auch Jervell-Lange-Nielsen-S.
   und Romano-Ward-S.)
Kardioversion (Defibrillation)
–, elektrische 477
–, externe 479
–, Indikation 478, 479
–, interne 479
–, Vorgehen bei externer 480
Kardioversionsenergie bei Herzrhythmusstörungen 484
Karotissinusdruckversuch 392
Karotissinussyndrom 392
Kentsches Bündel 243
Knoten 4
–, AV- 4
–, Sinus- 4
Kombinationssystolen 60, 145, 229, 330
– bei WPW-Syndrom 260, 331
–, ventrikuläre 229, 330
–, Vorhof 60, 371
Kompensatorische Pause 92, 157
Kordarone s. Amiodaron
Koronarsinusrhythmus 46, 49
Kupplung, gleitende 80, 228
Kupplungsintervall 80, 155

Längsdissoziation 127, 129
Langzeit-EKG 25

Sachverzeichnis

Leitung, aberrierende 150, 313
–, verborgene 158
Lenègre-disease 221
Levs-disease 221
Lidocain 457
–, Anwendung 113, 127, 458, 465
–, Dosierung 113, 127, 458, 465
–, Nebenwirkungen 458, 465
Lidoflacin 458, 465
–, Anwendung 458, 465
–, Dosierung 458, 465
–, Nebenwirkungen 458, 465
Linksschenkelblock 178
–, bifaszikulärer 186
–, prädiffusionaler 186
–, unifaszikulärer 179
Lopresor 454
Lown-Ganong-Levine-(LGL-) Syndrom 256
–, Rhythmusstörungen 264
–, Vorkommen und Therapie 266
Lückenphänomen 162 (s. auch Gap-Phänomen)

Mahaimsches Bündel 258
Mahaim-Syndrom 258, 264
–, Rhythmusstörungen 264
–, Vorkommen 258
–, Therapie 266
Makro-Reentry-Mechanismus 66
Membranruhepotential 9
Mexiletin 447, 465
–, Anwendung 114, 465
–, Dosierung 114, 465
–, Nebenwirkungen 465
Mikro-Reentry-Mechanismus 67
Mobitz-Typ-Block s. Blockierungen
Morgagni-Adams-Stokes-Syndrom 372
–, hyperdyname Form 375
–, hypodyname Form 372
–, Pathophysiologie 373
–, Therapie 376, 378
Morgagni-Adams-Stokes-Syndrom, Vorkommen 108, 113, 117, 121, 126, 374

Myokardinfarkt, Rhythmusstörungen 101
–, Schrittmachertherapie 506

Nachpotential, negatives 11
Natrium-Carrier 12, 444
Natriumkanal 12, 444
–, schneller, 12, 444
Neo-Gilurytmal s. Ajmalin
NH-Region 15
Nomotopes Erregungsbildungszentrum 14
Normal-EKG 2
Norpace s. Disopyramid
Notkardioversion, Indikation 478
Novocamid s. Procainamid

Ösohagusableitungen 21
Orciprenalin s. Sympathikomimetika
overdrive suppression 392, 503, 504
overdriving
–, atriales 503
–, ventrikuläres 504

Pacemaker 4
–, Zellen 4
PA-Intervall 23
Paraarhythmie 29 (s. auch Allorhythmen)
Paradoxer Schenkelblock 161
Paraspezifische Bahnen 4, 242
Parasystolie 224
–, Sinus 225
–, supraventrikulär 226, 346, 366
–, Therapie 229
–, ventrikulär 225, 335, 356, 366
–, Vorkommen 229
Perikardpunktion 515
Phenhydan s. Diphenylhydantoin
Pindolol s. Beta-Rezeptorenblocker
Polarisation 19
–, Hyper- 19
–, Hypo- 19
poor man's exercise test 94
Portheine-Elektrode 492

Postextrasystolische EKG-Veränderungen 94
Potential 8
–, Aktions- 8, 9, 439
–, Nachpotential, negatives 11
–, Reizschwellen 8, 17, 440
–, Ruhemembran- 8, 17, 18
Präautomatische Pause 374, 389
Präexzitationssyndrom 4, 241
–, Entstehung der möglichen Tachykardien 260
–, Lown-Ganong-Levine (LGL-)Syndrom 256
–, Mahaim-Syndrom 258
–, Therapie 265
–, Vorkommen 258, 265
–, Wolff-Parkinson-White (WPW-)Syndrom 243
–, –, Differentialdiagnose 251
Prajmaliumbitartrat s. Ajmalin
Procainamid 459
–, Anwendung 459
–, Dosierung 459, 469
–, Nebenwirkungen 459, 469
Propafenon 459, 466
–, Anwendung 109, 114, 122, 266, 459, 466
–, Dosierung 109, 114, 122, 266, 459, 466
–, Nebenwirkungen 266, 459, 466
Propranolol 463 (s. auch Beta-Rezeptorenblocker)
Protection-Block 149, 224
Pseudobigeminus 359 f.
Pseudotrigeminus 359 f.
Pseudoumkehrsystole 371, 372
Punktion, Perikard 515
P′-Wellen 268

Quadrigeminus 80
QTU-Intervall 72 (s. auch Jervell-Lange-Nielsen-Syndrom)

Rapid-atrial-Stimulation 501
Rapid-Ventrikel-Stimulation 504
R-auf-T-Phänomen 72, 98, 334

Rechtsschenkelblock 176
–, bifaszikulär (BAYLEY) 189
–, unifaszikulär (WILSON) 175
Reentry-Mechanismus 65, 76, 99, 445
–, Makro- 66
–, Mikro- 67
Reexzitation, fokale 63, 105, 111
Refraktärzeit 17
–, absolute 17, 148, 151, 443
–, effektive 443
–, relative 17, 148, 151
Reizbildungssystem 7
–, Blutversorgung 7
Reizleitungssystem 3
–, atriales 3
–, Blutversorgung 7
–, ventrikuläres 3
Reizschwellenpotential s. Potential
Repolarisation 11, 443
–, inhomogen verlängerte 64, 72, 74
–, Phase 11, 443
Respiratorische Sinusarrhythmie 40, 336
–, Differentialdiagnose 336, 337
response 19
–, fast 19, 20
–, slow 19, 20, 446
Retrograde AV-Leitung 92, 149, 317
Retrograde AV-Leitung, AV-Knoten-Systole 84, 85, 326
– bei komplettem AV-Block 219
– bei ventrikulären Extrasystolen 92
Rhythmodul s. Disopyramid
Rhythmusstörungen (s. auch Herzrhythmusstörungen, Arrhythmie)
–, allgemeine Behandlungsprinzipien 404
–, allgemeine Gesichtspunkte zur Therapie 402
–, Ätiologie 404
– bei Digitalis 397
– bei Herzinfarkt 99, 101
Romano-Ward-Syndrom 124, 125
Ruhemembranpotential s. Potential
Rytmonorm s. Propafenon

SA-Block 164 f.
–, Differentialdiagnose 335 f.
– I. Grad 164, 271
– II. Grad, Mobitz Typ 1 (Wenckebach) 164, 337, 359
– –, Mobitz Typ 2 167, 272, 339, 359
– III. Grad 168, 340
–, klinisches Bild 381
–, Therapie 169
–, Vorkommen 169, 174, 381
SCH 1000 s. Atropin
Schenkelblock 174
–, alternierender 141
–, funktioneller 150, 161, 313
–, paradoxer 161
Schenkel, Tawara- 4
–, Blutversorgung 7
–, linker 4
–, rechter 4
Schrittmacher, wandernder 58 (s. wandernder Schrittmacher)
Schrittmachertherapie
–, Indikation bei akutem Myokardinfarkt 506
–, permanente 434, 439
–, temporäre 434, 439, 485
Sekundenherztod 99, 102, 265
Septumextrasystole s. Bündelstammextrasystole
Sinuatrialer Block s. SA-Block
Sinusarrest 29, 168, 339
Sinusarrhythmie 40
–, Differentialdiagnose 335
–, regellose 42, 336
–, respiratorische 40, 336
Sinusbradykardie 29, 37, 271
–, Differentialdiagnose 269
–, Therapie 37, 433
Sinusextrasystole 85, 341
–, Differentialdiagnose 335 f.
Sinusknoten 4
Sinusknotenerholungszeit 392
Sinusknotenstillstand 168, 339
Sinusknotensyndrom 341, 379
–, Ätiologie und Pathogenese 383

–, Diagnostik 386
–, klinisches Bild 381
–, Nomenklatur 380
–, Therapie 393
–, Verlauf und Prognose 385
–, Vorhofflimmern 119, 380
–, Vorkommen 381
Sinusparasystolie s. Parasystolie
Sinustachykardie 29, 38, 288, 289, 311
–, Differentialdiagnose 281 f.
–, paroxysmal 38, 106, 107, 289
–, Therapie 40, 415
Sinustachykardie, Vorkommen 38
slow response 19, 20, 446
Spartein sulfat 460, 467
–, Anwendung 460, 467
–, Dosierung 460, 467
–, Nebenwirkungen 460, 467
Supranormale Phase 9
– Leitung 162
Supraventrikuläre Tachykardie s. Tachykardie
Sympathikus 15
–, Einfluß auf Zentren 15, 16
–, Wirkung 16
Sympathikomimetika 461
–, Anwendung 461
–, Dosierung 461
–, Nebenwirkungen 461
Systole 10
–, elektrische 10

Tachyarrhythmie 120, 121, 300, 309, 310
Tachykardie
–, AV-Knoten 107, 129, 131, 139, 292, 326
–, bidirektionale 141, 363
–, Echo 127, 129
–, –, Therapie 108, 136, 415, 421
–, –, Vorkommen 135
–, idionodale 136, 294, 322
–, nicht paroxysmale s. idionodale
–, paroxysmale 102, 107, 109
–, pseudoventrikuläre 261

–, Sinus s. Sinustachykardie
–, Sinus coronarius 108
–, supraventrikuläre
–, –, arrhythmisch 299
Tachykardie, supraventrikuläre, bei Präexzitationssyndrom 262
–, –, chaotische 307
–, –, Differentialdiagnose 282 f.
–, –, mit nicht nachweisbaren P-Zacken 308
–, –, mit verbreitertem QRS-Komplex 313
–, –, multifokale 307
–, –, rhythmisch 289
–, –, Therapie 109, 265, 415
–, –, Typ Bouveret-Hoffmann 105
–, –, Typ Gallavardin 105
–, –, unifokale 289
–, –, Vorkommen 107
–, ventrikuläre 109, 123, 139, 319, 322, 329
–, –, arhythmisch 322
–, –, chaotische 322
–, –, der vulnerablen Phase (VT-VP) 72, 98, 334
–, –, Differentialdiagnose 316, 326
–, –, His-Purkinje 109, 319
–, –, multifokale 322
–, –, parasystolische 227, 334
–, –, repetitive 111, 322
–, –, rhythmisch 319, 320
–, –, septale 320
–, –, Therapie 114, 433
–, –, Typ Bouveret-Hoffmann 111
–, –, Typ Gallavardin 112, 113, 322
–, –, unifaszikulär 109
–, –, Vorkommen 112
–, Vorhof 103, 129, 236, 282, 289, 328
–, Vorhoftachykardie mit Block 284 f., 295
Tawara-Schenkel s. Schenkel, Tawara-
Temporäre Assistsysteme 509
–, Schrittmachertherapie, Indikationen bei Myokardinfarkt 506
Temporäre transvenöse Elektrostimulation, Komplikationen 500
Tenormin 455
Thorellsches Bündel 172
Torsade de pointes 124, 325
Trifaszikuläre Blockierung 193
–, Block I. Grades 196
–, Block II. Grades 198
–, Block III. Grades 198
–, prognostische Bedeutung 220
–, Vorkommen 202

Überleitungsstörungen s. Blockierungen, AV-Block, SA-Block usw.
Überschußpotential 10
Umkehrrhythmen 127 (s. Echorhythmen, Echosystolen)

Vagolytika s. Atropin
Vagomimetika 334, 462
Vagus 15, 16
Valsalva-Preßversuch 284
Ventrikeldissoziation 35, 241
ventricular capture beats 277, 330 (s. capture beats)
Ventrikuläre Tachykardie s. Tachykardie
Ventrikuläres Reizleitungssystem 3
Ventrikuläres Overdriving 504
Verapamil 443, 461
–, Anwendung 109, 121, 461, 467
–, Dosierung 109, 121, 461, 467
Verapamil, Kontraindikationen 266
–, Nebenwirkungen 461, 467
Verborgene Leitung 158 (s. conduction, concealed)
Verminderung
– der Druckarbeit des Herzens (temporäre Assistsysteme) 509
– der Volumenarbeit des Herzens (temporäre Assistsysteme) 512
Visken 455

Vorhof-
-, Ersatzrhythmen 44 f.
-, Ersatzsystolen 364
-, Extrasystolen 82, 342
-, Parasystolie 224
-, Tachykardie (s. dort)
-, Tachykardie mit Block 284, 294
Vorhofdissoziation 35, 239
Vorhofflattern 115, 261, 262, 281, 295, 299, 302, 312
- bei WPW-Syndrom 261, 262
-, Deblockierung 118, 122
- mit AV-Block 303 f.
-, Therapie 121, 424
-, Vorkommen 117
Vorhofflimmern 118, 160, 261, 262, 280, 300, 309, 310
- bei Sinusknotensyndrom 380 f.
- bei totalem AV-Block 280
- bei WPW-Syndrom 261, 262
-, Therapie 121
-, Vorkommen 120
Vorhofleitungsbahnen 4, 170
-, Bachmannsches Bündel 3, 4, 170
-, hinteres Bündel 4, 172
-, James-Bündel 4, 243, 256
-, mittleres Bündel 4, 172
-, vorderes Bündel 4, 170
Vorhofrhythmen 45, 46
- im linken Vorhof 50
- im rechten Vorhof 46
Vorhofstillstand 374
Vorzeitigkeitsindex 98, 334
Vulnerable Phase 17, 98, 334

Wandernder Schrittmacher 58
- im AV-Knoten 60

- im Sinusknoten (s. auch Sinusarrhythmie) 58, 60
- im Vorhof 58
- zwischen Sinus- und AV-Knoten 58
Warning-up-Phänomen 394
Wedensky-Effekt 163
Wenckebachsche Periodik 163, 164, 184, 208, 284, 303
(s. auch SA-Block, AV-Block)
Wenckebachsches Bündel 172
Wiedereintritts (Reentry-)Mechanismus 65
Wiedererregung (Rexzitation) 64
Wilson-Block s. Rechtsschenkelblock
Wolff-Parkinson-White-Syndrom 243
-, alternierendes 249
-, Concertina-Effekt 249
-, Differentialdiagnose 251
-, EKG-Veränderungen 243
-, intermittierendes 249, 357
-, Rhythmusstörungen 260
-, rudimentäres 249
-, Therapie 265, 404
-, Typ A 250
-, Typ B 250
-, Vorhofflattern 262
-, Vorhofflimmern 261, 262
-, Vorkommen 258

Xylocain s. Lidocain

Zentren 1., 2., 3. Ordnung 14, 15
Zentropil s. Diphenylhydantoin
Zirkulation, assistierte 506